ALTERNATIV HEILEN

Herausgegeben von Gerhard Riemann

Lewis E. Mehl, Jahrgang 1954, praktizierte nach seinem Medizinstudium in verschiedenen Funktionen: in der Notfallaufnahme, als Chirurg, als Arzt für Allgemeinmedizin und in der Familientherapie. An der Universität von Vermont forscht Dr. Mehl im Rahmen von Programmen, die sich mit Psychotherapie, Familien- und Stammesmedizin der Indianer auseinandersetzen. Zum Thema Schamanismus und spirituelle Heilung hat Dr. Mehl bereits eine Reihe von Artikeln in großen Zeitschriften veröffentlicht.

Dieses Buch wurde auf chlor- und säurefreiem Papier gedruckt.

Deutsche Erstausgabe Januar 1997

Titel der Originalausgabe: »Coyote Medicine«

Originalverlag: Scribner's, New York
Umschlagillustration: Susannah zu Knyphausen
Satz: Ventura Publisher im Verlag
Druck und Bindung: Clausen & Bosse, Leck
Printed in Germany
ISBN 3-426-76108-4

5 4 3 2 1

Lewis E. Mehl

Coyote-Medizin

Geist und Erfolge indianischer Heilung

Vorwort von Andrew Weil

Aus dem Amerikanischen von Erika Ifang

Knaur

Inhalt

Vorwort (Andrew Weil) 11

Einleitung 21

1 Warum bist du hier? 15

2 Woher kommst du? 73

3 Wer bist du? 108

4 Heilungserfolge 154

5 Die Alternative 191

6 Ein guter Assistenzarzt 233

7 Das heilige Feuer 269

8 Das Geschenk der Sonne 310

9 Aids und der Geist einer Krankheit 352

10 Die Visionssuche 392

11 Coyote-Medizin 439

Dieses Buch ist Archie Price gewidmet, meinem Großvater, der mich hingebungsvoll und vorbehaltlos liebte und immer da war, wenn ich ihn brauchte; außerdem meiner Frau Morgaine für die Liebe, Unterstützung und Opferbereitschaft, mit der sie die Entstehung dieses Buches gefördert hat.

Dank

An dieser Stelle möchte ich allen Medizinmännern und -frauen danken, bei denen ich lernen durfte und die mich unendlich viel darüber gelehrt haben, wie man Arzt und Heiler zugleich sein kann. Ich habe Personen-, Orts- und Zeitangaben geändert, um die Identität der Heiler, Patienten und Freunde, die ein Stück ihres Lebensweges mit mir geteilt haben, zu wahren.
Danken möchte ich ferner einer ganzen Reihe von konventionellen Medizinern, die mir in Fragen der Schulmedizin behilflich waren, darunter Dr. John Renner, Dr. Carl Whitaker, Dr. Marshall und Phyllis Klaus, Dr. David Cheek, Dr. Laura Frankenstein, Dr. Mark Mengell, Dr. Karl Knobler, Dr. C. J. Singh Wallia, Dr. Paul Skinner, Dr. Bruce Gibbard sowie der Abteilung für Psychiatrie und Allgemeinmedizin der medizinischen Fakultät der Universität von Vermont.

Vorwort

In seiner Einleitung zu diesem Buch schreibt Lewis Mehl, er sei »... schon vor Jahren zu der Überzeugung gekommen, daß alte und neue Heilmethoden auf eine Weise kombiniert werden könnten und sollten, durch die den Patienten die Vorteile beider Ansätze zugute kommen«. Er war seiner Zeit weit voraus. Die Integration von »konventioneller« und »alternativer« Medizin ist inzwischen en vogue; dieser Wandel besteht allerdings noch nicht lange, er wurde der Schulmedizin erst durch die wirtschaftliche Entwicklung aufgezwungen. Unser Gesundheitswesen steht vor dem ökonomischen Kollaps, der logischen Konsequenz jener Entscheidung der Medizin zu Anfang unseres Jahrhunderts, eine Liaison mit der Technik einzugehen. Jetzt, gegen Ende dieses Jahrhunderts, sind die hochtechnischen Behandlungen zu teuer, um sie allen Menschen anbieten zu können, die sie brauchen. Niemand kann mehr die Rechnungen bezahlen, und die Krankenhäuser stehen infolge der Kostenexplosion vor dem Ruin.

Gleichzeitig ist eine mächtige Verbraucherbewegung entstanden, die sich von der Schulmedizin ab- und einer alternativen Medizin zugewandt hat. Jüngste Untersuchungen zeigen, daß jeder dritte amerikanische Patient inzwischen alternative Heilkundige aufsucht; bedeutsam dabei ist, daß die meisten dieser Patienten ihrem Hausarzt nichts davon sagen. Patienten wünschen sich Ärzte, die ihnen zuhören und ihnen die Behandlungsmöglichkeiten erklären, statt ihnen einfach Medikamente zu verordnen, Ärzte, die wissen, welche Auswirkungen die Ernährung auf die Gesundheit hat und die diesbezüglich vernünftige Empfehlungen geben können, Ärzte, die die Kräutermedizin, die chinesische Medizin, die Homöopathie und andere unorthodoxe Therapien, bei denen die Wechselbeziehung von Geist und Körper berücksichtigt wird, nicht lächerlich machen. Sie wünschen sich Ärzte, von denen sie nicht bloß als physischer Körper betrachtet werden. Unsere medizinischen Fakultäten bilden ganz offensichtlich keine Ärzte aus, die diesen Anforderungen genügen.

Aus lauter Verzweiflung über die wirtschaftliche Katastrophe, die sie hereinbrechen sieht, öffnet sich die Medizin allmählich neuen Ideen und Behandlungsmöglichkeiten. In den Vereinigten Staaten bieten etwa zwanzig medizinische Fakultäten inzwischen auch Vorlesungen über alternative Heilverfahren an, bei einigen sind darüber hinaus ergänzende Therapien im Studienangebot, und an meiner Universität, der Universität von Arizona, ist eben das Fach der integrativen Medizin eingeführt worden mit dem Ziel, angehendc Ärzte darin auszubilden, die besten Denkansätze und Praktiken der konventionellen und der alternativen Medizin miteinander zu kombinieren. Diese Entwicklung wäre vor fünf Jahren noch undenkbar gewesen.

»Integration« ist das Schlagwort all derer geworden, die auf Reform drängen. Ihrer Meinung nach haben die Ärzte ihre Patienten schon viel zu lange nur als physischen Körper betrachtet und Geist und Seele außer acht gelassen. Leichtverständliche Bücher und Fernsehprogramme haben mittlerweile das Interesse der Öffentlichkeit an der Geist-Körper-Medizin geweckt, aber nicht deutlich gemacht, wie wenig davon in die Schulmedizin eingeflossen ist. Meines Erachtens zeichnen sich ungezählte Möglichkeiten für Lehre, Forschung und Praxis ab, die den emotionalen und psychologischen Einflüssen auf Gesundheit und Krankheit Rechnung tragen; auf diesen Gebieten sehen wir unsere zukünftigen Aufgaben genau vor uns.

Aber was kann es denn bedeuten, wenn die Medizin auch eine spirituelle Komponente erhält? Während Ärzte die geistig-emotionalen Aspekte des Menschen immer noch geflissentlich übergehen, betrachten sie Spiritualität als etwas, das vollends aus dem Rahmen der wissenschaftlichen Medizin fällt.

Während der siebziger Jahre bin ich um die Welt gereist und habe mir die Heilungsmethoden anderer Kulturen angesehen. In dieser Zeit habe ich viele indianische Heiler in Nord- und Südamerika besucht. Dabei hat mich immer wieder verblüfft, daß die Indianer, wenn sie von Medizinmännern und -frauen reden, das Wort »Medizin« in einem viel umfassenderen Sinne als wir gebrauchen. Medizin im Sinne der Indianer schließt nicht nur unsere Medizin ein, sondern auch vieles von dem, was wir Religion und Magie nennen. In der alten Welt waren Medizin, Religion und Magie nichts Getrenntes; in unserer heutigen Welt jedoch sind sie zu unserem Nachteil auseinandergefallen.

Eine gute ärztliche Versorgung erfordert tiefste religiöse Weisheit, umfassendste magische Praktiken *und* fundierteste medizinische Kenntnisse, um wahrhaft wirksam zu sein. Wir können all diese Komponenten wieder in unser Gesundheitswesen zurückholen, wenn wir uns an der Medizin der Indianer orientieren. Lewis Mehl hat uns in dieser Hinsicht viel zu bieten, denn bei ihm vereint sich das Erbe und die Erfahrung des indianischen Heilers mit einer gründlichen Ausbildung in konventioneller Medizin. Außerdem hat er ein leidenschaftliches Interesse daran, das herrschende biomedizinische Modell durch ein neues Paradigma zu ersetzen. Und er kann sehr gut schreiben.

Coyote-Medizin ist keine Medizin der Vergangenheit, keine Medizin untergehender Kulturen. Sie ist vielmehr auch eine Medizin der Zukunft, die in den medizinischen Fakultäten der Universitäten gelehrt, in Kliniken erprobt und all denen zugänglich gemacht werden muß, die wirklich gesunden wollen.

Tucson, Arizona *Andrew Weil*
April 1996

Einleitung

Adrenalin«, rief ich, »und einen Achter-Endotrachealtubus.« Ein 52jähriger Mann war mit dem Rettungswagen gebracht worden, er hatte nicht mehr geatmet, als die Sanitäter bei ihm ankamen. Bei seiner Einlieferung in die Ambulanz war er noch warm – »normale Hirnstromaktivität, aber kein Puls«, wie ein Sanitäter bemerkte. Das gab uns Hoffnung. Der Patient war ein Schwergewicht, Diabetiker und herzkrank. Er hatte schon zwei Herzinfarkte hinter sich.

Zu Hause hatten ihm die Sanitäter eine dreifache Dosis Adrenalin und eine doppelte Dosis Atropin gegeben, um seine Herztätigkeit wieder in Gang zu bringen. Vor dem Transport hatten sie ihn zweimal mit einem Defibrillator schockbehandelt und dann noch einmal auf dem Weg zum Krankenhaus. Als sie ankamen, waren sie noch bei der Herzmassage. Der kleinere Sanitäter stand auf der Trage und übte Druck auf die Brust des Patienten aus. Er wirkte zwergenhaft im Vergleich zum Leibesumfang des Patienten. Das Gesicht des Mannes war blau, und seine Lippen waren dunkellila verfärbt.

Ich bereitete alles für eine Intubation vor, wobei eine Röhre in die Luftröhre eingeführt wird, um die Atmung zu erleichtern. Die Krankenschwestern und Sanitäter hievten den Mann von der Trage auf ein Bett. »Saugdränage«, rief ich und steckte dem Mann das Mundstück des Geräts in den Mund, um Nahrung und Speichel abzusaugen. Dann griff ich zum Laryngoskop, schob dem Mann das Spatelrohr zwischen die Zähne und zog ihm die Kiefer auseinander. Ich mußte ihm den Tubus zwischen den Stimmbändern durchschieben (und nicht in die Speiseröhre, wie es manchmal vorkommt), so daß wir ihm reinen Sauerstoff in die Lungen pumpen konnten. Seine dicke Zunge war im Weg, aber mit ein paar Drehbewegungen ließ sich der Tubus glatt in die Lungen des Mannes schieben. Ich gab Luft in die Manschette, die das Rohr an Ort und Stelle halten sollte. Bald war der Patient unter Aufsicht des Atemtherapeuten ordentlich mit Luft versorgt.

Wir verabreichten ihm weiterhin Adrenalin und setzten die Herzmassage fort. Ich nahm einen steril verpackten Venenkatheter und riß die Packung auf. Wir mußten uns einen intravenösen Zugang zu seinem Herzen verschaffen, wenn das Adrenalin Wirkung zeigen sollte. Das ging am schnellsten mit einer Punktionskanüle an der inneren Drosselvene seines Halses mit einem Dreifachanschluß zum Zuführen von Flüssigkeiten und Medikamenten. Wir verabreichten weiterhin starke Dosen Adrenalin, und schließlich begann das Herz dcs Mannes wieder zu schlagen. Wir hatten einen Puls! Der Sanitäter beendete die Herzmassage, und der Puls blieb. Der Mann stieg von der Brust des Patienten herunter. Eine Krankenschwester pumpte den Kompressionsschlauch des Blutdruckmeßgeräts auf. Jetzt hatten wir auch einen Blutdruck, wenngleich er noch schwach war.

»Dopamintropf!« rief ich, und sofort wurde die Infusion von Krankenschwestern eingeleitet. (Dopamin ist ein Hormon, das zur Hebung des Blutdrucks über ein kritisches Minimum verwendet wird.) Eine weitere Dosis Adrenalin steigerte den Blutdruck des Patienten so, daß Blut in sein Gehirn gepumpt wurde.

Er überlebte den Hubschraubertransport in ein anderes Hospital noch, wo ein Chirurg auf ihn wartete, um eine Bypass-Operation an ihm vorzunehmen. Dort starb er auf dem Operationstisch. Die Notfalltherapie hatte ihn zwar eine Zeitlang am Leben gehalten, konnte aber letztlich mit seinen chronischen Leiden nicht fertig werden. Im Grunde hätte er Jahre zuvor Hilfe gebraucht, um seine Lebensweise und Ernährung zu ändern.

In den letzten fünf Jahren, in denen ich endlich meine immer wieder hinausgeschobene Assistenzzeit absolvierte, waren die Wochenendschichten, die ich auf diversen Notfallstationen geleistet habe, meine Haupteinkommensquelle. Die Nachtwachen dort können das eine Mal gleichförmige Routine, das andere Mal anstrengend und sogar aufregend sein, je nach Persönlichkeitstyp und Beschwerden der Menschen, die zur Tür hereinkommen oder hereingeschoben werden.

Vor kurzem habe ich jemanden behandelt, der sich zehn Tage vorher einer Aneurysmaoperation im Unterleib hatte unterziehen müssen. (Ein Aneurysma ist eine durch Krankheit oder Schwäche verursachte Ausbuchtung einer Blutgefäßwand.) Bei seiner Einlieferung klagte er über akute Schmerzen zwischen den Schulterblättern. Er stöhnte bei jedem Atemzug vor Anstrengung. Er hatte Wasser in den Lungen, wollte jedoch erstaunlicherweise flach auf dem Rücken liegen, um besser atmen zu können. Die meisten Leute mit Lungenödemen können nur durchatmen, wenn sie aufrecht sitzen, so daß die Schwerkraft die überschüssige Flüssigkeit in ihren Lungen einigermaßen niederhält. Aber dieser Mann hatte noch andere Beschwerden: Sein Blut war aufgrund von Diabetes gefährlich übersäuert, und seine Nieren begannen zu versagen. Meine Arbeit bestand darin, seinen Zustand zu stabilisieren, festzustellen, was vorlag, und alle notwendigen Untersuchungen für eine weiterreichende Diagnose einzuleiten. Danach konnte er von der Intensivstation in ein normales Krankenhausbett verlegt werden.

Bei diesem Patienten mußte ich einen Ausgleich schaffen zwischen den verschiedensten Kräften. Zuerst verabreichte ich Insulin gegen den Zucker und dann intravenös eine Lösung, die sowohl der Übersäuerung seines Blutes als auch seinem hohen Blutzucker entgegenwirkte. Seine Krankheit wird als Hyperosmolarität (wörtlich: »dickes Blut«) bezeichnet und ist durch ein Wasserdefizit im Körper gekennzeichnet. Andererseits hatte der

Mann *zuviel* Flüssigkeit in der Lunge und anderen Gewebeteilen, so daß ich ihm gleichzeitig ein Entwässerungsmittel geben mußte, das seine Nieren zur Ausscheidung anregte, sowie eine Kombination aus Nitroglyzerin und intravenösem Morphium, die das Ausschwemmen der überschüssigen Flüssigkeit aus seiner Lunge erleichtern sollte.

Diese Medikamente führten zu einer Stabilisierung seines Zustands, so daß ich nun nach der Ursache für die Schmerzen zwischen den Schulterblättern forschen konnte. Das Wasser in seinen Lungen, die Schmerzen, die er bei jedem Atemzug litt, und ein paar Unregelmäßigkeiten in seinem EKG ließen auf eine Lungenembolie schließen (die Verstopfung einer Lungenarterie). Normalerweise hätte ich diese Diagnose durch eine Szintigraphie der Lunge überprüft, aber der Patient war zu krank, um diese Untersuchung zu überstehen.

Ich ging also von der Richtigkeit der Diagnose aus und verabreichte ihm noch eine intravenöse Heparininfusion, um weiteren Lungenembolien vorzubeugen. Sein Zustand besserte sich allmählich. Als der Mann so weit wiederhergestellt war, daß er zur nuklearmedizinischen Station gebracht werden konnte, bewies eine Lungenszintigraphie die Richtigkeit meiner Diagnose. Er blieb am Leben. Ein Erfolg der modernen Medizin, diesmal glücklicherweise ein dauerhafterer.

Seit Abschluß meines Medizinstudiums an der Stanford-Universität im Jahre 1975 war ich mehr als zwei Jahrzehnte lang in Krankenhäusern von Kalifornien bis New York als Schul- und Notfallmediziner tätig. Ich habe die allergrößte Hochachtung davor, was wir im Extremfall mit Patienten alles machen können. Aber ich habe auch die Grenzen der heutigen medizinischen Verfahren kennengelernt. Trotz unserer wunderbaren technischen Möglichkeiten sind wir bisher nicht in der Lage, viele der chronischen Erkrankungen zu heilen, an denen unsere Mitmenschen leiden.

Während dieser zwanzig Jahre habe ich auch viele Heilungszeremonien der Indianer beobachtet, mitgemacht und schließlich selbst geleitet. Mir ist bei meinem Medizinstudium klargeworden, daß mein indianisches Erbe durchaus eines eingehenden Studiums und größerer Beachtung wert war, denn es hatte für die gegenwärtige Medizin, im Grunde sogar für die Einstellung unserer Gesellschaft zu Krankheit und Genesung, einiges zu bieten.
Für die Indianer, die Ureinwohner unseres Landes, ist der Heilungsprozeß eine spirituelle Reise. Die meisten Leute (außer vielleicht Ärzte, die aufgrund ihrer Ausbildung nicht an so etwas glauben dürfen) begreifen intuitiv, daß das, was mit dem Körper vorgeht, ein Ausdruck dessen ist, was in Geist und Seele vorgeht. Die Menschen *können* genesen. Aber zuvor muß sich neben der notwendigen körperlichen Veränderung oft erst eine Wandlung im Lebensstil, in der Psyche und in der Seele vollziehen.
Heilen und Verarzten sind zweierlei. Da ich beides probiert habe, bin ich schon vor Jahren zu der Überzeugung gelangt, daß beides hochwirksam ist – und höchst verschieden. Es ist wohl keine Übertreibung, wenn ich behaupte, daß zwischen Heilern und Ärzten Welten liegen. Trotzdem bin ich vor Jahren zu der Überzeugung gekommen, daß traditionelle und moderne medizinische Ansichten von Krankheit auf eine Weise integriert werden können, daß der Patient von beiden profitiert. Die heutigen Ärzte müssen lernen, ihre Patienten auf eine spirituelle Reise mitzunehmen. Wer das nicht tut, versagt sich eine der unglaublichsten Möglichkeiten, die das Bewußtsein zu unserem Vorteil entwickelt hat.
Mit einer seelischen Wandlung ist einem Knochenbruch nicht beizukommen. Es gibt zwar noch ein paar alte Männer und Frauen, die die alten Techniken der Knochenzusammenfügung und Wundpflege beherrschen, aber mit ihnen stirbt diese Art von Medizin aus. Und wenn der Mann mit dem diabetischen Flüssigkeitsmangel, der Nierenschädigung und der Lungenembolie ei-

nen Schamanen statt eines Notarztes um Hilfe gebeten hätte, wäre er wahrscheinlich gestorben. Die zeremonielle Medizin ist nicht für diese Menge an Komplikationen ausgelegt.
Sie kann jedoch sehr wohl mit schweren und chronischen Krankheiten fertig werden. Ich habe erlebt, wie Krebs, neurologische Störungen, Anginen, Drüsen- und andere Erkrankungen ohne (oder manchmal trotz) Anwendung operativer oder medikamentöser Techniken geheilt wurden. Wir besitzen alle in tiefster Seele die Fähigkeit, uns selbst zu heilen.
Es gibt verschiedene Möglichkeiten, sich die Kräfte der Seele nutzbar zu machen. Ich habe die Methoden der Indianer erlernt, und ich glaube, daß sowohl Patienten als auch Ärzte viel gewinnen können, wenn sie einen Blick auf unsere Tradition werfen. Nach Auffassung meiner Vorfahren hat die Medizin ganz andere Aufgaben als nur die Funktion, Körperteile isoliert zu betrachten. Für einen indianischen Heiler besteht der erste Behandlungsschritt darin, einem Patienten zuzuhören. Wir steigen in die Welt des Patienten ein und sehen die Dinge mit seinen Augen. Das heißt, wir hören zu, ohne gleich ein Urteil zu fällen oder eine Kategorisierung vorzunehmen – die bloße Aufzählung von früheren Symptomen, Behandlungen und Allergien genügt uns nicht.
Als nächstes wird der Patient dazu angeregt, einen bildlichen Ausdruck für seine Krankheit zu finden. Wenn ein solches konkretes Bild der Krankheit vorliegt, kann der Heiler eine Zeremonie zu ihrer Bekämpfung zusammenstellen. Diese Zeremonie kann unterschiedlichste Formen annehmen. Welche Art von Zeremonie durchgeführt wird, hängt von dem Bild ab, mit dem der Patient seine Krankheit beschrieben hat. Die Zeremonie kann nicht in allen Einzelheiten im voraus festgelegt werden. *Die Details ergeben sich beim Zuhören.* Der Patient steht im Mittelpunkt der Zeremonie, er ist nie nur stiller Teilnehmer.
Sollen Schulmediziner mehr wie Schamanen sein? Sollen sie sich um die Seele ihrer Patienten kümmern? Braucht jede Gemein-

schaft ebensosehr einen Heiler wie einen Arzt? Sollen Medizinmänner und -frauen ebenso wie christliche Geistliche oder buddhistische Nonnen an den medizinischen Fakultäten der Universitäten lehren? Ich hoffe, Ihnen ein paar neue Perspektiven zu diesem Themenkreis zu eröffnen, wenn ich Ihnen jetzt die Geschichte meines Doppellebens in der Welt der Medizin und der Welt von Geist und Seele erzähle.

Ich glaube, ein neuartiges und genaues Bild von der westlichen und der indianischen Medizin entwerfen zu können. Und ich möchte gern die Kluft zwischen dem Alten und dem Neuen überbrücken, so daß jede Kultur von der Weisheit der anderen profitieren kann. Grundlage dieser Überbrückung ist die indianische Vorstellung von der wechselseitigen Verbundenheit von Körper, Geist und Seele. Wenn wir erkennen, daß im Grunde alles in unserem Leben, auch Krankheit, zugleich physisch, emotional, sozial und spirituell bedingt ist, dann sind wir wahrer Gesundheit und Zufriedenheit schon ein Stück näher.

Honolulu, Hawaii *Lewis Mehl*
Mai 1996

1 Warum bist du hier?

Ich habe Medizin studiert mit dem Ziel, Forscher zu werden. Als ich noch auf dem College war, habe ich einem Professor assistiert, der mittels einer damals ganz neuen Technik, der Kernspinresonanztomographie (kurz: MRI) biologische Membranen untersuchte. Da ich zu seinem Team gehörte, erschien mein Name in einer von ihm veröffentlichten Studie über diese Arbeit, und ich denke mir, daß meine Aufnahme auf die Stanford-Universität Anfang der siebziger Jahre unter anderem meiner Teilnahme an dieser neuen Forschungsrichtung zu verdanken war. Tatsächlich fand ich auch bald einen Professor in meiner neuen kalifornischen Heimat, mit dem ich diese Untersuchungen fortzusetzen gedachte. Nie wäre es mir in den Sinn gekommen, daß ich Klinikarzt werden könnte und mich weniger mit Forschungen als vielmehr mit Patienten befassen würde.

Dabei wurde ich sofort als Klinikarzt tätig. Ich hatte mir die meisten naturwissenschaftlichen Grundkenntnisse bereits als Student angeeignet. Meinen High-School-Abschluß machte ich, von Ehrgeiz getrieben, schon mit fünfzehn. Auf der Indiana-Universität konnte ich ein paar Professoren dazu überreden, mir die Teilnahme an medizinischen Vorlesungen und Oberseminaren über Biochemie zu gestatten. Das wurde mir angerechnet, als ich mich mit achtzehn Jahren an der Stanford-Universität immatrikulierte. Es bedeutete auch, daß ich, solange ich nebenher die vorgeschriebenen Vorlesungen in Pharmakologie besuchte, als Student an ärztlichen Patientenvisiten in der Klinik teilnehmen konnte. Ich schloß mein Studium in Stanford im Juni 1975 innerhalb der erforderlichen Mindestzeit ab. Zehn Jahre später erfuhr ich, daß ich der jüngste Hochschulabsolvent war, den es je in Friedenszeiten gegeben hatte.

Was mich reizte, waren nicht die Fächer Pharmakologie und Anatomie, sondern die Arztkollegen. Natürlich mußte ich eine elend lange Zahl von Nerven, Muskeln, Knochen, Blutgefäßen, Symptomen, Krankheiten, Medikamenten und Nebenwirkungen auswendig wissen, aber verglichen mit den erheblich schwierigeren Rätseln, die es in der Philosophie oder der höheren Mathematik zu knacken gibt, war das nicht allzu schwer. Ich mußte mir zwar viel einprägen, aber das Einprägen erfordert lediglich Zeit. Mein Problem bestand eher darin, daß ich bei meiner Hetze durch Schule und College den Umgang mit anderen Menschen verlernt hatte. Gott sei Dank hatte ich eine frischangetraute Frau, die mir auf der Fahrt zu Dinnerpartys und anderen Gesellschaftsereignissen die nötigen Instruktionen gab. Im Berufsleben war ich allerdings ganz auf mich allein gestellt.

Von Medizinstudenten, die ihr Klinikpraktikum absolvierten, wurde erwartet, daß sie Patienten untersuchten und eine Diagnose stellten. Dann wurde die jeweilige Diagnose, Behandlung und Medikation mit dem zuständigen Professor besprochen. Wir mußten unter Beweis stellen, daß wir jede mögliche Diagnose erwogen und entweder verworfen hatten oder die notwendigen Tests einplanen konnten, durch die erwiesen wurde, ob sie richtig oder falsch war. Die meisten Patienten haben zwar allgemein bekannte Krankheiten, aber wir gingen mit Wonne auch die ausgefallensten Möglichkeiten durch. Lob erntete, wer am Ende genau die gleiche Diagnose gestellt hatte, zu der auch unser Professor bereits gekommen war – wir lernten eigentlich nur, uns dem Stil des jeweiligen Professors vollkommen anzupassen. Mit neunzehn war ich zu meinem eigenen Nachteil noch jung genug, um Idealist zu sein. Ich hielt es für wichtiger, eigenständig zu denken statt wie jemand anders.

Außerdem dachte ich, andere Ärzte hätten die gleiche Idealvorstellung von der Medizin wie ich: die Gesundheit kranker Menschen wiederherzustellen. Stellen Sie sich mein Erstaunen vor, als ich zu Beginn einer Vorlesung aus dem Munde eines namhaften Professors hörte, die Arbeit eines Arztes bestehe darin, »dem Patienten den unerbittlichen, unentrinnbaren Verfall bis zum Tod zu erleichtern und möglichst schmerzfrei zu gestalten«.

Trotz alledem war mein erstes dreimonatiges Praktikum in der Neurochirurgie spannend und lehrreich. Ich hatte dieses Spezialfach gewählt, weil ich damals Neurochirurg werden wollte. Auf dem College hatte ich mich bereits mit den Nervenfunktionen von Ratten befaßt. Ich untersuchte einen speziellen Hirnstromrhythmus in der Hoffnung, nachweisen zu können, daß er von einem Molekül namens Serotonin gesteuert wurde. Dazu pflanzte ich Elektroden in Rattengehirne ein und zeichnete auf, was bei Einleitung von Serotonin in verschiedene Teile ihres limbischen Systems geschah.

Wenn der Hirnstromrhythmus durch das Serotonin verursacht wurde, war ziemlich klar der Beweis erbracht, daß Serotonin ein Neurotransmitter war, also Überträger einer Botschaft, die ein Nerv an die Zellen in seiner Umgebung weitergab. Neurotransmittermoleküle sind die einzigen Kommunikationsmittel, die ein Nerv zur Verfügung hat; welche Moleküle er produziert und wie viele, legt den Inhalt einer Botschaft fest. Damals kannten die Wissenschaftler nur zwei Neurotransmitter; inzwischen sind 26 identifiziert worden. Diese paar Moleküle und die einfachen Botschaften, die sie von einer unserer 3 000 000 000 Gehirnzellen zur anderen übertragen, sind die chemische Grundlage des menschlichen Denkens.

Die Neurotransmitterforschung brachte schließlich, ohne daß das beabsichtigt gewesen wäre, einen großen praktischen Nutzen für die Medikamentenentwicklung. Zum Beispiel wissen wir mittlerweile, daß Depressionen oft mit Serotoninmangel einhergehen.

Daher werden zur Behandlung von Depressionen gern Medikamente eingesetzt, die dafür sorgen, daß mehr Serotonin zur Verfügung steht, indem sie beispielsweise Enzyme blockieren, die den Serotoninabbau verursachen. Sie gehören zur Klasse der sogenannten MAO-Hemmer.
Ich fand heraus, daß Ratten den Theta-Hirnstromrhythmus produzierten, an dem ich interessiert war, sobald Serotonin in bestimmte Zonen »oberhalb« des Ammonshorns injiziert wurde, was – zumindest bei den Ratten – bedeutete, daß Serotonin tatsächlich ein Neurotransmitter war. Das war ein Ergebnis, das veröffentlicht werden konnte! Auf Anraten und mit Hilfe meines Professors schrieb ich also meinen ersten Aufsatz und veröffentlichte ihn in einer Fachzeitschrift über Neurochirurgie. Ich war stolz, damit in die jahrhundertealten Reihen derer aufgenommen zu sein, die die Grenzen der wissenschaftlichen Erkenntnisse erweitert haben.
Da ich begeisterter Forscher war, fand ich es kaum verwunderlich, daß mir das Datensammeln während meiner Zeit in der Neurochirurgie gefiel. Aber daß es mir soviel Freude bereiten könnte, mit Menschen umzugehen und mich praktisch als Arzt zu betätigen, hätte ich nicht gedacht. Obwohl ich mich nach zwei Klinikmonaten immer noch im Labor wohler fühlte als auf der Station, begann ich zu überlegen, ob ich nicht doch ein Berufsleben anstreben sollte, das nicht nur in Forschungsarbeit bestand, sondern Forschung und praktische ärztliche Tätigkeit am Krankenhaus vereinte. Vielleicht war die Kinderneurochirurgie etwas für mich. Drei Monate später machte ich mein zweites Praktikum, diesmal in der Urologie, und lernte die vier schwerkranken Männer kennen, die meine Berufspläne noch tiefgreifender verändern sollten.
Es war an einem nebeligen Vormittag im April vor dem Dialysezentrum der Intensivstation in der Universitätsklinik von Stanford. Ein Krankenpfleger führte mich oberflächlich in die Kran-

kengeschichte des ersten der vier Männer ein. Für die anderen drei bestand wenig Hoffnung. Der vierte Mann – ich werde ihn Juan Martinez nennen – hatte eine gewisse Überlebenschance. Er war ein 42 Jahre alter Zimmermann aus Los Gatos, einem Ort in den Vorbergen von Santa Cruz. Eine seiner Nieren hatte er in einem Krankenhaus von San Jose verloren. Nach der Operation hatte auch seine andere Niere ihre Arbeit eingestellt. Als sich die 23jährige Tochter von Herrn Martinez erbot, ihm eine ihrer gesunden Nieren zu spenden, war er zur Einschätzung der Möglichkeit einer Transplantation in die Stanford-Klinik verlegt worden. Ich sollte nun entsprechende Voruntersuchungen an Herrn Martinez vornehmen, durch die festgestellt werden konnte, ob irgendwelche Gründe gegen die Operation sprachen. Mich interessierte, was mit dem Mann geschehen war, bevor er die eine Niere verloren hatte – was ihn eigentlich hierher brachte. Ich begann damit, ihn zu fragen, wann er sich zuletzt wohl gefühlt hatte. Wir mußten laut sprechen, um die Geräusche zu übertönen, die die herumeilenden Ärzte, die geschäftigen Pfleger und die Lautsprecherstimme aus der Zentrale (es gab damals noch keine Piepser) verursachten. Nur seine drei unter starkem Medikamenteneinfluß stehenden Zimmergenossen waren still.

Der Zimmermann lag vollkommen ruhig auf dem Rücken und wirkte mehr wie ein Gelähmter als wie ein Dialysepatient. Sein Gesicht hatte die Textur einer Zwiebelschale. Seine muskulösen Arme lagen unbrauchbar auf der Bettdecke. Es dauerte länger, als ich erwartet hatte, bis er antwortete; er schien nach einer Antwort auf eine viel schwerwiegendere Frage als meine zu suchen. Schließlich sagte er: »Ich war nie krank.«

»Wie meinen Sie das?« fragte ich. Er vermied es, mich anzuschauen, und starrte statt dessen die Maserung der Deckenpaneele an. »Mir hat nie etwas gefehlt«, sagte Herr Martinez schlicht. Seine Haut, normalerweise dunkler aufgrund seiner spanischen Abkunft, verfärbte sich gelblich, und dann begann er leise zu weinen.

Seine Kinnbacken mahlten einige Zeit weiter, nachdem er ausgeredet hatte, als gäbe es noch mehr zu sagen, aber keine Worte dafür. Ich schaute aus dem Fenster. Der Morgennebel war in leichten Regen übergegangen, in Palo Alto ein ungewöhnliches Wetter im April. Wasser rann langsam in wirren Strömen an den Fensterscheiben herunter. Ich merkte, wie mich unwillkürlich fröstelte.

»Was meinen Sie damit, daß Ihnen nie etwas gefehlt hat?« fragte ich, als feststand, daß der Zimmermann nicht weitersprechen würde. Er klammerte sich an die Bettdecke.

»Sie sagten, ich hätte Eiweiß im Urin – aber ich habe mich nicht unwohl gefühlt oder so was«, sagte der Mann mit monotoner Stimme. Sein Gesicht war bis auf die Tränen in den Augenwinkeln ausdruckslos.

»Und dann?«

»Sie haben ein paar Untersuchungen durchgeführt. Dann noch ein paar. Sie haben meiner Niere eine Gewebeprobe entnommen, und dann habe ich eine Infektion bekommen, die mich beinahe umgebracht hätte.« Der Mann sah an seinem lakenbedeckten Körper herunter. »Meine Nieren hat sie umgebracht«, sagte er. Sein Kiefer hörte auf zu mahlen, und seine Lippen fingen zu zittern an. Unser Gespräch wurde von einer übereifrigen Krankenschwester unterbrochen, die seine Infusion wechseln wollte. Ich ließ sie ihre Aufgabe erfüllen und blieb allein mit meiner Besorgnis und Verwirrung angesichts dessen, was mit ihm geschehen war.

Später an jenem Morgen las ich im Konferenzraum hinter dem Schwesternzimmer seine Krankengeschichte. Noch vor wenigen Monaten hatte er in den tiefen Tälern rings um San Jose Häuser zusammengezimmert. Am Wochenende war er in der Wildnis Nordkaliforniens jagen und fischen gegangen. Sein Arzt hatte die Eiweißspuren im Urin bei einer von der Krankenkasse vorgeschriebenen Routineuntersuchung gefunden. Daß Proteine ausgeschieden werden, kommt nach größeren körperlichen Anstrengungen auch bei gesunden Menschen vor, kann aber auch ein Anzeichen für ernste Nierenleiden und Autoimmunerkrankungen sein.

Obwohl bei Herrn Martinez keinerlei Symptome dieser Art vorlagen, veranlaßte sein Internist eine gründliche Untersuchung. Eine Reihe von normalerweise harmlosen medizinischen Tests hatte für Herrn Martinez die schlimmstmöglichen Folgen. Nachdem einer seiner Nieren eine Gewebeprobe entnommen worden war, bekam Martinez eine Infektion und daraufhin eine Nierenblutung. Zur Schadensbegrenzung entfernten die Ärzte die verletzte linke Niere; Martinez' rechte Niere reagierte darauf, indem sie den Dienst versagte. Er bekam Blutvergiftung, wovon schnell der ganze Körper ergriffen wird. Die Ärzte der Stanford-Klinik hatten die Infektion erfolgreich bekämpft, die rechte Niere jedoch nicht wieder aktivieren können. Martinez konnte jetzt nur noch auf eine neue Niere hoffen. Die Biopsie, von der das ganze Verhängnis ausgegangen war, hatte nichts ergeben. Niemand wußte, warum Martinez Spuren von Eiweiß im Urin gehabt hatte, und niemand war daran interessiert, es herauszufinden. Dieses Problem – wenn es denn je eins war – schien jetzt unwichtig zu sein.

Ich saß im Konferenzraum, schaute durch die schmalen Fenster des Krankenhauses in den Regen hinaus und dachte über den Mann hinter dem Schwesternzimmer nach. Alle Daten und Berichte zu seiner Krankengeschichte lagen vor mir auf dem Tisch. Ich mußte an die dunklen Wälder im Norden Kaliforniens denken, in denen Herr Martinez auf die Jagd gegangen war, an die tiefen Seen in diesen Wäldern, an die alten Pfade, die über die Baumgrenze hinaus in eine Welt aus Fels, Eis und Schnee führten – eine Welt, die Juan Martinez vermutlich nie wiedersah. Dann las ich seine Geschichte noch einmal in der Hoffnung, irgendeinen Hinweis zu finden, wie es zu dieser Katastrophe gekommen war.

Ich suchte noch immer, als der Chefassistent der urologischen Abteilung, Fuhad Habra, hereinkam und zwei Styroporbecher Tee auf den Resopaltisch stellte. Dr. Habra war Libanese und Arzt für Allgemeinmedizin, und er wollte nach Abschluß seiner fachärztlichen Ausbildung an der Amerikanischen Universität in Beirut Urologie unterrichten. Er war die Art von Mensch, dessen angeborene Sanftheit und Freundlichkeit leicht als Schwäche mißverstanden werden. Bei einer Party vor kurzem hatte er meine Bewunderung erregt, weil er mit einer Feinfühligkeit, die nichts mit Schwäche gemein hatte, Geige gespielt hatte.

»Sehen Sie sich die Berichte über Herrn Martinez an?« fragte Habra mit einem Kopfnicken zum Tisch.

»Ich versuche, mir einen Reim darauf zu machen«, sagte ich.

»Einen Reim?« Habra sah mich fragend an. »Was für einen ›Reim‹ wollen Sie sich denn darauf machen?«

»Ich bin mir nicht ganz sicher«, sagte ich. »Zum Beispiel darauf, ob die Biopsie erforderlich war. Ich möchte gern verstehen, wie dies alles passieren konnte.«

Dr. Habra zuckte die Achseln und schob mir einen Becher Tee zu. »Sein Arzt wollte wissen, woran die Proteinurie lag«, sagte er in einem sachlichen Ton, der kaschieren sollte, was er persönlich über die Sache dachte.

»Er behauptet aber, er sei nicht krank gewesen«, entgegnete ich. »Und ich habe auch nichts in seiner Krankengeschichte gefunden, was auf irgendwelche anderen Symptome oder Erkrankungen schließen ließe.«

»Er hatte keine Symptome. Er hatte Eiweiß im Urin ...« Habra dachte einen Augenblick nach, dann senkte er die Stimme und sprach noch leiser. »Und er hatte das zweifelhafte Privileg, in den Genuß der besten Gesundheitsfürsorge der Welt zu kommen.«

»Sie hätten also im Libanon keine Biopsie bei ihm durchgeführt?«

»*Ich* hätte auch *hier* keine Biopsie bei ihm durchgeführt«, erwiderte Habra. Er zog die Augenbrauen hoch. »Aber ihr Amerikaner seid ja viel fortschrittlicher als wir Libanesen.« Er zwinkerte mit den Augen. »Antwort auf alle Fragen bekommen zu wollen kann tödlich sein.« Er parodierte seinen eigenen Akzent ein bißchen und sprach betont beschwörend.

Ich war einer Meinung mit Habra, aber ein wenig verletzt, von ihm als »Amerikaner« eingestuft zu werden. Natürlich war ich einer, aber ich identifizierte mich überhaupt nicht mit der Kultur, der die unnötige Nierenbiopsie entsprang, die dem Zimmermann die Gesundheit ruiniert hatte. Ich wollte, daß Habra mich mit anderen Augen sah als andere Amerikaner. Immerhin war ich ein *eingeborener* Amerikaner, und ich hoffte doch, mich dadurch zu unterscheiden.

Mir kam es so vor, als seien meine befreundeten Kommilitonen und ich Habra ähnlicher, als er dachte. Wir hatten uns zu einer kleinen Gruppe zusammengefunden – Amerikaner indianischer, spanischer und asiatischer Abstammung –, weil wir alle eine von der in Stanford gültigen abweichende Weltanschauung hatten. Außerhalb der Universität verkehrten wir kaum miteinander, aber sonst hingen wir ständig zusammen. Es half uns, über das Gefühl hinwegzukommen, wir wären Ausgestoßene ... Einige meiner Freunde waren direkt aus dem Reservat nach Stanford gekommen und fanden sich plötzlich in eine völlig neue, oft unbegreifliche Kultur versetzt. Angeregt durch meinen neuen Freundeskreis, besann ich mich bald selbst wieder auf mein indianisches Erbe, dem meine Mutter vor langer Zeit den Rücken gekehrt hatte.

Dr. David Vickory kam in das Konferenzzimmer gefegt. Vickory war ein entschlossener, energischer Mann mit enzyklopädischen Nierenkenntnissen. Er war Ende Dreißig und jonglierte mit zwei ehrgeizigen Tätigkeiten: zum einen leitete er ein gefragtes Forschungslabor, und zum anderen erwarb er sich mehr und mehr den Ruf, einer der besten Nephrologen des Landes zu sein. »Nephrologen« sind Nierenfachärzte.

»Also, Jungs«, sagte er und rieb sich die Hände, als wären sie kalt. »Was haltet ihr nun von Martinez? Kommt er für eine Transplantation in Frage oder nicht?«

Dr. Habra dachte einen Moment nach. »Da gab es doch eine Infektion ...« setzte er an.

»Die Infektion haben wir vom Tisch«, warf Dr. Vickory ein. »Sein Fieber ist längst abgeklungen. Er kann ruhig unters Messer. Es sei denn ...« Er drehte einen Stuhl mit der Lehne zum Tisch und setzte sich mit gespreizten Beinen darauf. »Es sei denn, Sie hätten etwas gefunden, was ich übersehen habe.« Sein Tonfall war herausfordernd. Nach einer Pause, die kaum eine war, wandte er sich an mich. »Sie sehen beunruhigt aus, Dr. – «, er spähte auf mein Namensschild, »– Mehl. Haben *Sie* vielleicht etwas gefunden, was ich übersehen hätte?«

Ich verneinte.

»Und doch sehen Sie beunruhigt aus«, fuhr er in seiner lockeren, neckenden Art fort. »Der Mann ist stabil. Wir haben die Infektion ausgeräumt. Wir haben eine Niere. Und trotzdem sind Sie beunruhigt.«

»Offen gestanden wüßte ich gern«, sagte ich langsam, »wie er überhaupt hierher gekommen ist.«

Vickorys Miene wurde ausdruckslos, und seine Herzlichkeit verflog. »Wollten Sie fragen, wie Patienten Infektionen bekommen?«

Einerseits war das eine lächerliche Frage für einen Medizinstudenten: Schon im Vorsemester weiß man, daß Mikroben Infektionen hervorrufen. Andererseits konnte einen die Frage durchaus nachdenklich stimmen. Warum unterlag gerade dieser Patient Mikroben, die den meisten anderen nichts anhaben konnten? Die erste Frage war zu simpel und die zweite zu philosophisch, um im Konferenzzimmer der Urologie diskutiert zu werden. Ich glaube, Vickory dachte darüber nach, welche der beiden regelwidrigen Fragen ich mir stellte.

Ich ersparte ihm die Mühe. »Natürlich weiß ich, wodurch eine Infektion hervorgerufen wird. Ich habe mich nur gefragt, warum wir bei einem gesunden Mann eine Nierenbiopsie vorgenommen haben.«

»Er war nicht gesund«, korrigierte mich Vickory, »er hatte Proteinurie. Das ist etwas, dem wir nachgehen müssen. Ein Standardtest, wie Sie wissen – oder wissen sollten.« Er sah wahrscheinlich die Schweißperlen, die sich auf meiner Stirn bildeten. Ich hatte gar nicht vor, seine Autorität in Zweifel zu ziehen, konnte jedoch sehen, daß er da anderer Ansicht war.

»Das Eiweiß im Urin hat ihm keinerlei Beschwerden verursacht«, entgegnete ich. Ich sah, daß Habra die Lippen spitzte und den Kopf schüttelte, verstand aber nicht, warum das Thema Biopsie tabuisiert wurde. Vickory war schließlich nicht derjenige gewesen, der sie angeordnet hatte, also traf ihn keine Schuld, selbst wenn es ein Fehler gewesen war. »Es scheint mir nur, als hätte man abwarten können, ob echte Probleme auftauchen, ehe man dem Mann ein Stück aus der Niere holt.«

»So scheint es Ihnen?« sagte Vickory. »Na ja, vielleicht ...« Er strich sich mit Daumen und Zeigefinger das Kinn, als würde er kurz darüber nachdenken. »Aber die von uns, die mit Nierentests ihren Lebensunterhalt verdienen, wissen, daß Menschen mit Eiweiß im Urin für gewöhnlich ein echtes Problem haben. Vielleicht zeigen Sie uns eines Tages, wie wir die Glücklichen erkennen, bei denen das nicht so ist. Bis dahin müssen wir einfach weiter im dunkeln tappen und Biopsien vornehmen.« Er sprach absichtlich langsam und ausdruckslos. »Das ist unschön, aber so ist das Leben nun einmal. Und es spielt für unsere Frage – ob nämlich Martinez eine neue Niere bekommt oder nicht – keine Rolle. Das ist die Frage, die heute vormittag auf dem Tisch ist«, sagte er und klopfte laut mit zwei Fingern auf die Resopalplatte. »Lassen Sie mich also bitte wissen, ob Sie irgendeinen Grund sehen, aus dem wir von einer Transplantation bei diesem Mann Abstand nehmen sollten. Bis dann, Dr. Mehl –« Vickory nickte kurz und ging.

Ich war völlig überrascht und peinlich berührt über Vickorys Reaktion. Während seines Redeschwalls hatte mein Herz die ganze Zeit über wie wild gehämmert. Ich war Konflikte nicht gewöhnt und erschrocken. Ich war noch sehr jung, machte mir Sorgen darüber, was die Leute wohl von mir dachten, und versuchte verzweifelt, mein Defizit an Jahren durch gute Leistung wettzumachen. Ich hatte Angst vor Vickory und keine Ahnung, wieso ich die Verwegenheit besessen hatte, ihm Paroli zu bieten.

»Seien Sie vorsichtig«, sagte Habra. »Wenn Sie sich weiter so vorwagen, werden Sie nie Ihre Zulassung bekommen.« Es überraschte mich, daß er das ohne eine Spur von Mitgefühl sagte. Nicht, daß ich von ihm erwartet hätte, den Kopf hinzuhalten und mich vor Vickory zu verteidigen, aber ich hatte ihn zumindest für einen stillen Verbündeten gehalten. Er schüttelte den Kopf, als er die Krankenberichte einsammelte. »Sie sollten sich überlegen, ob Sie über die Philosophie der Medizin debattieren oder in absehbarer Zeit Arzt werden wollen.«

»Ich möchte beides«, murmelte ich mit einer Stimme, die bei den Krankenhausgeräuschen im Hintergrund kaum zu hören war.

»Viel Glück«, sagte er ausdruckslos. Es war schwer zu sagen, ob er wirklich das oder das genaue Gegenteil meinte.

Als Habra und ich später an dem Tag Herrn Martinez einen Besuch abstatteten, lag der Zimmermann totenstill auf seinem Rücken und bewegte nur die Augen von Habra zu mir und wieder zurück. Er wirkte verstört, als Habra mit ihm sprach.

»Wir können bei Ihnen eine Nierentransplantation vornehmen«, sagte Habra, »wenn Sie das wirklich wollen. Aber ich bestehe darauf, daß Ihre Tochter erst einen Psychiater aufsucht. Sie muß wissen, was sie riskiert. Sie muß wissen, welche Chancen bestehen, daß Sie die fremde Niere abstoßen. Sie muß wissen, auf was sie

sich da einläßt, und ich muß wissen, daß sie es weiß, sonst würde ich mir nie verzeihen.«
Habra hatte mich wieder überrascht. In den wenigen Monaten, die ich in der Klinik Dienst getan hatte, waren mir keine anderen Ärzte begegnet, die ein solches Gespräch mit einem Patienten geführt und damit die Möglichkeit zugegeben hätten, daß eine Behandlung emotionale Nachwirkungen haben konnte. Doch wenn Martinez erstaunt oder bewegt war, einen Arzt von seinen eigenen Schuldgefühlen und seiner Verantwortung reden zu hören, so zeigte er das nicht. Seine Augen rollten weiterhin wie die Blasen in seiner Wasserwaage und suchten nach einer Stelle an der Zimmerdecke, die ihm Trost spendete.
»Sagen Sie Ihrer Tochter, sie soll mich anrufen«, sagte Dr. Habra und legte seine Visitenkarte auf den Nachtschrank. Er blickte von einer Zimmerecke zur anderen, als könnte er dort Anhaltspunkte finden, wie er weiter vorgehen sollte. »Es tut mir leid, daß Sie solches Pech hatten«, sagte er dann kurz und erhob sich von seinem Stuhl neben dem Bett. »Wir kommen morgen früh wieder und reden noch einmal darüber.« Martinez brachte ein Nicken zustande. Habra rieb sich die Augen, während wir zum nächsten Bett gingen, wo Dr. Jackson lag, ein 48jähriger Anglistikprofessor der Universität von Kalifornien in Santa Cruz. Seine Geschichte war der seines Bettnachbarn zum Verwechseln ähnlich, sie begann ebenfalls mit Proteinurie und endete mit zwei Nieren, die den Dienst versagten. Dr. Jacksons Infektion hatte allerdings nicht überwunden werden können, und die Dialyse vermochte sein Blut nicht angemessen zu reinigen. Habra und ich sollten feststellen, ob eine operative Entfernung seiner Nieren und ein Ausräumen des infizierten Gewebes etwas nützen würden. Wir kamen zu der Entscheidung, daß es etwas nützen konnte und versucht werden sollte, denn es war die einzige Chance, der Infektion beizukommen. Aber selbst diese Radikalbehandlung konnte fehlschlagen. Wenn bei der Operation kein Wunder geschah, standen Dr.

Jacksons Chancen, die Klinik lebendig zu verlassen, nicht sehr gut.
Ebensowenig die des 51jährigen Verkäufers Brasher und des 37jährigen Postbeamten Brown – beides Männer, bei denen gleichfalls Eiweiß im Urin, aber keine anderen Symptome aufgetreten waren und die daraufhin auch alle Stadien von der Biopsie über die Infektion bis hin zum Nierenversagen durchlaufen hatten. Wir marschierten an ihnen vorbei, sagten kurz guten Tag und ein noch kürzeres Aufwiedersehen.
Als wir unsere Runde beendet hatten, verdrückten wir uns in die Cafeteria. Habra holte sich eine Cola. »Ist das nicht ein merkwürdiger Zufall?« fragte er mich. »Da macht man eines Morgens vier solche Visiten, und vier Männer, die gesund waren, bevor sie ihren Arzt aufsuchten, liegen alle nebeneinander in einem Zimmer.«
»Ich weiß nicht«, bemerkte ich zurückhaltend. Ich hätte gern gewußt, was Habra dachte, aber nach dem Zwischenfall mit Vickory wollte ich nicht schon wieder eine Lawine lostreten. »Es muß eigentlich irgend etwas faul sein, wenn drei Leute trotz aller Bemühungen ihrer Ärzte im Sterben liegen.«
Habra nickte. Es hatte aufgehört zu regnen, die Sonne schien. Wir gingen nach draußen. »Aber was genau ist schiefgegangen?« fragte Habra. »Niemand hat das falsche Bein amputiert oder etwas Falsches verschrieben. Niemand hat eine Krankheit übersehen oder die falsche Diagnose gestellt. Vielleicht hat Vickory recht. Vielleicht ist das der Preis, den wir für eine gute Gesundheitsvorsorge bezahlen.«
»Das glauben Sie doch selber nicht«, wandte ich ein. Die Stühle waren noch zu naß, um sich daraufzusetzen.
»Nein«, sagte Habra. »Aber mich können Sie nicht zitieren, und außerdem fällt meine Meinung nicht ins Gewicht.«
»Warum nimmt Vickory bloß so eine Verteidigungshaltung ein?« fragte ich. »Er hat doch keinen Fehler gemacht.«
»Er muß seine Kollegen verteidigen«, meinte Habra. »Schließlich

haben sie sich gewissenhaft an die Richtlinien unseres Standes gehalten.« Wir lehnten uns an die rauh verputzte Wand des Gebäudes. Vor uns lag der Campus von Stanford, nach dem Regen noch grüner als sonst, und dehnte sich weit in die Ferne aus.
»Aber sieht so eine gute Gesundheitsvorsorge aus?« fragte ich gequält. »Wenn ein Patient dabei stirbt, kann man dann eine Operation erfolgreich nennen?« Ich trank meinen Tee aus. Eichhörnchen kletterten an den Bäumen herauf und herunter, und über uns zwitscherten Vögel.
»Wer kann das sagen?« gab Habra zurück, während er die Eingangstür zum Krankenhaus öffnete. »Vielleicht hat Vickory recht. Vielleicht sind die Verluste durch das rechtzeitige Erkennen heilbarer Fälle gerechtfertigt, vielleicht sind die Männer, die wir vorhin gesehen haben, eine statistische Anomalie. Wir sind lediglich Soldaten auf einem Schlachtfeld. Vielleicht begreifen wir einfach nicht, was Krieg heißt!«
»Den Teufel tun wir«, schoß ich zurück und lächelte.
»Immerhin sind Sie jetzt besser gelaunt«, sagte er. »Ich hasse nichts mehr als einen griesgrämigen Praktikanten.«

Meine Urgroßmutter war eine traditionelle Heilerin irgendwo auf dem Lande in Kentucky. Ich kann mich lebhaft an sie erinnern, allerdings nicht an Theorie und Praxis ihrer Tätigkeit, denn ich war erst fünf, als sie starb. Ich wünschte jetzt, ich könnte ihr alle möglichen Fragen stellen, die mir als Kind nicht in den Kopf gekommen waren. Woran ich mich noch gut erinnere, waren etliche schwerkranke Leute, die zu meiner Großmutter kamen, um sich heilen zu lassen. Als ich älter war, beobachtete ich Heilungen, die die christlichen Schlangenbeschwörer am Ort leiteten. Ich wußte nicht, welcher Magie diese sich windenden, beweglichen Tiere fähig waren. Aber Magie war es, soweit ich weiß.
Damals hatte ich noch kein Interesse an der Beziehung von Ursache und Wirkung bei der »Wunder«-Heilung von jemandem.

Ebensowenig wie alle anderen, die ich kannte. Wo ich herkomme, wurden Glaubensheilungen als natürliche Ereignisse betrachtet, als etwas, das weder Zweifel noch Skepsis erregte. Später wurde meine Neugier bei solchen Heilungen gestillt durch die Vorstellung von der Transzendenz des Menschen, vom Hinausgehen über eine Krankheit, das zur Heilung führt. Später erfuhr ich, daß das Heilen manchmal von den Menschen verlangt, die höchsten Höhen zu erklimmen, die sie erreichen können. Und dann wieder scheint das Heilen so natürlich und normal zu sein wie Unkraut in einem Garten.

Ehe ein Mensch geheilt werden kann, das hat mir einmal Jahre nach Abschluß meines Medizinstudiums ein Medizinmann gesagt, muß er sich drei einfache Fragen beantworten können: »Wer bist du?«, »Woher kommst du?« und »Warum bist du hier?« Dieser Stammesälteste aus Kalifornien meinte, jeder, der eine klare Antwort auf die drei Fragen wüßtc, würdc gesund.

Warum war ich an der Universitätsklinik von Stanford? Was tat ich hier? Ich wußte, daß das Medizinstudium mir ermöglichen würde, meinen Interessen auf dem Gebiet der Biologie, Physiologie und Psychologie nachzugehen. Diese Erwartung hatte sich immerhin erfüllt. Ich wunderte mich nur, daß in der medizinischen Fakultät kaum jemand eine so klare und positive Vorstellung vom Heilen hatte, wie ich sie von Kentucky her kannte. Warum gab es in den Bergen meiner Kindheit Glaubensheilungen, in einem fortschrittlichen Krankenhaus dagegen nicht? Für mich stand fest, daß Krankheit und Gesundheit eine spirituelle Komponente haben, und ich nahm an, daß diese auch von Ärzten berücksichtigt wurde. Aber ich hatte bisher nie daran gedacht, meine Interessen miteinander auszusöhnen und neben dem wissenschaftlichen Ansatz der modernen Medizin auch die Heiltraditionen von Leuten wie meiner Großmutter anzuwenden.

Erst nach dem Schock, vier todkranke Männer, die kurz zuvor noch kerngesund gewesen waren, im gleichen Dialysezimmer anzutreffen, kam mir der Gedanke, die Heiltraditionen meiner Kindheit könnten den Professoren in Stanford vielleicht doch etwas bieten. Es muß eine Alternative geben, dachte ich. Ich war zu naiv, um zu erkennen, daß schon allein die Idee, ohne Medikamente, Operationen und andere invasive Methoden heilen zu können, als verwerflich und wider alle medizinischen Konventionen betrachtet wurde.

Nun ist die invasive Diagnostik manchmal durchaus angebracht. Aber eben nicht immer. Vielen der Ärzte, die ich kannte, mangelte es an der tiefen Einsicht der Heiler, die ich später kennenlernte, daß eine Krankheit unter Umständen den Ausgleich für eine ansonsten unhaltbare Situation schafft. Medizinmänner und -frauen handeln erst, wenn sie sich der Folgen ihres Eingreifens sicher sind. Das Gleichgewicht des Körpers ohne weises Abwägen zu stören kann katastrophale Folgen haben, wie Martinez erfahren hatte – auch wenn sein Arzt nichts daraus gelernt hatte. Der echte Heiler weiß, daß jede Handlung Folgen hat und daß die Intentionen des Patienten, ob bewußt oder unbewußt, Einfluß auf diese Folgen haben können.

Ich selbst war durch reinen Zufall, wie es schien, in diese Situation gekommen, in der ich eine solche Häufung von Nierenversagern erleben konnte. Als ich noch Student der Neurochirurgie war, hatte ich mich mit einem Chirurgiestudenten angefreundet. Er hätte eigentlich als nächstes in der Urologie assistieren sollen. Da jedoch die Krankheit und schließlich der Tod eines Familienangehörigen seine längere Anwesenheit zu Hause erforderten, blieb sein Platz leer. Daraufhin wurde ich gefragt, ob ich seine Assistentenstelle übernehmen wollte. Und so wurde ich nach nur viermonatiger Klinikausbildung für einen Monat als stellvertretender Assistenzarzt zugelassen. Mir war das recht, aber in der Intensivstation hoben einige das erste Mal, als ich zu einer urologischen Konsultation hinzugezogen wurde, erstaunt die Augenbrauen.

Jetzt, wo ich mich weit mehr in die indianische Spiritualität vertieft habe, weiß ich, daß meine Beförderung zum stellvertretenden Assistenzarzt für meine Entwicklung eine große Rolle spielte. Ich lernte aus erster Hand, daß sich die meisten Ärzte kaum jemals mit den schwerwiegenderen, umfassenderen Fragen von Körper, Geist und Seele befassen, mit denen sich Medizinmänner und -frauen beschäftigen. Und ich war noch so jung, daß ich nicht einfach darüber hinwegging. Wäre ich ein paar Jahre älter gewesen, hätte ich womöglich das gleiche politische Spielchen gespielt wie meine Kollegen und all das außer acht gelassen, was meiner Karriere im Wege stand.

Den größten Reiz übte auf die meisten meiner Lehrer die Diagnose aus. Ein Neurologieprofessor hatte einmal gesagt: »Die meisten Patienten sind höchst langweilig. Interessant ist eigentlich nur, was sie haben könnten, und genau festzustellen, daß sie es nicht haben. Was danach kommt – die Behandlung usw. –, ist entweder langweilig oder schwierig. Die wenigsten Krankheiten sprechen so auf die verordneten Medikamente an, wie es in der Fachliteratur steht. Manche Krankheiten sprechen überhaupt nicht auf Medikamente an. Und Patienten tun nie genau das, was man ihnen sagt. Sie haben leider die verdammte Angewohnheit, nur das zu tun, was sie wollen, ohne sich an unseren Rat zu halten.« In Stanford lernte ich auch das Wort, wie dieses Phänomen unter Ärzten bezeichnet wird: als fehlende »Compliance« oder passiver Widerstand gegen eine Zusammenarbeit.

Den ganzen Apriltag lang zerbrach ich mir den Kopf darüber, wie viele behandlungsfähige Fälle wirklich durch invasive Biopsien aufgedeckt werden. Und wie viele Biopsien das rechtfertigen, was wir Herrn Martinez angetan hatten und seiner Tochter antun wollten. Schließlich ist es keine Kleinigkeit, eine Niere zu spenden. Die Tochter konnte selbst eine Infektion bekommen oder sogar sterben. Wie viele Erfolge rechtfertigen einen Mißerfolg? Wer entscheidet darüber? Noch einmal mit Vickory darüber zu sprechen hatte keinen Zweck, und Habra war in drei Monaten fertig und kehrte nach Beirut zurück, auf ihn konnte ich also auch nicht zählen. Vielleicht konnte ich Freitag abend nach dem Dienst, wenn sich die urologische Abteilung ins Café von Stanford begab, mit Habra ein Bier trinken gehen und ein wenig reden.

Wie sich herausstellte, brauchte ich gar nicht lange zu warten, bis das Thema auf den Tisch kam. Am nächsten Vormittag versammelten wir uns kurz vor acht Uhr im Konferenzzimmer der urologischen Abteilung, um wie jede Woche über Transplantationskandidaten zu beraten. Da es sich um eine Universitätsklinik handelte, erläuterten die Professoren interessante Fälle manchmal eingehend. Als ich mich auf den Stuhl gegenüber von Dr. Habra setzte und sah, daß Martinez auf dem Tagesplan stand, fragte ich mich, ob wohl irgend jemand darauf hinweisen würde, daß sein eigener Arzt sein Leiden verursacht hatte. Die Ärzteschaft hat auch dafür ein Wort, ein lateinisches Wort, mit dessen Hilfe wir uns von dieser Wahrheit distanzieren können. Wir Ärzte nennen eine Erkrankung, die von einem aus unseren Reihen verursacht wurde, »iatrogen«. Ich bezeichne das heute einfach als schlechte Medizin.

Vickory kam um 7 Uhr 59 hereingesegelt, nahm an einem Tisch vorn Platz und gab seiner Assistentin das »Du-bist-dran«-Zeichen. Die sachliche junge Frau ordnete raschelnd ihre Seiten mit kryptischen Notizen und begann, den versammelten Ärzten und Studenten etwas über den Patienten zu erzählen.

»Juan Martinez ist 42 Jahre alt, verheiratet, Zimmermann und wohnhaft in Los Gatos«, hob sie an. Sie hatte schwarzes, lockiges Haar, das noch feucht zu sein schien von der Morgendusche. Vielleicht hatte sie die Nacht über Bereitschaftsdienst gehabt. »Derzeit ist sein Zustand stabil nach Behandlung auf Sepsis und Perinephritis mit Nierenversagen infolge akuter tubulärer Nekrose.« Die Assistenzärztin trug knapp und klar vor. Sie sprach von der

Entfernung seiner linken Niere in San Jose und ging dann die weiteren Fakten durch, ohne auch nur einmal zu erwähnen, wie er überhaupt in die Welt der Nephrologen gelangt war. »Es wurde festgestellt, daß die Niere ihre Funktion wahrscheinlich nicht wieder aufnimmt. Seine Tochter will ihm eine Niere spenden, und wir plädieren für eine Transplantation.«

Vickory fragte, wer noch etwas wissen wolle, und dann gab es eine kurze Diskussion über den Harnstoff-Stickstoff und das Creatinin im Blut, die Anzeiger für die Nierenfunktion sind. Diese Diskussion wurde schnell beendet mit dem Hinweis, daß Martinez' eine Niere nicht arbeitete. Stille trat ein, meist das Zeichen dafür, daß man bereit ist, zum nächsten Fall überzugehen.

Ich warf einen Blick umher. Dr. Habra sah mich an und schüttelte fast unmerklich den Kopf. Aber seine Warnung war gar nicht nötig: Ich hatte meine Lektion am Vortag gelernt. Ich würde Vickory nicht noch einmal die Chance geben, mich zu verspotten. Ich hatte schon alle Hoffnung aufgegeben, daß irgend jemand etwas Besonderes am Fall Martinez sehen würde, als Robert Upton, der Chefarzt für Nierentransplantation, das Wort ergriff.

»Hören Sie, Dave«, sagte er. Angesichts seiner Stellung als Transplantationschirurg konnte Upton jeden beim Vornamen nennen, auch Vickory. »Was hatte dieser Mann denn vor der Nephritis? Irgendeine Ahnung, wie er krank geworden ist?«

»Komplikationen nach Nierenbiopsie«, sagte Vickory trocken und klappte die Akte Martinez zu.

»Aber was war davor?« fragte Upton. »Warum wurde denn die Biopsie gemacht?«

»Proteinurie«, sagte Vickory mit Entschiedenheit und sah sich dabei im Raum um in der Hoffnung, andere Fragen zu hören.

»Wodurch verursacht?« fragte Upton beharrlich weiter.

Vickory zögerte, und ich warf einen Blick auf Habra und sah, daß er sich ebenfalls vorgebeugt hatte. Vor der Tür ratterte ein Rollwagen mit Frühstückstabletts vorbei.

Vickory dachte noch einen Augenblick nach, dann gab er zu: »Das wissen wir nicht.« Seine Assistentin schlug hastig ihren Ordner auf und beschäftigte sich mit irgendwelchen Notizen. Mir fiel auf, wie geschickt sie darin geworden war, so zu wirken, als bekäme sie nichts mit, was ihrem Chef peinlich sein könnte.
»Sie wollen, daß wir diesem Mann eine neue Niere einsetzen, und wissen nicht einmal, was seine Nieren ursprünglich zugrunde gerichtet hat?« sagte Upton und mimte tiefe Verwunderung.
Das war eine berechtigte Frage. Solange nicht festgestellt worden war, welche Krankheit das Nierenversagen ursprünglich verursacht hatte, war eine Transplantation sinnlos, denn die neue Niere konnte auf die gleiche Weise angegriffen und zerstört werden wie die alten. In Martinez' Fall waren die Nieren aber ursprünglich nicht geschädigt gewesen, und Vickory blieb keine andere Wahl, als das zuzugeben.
»Es war nichts mit seinen Nieren«, sagte Vickory ungeduldig. Als er merkte, was er mit dieser Antwort angerichtet hatte, senkte er die Stimme und sagte: »Er hatte Eiweiß im Urin. Sonst war alles in Ordnung.«
»Wieviel Eiweiß?«
»Zuviel«, sagte Vickory leise. »Durchweg ein bis zwei plus beim Urintest.«
»Mehr nicht?« fragte Upton ungläubig.
»Mehr nicht.«
Upton gab sein bekanntes Lachen von sich. Dieses abrupte, laute Bellen war im Krankenhaus gefürchtet – Upton hatte keine Angst, sich Feinde zu machen. »Das muß man sich auf der Zunge zergehen lassen«, sagte er zur Decke gewandt, in Wirklichkeit aber an die anwesenden Studenten gerichtet. »Wir werden nie arbeitslos werden. Wenn es keine echten Nierenprobleme mehr gibt, machen wir uns welche.«
Vickory starrte Upton an und überlegte, wie er sich aus der Affäre ziehen konnte. Er räusperte sich. In der offiziellen Hierarchie des

Krankenhauses waren die beiden gleichrangig. Aber es gab noch eine zweite Hierarchie, und jeder hier Anwesende kannte deren unausgesprochene Regeln. Upton brachte Universität und Klinik unendlich viel ein. Und für die Ärzte an einem solchen Institut bedeuten Dollars Macht. Vickory schwieg. Ohne Zweifel würde er diesen Vorfall nicht vergessen. Eines Tages würde er bei irgendeiner Konferenz vielleicht in einem anderen Zusammenhang einen Grund finden, Upton das Skalpell an die Kehle zu setzen. Doch mit dieser für den Akademiker zulässigen Rache mußte er noch warten.

Alles lachte auf Kosten Vickorys, aber die eigentliche Frage, warum wir das tun, was wir tun, blieb unbeantwortet. Erst gestern hatte ich vier Männer gesehen, die gesund waren, bis sie mit unserem Berufsstand in Berührung kamen. Wir konnten das, was wir getan hatten, mit dem Argument rechtfertigen, daß die Früherkennung von Krankheitsfällen in der breiten Bevölkerung gelegentliche Schädigungen wert ist, die vereinzelt durch die Vorsorgemedizin entstehen. Aber man versuche einmal, das den vier Betroffenen oder ihren Familien zu sagen. Warum war allgemeines Grinsen über Vickory die einzige emotionale Reaktion, die das Treffen ausgelöst hatte? Warum waren wir nicht entsetzt oder aufgebracht über das, was wir getan hatten?

Auch mit anderen Fragen, die mir auf der Zunge brannten, hätte ich bei meinen versammelten Kollegen wahrscheinlich in ein Wespennest gestochen. Warum erholte sich Martinez, während die anderen drei Männer langsam starben, trotz unserer besten Bemühungen, diesen Prozeß aufzuhalten? Martinez ging es nicht gut, aber es ging ihm immerhin so gut, daß er als Transplantationskandidat in die engere Wahl gezogen wurde. Welche Faktoren hatten bei ihm die Heilung der Infektion bewirkt? Er war mexikanischer Katholik. Hatte ihn die Macht des Gebetes aufrechterhalten? Waren übernatürliche Kräfte und Wesen für ihn real und gegenwärtig? Wie stand es mit den anderen Männern – hatte

irgend jemand für sie gebetet? Glaubten sie an Geister oder Schutzengel, die ihnen helfen würden?
Vickory und Upton verstanden soviel von Nieren, wie überhaupt zwei Menschen auf Erden wissen können. Bestimmt wußten sie einiges zu sagen zum Thema Eingreifen oder Abwarten, das sich zu hören lohnte. Und Habra war ein so sanfter, feinfühliger Arzt, wie man ihn sich nur wünschen konnte; er hatte sich sicher auch eine Meinung zu der heiklen Frage gebildet, wie man Menschen behandeln sollte, deren Krankheit durch den Hausarzt verursacht worden war. Jedenfalls waren das die Gedanken, an deren Erörterung ich interessiert war. Statt dessen sprachen wir über Blut, Urin und funktionsunfähige Nieren, bis die Konferenz um Punkt neun Uhr beendet wurde. Notizbücher wurden zugeschlagen, Stühle quietschend nach hinten geschoben, und Privatgespräche lebten auf, während die Leute zur Tür hinausströmten.
Ich blieb noch ein wenig, nachdem die Besprechung zu Ende war. Es hatte mich beeindruckt, daß Upton Vickory und den medizinischen Standard aufs Korn genommen hatte. Die anderen schien es aber nicht so berührt zu haben; sie ergötzten sich viel mehr an dem Machtspiel, das man ihnen geboten hatte, als an den zugrundeliegenden Ideen. Außerdem muß ich leider davon ausgehen, daß Upton nicht so sehr an Martinez' Wohlergehen interessiert war, sondern vielmehr den Studenten seine Position vorführen wollte. Das entsprach keineswegs meiner Vorstellung vom Arztberuf. Ich verabscheute den Gedanken, dieser Beruf könnte mich eines Tages zu einem ähnlichen Auftritt zwingen. Und ich hoffte, daß ich in diesem Fall die Kraft haben würde, anders zu reagieren.
Ich stand auf und ging zum Fenster. Über eine zementierte Hoffläche hinweg blickte ich auf einen anderen Beton- und Backsteinflügel des Gebäudes. Das Fenster war fest zu. Das Institut war vollklimatisiert. Meine Urgroßmutter wäre entsetzt gewesen über ein Gebäude, in dem sich die Fenster nicht öffnen ließen, sondern

so dicht schlossen wie Tupperware. Sie hätte nie einen Heilungsversuch in einem Raum unternommen, der von der Fülle des Himmels, der Erde und der Luft abgeschirmt war. Außer einer Heilerin war sie auch Gärtnerin. Neben medizinischen Kräutern baute sie Tabak, Ringelblumen, Wassermelonen, Bohnen, Kürbisse, Tomaten und reichgefiederte Maisstauden an. Die Zusammensetzung des Gartens war ein Ausdruck ihrer inneren Verfassung.

Mein Cherokee-Großvater Archie hätte in keinem Zimmer beten können, in dem sein Tabakrauch nicht in die Lüfte steigen und die Geister begrüßen konnte, mit denen er in Verbindung stand. Archies Zigarren oder Rauchstöcke, wie er sie lieber nannte, hätten nur den Erfolg erbracht, den Rauchalarm auszulösen und die Feuerwehr auf den Plan zu holen. Archie hätte sich gewundert, wie jemand genesen sollte, ohne die Heilkräfte der Sonne auf seiner Haut zu spüren.

Welch ein gewaltiger Unterschied zwischen der hermetisch versiegelten Klinik und der baufälligen Kirche in Kentucky, wo sich die Gemeinschaft der Schlangenbeschwörer zu versammeln pflegte! Die hellerleuchteten, sterilen Räume der westlichen Medizin konnten nicht weiter entfernt sein von den geheimnisvoll dunklen Schwitzhütten, in denen, wie ich gelesen hatte, meine indianischen Vorfahren ihre Heilungszeremonien abhielten.

Die akademische Welt hatte in der High-School- und College-Zeit meinen Wissensdurst gestillt, aber spirituell hatte sie sich als ebenso unfruchtbar erwiesen, wie sie mich intellektuell belebt hatte. Jetzt forderte mein spirituelles Verlangen, dem die säuberliche Theologie meiner Mutter nie hatte gerecht werden können, seine Rechte ein. Ich stellte mich mit dem Rücken zum Fenster, schaute in das leere Konferenzzimmer, horchte auf den Nachhall der einstündigen Diskussion um die Transplantationskandidaten und wartete, bis mir zweierlei aufging. Beides hatte nichts mit Nieren zu tun. Aber beides hatte, wie mir jetzt bewußt wurde, von meinem ersten Tag in Stanford an auf meinem Studienplan gestanden.

Das erste war etwas, das ich über Patienten lernte. Aus der Sicht eines modernen Arztes ist der Patient ein Haufen biologischer Stoffe, der zur Behandlung zum Röntgen und zur Operation in die entsprechenden Räumlichkeiten gerollt werden muß. Ein Arzt muß nichts über die Seele wissen, die in diesen Stoffen steckt. Im Gegenteil, wir lernen, daß es um so besser ist, je weniger wir wissen – weil wir dann objektiver sind.

Meine Gedanken kreisten um Juan Martinez. Ein 42jähriger Zimmermann aus Los Gatos. Ich wette, seine Eltern waren aus Mexiko gekommen, als er noch ein Kind war. Wahrscheinlich hofften sie auf Wohlstand in Amerika. Sie tauschten die alten Traditionen eines Lebens in Mexiko gegen die Orangenhaine von San Jose ein (die inzwischen untergepflügt und durch Häuser, Einkaufsstraßen und Parkplätze ersetzt worden sind). Juans Gesundheit war es wie den Orangenhainen ergangen. Bis vor kurzem lag Juan noch im Sterben; jetzt für eine Weile nicht mehr.

Wir hatten weder eine Ahnung, warum Juan einer der relativ seltenen Fälle war, bei denen eine Nierenbiopsie zu Komplikationen führt, noch wußten wir, warum es ihm im Augenblick etwas besserging. Und es interessierte uns auch nicht sonderlich. Wir wußten nichts über seine Beziehung zu seiner Ehefrau oder Tochter. Hätten wir zufällig einmal mitbekommen, wie seine Angehörigen reagierten, wenn sie zu Besuch kamen, und gespürt, was für Gefühle in ihren Blicken und Fragen anklangen, hätten wir uns bemüht, es schleunigst zu vergessen.

Wir wußten nichts von seiner Wut auf uns oder inwiefern diese Wut den Verlauf der Krankheit beeinflußte; von seinem Glauben, falls er überhaupt an etwas glaubte; was er für die Ursache seiner Erkrankung hielt. War es *El Destino*, das Schicksal, das Amerikaner mexikanischer Abkunft sich gerne in personifizierter Form vorstellen? Was mochte er für den Sinn seines Lebens halten?

Und was hatte die Krankheit daran geändert? Ich fragte mich, was er uns wohl von seiner Krankheit und Besserung erzählt hätte, wenn wir, statt dauernd Messungen vorzunehmen, einfach besser zugehört hätten. Oder was wir vielleicht über die drei Sterbenden erfahren hätten, die mit ihm das Zimmer teilten und nur noch auf ein Wunder hoffen konnten.

Das zweite war mein Bild von uns Ärzten. Uns wurde beigebracht, nichts anderes zu tun, als Diagnosen zu stellen und einer Krankheit Herr zu werden – einschließlich der, die wir selbst durch einen Eingriff verursacht hatten. Trotzdem sollte uns unser Unvermögen nicht auf der Seele brennen, vielmehr sollten wir es würdevoll hinnehmen. Wir lernten abzuleugnen, daß wir den Geheimnissen von Gesundheit und Krankheit unwissend gegenüberstanden. Wir waren auf dem besten Wege, nicht bloß Ärzte, sondern die »wissenschaftliche Objektivität« in Person zu werden und uns nur noch an die geheiligten harten Fakten und greifbaren Daten zu halten, statt von einer subjektiven Sicht der Dinge auszugehen. Nur ausländische Ärzte wie Habra konnten durch den Schleier der Allwissenheit hindurchsehen, den wir über alles zu breiten pflegten, was wir nicht wußten.

Wir glaubten von uns, die einzig möglichen Antworten auf Fragen der Gesundheit und Krankheit zu haben. Flogen nicht die Mitglieder des Königshauses von Saudi-Arabien eigens nach Kalifornien, um sich dort von unseren Professoren behandeln zu lassen? Wollten wir nicht bald ebenbürtige Kollegen dieser Professoren werden? Unser Vertrauen in die eigene Weltsicht durfte auch vom Tod eines Patienten nicht erschüttert werden, solange wir nur alles aufzeichneten und in allen Einzelheiten dokumentierten. Selbst wenn wir nur einen von vier Patienten retten konnten, die mit schweren Nierenschädigungen bei uns eingeliefert worden waren, durften wir uns am Feierabend sagen, wir hätten alles in unserer Macht Stehende getan.

Ich hatte entschieden etwas für die Wissenschaft übrig und habe es heute noch. Natürlich habe ich in meinen Collegejahren viele kennengelernt, die der Meinung waren, wissenschaftliche Entdeckungen schlössen die Möglichkeit eines spirituellen Bereichs aus. Aber da war ich anderer Auffassung. Und ich hatte Beispiele vor Augen, die mich in meiner Auffassung bestärkten. Sir John Eccles, der für seine Arbeit über Adrenalin und dessen Rolle im Nervensystem den Nobelpreis bekommen hat, war Gastprofessor an der Universität von Indiana, als ich dort studierte. Er glaubte, die Wissenschaft liefere Beweise für die Existenz Gottes und die Seele. Viele von meinen Professoren hielten ihn für einen Spinner; ich hingegen versäumte keine seiner Vorlesungen.

Zwei Monate nach meiner Begegnung mit Juan Martinez rumpelte ich hinten auf einem Pickup-Kleinlastwagen in Richtung Wind-River-Reservat in Wyoming. Ich kniff die Augen gegen die grelle Sonne zusammen, um das lieblich geschwungene Hügel- und Grasland sehen zu können, durch das wir fuhren. Meine Zeit in der Urologie hatte ich überstanden, ohne mich noch einmal auf gefährliche philosophische Diskussionen einzulassen. Ich hatte mich jedoch fest entschlossen, die magische Welt der indianischen Medizin zu erforschen, von der ich gelesen hatte. Ich wußte zwar nicht genau, wie ich sie erforschen sollte und wohin mich das führen würde, aber ich spürte im tiefsten Herzen, daß ich es versuchen mußte.

Es gab nicht allzu viele Menschen, mit denen ich über meinen Wunsch und die damit verbundenen Konflikte hätte sprechen können. Ich brauchte einen Mentor, jemanden, der mir dabei half, einen Weg zur spirituellen Medizin zu finden. Ich hatte Glück und fand genau den richtigen Freund: Eddie, Medizinstudent und Arapaho-Shoshone vom Wind-River-Reservat, zu dem ich jetzt unterwegs war.

Ebenso wie andere Universitäten Anfang der siebziger Jahre nahm auch die Stanford-Universität eifrig Studenten aus ethnischen Minderheiten auf. Zu meinem Jahrgang von hundert Studenten gehörten etliche Amerikaner iberischer und afrikanischer Abkunft sowie noch drei indianische Kommilitonen. Einschließlich der höheren Semester brachten wir es auf insgesamt neun, die meisten davon Vollblutindianer, die im Reservat aufgewachsen waren, einige aber auch Mischlinge wie zum Beispiel eine blonde Comanchin. Zusammen mit einigen asiatischen und spanischsprechenden Studenten, die sich ebenfalls als Außenseiter empfanden, bildeten wir so etwas wie eine Gruppe. In diesem Kreis lernte ich auch Eddie kennen.

Was uns verband, waren kulturelle Werte, die nicht mit dem vereinbar waren, was in Stanford von uns erwartet wurde. Wir waren mehr für Zusammenarbeit als für Wettbewerb. Bei der großen Stationsvisite, der »Fleischbeschau«, wie es unter Medizinstudenten hieß, wo man wie aus der Pistole geschossen Rede und Antwort stehen mußte, waren wir wie gelähmt. Unsere Gruppe machte im Dienst nie jemanden schlecht, obwohl andere uns gegenüber durchaus nicht so zimperlich waren, sondern sich das eine Mal boshaft benahmen, während sie uns das andere Mal gönnerhaft den Rücken tätschelten, sobald der Assistenzarzt gegangen war.

Viele Verhaltensweisen brachten uns in Verwirrung. Uns waren Menschen fremd, die nicht eine Weile still sitzen und schweigen konnten, die ständig Augenkontakt brauchten und denen es durchweg an Achtung vor Krankheit, Sterben und Tod mangelte. Den zwei Dineh-Studenten aus dem Norden Arizonas erging es dabei besonders übel – ihre vielen Tabus in bezug auf Sterben und Tod wurden ständig übertreten. Aber wir bekamen es alle bis zu einem gewissen Grad zu spüren, und das Gemeinschaftsgefühl in unserer Gruppe war uns ein Trost.

Eines Tages während meines dritten Klinikpraktikums kam Eddie zu mir auf die Kinderstation und erzählte mir, er führe demnächst nach Hause, um an einer Heilungszeremonie für einen Verwandten teilzunehmen. Ich war starr vor Aufregung und Angst, als er mich einlud, mitzukommen. Ich hatte mir immer sehnlichst gewünscht, an einem indianischen Ritus teilnehmen zu können, fürchtete jedoch, für unwürdig befunden oder abgelehnt zu werden, weil ich Halbblut war und ihre Sprache nicht sprach, oder während der Zeremonie ein paar furchtbare Fehler zu machen. Indianische Religionsausübung war damals aufgrund eines Gesetzes von 1895 noch illegal. Die Schüler lernten zwar, daß die Freiheit der Religionsausübung verfassungsrechtlich garantiert sei, aber den Indianern wurde lange das Recht versagt, ihre Religion ausüben zu dürfen. Es war uns untersagt, uns zu versammeln, und wir durften keine sakralen Gegenstände aufbewahren wie etwa Pfeifen und Adlerfedern. 1975 wurde diese Ungerechtigkeit endlich aufgehoben und uns vom Kongreß das Recht zugestanden, unsere Religion auszuüben. 1973, als Eddies Familie den Medizinmann Nelson von Lame Deer in Montana holte, um einen Onkel, Jimmie Left Hand, zu heilen, waren die alten Gesetze aber noch in Kraft. Jimmies Brustschmerzen waren so stark geworden, daß er seiner Arbeit als Lieferwagenfahrer nicht mehr nachgehen konnte. Der Arzt des Indianischen Gesundheitsamtes hatte Angina pectoris diagnostiziert und Jimmie empfohlen, im Krankenhaus von Caspar weitere Untersuchungen durchführen zu lassen, aber Jimmie wollte es zunächst mit einer Heilungszeremonie versuchen.

Falls die örtliche Polizei die Zeremonie entdeckte, erklärte mir Eddie, würden die Teilnehmer ins Gefängnis gesteckt und ihre Sakralgegenstände zerstört werden. Diese Drohung war in Wyoming ernst zu nehmen, denn einige der dortigen Polizeikräfte waren christliche Fundamentalisten, und sie wollten das Heidentum in den Reservaten mit Stumpf und Stiel ausrotten. Es gab auch Polizisten vor Ort, die weniger Eifer an den Tag legten, insbesondere die Arapaho- und Shoshone-Indianer unter ihnen, die selbst an den Zeremonien teilnahmen. Ein interessanter Mensch war der örtliche katholische Priester, Vater Stone – er pflegte bei den heimlichen Zusammenkünften zugegen zu sein, um sie als katholisch-orthodoxe Rituale zu verteidigen, falls irgendwelche fundamentalistischen Cops hereinplatzten. »Seiner Ansicht nach beten wir ohnehin alle zum selben Gott«, sagte mir Eddie.

Wir sollten von Caspar aus auf der U.S.-Bundesstraße 20-26 westlich nach Riverton fahren, einem kleinen Ort im mittleren Westen Wyomings am Rande des Reservats. Diesen Highway nehmen auch die Touristen, die zum Yellowstone-Nationalpark und zu den Grand Tetons wollen. Von Riverton aus fahren sie dann in nördlicher Richtung durch Thermopolis. Devil's Tower lag genau entgegengesetzt.

Eddie, sein älterer Vetter Kiefer und ich lehnten uns an die Heuballen, mit denen der Lastwagen beladen war. Während die felsigen Berge vorüberflogen, stimmte ab und zu einer von den beiden ein Lied an, Kostproben von den Zeremonialgesängen, die wir später singen würden. Manchmal sauste der Wind so laut, daß ich nichts hören konnte. Kiefers Mutter war eine Kiowa aus Oklahoma. »Die Kiowas erfinden gerne Legenden«, sagte Kiefer. »Wir sind erst spät hierher gekommen, vor zweihundert Jahren, und mußten uns anstrengen, um mit den anderen Stämmen in dieser Gegend mithalten zu können.« Er lachte.

Vor Antritt der Reise hatte ich mich an meine frühe Kindheit zu erinnern versucht. Vieles davon erschien mir so fern wie die Legenden, die Kiefer mir erzählte. Andererseits hatten die Legenden mir geholfen, mir Episoden von früher wieder ins Gedächtnis zu holen, und ich hatte allerlei Anekdoten aufgeschrieben, um längst vergessene Erinnerungen zurückzuholen. Bei Besuchen zu Hause löcherte ich Archie, mir etwas von früher zu erzählen, über mich und über sich selbst. Oder ich redete mit meiner Großmutter Hazel, während sie Maisbrot backte und Gemüse mit Speck kochte. Ich kaufte mir die wenigen Bücher, die damals über indianische Traditionen im Handel waren, speziell die von Vinson Brown, und las sie in einem Zug aus. Ich wurde so abgelenkt durch diese Aktivitäten, daß ich in der Anatomieprüfung, einem Teil des Staatsexamens, versagte. Obwohl ich das Examen generell bestanden hatte, mußte ich mich darauf einrichten, den ganzen Sommer hindurch Anatomie zu studieren, denn von Stanford-Studenten wird verlangt, die Prüfung in allen Einzelfächern zu bestehen, nicht nur generell.

Der Wind in meinem Haar und die Spätnachmittagssonne auf meinem Gesicht taten jedoch das Ihrige, um die Sorgen um mein Studium zu zerstreuen. Auf einem Gipfel angekommen, schreckte der Pickup unabsichtlich eine Herde Gabelantilopen auf, die von der Straße fegten, über einen Felsabhang sprangen und hinter einer Steilwand verschwanden. Unter den kleinen Büschen von Salbei und Steppenhexe versteckte die braune Erde ihre unrühmliche Vergangenheit – die Gebeine der Siedler und Indianer, die sich einst gegenseitig erschlagen hatten, und die Gerippe der Büffelherden, die nach dem Bau der Eisenbahnen abgeschlachtet worden waren.

Soweit das Auge reichte, erhob sich nichts höher als zwei Fuß über die Erde, bis auf die Felsblöcke, die die Gräber längst vergessener Männer markierten.

»Wir haben ein paar Bäume im Reservat«, versprach Eddie augenzwinkernd.

Wir hielten für einen Milchshake an einem Yellowstone-Erfrischungsshop in Shoshoni, einer Stadt mit zwei Straßen kurz vor Riverton, in der sich Touristen auf dem Weg zum Park mit allem Nötigen versorgten. Im Shop wurden alle verkauften Milchshakes gezählt. Wenn die Nummer auf dem Kassenbon mit den letzten drei Ziffern der jährlich bis zu dem betreffenden Tag verkauften Milchshakes übereinstimmte (im Juli waren es zum Beispiel über 20 000), hatte man irgend etwas gewonnen. Es war nicht unser Glückstag damals, aber während wir unser Getränk schlürften, hatte Kiefer Zeit, uns eine Geschichte über Devil's Tower zu erzählen, die er von seiner Kiowa-Großmutter hatte.

»Acht Kinder spielten dort«, sagte er. »Sieben Schwestern mit ihrem Bruder. Sie kamen zu nahe an einen heiligen Ort. Plötzlich wurde der Junge mit Stummheit geschlagen. Er konnte kein Wort mehr sprechen. Er zitterte am ganzen Leibe und ließ sich auf alle viere nieder. Seine Finger wurden zu Krallen, und ein Fell wuchs auf seiner Haut. Es dauerte nicht lange, und er war ein Bär. Seine Schwestern bekamen Angst vor ihm. Sie rannten voller Entsetzen weg. Er jagte hinter ihnen her, denn er hielt sich noch immer für einen Jungen, der hinter seinen Schwestern herläuft. Er wußte nicht, was mit ihm geschehen war. Er hatte noch nicht gemerkt, daß er ein Bär war. Wahrscheinlich hatte er genausoviel Angst wie die Mädchen. Er jagte sie bis zum Stumpf eines großen heiligen Baums, der jetzt Devil's Tower genannt wird. Der Baum sagte den Mädchen, sie sollten an ihm hochklettern bis in den höchsten Wipfel. Der Bär versuchte, ihnen zu folgen. Vielleicht fühlte er sich einsam, oder er fürchtete sich, weil seine Schwestern vor etwas davonrannten, und wollte auch davor weglaufen. Aber wie tief er seine Krallen auch in die Rinde grub, er rutschte doch immer wieder an dem Baum herunter. Als die Mädchen in der Spitze angekommen waren, gingen sie noch weiter. Niemand weiß, wie oder warum sie das machten. Es lag vielleicht an der Magie des geweihten Ortes. Der Bär versuchte, zu ihnen zu gelangen, und dabei zerkratzte er die Rinde des Baums auf allen Seiten. Die sieben Schwestern blieben im Himmel. Aus ihnen wurde der Große Bär.«

Ich genoß es, Geschichten erzählt zu bekommen, aber es weckte auch Ängste in mir: die Angst vor Zurückweisung, davor, Dinge nicht zu verstehen, die anderen geläufig waren. Ich wußte nicht recht, was Kiefer mir mit seiner Geschichte sagen wollte – wenn überhaupt. War es nur ein Kindermärchen, oder war es eine verschlüsselte Botschaft, die ich verstehen sollte? Ich nickte weise, als Kiefer geendet hatte, und hoffte, überzeugend zu wirken.

Ich hatte auch Angst vor geheimnisvollen Kräften der Nacht, die sich gegen mich wenden und mich vielleicht sogar töten könnten. Ich hatte gehört, daß wir gleich nach der Ankunft in eine Schwitzhütte gehen würden. Ich hatte zwar schon darüber gelesen, war aber noch nie bei einer dabeigewesen. Eddie hatte mich den ganzen Weg nach Caspar damit aufgezogen, wie heiß es werden würde und wie beschämend es für mich wäre, wenn ich rausgehen müßte. Er erzählte mir, daß zukünftige Schwiegerväter in Frage kommende Schwiegersöhne auf die Probe stellten, indem sie sie mit in die Schwitzhütte nahmen. Wenn sie durchhielten, durften sie die Tochter heiraten. Wenn sie sich und ihren Familien Schande bereiteten und vor der Hitze flohen, war das das Ende der Werbung.

Ich dachte angstvoll daran, welche Wirkung die Hitze wohl auf mich haben würde. Ich hatte nie eine Sauna oder ein Dampfbad besucht. Mir war der kühle Nebel der Pazifikküste lieber als die feuchte Hitze von Kentucky, Ohio und Indiana, wo ich aufgewachsen war. Außerdem schlummerte auch die Angst vor der Dunkelheit seit Kindertagen in mir. Als ich noch sehr klein war, hatte Hazel mir schauerliche Geschichten von bösen Geistern und entflohenen Strafgefangenen erzählt, die im Dunkel der Nacht kleinen Kindern auflauerten, um sie zu fressen. Als ich etwas älter war, wand ich mich vor Entsetzen, wenn mein Stiefvater mich bat, nach Anbruch der Dunkelheit allein in die Scheune zu gehen. Wenn ich abends in den Keller hinunter mußte, um Kohlen im Heizungskessel nachzulegen, verhüllte ich meinen Kopf mit einem Pullover und ließ nur winzige Öffnungen zum Hinausblicken, weil ich meinte, das würde mich beschützen.

Eddie hatte mir erzählt, daß es in der Schwitzhütte vollkommen dunkel sei und sehr heiß. Für mich stand viel auf dem Spiel. Ob ich akzeptiert wurde, hing von meinem Verhalten in der Hütte ab. Je näher wir kamen, um so mehr Angst erfüllte mich. Die Schwitzhütte hatte eine Bedeutung erlangt, die über alles hinausging, was ich je getan hatte oder noch tun wollte. Ich hatte im

Grunde ein Gefühl, als kämen mein ganzes Leben, meine Seele und mein Sein an diesem Nachmittag auf den Prüfstand.
Ich spürte, wie mir etwas im Nacken herumkrabbelte, und fuhr vor Schreck fast aus der Haut. Es war aber kein Käfer. Es war ein Grashalm, mit dem Kiefer spielte. Eddie und Kiefer lachten über meine Nervosität und versuchten, mich durch Neckereien aufzulockern.
Ich dachte mit Sorge daran, daß ich ein Halbblut war und nicht so aussah, wie ich sollte. Eddie und Kiefer sahen so aus, wie Indianer nach landläufiger Ansicht aussehen sollten. Ich habe das typische Aussehen eines Cherokee-Indianers und werde oft für einen Südeuropäer gehalten (aus unerfindlichen Gründen meist für einen Jugoslawen).
Ebenso wie viele Angehörige der mit uns verwandten Irokesen-Stämme sind auch wir Cherokee nicht sehr dunkelhäutig. Manche Cherokee sind sogar hellhäutig. Ich bin eher bräunlich als hell. In der Sonne kann meine Haut tiefbraun werden, aber ich war seit meinem Eintritt in die Universität noch nicht viel draußen gewesen.
»Was ist denn?« fragte Eddie und unterbrach mich in meinem Grübeln.
»Nichts. Na ja, eine leichte Unruhe«, sagte ich gequält.
»Wegen der Schwitzhütte?«
»Deswegen und überhaupt.«
»Tut mir leid«, sagte er. »Wir sollten dich wirklich nicht mehr aufziehen. Ich will dir lieber sagen, wie es abläuft.« Einer von Eddies Onkeln fuhr den Pickup, sein großer Cowboyhut lag auf dem Beifahrersitz. Gewehre füllten den dafür vorgesehenen Ständer. Eddie rückte dichter an mich heran, damit seine Stimme das Sausen von Wind und Straße übertönte.
»Die Steine sind schon erhitzt worden«, sagte er. »Mein Bruder Floyd ist der Hüter des Feuers. Er baut das Feuer auf und sorgt dafür, daß es genau richtig ist. Er betet über und mit dem Feuer

und hilft ihm, in allen vier Himmelsrichtungen stark zu brennen, und er paßt auf, daß es nicht entweiht wird. Wenn es fertig ist, legt er Steine ins Feuer, schichtet Holz drumherum und achtet darauf, daß sie davon bedeckt bleiben, bis es Zeit ist, sie in die Hütte zu bringen. Dann trägt er sie mit einer Heugabel hinein.

Wenn wir ankommen, sind die Männer bereit, hineinzugehen. Sie warten auf uns. Nelson wird die Schwitzhütte leiten. Ihm werden wir hineinfolgen. Er macht keine gemischten Schwitzhütten, wenn also die Frauen ebenfalls schwitzen wollten, haben sie das bereits getan. Unsere Schwitzhütte ist nur für die Männer meiner Familie, Nelson, dich, ein paar alte Männer, die Nelson eingeladen hat, und einen Sänger, den er von Lame Deer mitgebracht hat, um uns zu unterstützen.«

»Und Jimmie Left Hand?« fragte ich.

»Du wirst ihn heute abend kennenlernen. Das Nachmittagsschwitzen dient der Reinigung all derer, die heute abend dasein werden, um für Jimmie zu beten. Er ist wahrscheinlich zu krank, um gleich jetzt an der Schwitzhütte teilzunehmen.« Eddie senkte nachdenklich den Kopf, ehe er weitersprach. »Nelson wird seine heilige Pfeife stopfen und sie auf den Altar draußen legen. Dann wird er Floyd die ersten Steine bringen lassen. Daraufhin wird die Tür geschlossen, und er stimmt einen Gesang an. Wie gesagt, vermutlich ist ein Sänger dabei, der ihn unterstützt.«

»Ich kenne keinen einzigen solchen Gesang.«

»Setz dich in der Schwitzhütte neben mich«, sagte Eddie. »Summ einfach mit mir mit. Du wirst schon ein paar Worte aufschnappen. Kiefer und ich werden noch einige singen, wie vorhin, so daß du sie nicht zum ersten Mal hörst.«

»Und wann macht er die Tür wieder auf?«

»Am nächsten Tag.« Eddie lachte. »Ich mache nur Spaß. Wenn die Gesänge für die erste Runde beendet sind. Beim ersten Durchgang singen wir normalerweise die Himmelsrichtungsgesänge, einen Pfeifengesang, einen Gebetsgesang und vielleicht noch einen Adlergesang. Aber wenn du Angst bekommst oder es dir zu heiß wird, sag es ihm, und er macht die Tür früher auf.«

»Niemals«, zischte ich und nahm mir vor, lieber vor Hitze umzukommen, als mich vor Eddie und seiner Familie und Nelson, dem großen Medizinmann, zu blamieren.

»Weiter so!« Eddie klopfte mir auf den Rücken. »Mit der Einstellung wirst du deine Sache gut machen.« Er trug heute Jeans und eine Jeansjacke. Sein schwarzes Haar – oben auf dem Kopf kurz und hinten lang – tanzte im Wind. Seine Haut war tiefdunkel trotz des einjährigen Aufenthalts unter den Neonröhren der Klinik. Mir ging durch den Kopf, wie natürlich und selbstsicher er mir jetzt im Gegensatz zur Uni vorkam, wo er mit seinem weißen Laborkittel immer nervös und fehl am Platz wirkte.

»Niemand in Stanford würde uns das abnehmen«, sagte ich zu Eddie.

»Glaubst du denn, irgend jemand von den Leuten hier im Rerservat würde das für möglich halten, was dort geschieht?« Wir waren inzwischen auf dem Reservatsgelände angekommen und holperten eine Dreckstraße entlang. Die Sonne ging eben hinter den hohen Gipfeln der kontinentalen Wasserscheide unter. Lange Schatten wuchsen aus den Felsen ringsumher.

Eddie erklärte mir weiter die Schwitzhütte, wie sie gebaut war und was geschehen würde. »Sie soll die ganze Welt symbolisieren«, sagte er. »Und den Schoß von Mutter Erde. Die Hütte bildet zwar nur eine Halbkugel über dem Erdboden, aber man muß sich vorstellen, daß sie sich in der Erde ebensoweit fortsetzt wie oben, so daß eine vollständige Kugel entsteht. In die Vertiefung in der Mitte der Hütte werden die Steine gelegt. Die mußt du dir als deine Plazenta vorstellen. Du kehrst in den Schoß von Mutter Erde zurück. Die Plazenta ist dazu da, dich gesund zu erhalten und alle Stoffe und Gifte, die du nicht mehr brauchst, abzutransportieren. Du wirst sie ausschwitzen. Das Steinvolk wird von der Energie der Sonne erfüllt, während das Holz verbrannt wird. Dann geben

sie dir diese Energie weiter. Das ist die Medizin.« Er machte eine kleine Pause. »Wir dichten die Schwitzhütte mit Zeltbahnen und Plastikplanen ab. Früher einmal wurde sie mit Häuten überzogen, aber das kann sich heute keiner mehr leisten.«
Wir fuhren über eine kleine Kreuzung mit einem Laden, einer Tankstelle und einer Kirche. Baufällige Häuser standen zu beiden Seiten der Straße, nur durch die Kraft des Glaubens aufrechterhalten. Hunde machten sich schleunigst aus dem Staub, sobald sie uns näher kommen hörten. Alte Männer saßen auf der Veranda vor dem Laden. Kurz danach bogen wir auf eine sehr schlechte Dreckstraße ab. Wir müssen etwa eine halbe Stunde auf dieser Straße weitergerumpelt sein, an Eselhasen und niedrigem Salbeigestrüpp, erodierten Hängen und Hügeln vorbei. »Es macht mehr Spaß, hier zu reiten«, sagte Eddie nach einer besonders üblen Bodenwelle.
Als wir anhielten, sah ich Feuerrauch hinter dem nächsten Hügelkamm aufsteigen. Jemand brüllte etwas in einer Sprache, die ich nicht kannte, von dort oben herab. »Schnell«, sagte Eddie. »Sie wollen sofort anfangen.«
Wir rannten zum Kamm hinauf und auf der anderen Seite wieder hinunter. Dort stand das schönste kleine Bauwerk, das ich je gesehen hatte, eine halbkugelförmige, mit olivgrüner Plane aus Armeebeständen abgedeckte Kuppel. Die Tür war auf der Westseite, und davor brannte in heller Glut ein Feuer. Eddies Bruder stand mit nacktem Oberkörper daneben, auf seine Heugabel gelehnt und naßgeschwitzt. Ehe ich mich's versah, standen wir auch schon vor der Hütte, wo wir unsere Kleidung bis auf die Unterwäsche ablegen mußten. Eddies Vater hielt Handtücher für uns beide bereit. Die anderen Männer waren schon alle drinnen. Ich hatte schreckliche Minderwertigkeitskomplexe wegen meiner zu hellen Haut. Trotzdem riß ich mir hastig mein T-Shirt vom Leib, ließ die Jeans fallen und band mir wie Eddie das Handtuch um die Hüften. Dann legten wir uns noch ein weiteres Handtuch um die

Schultern; ich war froh, meine bleiche Haut verstecken zu können. Danach bückten wir uns und gingen hinein.
Eddie sagte etwas, als wir eintraten. Ich tat es ihm gleich und murmelte ebenfalls etwas. Zwölf Männer saßen im Kreis. Mein Herz schlug mir bis zum Halse. Jetzt stand mir die Feuerprobe bevor. Ich folgte Eddie ans hintere Ende der Hütte. Er breitete sein Handtuch auf dem Boden aus und setzte sich darauf. Ich machte es genauso. Sobald wir drin waren, schrie Nelson etwas zur Tür hinaus. Eine kurze Unruhe entstand, dann erschien Floyd mit einem rotglühenden Stein auf der Heugabel. Er legte ihn gleich an der Tür nieder. Nelson nahm die längste und schönste Pfeife, die ich je gesehen hatte, und berührte den Stein mit dem Pfeifenkopf. Er sagte ein paar Worte, und dann hoben zwei Männer den Stein mit einem Hirschgeweih von der Heugabel. Sie legten ihn in der westlichen Ecke der Grube ab, während Nelson wieder etwas sagte. Er sprach den nördlichen Dialekt der Cheyenne, den ich erst einmal in meinem Leben von Tonkassetten über Peyote-Rituale gehört hatte. Er streute Salbei über den Stein. Der Salbei ging sofort in Flammen auf. Mir war schon viel zu heiß.
Nelson wiederholte diesen Vorgang sechsmal, immer wenn Floyd mit einem Stein erschien, der jedesmal noch größer und noch heißer wirkte als der vorherige. Als der siebte Stein lag, reichte Nelson Floyd die Pfeife, und Floyd lehnte sie an ein Holzgestell auf dem Altar. Nelson sagte wieder etwas, woraufhin Floyd etwas brummte. Es war beklemmend, kein Wort von alledem zu verstehen.
»Noch zehn Steine«, übersetzte Eddie mir das eben Gesagte. Ach du meine Güte, dachte ich, und mir sank das Herz. Schwäche und ein leichter Schwindel überkamen mich. Ich war bereits überhitzt, und dabei war die Tür noch gar nicht geschlossen worden. Was machst du bloß hier, fragte ich mich in Panik; dann fiel mir der Junge aus Kiefers Geschichte ein, der sich in einen Bären verwandelte und das auch nicht durchschaute. Seltsamerweise tröstete

mich die Geschichte irgendwie, als auch ich eine tiefe innere Wandlung mit Donnergrollen nahen spürte, über die ich keine Kontrolle hatte. Bei einer Schwitzhütte kann man sich so hilflos fühlen wie ein neugeborenes Kind, das zum Überleben Mutter Erde braucht.

Als alle siebzehn Steine hingelegt waren, sprach Nelson wieder, und Floyd schloß die Tür. Es war aber nicht dunkel – Eddie hatte wohl einen Scherz gemacht. Der Schein der rotglühenden Steine erhellte das Innere der Hütte. Ich begann, mich vor und zurück zu wiegen. Nelson klapperte mit einer Rassel aus Bärenkrallen. Sein Sänger stimmte das Lied der vier Himmelsrichtungen an, und alle außer mir fielen mit ein. Ich summte mit, wie Eddie mir geraten hatte, und schnappte ab und zu ein paar Worte auf. Schweiß rann mir in die Augen. Mein Herz pochte wie wild. Ich bekam kaum Luft. Ich hatte das Gefühl, an der Hitze zu sterben. Ich versuchte, mich zu erinnern, welche Symptome sich bei Hitzschlag zeigen, aber mein Denkapparat gehorchte mir nicht. Ich konnte mich auf nichts konzentrieren. O weh, dachte ich. Jetzt gerate ich ins Delirium.

Die Geräusche beruhigten mich jedoch und halfen mir weiter. Ich wickelte mich in mein Handtuch, um den sengenden Dampf von meiner Haut fernzuhalten. Ich ließ nur eine kleine Öffnung, durch die ich atmen konnte, wie ich es als Kind mit meinem schützenden Pullover getan hatte. Ich senkte den Kopf, um irgendwie Luft holen zu können, von irgendwoher. Gerade als ich meinte, es keinen Augenblick länger ertragen zu können, rief Nelson etwas. Der Gesang verstummte, die Tür ging auf. Ich bemühte mich darum, trotz meiner panischen Angst cool zu wirken. Eddie sah mich an. »Du weißt doch wohl, daß du an der heißesten Stelle sitzt«, lachte er. »Du hältst dich gut!« Ich stöhnte. Nein, das hatte ich nicht gewußt. Aha, Eddie hatte mich mit Bedacht dort Platz nehmen lassen.

Nelson plauderte mit jedem, während wir abkühlten. Ich muß einen schönen Anblick geboten haben, so schmierig, wie ich von Kopf bis Fuß war, weil ich mir Erde in die schwitzende Haut gerieben hatte, um nicht zu verbrennen, und mit dem strähnigen Haar, das mir wie Bindfäden auf die Schultern herabhing. Ich konnte Nelson nur undeutlich sehen, denn es war nicht sehr hell, und meine Brille hatte ich draußen vor der Schwitzhütte liegenlassen. Jetzt ging mir auf, was Eddie gemeint hatte – alles wurde dunkler, während die Steine abkühlten. Eddie sagte etwas und deutete auf mich. Nelson musterte mich von oben bis unten. »Willkommen«, sagte er schließlich auf englisch.

Floyd brachte noch zehn Steine herein, bevor die Tür wieder geschlossen wurde. Es wurde immer heißer. Diesmal handelte es sich bei dem Gesang um ein Gebet. Trotz meiner Qualen summte ich mit. Hatte ich eine Runde geschafft, würde ich auch noch die nächste durchhalten. Ich mußte daran denken, daß ich einmal bei den Pfadfindern zwei Meilen geschwommen war. Damals hatte ich gedacht, ich müßte ertrinken, bevor ich das Ufer erreichte, aber hier saß ich nun. Dann fiel mir ein, daß ich einmal bei einem Footballspiel auf der High-School so schnell gerannt war, daß ich mich hinterher übergeben mußte. Und das hatte ich auch heil überstanden. Ich hatte mich bei Footballspielen immer vollkommen verausgabt und trotzdem beim Pfiff zwei Minuten vor Spielende noch eine letzte Kraftreserve gehabt. Ich hatte mir damals eingeredet, daß man immer noch zwei Minuten durchhält. Jetzt lag die Sache allerdings anders, da ich nicht wußte, wieviel Minuten mir noch zugemutet würden.

Als der Gesang verstummte, fingen wir an zu beten. Zuerst betete der Sänger. Dann kam der Mann zu seiner Linken an die Reihe. Jeder betete in seiner eigenen Sprache. Es klang wunderschön. Gerade, als ich wähnte, mich an die Hitze gewöhnt zu haben, goß Nelson wieder Wasser auf die Steine; der Dampf verbrühte mir die Nasenlöcher, da war ich mir sicher. Schließlich war ich dran mit Beten. Ich betete auf englisch, der einzigen Sprache, die ich konnte. Ich hatte das Gefühl, aus der Reihe zu tanzen. Trotzdem bemühte ich mich, aufrichtig und konzentriert zu beten. Ich versuchte mich zu erinnern, wie Archie gebetet hatte, und ahmte ihn nach. Ab und zu brummte jemand etwas oder sagte: »Hau.« Offenbar wurde ich verstanden, obwohl ich die anderen nicht verstand. In diesem Moment kam ich mir klein und unbedeutend vor in dieser Schwitzhütte. Ich war ein Niemand unter lauter mächtigen Männern.

Zum Schluß betete Nelson. Mittendrin brach er ab und sprach auf englisch weiter. Ich war froh darüber, aber es war mir auch peinlich, denn ich wußte, daß es für mich geschah. Als er endete, ging die Tür auf. Ich spürte, wie die Hitze hinausströmte. Ich stand kurz vor dem Zusammenklappen, und dabei waren wir erst halb durch. Zu meiner Erleichterung ließ Nelson Wasser holen. Er sprach jetzt englisch. »Trinkt das«, sagte er. »Es ist geweiht worden. Dieses Wasser ist das Blut von Mutter Erde, das Leben des Steins. Trinkt es, und es wird euch heilen.«

Langsam ließ Nelson für jeden Anwesenden einen Becher Wasser herumgehen. Der volle Becher wurde im Uhrzeigersinn weitergereicht, der leere kehrte gegen den Uhrzeigersinn zurück. »So ist es«, erklärte uns Nelson, »weil alle Fülle den Weg der Sonne geht und alle Leere andersherum.« Ich betete meinen Dank, als das Wasser bei mir ankam. Noch nie bin ich so dankbar für Wasser gewesen. Noch nie hat es so gut geschmeckt. Es erfüllte und nährte jede Zelle, jede Pore meines Körpers. Das Wasser ging ein zweites Mal herum, und viele Männer besprengten sich damit und gossen sich etwas davon über den Kopf. Ich folgte ihrem Beispiel, und das kalte Wasser auf meiner Kopfhaut war ein Schock. Es riß mich aus meinem Delirium. Ich war wieder hellwach, wenn auch vollkommen erschöpft. Eddie machte mir anerkennend ein Zeichen mit erhobenem Daumen. Wieder wurden zehn Steine hereingebracht, und gleich ging die Feuerprobe weiter.

Beim dritten Durchgang wurden noch mehr Gebete gesungen.

Dann folgte eine Zeit der Stille, in der Nelson uns alle aufforderte, die Geister anzurufen und um eine Vision zu bitten. Hatte ich eine Vision? Jedenfalls nicht, solange ich nur ums Überleben kämpfte. Das Höchste, was ich mir erhoffte, war, nachher aus eigenen Kräften aus der Schwitzhütte herausgehen zu können, statt hinausgetragen werden zu müssen. Bald darauf wurde die Tür geöffnet. »Setz dich aufrecht hin«, sagte Eddie scharf. »Sei wachsam. Jetzt kommt die Pfeife.«

Ich setzte mich mühsam gerade hin. Floyd kam mit der Pfeife in die Schwitzhütte. Ich strengte mich an, meine Muskeln so weit zu koordinieren, daß ich mir ebenso wie die anderen Männer den Schmutz und Schweiß von Gesicht und Händen wischen konnte. Nelson zündete die Pfeife an, und sein Sänger tat den ersten Zug. Langsam ging die Pfeife im Kreis herum. Der Tabak war sowohl süßlich als auch herb. Ich zog achtsam – Eddie hatte mich ermahnt, sie nicht erlöschen zu lassen.

»Konzentriert euch auf eure Gebete«, sagte Nelson. »Wenn ihr raucht und der Rauch zum Himmel aufsteigt, steigt er geradewegs zur Wohnung des Schöpfers auf. Dort werden eure Gebete empfangen und erhört.«

Nachdem die Pfeife einmal im Kreis herumgegangen war, rauchte Nelson den Tabak zu Ende. Dann reichte er die Pfeife Floyd, der sie wieder auf den Altar stellte. »Wir sind fast durch«, flüsterte Eddie. »Jetzt kommt die letzte Runde.« Floyd holte noch einmal zehn Steine herein und schloß die Tür.

»Freut euch«, sagte Nelson, »eure Gebete sind bereits erhört worden. Ihr seid geläutert. Jetzt wollen wir feiern. Ihr bekommt alle die Chance, etwas beizutragen. Erzählt uns etwas Gutes. Erzählt uns eine Geschichte, singt uns ein Lied, stimmt ein weiteres Gebet an. Was immer ihr machen wollt, das ist euer Beitrag.« Jeder kam an die Reihe. Einer erzählte von einem Vetter, der durch Nelson von seinem Krebs geheilt wurde. Ein anderer erzählte von einem Verwandten, der von seinen Depressionen befreit worden war.

Wieder ein anderer stimmte einen Gesang an. Als die Reihe an mir war, dankte ich ihnen allen dafür, daß sie mich teilnehmen ließen. Dann sprach Eddie von seinem Medizinstudium und davon, wie schwer es ihm fiel. Er sagte, ich sei ihm ein Freund gewesen, und das hätte alles viel leichter gemacht. Ein paar Männer dankten mir dafür.

Das ist ja interessant, dachte ich. Ich hatte nur Sinn für das gehabt, was Eddie mir geben konnte, ohne je darüber nachzudenken, was unsere Freundschaft ihm bedeuten mochte. Vielleicht, dachte ich, liegt die Magie der Schwitzhütte genau darin, daß man die Chance hat, einem Angehörigen oder Freund etwas Schlichtes, aber Wichtiges mitzuteilen.

Schließlich war Nelson an der Reihe. »Macht die Tür auf«, sagte er. Ich jubelte inwendig. Ich hatte die Tortur durchgestanden, ohne mich zu blamieren. »Ich will euch eine Geschichte erzählen«, sagte Nelson.

Und er erzählte uns in etwa die folgende Geschichte:

Stellt euch einen jungen Mann vor, der sich als großer Jäger hervorgetan hat. Die Coyoten folgen ihm, um sich das zu holen, was er zurückläßt. Nach ihnen kommen Krähen und Geier. Wenn die Leute hungrig sind, zählen sie darauf, daß dieser junge Mann in der Prärie Büffel auftreibt. Er findet die Herden immer und holt deren Fleisch, so daß die Menschen den Winter wieder überstehen. Er achtet beim Jagen darauf, daß er die heiligen Bräuche einhält; er betet und dankt dem Büffel dafür, daß er sein Fleisch hingibt, damit die Menschen etwas zu essen haben.

Eines Morgens im August kommt der junge Mann zu einer Stelle am Fluß, die Büffel als Tränke benutzen. Er wartet mit schußbereitem Bogen. Schmetterlinge und Libellen surren aufgeregt um ihn herum, denn sie wissen, was geschehen wird. Er sieht eine Büffelkuh auf sich zukommen und spannt seinen Bogen. Aber bevor er seinen Pfeil abfeuern kann, passiert etwas Magisches. Er weiß nicht, ob er eingeschlafen ist oder ob die Welt kopfsteht. Eine schöne junge Frau tritt aus dem Gesträuch auf die Kieselsteine am Ufer des Flusses und trinkt einen Schluck aus einem Büffelhorn. Er steht auf und geht auf sie zu. Ihr Haar ist strähnig und zerzaust. Sie riecht nach wildem Salbei und Präerieblumen. Blitzartig wird ihm klar, daß er sie liebt. Er steht vor ihr und kann kein Wort hervorbringen.

Sie sagt: Ich komme vom Volk der Büffel. Mein Vater hat mich hergeschickt, weil du den Büffeln so wohlgesinnt bist. Der Rat der Büffel weiß, daß du ein guter, freundlicher Mann bist, deshalb bin ich hierher gesandt worden, um deine Frau zu werden. Wir sollen den Völkern beider Arten – den Aufrechtstehern und den Auf-allen-vieren-Gehern – mit gutem Beispiel vorangehen, wie man in Frieden und Eintracht zusammenlebt.«

Sie heiraten und leben eine Zeitlang glücklich zusammen. Sie haben einen Sohn und nennen ihn Calfboy, Kalbsjunge. Ihr könnt euch denken, wie es in einem kleinen Dorf geht – die Leute reden. Einige Leute mögen die Frau nicht, weil sie ihr Haar nicht richtig kämmt. Sie riecht nicht wie alle anderen, und sie redet auch nicht wie alle anderen. Sie hält nicht die gleichen Bräuche ein und nimmt nicht die gleiche Nahrung zu sich. »Woher kommt die überhaupt?« fragen sie. »Wer, glaubt sie denn, wer sie ist?«

Die Dorfleute fangen an, unfreundlich über sie zu reden. Es dauert nicht lange, und sie behaupten, sie wäre ein Tier und würde nie eine der ihren werden. Eines Tages, als der junge Mann auf die Jagd gegangen ist, versammeln sich seine Verwandten und sagen der Frau, daß sie gehen muß. Sie drohen ihr, und so nimmt sie Calfboy auf den Arm und rennt davon. Als der junge Mann von der Jagd heimkommt, sieht er seine Frau mit dem Kind in der Ferne verschwinden, und er rennt ins Dorf, um zu erfahren, was passiert ist. Als er es hört, ist er sehr wütend. Er macht sich sogleich auf den Weg hinter ihnen her, aber sie haben einen Vorsprung und sind sehr schnell.

Den ganzen Tag lang folgt er ihren Spuren. Als er die Spur verliert, sprechen ihn die Grashüpfer an und sagen ihm, welche Richtung er einschlagen soll. Gegen Abend erreicht er ein bemaltes Tipi. Er sieht Rauch von der Kochstelle aus der Spitze aufsteigen. Er sieht Calfboy draußen spielen. Als Calfboy ihn sieht, sagt er: »Komm herein, Papa. Die Mama hat das Abendessen fertig. Sie kocht gut.« Also tritt der Jäger in das Tipi ein und ißt Mais und Rüben, was zu dieser Jahreszeit wächst, vielleicht noch mit Wildkräutern vom Wegesrand, wildem Salbei oder ähnlichem gewürzt. Während ihm seine Frau zu essen gibt, sagt sie: »Ich muß heim zu meinem Volk. Ich kann nicht mehr bei deinem Volk leben. Du darfst mir nicht folgen, denn wenn du das tust, werden dich meine Leute töten. Sie werden so wütend sein über das, was vorgefallen ist, daß sie dich umbringen werden.«

Er sagt: »Es ist mir egal, wenn ich sterbe. Ich liebe dich, und ich werde dahin gehen, wo du hingehst.« Am nächsten Morgen, als er aufwacht, ist das Tipi weg, und er liegt dort im Gras. Er sieht, daß der Tau einen Kreis um ihn frei gelassen hat, und weiß, daß er nicht phantasiert hat. Er sieht die Spuren von seiner Frau und seinem Sohn und folgt ihnen wieder den ganzen Tag. Wieder trifft er am Abend auf das Tipi, und sein Sohn kommt heraus und begrüßt ihn.

»Mama wird es dir morgen ganz schwermachen, uns zu folgen, damit du nicht getötet wirst. Sie will die Flüsse austrocknen lassen. Wenn du durstig bist, schau in meine Fußstapfen, und du wirst etwas Wasser darin finden.«

Dann kommt seine Frau herüber. Sie deutet auf einen Gebirgszug in der Ferne und sagt: »Dort hinten wohnt mein Volk. Du darfst wirklich nicht mitkommen, denn sie werden so wütend sein, daß sie dich auf der Stelle töten.«

Er aber schaut sie an und sagt: »Es spielt keine Rolle, ob ich sterbe. Nichts wird mich dazu bringen, umzukehren. Ich tue dies, weil ich euch beide liebe.« In der Nacht koppelt er, während seine Frau

schläft, seinen Gürtel an den ihren und wickelt ihr Haar um seinen Arm. Trotzdem wacht er des Morgens allein auf.
Er sieht, daß Spuren von seinem Platz wegführen, aber es sind die Spuren von einem Büffel und einem Kalb, nicht von einer Frau und einem Kind. Doch ein Schwarm Raben kommt angeflogen, die ihm sagen, daß es die Spuren seiner Familie sind. Sie führen auch zu dem Gebirgszug hin. Er folgt den Spuren über einen ausgetrockneten gewundenen Flußlauf hinweg und findet Wasser in Calfboys Fußstapfen, das ihn bei Kräften hält. Endlich kommt er auf dem Kamm des Gebirges an und schaut, hinter einem Felsen versteckt, voller Ehrfurcht auf das ganze Volk der Büffel hinab. So weit das Auge reicht, sind Büffel zu sehen.
Calfboy, sein Sohn, hat schon Ausschau nach ihm gehalten. Als er seinen Vater entdeckt, kommt er auf allen vieren zu ihm gelaufen und sagt: »Papa! Geh zurück! Sie werden dich töten.«
Der Jäger sagt: »Nein, Sohn. Ich bin gekommen, um bei euch zu bleiben. Ich gehe nirgendwohin. Ich gehöre hierher.«
»Dann mußt du aber tapfer sein«, warnt ihn Calfboy. »Du darfst keine Furcht zeigen, denn sonst bringt dich mein Großvater um. Er ist der Häuptling des gesamten Büffelvolkes. Er wird von dir verlangen, Mama und mich zu finden. Mich wirst du erkennen, weil ich mit dem linken Ohr wackeln werde, als ob mich eine Fliege plagte. Und Mama wirst du an einer Klette erkennen, die ich ihr auf den Rücken heften werde. Sei wachsam, Papa, und du wirst diese Prüfung bestehen.«
Der Jäger steigt also vom Gebirgskamm herab, und der alte Büffel stürzt sich auf ihn, wie man es nie gesehen hat. Er zerstampft mit den Hufen die Erde und wirbelt Salbeibüsche mit den Hörnern in die Luft, doch der junge Mann hält ihm stand. Er zuckt nicht mit der Wimper. Er rührt keinen Muskel. Er zeigt keine Furcht. Schließlich hält der alte Büffel inne und sagt: »Dieser Aufrechtsteher hat ein starkes Herz. Er zeigt keine Furcht. Ich glaube, ich werde ihn nicht gleich töten.«

Wie ihr seht, hat ihn sein Mut gerettet. Der alte Büffel geleitet ihn zu dem bemalten Tipi inmitten des Büffelvolkes. Alle Büffel versammeln sich und bilden einen Kreis darum herum. Die kleinen Kälber bilden den innersten Kreis, dann kommen die Jährlinge, dann die jüngsten Kühe, und so geht es weiter bis hin zu den ältesten Bullen, alle stellen sich ihrem Alter entsprechend in einem Kreis auf. Der alte Büffel sagt: »Wenn du so klug bist und wenn du ein so guter Mann bist, dann zeig mir, wer dein Sohn ist.«

Also geht der junge Mann herum und herum, bis er endlich einen jungen Büffel findet, der mit dem linken Ohr zuckt. Er sagt: »Das ist mein Sohn.« Und alle Büffel sind ehrlich erstaunt.

»Was für ein wunderbarer Mann«, sagen sie. »Der Kerl muß wirklich klug sein.«

Der alte Büffel sagt: »Gut, Aufrechtsteher, wenn du dich für so klug hältst, dann such deine Frau und zeig sie mir.«

Also geht der Mann herum und herum, bis er endlich die Klette sieht. Er sagt: »Das ist meine Frau« und streichelt ihr den Kopf. Die Büffel sind verblüfft. Eine Träne tropft seiner Frau aus den Augen. Der alte Büffel verkündet, daß sie diesen Aufrechtsteher, weil er seine Familie so liebt und gewillt ist, für sie zu sterben, zum Büffel machen wollen. Und daß sie zu diesem Zweck eine große Zeremonie abhalten werden.

Der alte Büffel sagt zu jedem: »Bildet einen Kreis um das Tipi. Wir werden uns alle in Gedanken miteinander vereinigen und ihn zu einem Büffel machen.« Und sie entkleiden den jungen Mann und legen ihm ein Büffelgewand mit darangehefteten Hörnern und Hufen an. Dann bringen sie ihn in das Tipi und binden die Tür fest zu. Drei Tage und drei Nächte lang umkreisen die Büffel das Tipi und erfüllen die Luft mit ihrem Schnauben und Brüllen. Sie singen Lieder in der Büffelsprache und stampfen dabei auf die Erde. Am vierten Tag prescht der älteste Büffel plötzlich nach vorn und stößt das Tipi um. Sie rollen den jungen Mann hin und her, bis er ganz mit Erde bedeckt ist. Sie pressen den Atem aus seinem Körper und hauchen ihm neuen Atem in die Lungen. Sie lecken und reiben ihn ab, bis aller menschliche Geruch von ihm gewichen ist. Als sie damit fertig sind, versucht er, sich zu erheben, aber er kann nicht mehr aufrecht stehen. Schließlich schafft er es mit Mühe, sich auf alle viere zu stellen wie ein neugeborenes Kalb. Und als sie hören, daß er schnaubt und die Büffelsprache spricht, stoßen alle ein lautes Gebrüll aus und strengen sich noch mehr an; sie drehen und wenden ihn im Gras, bis er wahrhaft einer der ihren ist. Am Ende kann er sicher auf seinen vier Beinen stehen.

An diesem Tag sind die Büffel dem Menschen ein Freund geworden, weil der tapfere junge Mann seine Familie so sehr liebte, daß er willens war, ein Büffel zu werden. Die Büffel einigten sich darauf, den Menschen ihr Fleisch hinzugeben, damit die kleinen Kinder und die Ungeborenen Fleisch zu essen hatten, um den Winter zu überstehen. Ein feierliches Abkommen wurde zwischen den Menschen und dem Büffelvolk geschlossen.

»Das ist eine alte Geschichte, und sie gilt als heilig«, sagte Nelson. »Die Alten sagen, eine Geschichte hat ihren eigenen Geist. Sie sagen, daß man, wenn man eine Geschichte erzählt, die Macht ihres Geistes freisetzt.«

Warum hatte Nelson gerade diese Geschichte erzählt und keine andere? Medizinmänner und -frauen halten mit ihren Geschichten einen Spiegel vor, der das Bild unseres Herzens und Geistes einfängt und wiedergibt. Eine Geschichte lehrt und gefällt zugleich. Damals fiel mir nicht ein, die Geschichte anzuzweifeln oder zu analysieren. Ich wurde einfach in ihren Bann gezogen. Jetzt sehe ich, daß der Jäger in der Geschichte sich um der Liebe willen in etwas vollkommen Neues zu verwandeln bereit ist, in etwas, das unfaßbar für ihn ist. Er ist willens, zu sterben, um wiedergeboren zu werden. Das ist das Wesen dessen, was einer Heilung vorausgehen muß. Heilung kann nur geschehen, wenn man bereit ist, für sie oder um ihretwillen zu sterben. Wenn man nicht bereit ist, in die eigene Tiefe hinabzutauchen, zumindest bis zu den lebensbedrohenden Problemen hinab, wird man nicht die Kraft gewinnen, die man braucht, um Abhilfe zu schaffen.

Die Geschichte, die Nelson uns erzählte, trifft den Kern des Heilens, deshalb hat er sie wahrscheinlich auch erzählt. Aber warum erzählte er die Geschichte den Männern, die in der Schwitzhütte versammelt waren, wo es doch Jimmie Left Hand war, zu dessen Heilung wir uns zusammengefunden hatten? Wurden wir darauf vorbereitet, ihm zu helfen, selbst stark zu sein, damit wir Jimmie unsere Kraft leihen konnten? Bei mir jedenfalls war es so. Nelsons Geschichte stellte einen Zusammenhang her, sie war ein Ansporn, ein Katalysator für das, was geschehen sollte. Ich war fasziniert von Nelson, fast wie hypnotisiert. Ich war bereit, ihm mein Herz zu öffnen, weil er so aufrichtig, herzlich und liebevoll war.

Vielleicht hatte Nelson die Geschichte gar nicht bewußt ausgewählt. Vielleicht war sie ihm nur in den Sinn gekommen, als er an der Reihe war. Ich weiß nicht, was die Geschichte den anderen anwesenden Männern sagte. Ich weiß auch nicht genau, was die Geschichte Eddie sagte und ob sie ihm half, Frieden zu schließen mit seinem mühevollen Studium in Stanford. Ich weiß nur, daß mich die Geschichte heimatlich berührte. Denn sie handelt nicht nur von Heilung und Verwandlung, sondern auch von einem Menschen, der zwischen zwei Welten steht. Und sie handelt von einem Mann mit einer besonderen Gabe, der entdeckt, warum sie ihm verlichcn wurde warum er hier ist.

»Wir sind fertig«, sagte Nelson, »folgt mir nach draußen.« Wir bildeten eine Schlange hinter ihm. Ich war hinter Eddie. Draußen angekommen, brach ich zusammen. Ich hatte nicht mehr die Kraft, auch nur einen einzigen Schritt zu tun. Eddie kniete sich vor mich und lächelte.

»Du bist stärker, als du denkst. Soviel steht fest.« Ich war froh, daß er das dachte, hätte aber nicht antworten können, auch wenn ich es versucht hätte.

»Bis heute abend, Jungs«, sagte Nelson, als er an uns vorbeiging.

2 Woher kommst du?

Eddie legte sich vor der Schwitzhütte neben mich ins Gras. Obwohl er mich vorher immer aufgezogen hatte, war er vermutlich genauso erschöpft wie ich. Die alten Männer waren allerdings frisch und munter, sie kamen beschwingt aus der Hütte und zogen sich schnell an, um pünktlich zum Abendessen wieder bei ihren Familien zu sein. Im Vergleich zu ihnen waren Eddie und ich schlappe, schwammige Gestalten. Bei unserer Ausbildung wurde uns zwar der Kopf mit Informationen vollgestopft, gleichzeitig aber die körperliche Kraft geraubt.

Die Erschöpfung hatte jedoch auch eine läuternde Wirkung. Sie reinigte uns von allem Haß, von allen Sorgen, Schmerzen und Qualen, die uns auf dem Herzen gelegen hatten. Der Schweiß wirkte auf unsere Seelen ein, ohne dazu die Einwilligung unseres Wachbewußtseins einholen zu müssen. Ich empfand kameradschaftliche Gefühle für alle Dinge um mich herum, selbst für einen alten absterbenden Baum mit einem großen Loch im Stamm, der nahe der Schwitzhütte stand.

Die Tipizeremonie sollte bei Sonnenuntergang beginnen. Während Eddie und ich uns schweigend von der Schwitzhütte erholten, versuchte ich herauszufinden, warum mich das Wind-River-Reservat an meine Heimat in Kentucky erinnerte. Da die Orte grundverschieden waren, nahm ich an, daß es hauptsächlich an der Ähnlichkeit lag, die Nelson mit Archie hatte. Beide Männer führten ihre Aufgaben mit einer tiefen Güte aus; beide konnten einen auf den ersten Blick genau einschätzen. Wie Archie nahm einem Nelson durch seine sichtbare persönliche Integrität gleich jede Scheu.

Archie war ein Halbblut wie ich. Er schämte sich dessen ebenso wie ich. Das Waisenhaus, das ihn als Kind aufnahm, wußte nur so viel über ihn, daß er als »mischblütiger Cherokee-Indianer« registriert wurde. Sein Geburtstag war nicht bekannt und wurde einfach auf den amerikanischen Steuerstichtag festgesetzt: den 15. April.

Meine Großmutter Hazel, ebenfalls eine Cherokee, heiratete Archie, nachdem meine Mutter die High-School beendet hatte. Sie lebte mit Archie und uns in Kentucky (genauso wie Hazels Mutter, die Heilerin, bis zu ihrem Tode). Unser kleiner Ort schmiegte sich an die Vorberge von Lake Cumberland in der Nähe der Grenze nach Tennessee. Es gab noch andere Cherokee ringsumher, alles Abkömmlinge derer, die dem »Weg der Tränen« entflohen waren – Andrew Jacksons berüchtigter Zwangsumsiedlung des Cherokee-Volkes von seinem angestammten Land in Georgia und Tennessee, das Jackson für zu wertvoll hielt. Knapp ein halbes Jahrhundert bevor Jackson einen angeblich »legalen« Vorwand fand, um meine Vorfahren in unfruchtbare Gebiete in Oklahoma zu vertreiben, hatte Präsident George Washington das Volk der Cherokee noch anerkannt. Viele starben unterwegs.

Einigen gelang die Flucht. Außer dem in Oklahoma gibt es heute noch ein weiteres Cherokee-Rerservat in den Bergen North Carolinas, einem Gebiet, in das sich eine beträchtliche Anzahl von Stammesangehörigen geflüchtet hat. (Dieses Reservat ist gute zwei Autostunden von dort entfernt, wo ich aufgewachsen bin.) Außerdem sind überall entlang des »Wegs der Tränen«, überwiegend im Norden und Süden Tennessees (Jacksons Heimatstaat), kleinere Cherokee-Enklaven in Bergdörfern wie dem meinen, ursprünglich Gemeinschaften derer, die zu fliehen vermochten, sich niederließen und eine Familie gründeten.

Da meine Mutter und Hazel außer Haus arbeiteten, sorgte häufig meine Urgroßmutter tagsüber für mich. Manchmal nahm mich auch Archie mit zu seiner Arbeitsstelle, der Delmos-Chevrolet-

Werkstatt. Ich mochte dieses weißgekälkte Gebäude aus Hohlblocksteinen am Ortsrand sehr, unter anderem deshalb, weil ein Ford Model T auf seinem teerpappegedeckten Flachdach thronte. Archie erklärte mir nie, wie der Ford da hinaufgelangt war, wie sehr ich auch darum bettelte. Er wußte vermutlich, daß mir dieses Rätsel länger im Gedächtnis bleiben würde als eine profane Erklärung.

Archie war Mechaniker in Delmos' Werkstatt. Wenn es nicht viel zu tun gab, setzte er sich mit mir draußen auf den Haufen sauberen Sandes, der zum Aufsaugen von Öllachen diente. Dann zündete er sich einen »Rauchstock« an, blies Rauch himmelwärts für die Geister und erzählte ihnen und mir, was ihm gerade in den Sinn kam. Anschließend betete er, und zwar in dem gleichen normalen Umgangston. Er betete zu Jesus, dem Großen Geist oder wer auch immer zuhören mochte. »Gott ist es egal, welchen Namen du benutzt«, sagte er, »solange das Gebet nur aus deinem Herzen kommt.«

Gelegentlich kam Delmos vorbeigewatschelt und hörte sich das an. »Glaub Archie bloß kein Wort«, sagte er dann im Scherz. Sein Spott war gut gemeint. Archie ließ es Delmos stets durchgehen. Er lächelte meist und nickte, bis Delmos gegangen war, um daraufhin mit seinen Gebeten fortzufahren. Schließlich zog ihn die Arbeit wieder in die Welt der hydraulischen Hebebühnen und des dickflüssigen schwarzen Öls zurück. Mich ließ er dann mit meinem Spielzeug-Lastwagen und meiner Schaufel im Sand zurück, wo ich Straßen und Gruben baute.

Archie hatte nie eine religiöse Unterweisung erhalten. Er hatte große Achtung vor Jesus, der auf einem Bild, das Hazel über ihrem Bett aufgehängt hatte, stark einem Cherokee glich. Als ich mir als Teenager mein Haar lang wachsen ließ, verteidigte Archie mich immer: »Wenn Jesus lange Haare trug, warum dann nicht auch Lewis?« Mir war inzwischen klargeworden, daß Hazels Bild nur die Vorstellung des Künstlers wiedergab, aber Hazel und Ar-

chie waren anderer Meinung. Doch selbst als rebellischer Jugendlicher war ich klug genug, sie dabei zu lassen.
Archie hielt sich an die goldene Regel, anderen nach Möglichkeit mehr zu geben, als sie haben wollten. »Auf diese Weise stehe ich nie in jemandes Schuld«, erklärte er.
Er hatte von Kindheit an arbeiten müssen – als Fünfjähriger schleppte er Wasser für die Familie in Louisville, bei der er als Waise untergebracht worden war. Mir klang es mehr nach Sklaverei als nach Adoption. Er beklagte sich jedoch nie. Ich glaube, er war froh, seinen Lebensunterhalt verdienen und sich der Aufnahme als würdig erweisen zu können. Mit zwölf Jahren begann er in Louisville eine Karriere als professioneller Boxer, bis er von einem größeren (und wahrscheinlich ziemlich niederträchtigen) Gegner k. o. geschlagen wurde. Er verlor für eine gewisse Zeit das Augenlicht und gab das Boxen auf, als er es zurückerlangte.
Eines Tages, als Archie gerade zur Grand Ole Opry, der großen Musikshow in Nashville, unterwegs war, ging sein Wagen ausgerechnet in unserem kleinen Ort kaputt. Delmos mußte ein paar Teile für den Ford Model T bestellen, den Archie fuhr, und warnte Archie, daß es einige Zeit dauern könnte. Archie suchte sich daraufhin eine Unterkunft und begann, bei Delmos zu arbeiten. Dann lernte er meine Großmutter kennen und fand sie bald viel interessanter als die Grand Ole Opry. Das Model T gelangte irgendwie aufs Werkstattdach, und Delmos half Archie, sich einen Chevrolet zuzulegen. »Ein Chevy-Mechaniker kann keinen Ford fahren«, behauptete er. »Das bringt die Kunden auf dumme Gedanken.«
Hazel liebte Jesus, und sie sprach oft zu ihm. Sie gestand mir einmal, sie achte einen Geist, der soviel für die Menschen hingeben könne. Wie die meisten Indianer glaubte auch Hazel, daß man Menschen, die man liebt, heilen und beschützen kann, wenn man physisches Leiden auf sich nimmt. Unter diesem Gesichtspunkt sah sie die Kreuzigung. Sie selbst nahm in ihrem Leben auch die

Leiden anderer auf sich (einschließlich meiner), damit wir weniger litten.

Sonntagabends ging sie ab und zu gern in eine der schindelverkleideten Kirchen am Ort, wenn auch vielleicht vor allem wegen der frommen Lieder, die die Gläubigen sangen. Draußen zirpten die Grillen, und die Felder ringsum füllten sich mit den Lichtpunkten der Glühwürmchen. Manchmal nahm sie mich mit dorthin, und immer, wenn der Geistliche anfing, von der Hölle zu reden, hielt sie mir die Ohren zu.

Archie ging nie in eine christliche Kirche, weil er wie Hazel nicht an die Hölle glaubte. »Ein liebender Gott kann gar nicht so gemein sein, einen Ort wie die Hölle zu erschaffen«, pflegte er zu sagen. »Diese Baptisten wollen nur die Leute so einschüchtern, daß sie ihnen alles nachmachen. Hier auf Erden ist ja schon die Hölle, da brauchen wir anderswo keine mehr.«

Immerhin nahm er mich einmal mit zur Taufe eines Verwandten von Hazel. An dem Tag trug Archie seine beste grüne Mechanikerkluft, auf deren Brusttasche das Chevroletsignet prangte. Außer einem Kopierstift steckte stets ein Reifendruck-Meßgerät in der Tasche. Ich hielt mich zur Sicherheit an seiner Hand fest, während wir zusahen, wie ein entfernter Cousin, dessen Verwandtschaft mit mir ich nicht ganz verstand, von einem fetten, glatzköpfigen, schwitzenden Geistlichen in die kalten Fluten des Lake Cumberland getaucht wurde. Ich sah, wie das Sonnenlicht auf der Gischt der Cumberland-Fälle tanzte.

Meine Mutter bemühte sich ihr Leben lang, ihre indianische Herkunft abzuschütteln. Die Aktivitäten meiner Urgroßmutter – sie hielt die alte Frau für närrisch – würdigte sie keines Blickes. Wie viele aus ihrer Generation tat sie bis hin zur Selbstaufgabe alles, um sich anzupassen. Sie glaubte, wenn sie allem Ethnischen, Exotischen oder Unwissenschaftlichen den Rücken kehrte, würde der Wohlstand bei ihr einkehren, der in den fünfziger Jahren allen schwerarbeitenden weißen Amerikanern verheißen wurde.

Zu ihrer Ehrenrettung sei gesagt, daß sie sich abrackerte, um uns ein besseres Leben zu ermöglichen. Als ich drei Jahre alt war, schaffte sie die Abschlußprüfung am Berea-College, damals eine erstaunliche Leistung für eine arme Halbindianerin, besonders, wenn man bedenkt, daß ihre Mutter schon nach der dritten Klasse die Schule verlassen hatte, um auf Urgroßmutters Farm zu helfen.

Hazel und Archie hatten einen schlichten, unmittelbaren Glauben. Ihr indianisches Erbe kam in den christlichen Überzeugungen zum Vorschein, die sie sich zurechtgelegt hatten, aber da sie nur gelegentlich mit den Traditionen des Cherokee-Reservats in Berührung kamen, war die indianische Spiritualität, die meine Großeltern mir vermittelten, ebenso eigentümlich wie ihr Christentum. Ich bekam nichts von der indianischen Spiritualität als solcher mit. Ihre Grundgedanken waren einfach da, eingebunden in das tägliche Leben von Hazel und Archie (gemischt mit kräftigen Prisen des starken, wenn auch christlich verbrämten Heidentums meiner Urgroßmutter).

Die Stärke und Bedeutung des indianischen Einflusses auf den christlichen Glauben meiner Großeltern erkannte ich erst, als ich mich als junger Mann objektiv mit der Materie befaßte. Der Glauben meiner Großeltern war so durchtränkt von der indianischen Philosophie, den indianischen Überzeugungen und Werten, daß er etwas anzubieten hatte, was dem modernen Christentum abgeht – eine Lösung für meine gelegentlichen Anfälle von pubertärer Existenzangst und Verzweiflung. Wenn ich nachts in meinem Zimmer vor Einsamkeit weinte, waren mir die Worte von Hazel und Archie viel tröstender als die Sonntagspredigt irgendeines Pfarrers.

Meine Verzweiflung hatte ihren Ursprung zum Teil in Scham. Obgleich meine Mutter vor meiner Geburt geheiratet hatte, wurde in unserem kleinen Ort doch ausgiebig darüber geklatscht. Ich war zu früh geboren, um in der Hochzeitsnacht empfangen worden zu sein. Ich wußte, daß die Leute tuschelten, sobald ich ein Zimmer verließ, war mir aber nicht sicher, warum. Das Getuschel verwirrte und verletzte mich. Und einmal hörte ich meine Mutter zu Hazel sagen, daß ihr Leben viel einfacher wäre, wenn ich nie geboren wäre. Ich wuchs voller Scham heran. Ich war die Luft, die ich atmete, nicht wert. Folglich bekam ich auch schlecht Luft. Asthmaanfälle in meiner Kindheit sorgten dafür, daß ich immer wieder in dem kleinen Ortskrankenhaus, das nur wenige Häuserblocks von uns entfernt war, ins Sauerstoffzelt mußte.

Meine Mutter pflegte sofort den weiten Heimweg vom Berea-College anzutreten, wenn ich wieder ins Krankenhaus eingeliefert worden war. Sosehr ich ihr Kommen auch ersehnte, wollte ich ihr andererseits um keinen Preis Sorgen bereiten. Ich erwog in meiner Phantasie, zu verschwinden, damit ich ihr nicht länger eine Bürde unter vielen anderen war. Ich kam zu dem Schluß, daß der Mann, den meine Mutter geheiratet hatte, uns nur verlassen hatte, weil ich ihn verjagt hatte. Hazel sagte, er sei ein Schürzenjäger gewesen, ein schlechter Trost für mich, da ich nicht wußte, was das war.

Erst als Erwachsener verstand ich, was an den Gerüchten dran war, die meine Kindheit so überschattet hatten. Einem Gerücht zufolge sollte Archie mein Vater sein, einem anderen zufolge war ich das Produkt einer Affäre meiner Mutter mit einem Luftwaffenpiloten. Eins ist gewiß: Louis Frank McKinley, mein gesetzlicher Vater, ist gar nicht mein Vater. Hazel hat mir erzählt, mein leiblicher Vater sei ein Lakota-Sioux vom Pine-Ridge-Reservat gewesen, sie habe jedoch Stillschweigen geloben müssen und könne mir deshalb nicht mehr sagen.

Jedenfalls verheiratete sich meine Mutter mit Louis, der aus unserem Ort stammte und tatsächlich bei der Luftwaffe war. Als echter Gentleman heiratete er meine Mutter, um ihr die Schande eines unehelichen Kindes zu ersparen und alle Betroffenen zu schützen. Solche Rücksichtnahme war wohl in den fünfziger Jahren häufi-

ger anzutreffen als heute. Vielleicht hat er meine Mutter sogar geliebt; ich weiß es nicht. Er war in El Paso stationiert, als ich empfangen wurde, und meine Mutter besuchte ihn vor meiner Geburt einmal dort. Sie lebten aber nie zusammen und ließen sich schließlich auch scheiden. Heute ist er amtlich bestallter Hundefänger in meinem früheren Heimatort.
Vielleicht erklärt das alles, warum ich mich so intensiv mit der indianischen Kultur und Spiritualität befasse – ursprünglich habe ich mich auf diesen Weg gemacht, um meinen Vater zu suchen, eine Suche, die kein Ende nimmt. In einem Punkt hatte der Dorfklatsch recht: Archie war mein wahrer Vater, ganz egal, wessen Blut in meinen Adern fließt.

Es ist kaum zu glauben, aber nach einiger Zeit wurde es Eddie und mir kalt. Unsere roten Gesichter wurden bleich, als die Temperaturen sanken. Wir waren naß und fast nackt, und ein frischer Wind wehte. Die Sonne stand schon tief am Horizont, wo Truthahngeier aufgeregt ihre Kreise zogen. Ob sie dem Jäger aus Nelsons Geschichte folgten?
»Wie geht's dir, Eddie?« fragte ich und setzte mich aufrecht, um mir den angetrockneten Dreck aus dem Gesicht zu reiben. Eddie saß schon, sein Gesicht glänzte vor Schmutz und Schweiß, und seine Augen waren geschlossen.
»Wie ausgedörrt«, sagte er. Er öffnete ein Auge, sah mich an und grinste.
Mich fröstelte. Er stand auf und streckte mir die Hand hin; das war gut, denn sonst hätten meine Beine Wurzeln geschlagen, und ich hätte mich nie wieder von der Stelle gerührt. »Sind die Schwitzhütten immer so heiß?«
»Für Halbblutindianer doppelt so heiß.« Eddie lächelte großmütig, denn er hatte meine wunde Stelle berührt. Er legte mir die Hand auf die Schulter, wohl weil er spürte, wie ich bei der bloßen Erinnerung an die überwältigenden Hitzewellen und Dampf-

schwaden wieder in Panik geriet. »Es mußte so heiß sein, weil du eine Extrareinigung nötig hattest.«

»Ich habe nie irgendwohin gehört, Eddie«, platzte ich heraus, »und hier gehöre ich auch nicht hin.«

»Jetzt gehörst du hierhin«, sagte Eddie ernst. »Du hast dir deinen Platz verdient, und Hochachtung auch. Die alten Männer haben besonders stark eingeheizt, um dich auf die Probe zu stellen. Und du hast die Prüfung bestanden. Teufel auch, *ich* hätte beinahe hinausgehen müssen. Aber du hast dagesessen und mitgelitten und ihnen gezeigt, aus welchem Holz du geschnitzt bist. Du hast ihnen gezeigt, daß dir etwas an Jimmie liegt, obwohl du ihn gar nicht kennst, und daß du bereit bist, für ihn zu leiden.«

»Vielleicht«, stammelte ich.

»Nicht vielleicht«, sagte Eddie jetzt, und seine Stimme klang plötzlich laut und bestimmt. »Du hast wie ein Krieger gesessen. Ich wäre stolz, dich meinen Bruder nennen zu dürfen. Und mein Großvater, dich Enkel nennen zu dürfen.«

»Na gut«, sagte ich lächelnd, aber nicht ganz überzeugt.

»Sieh dich vor«, sagte Eddie. »Es ist eine Beleidigung, eine Ehre abzulehnen, die dir jemand erweisen will.« Er zwinkerte, und ich entspannte mich. Wir zogen unsere Jeans einfach über den trockenen Schlamm auf unseren Beinen. Dann legten wir T-Shirts und Jacken wieder an und banden uns die alten Turnschuhe zu. Der Pickup war abgefahren, wir sollten zu Fuß zurücklaufen. Nur alte Männer fuhren. Wir waren mit Salbei und Eselhasen allein, und mit jedem Schritt kehrten unsere Kräfte zurück. Eddie kniff mich in den Arm. »He«, schrie ich und drehte mich zu ihm um.

»Fang mich«, forderte er mich auf und rannte auch schon los. Seine Füße wirbelten den feinen Lehmstaub auf. Er hatte bereits einen großen Vorsprung, und mir blieb keine andere Wahl, als hinter ihm her zu sprinten, denn ich hatte keine Ahnung, wo wir waren. Ich holte ihn nicht mehr ein, aber das Geräusch meiner Füße beim Laufen vertrieb mir alle Furcht. Mit anbrechender Dämmerung rückte die Stanford-Universität mit ihrer hektischen Betriebsamkeit in wunderbar weite Ferne. Dort hasteten nun unsere Kommilitonen mit den Professoren von Bett zu Bett, um ihre Nachmittagsrunde hinter sich zu bringen. Ich mußte daran denken, wie wenige Minuten wir nur bei jedem Patienten verbrachten und wie wir jedes Gespräch abschnitten, sobald wir ein paar Fakten hatten, die uns für unsere Diagnose entscheidend zu sein schienen.

Irgendwo da vor uns bereitete Nelson jetzt die Tipizeremonie vor. Wenn er wie meine Urgroßmutter vorging, hatte er schon einen Großteil des Tages bei seinem Patienten verbracht, ihn angehört, ihn zu seiner Familie, seinen Verhaltensweisen und Überzeugungen befragt und versucht, die Verbindung zwischen dem Leben des Mannes und seiner Krankheit zu erkennen. Er hätte sich bereits mit allen Familienangehörigen getroffen und ihnen gesagt, was während und nach der Zeremonie von ihnen erwartet wurde. Für ihn und alle, die sich versammelten, waren Geister keineswegs bloß Metaphern. Das Beten diente nicht dazu, den Körper eines kranken Menschen zu überlisten, so daß er genas. Geistheilung gelingt, weil Geister Wirklichkeit sind. Man muß sich ihnen langsam und respektvoll nähern wie einem anderen intelligenten Wesen auch, zu dem man Verbindung aufnehmen will.

Ich erinnere mich noch, wie ich mich einmal still hinter unserem roten Sofa versteckt hielt, während meine Urgroßmutter jemanden heilte. Sie ließ sich die Krankheit des Betreffenden in allen Einzelheiten beschreiben und hörte aufmerksam zu. Sie stellte dem Kranken viele Fragen, und dann erzählte sie ihm eine lange Geschichte. Als die Geschichte zu Ende war, verbrannte sie Kräuter und rauchte Tabak. Eine lange Zeit wiegte sie sich vor und zurück und sang mit leiser Stimme. Dann klopfte sie plötzlich die Pfeife aus und berührte den Mann am Kopf. »Du weißt, warum du krank bist«, sagte sie.

Der Mann begann zu weinen. Ich war noch zu jung, um viel von dem zu verstehen, was er erwiderte, aber es ging um ein Unrecht, das er getan hatte, etwas, mit dem er einem anderen Menschen geschadet hatte. Meine Urgroßmutter stand an jenem Wintermorgen über ihn gebeugt wie beim Kochen am Herd, wobei ihr ihre Zöpfe über die Schulter herabbaumelten, und sprengte ihm geweihtes Wasser ins Gesicht.

»Du mußt es wiedergutmachen«, sagte sie. »Du mußt um Vergebung bitten, bevor der Schöpfer dir vergibt. Du mußt zeigen, daß es dir ernst damit ist.« Der Mann weinte noch lauter. Er murmelte etwas, das ich nicht verstand. Als er mit Weinen aufhörte, zündete meine Urgroßmutter ein Kraut an und verbrannte es in ihrer großen Eisenpfanne. Ich mochte den Geruch. Sie benutzte ihn oft. Dann nahm sie ihre Feder und wedelte damit, so daß der Rauch den Mann ganz einhüllte. Sie sang noch ein Lied und segnete den Mann.

»Komm zurück, wenn du es wiedergutgemacht hast«, sagte sie. »Dann beten wir noch einmal.« Der Mann kam zurück. Sie setzte sich zu ihm; ich konnte nur ihre Silhouetten vor dem Südfenster erkennen, durch das im Winter die Sonne hereinscheint. Er kam noch einige Male wieder. Schließlich nahm ihn Urgroßmutter in das spezielle Zimmer mit, in das ich nicht hineindurfte, und stimmte wieder Gesänge an. Ich lauschte an der Tür und hörte entferntes Flüstern und das Geräusch von Schritten auf dem Fußboden.

Später hörte ich meine Mutter sagen, daß der Mann verrückt gewesen sei. Er hätte lauter Sachen gekauft, die er sich nicht leisten konnte, und immerzu geredet. Er sei mit dem Gesetz in Konflikt geraten. Dann hätte ihn seine Frau verlassen. Das hätte ihn zutiefst getroffen, und von da an sei er zu Hause geblieben. Mutter hatte gehört, daß er versucht hatte, sich umzubringen, und danach eine Zeitlang in einem Krankenhaus in Lexington bleiben mußte. Jetzt waren alle einstimmig der Meinung, daß es ihm besserging. Er stand jeden Morgen auf und ging pünktlich zur Arbeit. Früher war er schlecht mit seinen Töchtern umgegangen, jetzt war er die

Güte selbst. Er ging wieder sonntags zur Kirche. Er hörte auf zu trinken. Schließlich kam sogar seine Frau wieder zu ihm zurück. Damals begriff ich natürlich nicht, was das alles zu bedeuten hatte, nur, daß es ihm besserging. Rückblickend könnte ich mir vorstellen, daß bei diesem Mann eine Psychose diagnostiziert worden wäre. Ich hatte keinen Zweifel, daß meine Urgroßmutter durch Anrufung höherer Mächte zu seiner Heilung beigetragen hatte.

Eddie hatte den Kamm eines Hügels erreicht und stand hochaufgerichtet dort, im schwachen Lichtschein einer Ansammlung von niedrigen Häusern mit Flachdächern. Die Büsche davor wiegten sich im Wind. Die Holzhütten der kleinen Ortschaft, in der Eddie aufgewachsen war, waren zwar bescheiden, aber die Dunkelheit Wyomings, von der sie eingehüllt wurden, war großartig. Es war eine klare Nacht. Über uns war der mondlose Himmel so schwarz, daß die Sterne förmlich Löcher hineinbrannten wie winzige Nadelstiche in einem riesigen schwarzen Tuch – Anschauungsunterricht in Kontrasten, wie er Stadtbewohnern ewig versagt bleibt. Irgendwann nach Anbruch der Nacht führte uns Eddies Vater auf einen vom Dorf abgekehrten Berghang. Ein stetiger Ostwind rauschte uns um die Beine und trug den Flügelschlag und das Getrappel aller nachtaktiven Tiere heran, die ihre Schlupflöcher verlassen hatten. Ein Coyote heulte in der Nähe. Die Berge, die im schwindenden Licht so kahl ausgesehen hatten, schienen nun voller unsichtbaren Lebens zu sein. Tore zu anderen Welten öffnen sich im Dunkeln – zu Welten, die sich die modernen Menschen meist nicht vorstellen können, so verbildet oder angstvoll sind sie. Die Wissenschaft gedeiht nur im Licht der Bibliotheken und Labors, aber sobald sich die Türen schließen und das Licht gelöscht wird, ist sie verschwunden, und dann regiert die alte Magie.
Ich war noch nicht so verbildet, wie ich gedacht hatte; das merkte ich, als ich Eddie und seinem Vater den Bergkamm hinauf folgte.

Meine alte Furcht vor der Dunkelheit war mit doppelter Kraft wiedergekehrt – nur konnte ich diesmal mit meinen blankgeputzten Sinnen unsichtbare Mächte in dem Dunkel vor uns wahrnehmen. Wir marschierten ohne künstliches Licht. Ich ging hinter Eddie her, indem ich auf seine Schritte lauschte. Meine erwachende Fähigkeit, die Gegenwart von Geistern zu spüren, erfüllte mich mit Demut und Angst. Dann drang mir Trommelschlag aus dem Dunkel der Nacht ans Ohr. Nach ein paar Minuten stiegen wir in eine Schlucht hinab, und das Trommeln wurde lauter. Und plötzlich stand ein hellerleuchtetes Tipi auf einer Lichtung am Ufer eines Flusses vor uns. Die bewegten Schatten von Menschen, die in dem Tipi saßen, zeichneten sich auf den Zeltwänden ab, als wir näher kamen.

Eddies Vater zog die Türplane zurück. Wir traten schweigend ein, Eddie immer als mein Führer. Er trug die Verantwortung für mich, und ich wußte, daß er mir alles erklären würde, was ich wissen mußte. Wir gingen im Uhrzeigersinn (oder, wie Nelson sagte, im Sonnensinn) und setzten uns auf Decken. In einem Kreis aus Steinen fast in der Mitte des Tipis brannte ein helles Feuer, das einen orangeroten Schein auf die erwartungsvollen Gesichter der Leute warf.

Ich quetschte mich neben Eddie und betrachtete die Gesichter rings um das Feuer – zwanzig Männer und zehn Frauen. Ein Shoshone mittleren Alters, der sich ein Stirnband um den Kopf gebunden hatte, war der Trommler; sein langes schwarzes Haar fiel ihm bis zur Taille herab. Zu beiden Seiten von ihm saßen zwei Sänger unbestimmbaren Alters. Ein junger Mann mit zusammengekniffenen Lippen und langen Zöpfen kümmerte sich um das Feuer; seine Stirn glänzte vor Schweiß. Von Zeit zu Zeit harkte er die Kohlen zusammen und legte sie vorsichtig in ein bestimmtes Muster. Ein Mann europäischer Abstammung mit beginnender Glatze saß neben einem der Sänger. Er war mit Jeans und Cowboystiefeln bekleidet, und an seinem Kragen war er als

Geistlicher zu erkennen: Es war Vater Stone, unser Beschützer vor den Armeen der religiösen Eiferer.
Eddie zeigte mir den Patienten, der mit seiner grauhaarigen Frau hinter Nelson saß. Obwohl es erst ungefähr eine Stunde nach Sonnenuntergang war, sah Jimmie Left Hand bereits erschöpft aus. Auf der anderen Seite von Jimmie saß Nelsons Gehilfe, den ich von der Schwitzhütte her wiedererkannte, und wiegte sich im Rhythmus der Trommel hin und her. Sein Gesicht war so zerfurcht wie eine oft gefaltete Landkarte. Selbst mit geschlossenen Augen wirkte er hellwach und machtvoll, genau wie Nelson. »Bevor die Weißen kamen, waren die Shoshone-Arapaho und Nordcheyenne Feinde«, flüsterte Eddie. »Jetzt heilen sie sich gegenseitig und gehen gemeinsam den ›guten roten Weg‹. Von der Weisheit, dem Weg des Nordens, zu Mitleid und Güte, dem Weg des Südens. Heilen ist Heilen, sagt Nelson. Die Geister gehören keinem bestimmten Stamm.«
Es war schwer, ihn trotz des Trommelns und Gesangs zu verstehen. Der Trommelrhythmus und die Lautstärke waren überwältigend. Ich hatte gelesen, das Trommeln versetze einen in Trance, hatte jedoch seine Kraft nie selbst erlebt.
Der Schein des Feuers war das Licht Gottes, das mein Wesen durchdrang. Ich spürte, wie mich der Geist Christi, so wie ich ihn verstand, erfaßte. Ich spürte, wie er meine Gedanken beruhigte und mir etwas von dem inneren Frieden gab, den ich ersehnte. Durch das Trommeln in eine Art Ekstase gebracht, nahm ich wortlose Mysterien wahr, spürte ich die grenzenlose Liebe des Geistes Christi, erhaschte ich ein wenig vom Erbarmen der Engel. Hazel hatte, obgleich sie nie Rilke gelesen hatte, eine ähnliche Einsicht wie dieser: daß ein Augenblick des ungeteilten Erbarmens eines Engels uns töten würde. Soviel Liebe wäre ein Schock für das menschliche Nervensystem. Ich spürte, wie sich ein ebensolcher Schock in mir anbahnte. Er wuchs und wuchs, und dann trat er ein – aber er tötete mich nicht. Vielmehr leerte er meinen Kopf

von Gedanken. Einen Augenblick lang sah ich, ohne zu denken, ohne eine Persönlichkeit, die bewertete, was ich sah. Der Geist Christi hatte mich ergriffen wie die Angel den Fisch. Ich sah ihn neben Weiße-Büffel-Frau stehen, dem Sohn- und dem Tochteraspekt des Schöpfers. Später fiel mir Thomas von Aquin ein, der 1293 nach seiner Gotteserfahrung in einer Messe zu Neapel nie wieder ein Wort sagte oder schrieb. Wenn Gott dich berührt hat, gibt es nichts mehr, was du sagen könntest. Nur noch Staunen und Freude.

Die Zeit blieb stehen. Die absolute Stille machte mich orientierungslos, und mein Geist wollte absolut nicht seinen Platz im Innern des Tipis einnehmen. Das Trommeln verstummte, dann setzte ein neuer Trommler mit einem neuen Rhythmus ein. Ich wollte mich bewegen, aber meine Muskeln versagten mir den Dienst. Nelson fing an, auf Cheyenne zu singen. Das Trommeln und Singen ging in einem rasenden Tempo weiter, bis es auf ein Zeichen von Nelson hin jäh abbrach. Er stimmte eine Reihe von Gebetsgesängen an, dann nahm er Jimmies Hände und betrachtete im Schein des Feuers die Handflächen. Er sagte Jimmie auf englisch, daß seine Familie ihn liebte. Wir seien alle rings um das Feuer versammelt, weil er uns am Herzen liege, und er solle sich beruhigen und der Macht des Schöpfers vertrauen, daß die Geister kämen. Er würde geheilt werden. Nelson ließ noch ein Gebet singen, und gleich setzte das Trommeln wieder ein.

Das Feuer war heruntergebrannt. Der schweigsame Hüter des Feuers legte Holz nach. Schatten tanzten, als die Leute sich zu regen begannen und der Hüter des Feuers still seiner Kunst nachging. Allmählich trat das Muster, das er formen wollte, klar hervor: Er legte die glühenden Kohlestückchen zu einem Donnervogel, einem heilenden Geistertier.

Die Sänger verstummten. Das unablässige rhythmische Trommeln hatte die Geister gerufen. Die plötzliche Stille bewirkte eine unerträgliche Spannung im Tipi. Nelson rief etwas, er dankte den

Großmüttern und Großvätern dafür, daß sie gekommen waren, um Jimmie das Leben zu retten, und einem alten Mann die Chance gaben, wiedergeboren zu werden.
Er tauchte seinen Federfächer in das Wasser und schüttelte ihn über dem Feuer aus. Ich war weit weg und versuchte, aus meiner Trance herauszukommen. Nelson stellte Jimmie auf die Beine und umfächelte ihn mit den Adlerfedern, so daß sein Körper vollständig von Zedernrauch eingehüllt wurde. Er sang dabei weiter. Die Adlerfedern unterstrichen den Gesang mit einem lauten, peitschenden Geräusch, während sie an Jimmies Körper entlangstrichen; manchmal schlugen sie ihm auch ins Gesicht und sprühten geweihtes Wasser über sein kariertes Hemd. Der scharfe Geruch des Zedernholzes trug unsere Gebete durch die Rauchöffnung empor und über die Milchstraße zur Wohnstatt des Schöpfers. Ich rieb mir mit der Faust die Augen. Der Gesang füllte das Tipi mit hohen Stimmen und einer übermenschlichen Energie.
Hatten die ersten Abschnitte der Zeremonie mein Herz mit einer Freude erfüllt, wie ich sie seit Jahren nicht empfunden hatte, sammelte sich nun dunkle Energie an. Ich starrte auf das Rauchabzugsloch und wünschte mir, da hindurch entfliehen zu können. Ich spürte, daß etwas Böses anwesend war. Ich fürchtete mich wie in meiner Kindheit, wenn ich in meinem Bett darauf wartete, daß mir mein Stiefvater die abendliche Tracht Prügel verpaßte. Unerklärliche Lichter tanzten hoch oben im Tipi. Mich überkam die starke, urtümliche Angst vor der heraufziehenden Dunkelheit, vor der Ankunft irrationaler, unkontrollierbarer Kräfte. Aber ich hatte in der Schwitzhütte gelernt, daß die Angst nur größer wird, wenn man sie bekämpft. Der Ausweg hieß Unterwerfung.
Nelson blies einen schrillen Pfeifton auf seiner Adlerknochenflöte. Der Schock löste etwas in mir auf, und ich schloß die Augen und spürte, wie die Dunkelheit wich. Wieder ertönte die Flöte, und ihr schwingender Ton trug mich in die Schatten des Tipis. Ein kühler Windstoß wehte durch das Tipi, obgleich die Türplane ge-

schlossen war. Meine Ohren schmerzten. Ich schloß die Augen. Federn streiften mein Gesicht, und Wassertropfen klatschten mir auf die Wangen. Dabei regnete es draußen gar nicht, und ich war auch nicht in Reichweite von Nelsons Fächer. Immer, wenn ich die Augen öffnete, tanzten blaue Lichter vor mir. Auf einmal hatte ich den Duft von Archies Zigarren in der Nase. Ich spürte Archies Gegenwart so stark, daß ich die Augen aufriß, um ihn anzuschauen, weil ich dachte, er säße neben mir.

Archie war am Leben, ihm ging es gut dort in Ohio – ich hatte vor zwei Tagen eine Postkarte von ihm erhalten. Ich hatte noch nie gehört, daß der Geist eines lebendigen Menschen über Land zu einer Zeremonie reisen könnte. Aber da war er: Archie war bei uns im Tipi, und mit ihm noch andere Geister, und sie manifestierten sich als Lichtpunkte und Funken im Schatten. Eddie kicherte nervös. »Riechst du nicht auch einen Hund?« fragte er mich. Was dem einen eine Zigarre, ist dem anderen ein Hund. Wahrscheinlich hatte sich Eddie ein anderer Aspekt des Schöpfers offenbart.

Ich bemerkte plötzlich, daß Nelson mich anschaute mit einer Intensität, die mir rätselhaft war, bis mir klar wurde, daß sein Blick an etwas über oder hinter mir hing. Vielleicht sah er das, was Eddie und ich nur spürten. Der Adlerknochenpfiff mußte auch in Jimmie etwas gelöst haben, denn er war rückwärts in die Arme seiner Frau gesunken. Er schluchzte. Trommeln und Gesang hatten aufgehört. Nelson sprach eindringlich in die energiegeladene Stille.

»Die Großväter sind gekommen«, erklärte er den Versammelten. »Dic Ahnen sind hier. Sie sagen, daß eure Gebete Jimmie genesen lassen werden. Betet für ihn, gleich jetzt, alle«, befahl er. »Betet laut für Jimmie! Seine Seele ist ihm entrissen worden, und eure Gebete werden sie zurückholen.« Ich zögerte, weil ich unsicher war, welche die richtige Art zu beten sei. Nelson sah mich über die Glutreste des Feuers hinweg an. »Bete, wie dich dein Großvater beten gelehrt hat«, sagte er.

Wie konnte Nelson wissen, woran ich gedacht hatte, und noch dazu, wie Archie und ich gemeinsam gebetet hatten? Doch ich fühlte Archies Gegenwart und erinnerte mich daran, daß er gesagt hatte, den Geistern wäre es egal, wie man betet, solange es von Herzen käme. Also begann ich unter all dem fremdsprachigen Gemurmel ringsumher leise auf englisch zu beten, so gut ich es vermochte.

Nelson wandte sich an seine Sänger. »Stimmt den Gesang an, der während des Betens gesungen wird«, sagte er. Die Sänger fingen wieder mit hoher Stimme an zu singen. Das Trommeln war sogar noch lauter als vorher. Nelson betete auf cheyenne, und von gegenüber hörte ich einen Mann auf englisch zur Gottesmutter Maria beten.

Irgendwann im Morgengrauen war das Beten beendet. Eddies Vater ließ heilige Pfeifen herumgehen, und dann rauchten wir und dankten den Großvätern dafür, daß sie gekommen waren, und dem Schöpfer, daß er uns erhört hatte.

Ich zog viermal kräftig an der Pfeife und hielt mich an Eddies Anweisungen, den Rauch jeweils in eine der vier Himmelsrichtungen zu blasen; ehe ich die Pfeife nach links weiterreichte, berührte ich mit ihrem Stiel meine linke Schulter. Nach dem Rauchen der Pfeifen, während sich die Schwaden noch nach oben zur Rauchöffnung emporkräuselten, informierte uns Nelson, die Großväter hätten ihm gesagt, Jimmies Seele würde wieder in seinen Körper zurückkehren und er würde genesen. Zu Jimmie gewandt sagte Nelson, er würde ihm Medizin geben, die er nehmen müßte. Eddie flüsterte: »Nelson hat einen ganzen Koffer voll Kräuter hinten in der Hütte. Möchtest du nicht auch gern wissen, was das ist und wofür?«

Eddies Familie gab Nelson Decken, Kräuter, Tabak und andere Geschenke, und die Anwesenden sprachen von ihrer Liebe zu Jimmie, der sich in dem Sonnenlicht wärmte, das durch die inzwischen geöffnete Türplane des Tipis hereinfiel. Dann wurde unter

Nelsons Leitung noch einmal gebetet zum Dank für Jimmies Heilung und zum Gedenken an verstorbene Verwandte. Ich dankte den Geistern im stillen dafür, daß sie mir in dieser Nacht ein Stück von Archie geschickt hatten. Als die Sonne höherstieg, verließen einige Frauen das Tipi, um Essen, Wasser und Salbeitee zu holen. Nachdem allen serviert worden war, aßen wir.

Als Eddie und ich etwa eine Stunde später gingen, wartete Nelson draußen auf uns. »Ihr werdet also Ärzte«, sagte er und maß uns von oben bis unten.

»Vielleicht«, antwortete Eddie schüchtern. Auch ich gab, nachdem ich bei der Zeremonie erlebt hatte, welche Macht Nelson besaß, nur ungern zu, daß ich Medizin studierte. Aber Nelson nickte beifällig und sagte: »Wir brauchen gute Ärzte.« Dann sprach er kurz in einer anderen Sprache, vermutlich Arapaho, mit Eddie, um sich gleich darauf auf englisch an mich zu richten: »Vergiß nicht, Coyote und deinem Großvater Ehre zu erweisen. Coyote macht genau, wozu er erschaffen wurde. In seiner Art ist er aufrichtig. Du mußt es auch sein.«

Ich sagte ihm, ich wollte mich bemühen, und dann nahm ich all meinen Mut zusammen und fragte ihn, was er hinter mir gesehen hatte, als die Großväter eintrafen. Nelson machte einfach mit ausgebreiteten Armen eine Geste, die die Berge, das ganze Land, ja die ganze Welt einschloß. »Alles hat einen Sinn«, sagte er.

Später an diesem Vormittag, während Eddie neben der Hütte in der Sonne ein Nickerchen machte, wanderte ich noch einmal hinauf in die Berge. Ich hatte dem Pfad, dem wir nach der Zeremonie gefolgt waren, keine besondere Aufmerksamkeit geschenkt und versuchte jetzt, unseren Fußstapfen nachzugehen. Ich erkundete ungefähr eine Stunde lang die Gegend, wo meines Erachtens das Tipi hätte stehen müssen, konnte jedoch keine Spur davon finden. Nach einer Weile gab ich es auf, ließ mich auf einer Hügelkuppe nieder, von der aus ich eine gute Aussicht auf die Berge hatte, und dachte über das nach, was Nelson gesagt hatte. Daß ich Archie

Ehre erweisen mußte, war selbstverständlich. Ich hatte eine Zigarre mit auf den Weg genommen, und die rauchte ich jetzt zu Ehren meines Großvaters und seiner Art und Weise zu beten. Aber Coyote?

Ich hatte immerhin so viel von der indianischen Kosmologie gelesen, daß ich einiges über Coyote und seine Rolle als Störenfried in der Schöpfung wußte. Welchen Nutzen sollte ich aus den Geschichten über ihn ziehen? Laut Nelson hatte alles einen Sinn. Das war natürlich sehr umfassend, aber ich war so beeindruckt von dem alten Medizinmann, daß ich zu überlegen begann. Eine der ersten Geschichten fiel mir ein, die ich über Coyote und seine Reise ins Himmelsland gehört hatte. Diese Geschichte hatte ich nicht gelesen, sondern sie war mir einmal in Stanford von einem indianischen Freund, einem Pima, erzählt worden. Sie ging ungefähr so:

Eines Abends traf Coyote zufällig Truthahngeier, der gerade eine Geschichte aus der Zeit erzählte, als er ins Himmelsland flog. Sehr langsam und bedächtig, wie Truthahngeier zu erzählen pflegen, ließ sich Truthahngeier in allen Einzelheiten darüber aus, wie er emporgeflogen war, weit über die Wolken hinaus, höher, als er je geflogen war, so hoch, daß er nicht mehr wußte, wie er wieder hinunter sollte. Doch da oben angekommen, fand er eine Öffnung im Himmel, die wie der Eingang einer Höhle aussah.

Coyote war so gespannt, daß er sich nicht zurückhalten konnte und Truthahngeier unterbrach. »Erzähl schneller, Bruder Truthahngeier«, sagte er, »was als nächstes geschehen ist.« Alle ärgerten sich über Coyote, denn es ist unhöflich, jemanden beim Erzählen zu unterbrechen, manchmal sogar ein Sakrileg. Seiner Art getreu merkte Coyote gar nicht, wie schlecht sein Benehmen war. Er konnte einfach seine Aufregung über einen Ort, an dem er noch nie gewesen war, nicht verbergen. Vielleicht sollte er gleich dorthingehen und auf Tagewerk, Weib und Kind pfeifen.

Truthahngeier aber stand in dieser finsteren Nacht am Feuer und erzählte von der Angst und Beklommenheit, die ihn befiel, als er sich vorsichtig durch das Loch im Himmel zwängte. Kaum war er hindurch, entdeckte er eine vollkommen andere Welt. Leute waren da, die sangen und tanzten. Es gab Pflanzen und Tiere, von denen er viele noch nie gesehen hatte. Es war spannend, aber er fürchtete, das Loch im Himmel könnte sich schließen, so daß er nicht mehr zu seinen Leuten zurückkehren könne. Wieder unterbrach ihn Coyote: »Komm endlich zum Schluß, Truthahngeier. Denn du mußt mich dorthin mitnehmen heute nacht. Du mußt mir diesen Ort unbedingt zeigen.«
Truthahngeier schlug sich an die nackte Brust, um zu zeigen, daß er sich nicht um Coyotes schlechte Manieren zu kümmern gedachte. Noch langsamer als sonst erzählte er, wie er mit angstvoll klopfendem Herzen, so schnell er konnte, auf das Loch zurannte und hindurchsprang in den Himmel seiner Welt zurück, von wo aus er mit Hilfe eines frischen Windes unter seinen Schwingen zu der Feuerstelle auf der Erde hinabzusegeln vermochte, an der er jetzt seine Geschichte erzählte. Alle Tiere wußten, daß Truthahngeier die Wahrheit sprach, denn Truthahngeier lügen nicht.
Als die Geschichte beendet war, schlich Coyote sich zu Truthahngeier und bat erneut, ins Himmelsland mitgenommen zu werden. Truthahngeier wußte nicht recht, ob er überhaupt noch einmal dorthin zurückfliegen wollte. Und auf gar keinen Fall wollte er Coyote mitnehmen, nur wußte er nicht, wie er ihm die Bitte abschlagen sollte, ohne unhöflich zu sein.
Truthahngeier wußte aber, daß alle Coyoten ein Faible für Glücksspiele haben. Sie spielen einfach gern, und sie legen andere gern rein. Truthahngeier sagte also, er würde Coyote nur ins Himmelsland mitnehmen, wenn dieser ihm versprechen würde, sich auf kein Glücksspiel mit dem Himmelsvolk einzulassen. Aber Coyote hatte es sich bereits in den Kopf gesetzt, das Himmelsvolk tüchtig auszunehmen. Da sie seine Spiele nicht kannten, war er

als erfahrener Spieler sicher im Vorteil. Außerdem würden sie nicht vermuten, daß er sie geschickt austricksen würde. Als Truthahngeier ihm dieses Versprechen abverlangte, sagte er nur: »O ja, klar«, wie es Leute tun, die nicht richtig zuhören.

Truthahngeier betete zum Wind und bat darum, von ihm emporgetragen zu werden zum Himmelsland. Wind kam und trug sie geschwinde über die Wolken empor und durch das Loch im Himmel ins Himmelsland. Coyote klammerte sich fest an Truthahngeiers Rücken, er zitterte vor Angst wegen der großen Höhe und schaute möglichst nicht nach unten. Nach einiger Zeit konnte er nicht einmal mehr die bebenden Augenlider öffnen.

Als Coyote nach der Ankunft von Truthahngeiers Rücken geklettert war, ermahnte ihn dieser, sich bei Sonnenuntergang wieder am Eingang einzufinden. Truthahngeier sagte, der Zeitpunkt stehe unumstößlich fest, da er in so großer Höhe wegen der Kälte nicht lange verweilen könne. Er brauche die letzten Sonnenstrahlen, um sicher wieder nach unten zu gelangen. Coyote nickte, hörte jedoch gar nicht zu. Er zählte im Geiste schon das viele Geld zusammen, das er dem Himmelsvolk abgewinnen wollte.

Coyote amüsierte sich bestens. Er versuchte, die Himmelsleute mit seinen Spielen reinzulegen, aber sie waren auf der Hut. In ihnen hatte er ebenbürtige Gegner gefunden. Noch dazu hatten sie eigene Glücksspiele, die ihn so fesselten, daß er nicht merkte, wie die Zeit verging – bis er plötzlich hochfuhr und es dunkel war. Er war eingeschlafen und hatte den Abflug verpaßt! Ihm fiel plötzlich ein, daß Truthahngeier gesagt hatte, er müsse vor Anbruch der Dunkelheit losfliegen. Nun saß er im Himmel fest und wußte nicht, was er machen sollte.

Coyote rannte wie der Blitz zu dem Eingangsloch im Himmel, aber Truthahngeier war schon fort. Coyote schaute hinab, konnte aber nicht einmal den Erdboden sehen, weil er so weit unten war. Er vergoß bittere Tränen darüber, daß er sich nicht an Truthahngeiers Ermahnung gehalten hatte. Coyote mochte nicht für alle

Ewigkeit beim Himmelsvolk leben. Er wollte unbedingt wieder zur Erde hinunter, wo seine Tricks wenigstens ab und zu Erfolg hatten. In seiner Verzweiflung kam er zu dem Schluß, daß der einzige Ausweg der Sprung in die Tiefe sei. Von Panik erfüllt, machte er wieder kehrt und rannte auf die Öffnung zu. Dann blieb er stehen.

Noch dreimal rannte er hin, und alle drei Male blieb er abrupt stehen und keuchte vor Angst. Beim fünften Versuch stolperte er über einen Stein und fiel lange, lange hinunter.

Zwei Tage später schlug ein Gerippe mit dumpfem Knall auf dem Erdboden auf. Es war Coyote, der da auf der Erde landete. Er war so hoch oben gewesen, daß Wind diese lange Zeit gebraucht hatte, um den Flügellosen hinunterzutragen.

Coyotes Bestattung wurde vorbereitet, und seine Knochen wurden in der vorgeschriebenen Weise auf einem heiligen Platz an einem Berghang niedergelegt. Gebete wurden gesprochen. Alle hatten immer gern über Coyotes Listen geklagt, aber für immer wollte keiner den kleinen Gauner los sein. Deshalb baten die Tiere den Großen Geist, Coyotes Knochen zu nehmen und ihm irgendwoanders ein neues Leben zu geben. Als das Beten und Singen endete, gingen die Tiere nach Hause und summten dabei traurig das letzte Lied vor sich hin. Denn wie war ein Leben ohne Coyote überhaupt denkbar? Jemand muß doch Regeln in Frage stellen, die keinen Sinn und Zweck haben.

In jener Nacht noch erhörte der Große Geist ihre Gebete. Der Große Geist nahm Coyotes Knochen und verstreute sie über die ganze Erde. Jeder Knochen und jedes Knochensplitterchen wurde ein Coyote. Die Tiere wurden kurz vor Anbruch der Morgendämmerung durch lautes Gelärme aus dem Schlaf geschreckt – was mochte es diesmal sein?

Auf jedem Hügel nah und fern saß ein kleiner Coyote und heulte beschwörend den Mond an, bloß nicht schlafenzugehen. Und am nächsten Abend saß auf jedem Hügel nah und fern ein kleiner

Coyote und heulte den Mond an, hervorzukommen und mit ihm zu spielen.

Da saß ich oben auf der Hügelkuppe und erinnerte mich daran, wie es war, als ich noch ein Kind war und an die Cherokee-Geschichten meiner Urgroßmutter glaubte. Damals träumte ich nachts von den Tieren und Helden der Geschichten. Ich liebte meine Stofftiere, und sie verschmolzen für mich mit den Geistern dieser Geschichten. Meine akademische Bildung hatte mich den Geistern meiner Kindheit entfremdet. Aber in einem Tipi in Wyoming waren sie plötzlich wieder da und sprachen unmittelbar mein Gefühl an.

Was hatte ihre Wiederkehr veranlaßt und solche Gefühle bei mir ausgelöst? War es das Erscheinen von Archies Geist gewesen, den auch Eddie bemerkt hatte? Oder waren es Nelsons hellseherische Worte gewesen? Im Grunde war es mir gleichgültig, denn für mich bestand kein Zweifel daran, daß das, was geschehen war, Wirklichkeit war. Ich lief über die Hügel und versuchte, mich an alles zu erinnern – an all das, woran ich ewig nicht mehr gedacht hatte. Ich kam mir vor wie ein urzeitliches Tier, das auf Wildpfaden entlangläuft und im Sonnenlicht in Verzückung gerät. Ich mußte an den Jungen denken, der sich in einen Bären verwandelt hatte und drauflosrannte, um zu verstehen, was mit ihm geschehen war. Ich war wie elektrisiert davon, daß ich wieder Einlaß gefunden hatte in die Welt der Geister und Rituale, die Welt, aus der ich komme.

Eines kalten Winterabends verkündete Urgroßmutter, ehe sie sich in ihr Zimmer zurückzog, sie würde in der Nacht sterben. Tagsüber hatte sie noch wie gewohnt Holz für den eisernen Herd hereingeholt und in ihrem gußeisernen Topf Gemüse gekocht. Sie war zwar alt, aber nicht gebrechlich. Für die Familie kam diese beiläufige Äußerung völlig überraschend. Als Mutter sie als abergläubischen Unsinn abtat, widersprach Urgroßmutter nicht. Sie sagte einfach, sie liebe uns, und verabschiedete sich. Hazel glaubte ihr und fing an zu weinen. »Hört endlich auf!« war alles, was meine Mutter vorbrachte.

Urgroßmutter küßte Mutter auf die Stirn und ging zu ihrem Zimmer. Ich wartete ein paar Minuten, dann schlich ich hinter ihr her und schaute ihr von der Zimmertür her zu. Sie nickte mir zu, um mir klarzumachen, daß sie mich bemerkt hatte. Sie zündete eine Kerze auf ihrem Nachtschränkchen an, schaltete das elektrische Licht aus und kniete nieder, um ihr Todeslied zu singen. Nach dem Lied dankte sie dem Großen Geist für ihr langes Leben, bat ihn, sie zu sich zu holen, und legte sich ins Bett, um auf den Tod zu warten. Ich ging in mein Zimmer und weinte.

Am nächsten Morgen waren die Bäume draußen mit einer Eisschicht aus gefrorenem Regen bedeckt. Mutter fand Urgroßmutters leblosen Körper, er lag ordentlich im Bett. Man sollte meinen, daß Urgroßmutters Vorahnung meine Mutter dazu gebracht hätte, den Überzeugungen ihrer Großmutter mehr Glauben zu schenken. Wenn es so war, hat meine Mutter es jedenfalls nie gezeigt. Mit Urgroßmutters Tod war der Zwang aufgehoben, in Kentucky zu bleiben. Endlich konnte meine Mutter ihre längst überfällige Pilgerfahrt ins benachbarte Ohio antreten, wo in den fünfziger Jahren der Wohlstand blühte, dem gelobten Land aller Unterbeschäftigten unseres Bundesstaates. Wie stark diese Auffassung verbreitet war, konnte man jeden Freitag an dem Verkehrschaos auf den Brücken über den Ohio-River ablesen, wenn Scharen von Kentuckiern, die abgewandert waren, zum Wochenende heimkehrten, um zurückgebliebene Verwandte zu besuchen.

Meine Mutter fand Arbeit als Englischlehrerin in einer High-School in Trenton und mietete das obere Stockwerk eines Farmhauses dort in der Nähe. Archie verhalf sie zu einer Hausmeisterstelle in ihrer Schule. Obwohl nun zwei arbeiteten, reichte es kaum zum Leben – bis uns meine Mutter kurz vor unserem Umzug in das Farmhaus eröffnete, sie wolle unseren Vermieter heiraten, der unten wohnte. Ich hatte ihn in der zweimonatigen Zeit bis zur Verlobung kaum je gesehen. Zuerst war ich begeistert von der Aussicht, schließlich doch noch einen Vater zu bekommen. John und meine Mutter heirateten um die Weihnachtszeit in der Presbyterianischen Kirche, wo John Presbyter war.

Seine Familie besaß drei Farmen, die hintereinander an einem ziemlich befahrenen Abschnitt des State Highway 747 lagen. John verkaufte und wartete Melkställe und -maschinen, produzierte im Nebenerwerb noch Mais und Heu und hatte eine Schweinezucht. Sein Bruder Jake war Milchfarmer. Großvater half den beiden bei der Bewirtschaftung ihres Landes und hielt sich durch harte Arbeit von früh bis spät fit. Wie sich herausstellte, war John ein strenger, unnachgiebiger Zuchtmeister, genau wie sein Vater. Er hätte liebend gern Ende des neunzehnten Jahrhunderts gelebt, als man eben begonnen hatte, das wilde Hügelland Ohios in zahmes Ackerland umzuwandeln. Doch in den sechziger Jahren des 20. Jahrhunderts mußte John sich damit begnügen, ein Stück Land zu bearbeiten, das schon hundert Jahre lang kultiviert wurde. Er verdiente zwar sein Geld mit Melkmaschinen und -ersatzteilen, plauderte aber nur zu gern mit anderen Farmern über die Landwirtschaft, wie er auch nach Feierabend immer noch säte, eggte oder pflanzte. Es gab stets etwas zu tun – entweder wurden Heuballen gepreßt, oder es wurden Mais oder Sojabohnen geerntet. Am Wochenende mußten dann Zäune, Scheunen und Silos geflickt, Schweine zum Markt und Kälber zum Schlachter gebracht werden. Die Landwirtschaft fordert einen ganz, ob sie etwas abwirft oder nicht.

Nach der Heirat verlangte mein Stiefvater von meiner Mutter, alles wegzugeben, was sie besaß. Mich hatte er allerdings auf dem Hals wie das Unkraut auf seinem fußballplatzgroßen Kartoffelacker, auf dem ich mich stundenlang abrackern mußte. John erwartete von mir, ihm eine große Hilfe in der Landwirtschaft zu sein, wie er es für seinen Vater gewesen war. Aber meine Leidenschaft war nicht die Landwirtschaft, sondern die Wissenschaft. Am Wochenende, während ich mit ihm im Lastwagen herumfuhr und Bestellungen für Melkgeräte entgegennahm, Pulsatoren – die Geräte bei Melkanlagen, die in kurzen Intervallen ein Vakuum erzeugen, wodurch den Kühen die Milch abgesaugt wird – reinigte oder bei der Einrichtung eines Melkstandes half, mit der er beauftragt war, las ich Bücher über Chemie und Physik. Mit Vergnügen fuhr ich die große Maiserntemaschine über die weiten Felder und lauschte auf das unablässige Getrommel der Maiskolben, wenn sie in den Wagen fielen, den ich hinter mir herzog. Wachteln und Füchse, die ich aus den Hecken aufgescheucht hatte, ergriffen vor dem dröhnenden Dieselmotor die Flucht. Die starken Flutlichtscheinwerfer gestatteten mir, noch lange nach Anbruch der Dunkelheit zu fahren, allein in einer Welt voller hoher Maispflanzen und Tiere.

Ich weiß nicht mehr, wie der Streit zwischen mir und John angefangen hat. Mutter hielt sich aus unseren Streitereien heraus. Sie war zu sehr damit beschäftigt, in fast jährlichem Turnus ein Kind nach dem anderen zu bekommen, um den Schwierigkeiten zwischen mir und John Aufmerksamkeit zu schenken. Wenn ich unseren großen Rasen gemäht hatte, ging John hin und mähte ihn noch einmal, als hätte ich gar nichts gemacht. Ich beobachtete ihn von meinem Fenster im oberen Stockwerk aus und weinte, während er meine Arbeit noch einmal tat. Ich wurde verbittert und war einsam. Eine der wenigen Entschuldigungen, die ich anführen konnte, um nicht auf der Farm arbeiten zu müssen, waren die Schularbeiten. Wenn ich in der Schule zu den Besten zählte, dachte ich, mußte John sich lächerlich vorkommen, mich in die Scheune zu schicken, ehe ich meine Hausaufgaben gemacht hatte. Das Lernen war meine Rettung.

Als meine Mutter heiratete, zogen Archie und Hazel in eine kleine Wohnung über einer Bar mitten in Trenton um. Ich vermißte sie schrecklich, als sie ausgezogen waren, und fühlte mich von ihnen allein gelassen. Sie linderten den Trennungsschmerz, indem sie mich oft zu sich einluden. Ich verbrachte als Kind viele glückliche Stunden bei ihnen, spielte mit meinen Bleisoldaten, und Hazel kochte oder putzte und erzählte mir Geschichten. Sonntags nahm sie mich zur Presbyterianischen Kirche gegenüber mit. Manchmal begleitete ich Archie zu seiner Arbeitsstelle. Ich mochte die seltsamen Gerüche in seinem Hausmeisterzimmer und das riesige runde Waschbecken im Umkleideraum, an dem sich zwanzig Leute auf einmal die Hände waschen konnten, ja sogar die sandige Pulverseife, die ausschließlich in Schulen benutzt wird, solange ich denken kann.

Ich war neun Jahre alt, als John zu dem Schluß kam, das Problem mit mir sei, daß ich verwöhnt worden wäre. »Wer die Rute spart, verzieht das Kind«, sagte er. Ich hatte noch nie Schläge bezogen bis auf ein einziges Mal, bei dem mir meine Mutter einen Klaps gab, weil ich unbedingt eine verkehrsreiche Straße überqueren wollte. John beschloß, meinem Eigensinn mit einer allabendlichen Tracht Prügel ein Ende zu setzen. Ich mußte meinen Schlafanzug anziehen und oben auf der Bettkante auf ihn warten. Mitanhören zu müssen, wie er die Treppe heraufkam und dabei seinen fürchterlichen Gürtel aus den Hosenschlaufen zog, war immer schlimmer als die eigentliche Züchtigung. Einmal erzählte ich widerstrebend Archie davon. Ich dachte nicht, daß es etwas nützen würde, weil er mir sicher nicht helfen konnte. An einem regnerischen Abend erschien jedoch Archie in unserer Küche. Als John hereinkam, packte Archie ihn schweigend vorn am Hemd, hob ihn eine gute Handbreit vom Fußboden hoch, drückte ihn gegen eine Tür und versprach, ihn umzubringen, falls er noch einmal Hand an mich legte. Als ehemaliger Boxer überragte mein Großvater John ein gutes Stück. Archies Drohung bewahrte mich vor weiterer Prügel, löste aber auch einen kalten Krieg zwischen John und mir aus, der nie beendet wurde.

In jenen Jahren hatte ich einen spirituellen Hunger, der durch nichts gestillt werden konnte. Wir gingen in Johns Presbyterianische Kirche in Monroe, aber der Gottesdienst dort erschien mir trocken und lächerlich. Mit elf Jahren schrieb ich mich für Billy Grahams Bibelfernkurs ein. Als ich damit durch war, beschloß ich, die Bibel von Anfang bis Ende zu lesen. Ich habe das Buch mit den Eintragungen am Rand, die ich als Elfjähriger gemacht habe, noch heute. Die Bibel brachte mich auf Søren Kierkegaard. In meinem zwölften Lebensjahr las ich alle seine Bücher. Dann las ich Paul Tillich. Diese Männer lehrten mich etwas über den Glauben. Kierkegaard hat die These vom »Sprung des Glaubens« aufgestellt; Tillich hat sich einen Namen gemacht, indem er die Frage des Zweifelns in der modernen Welt angesprochen hat.
Mit Billy Graham konnte John sich abfinden, aber als ich zur Philosophie überging, war ihm das verdächtig. Was er nicht verstand, zog er ins Lächerliche. Vergebens brüllte er herum wegen der atheistischen, kommunistischen Bücher, die ich las, bis er rot anlief im Gesicht. Mit Archie als Beschützer konnte ich vor Johns Augen Karl Marx lesen, nur um ihn zu ärgern. Mich interessierten Marx und Lenin eigentlich gar nicht, aber ihre Namen auf dem Bucheinband brachten John in Weißglut. Die Philosophie des Buddhismus und des Zen erschien mir verheißungsvoller, doch zogen mich daran in erster Linie die Possen alter Zenmeister an. Die urtümliche Spontaneität, die ich so schätzte, habe ich schließlich auch bei den amerikanischen Indianern gefunden und empfinde sie als eine Bereicherung für die spirituelle Welt.
Mit dreizehn war ich vom Existentialismus und vom Trampen überzeugt – letzteres ein Relikt aus der Pfadfinderzeit. Als ich für eine Begabtenprüfung in Physik arbeitete, lernte ich an der Miami-Universität im nahe gelegenen Oxford, Ohio, einen Professor kennen, dem ich dann jeden Samstagnachmittag im Labor bei einer Studie über die Morphologie von Wasserspritzern zur Hand ging. (Inzwischen vermute ich, daß er sich damals mit einem

Aspekt der Chaostheorie befaßte.) Wir machten Aufnahmen mit hochempfindlichen Filmen und Laserstrahlen, um aufzuzeichnen, was passiert, wenn eine Eisenkugel in eine Schale mit Wasser fällt. Später assistierte ich ihm bei einer Untersuchung über das Verhalten von Elektrizität bei extrem niedrigen Temperaturen.

Ich ging gern zum College und tat mit Genuß so, als gehörte ich dorthin. Ich mochte die Alleen, ich mochte die fetten, faulen Eichhörnchen, die Restaurants, Bibliotheken und Buchläden. Eines Tages, als mich meine Mutter nicht hinfahren wollte, trampte ich. Das brachte mich zu der Einsicht, daß ich wahrscheinlich überall hintrampen konnte, und so hielt ich an einem denkwürdigen Ferientag im Frühling mit vorgetäuschter Tapferkeit meinen Daumen heraus und machte mich auf den Weg nach Boston. Ich rechtfertigte mein Verhalten mit dem Wunsch, Harvard besuchen zu wollen. Wenn ich einen Schlafplatz brauchte, suchte ich mir ein Studentenwohnheim und legte mir ein Buch so auf den Schoß, daß es aussah, als sei ich beim Lesen eingeschlafen. Niemand hat mich je belästigt. Manchmal nahmen sich Studenten meiner an, dann bekam ich oft ein freies Bett in einem Studentenheim oder bei einer Burschenschaft zugewiesen. Ich trampte durch den ganzen Nordosten, von Toronto über Syracuse, Rochester, Albany und Boston nach New York und Philadelphia und wieder zurück nach Cincinnati. Einmal kaufte mir meine Mutter in einer Anwandlung von Großzügigkeit ein Flugticket nach Boston. Ich stieg in Philadelphia, wo wir zwischenlandeten, aus, ließ mir das restliche Geld für das Ticket auszahlen, verbrachte das Wochenende in der Universität von Pennsylvania und trampte weiter nach Boston.

Die Miami-Universität hatte etwa zehn Kilometer von Johns Farm in Hamilton, Ohio, einen Ableger, das Peck's Tech, wie die Einheimischen es nannten. Ich beschloß, mich für Abendkurse dort einzuschreiben und so zu tun, als sei ich dazu berechtigt, was auch niemand anzweifelte. Schon bald brachte ich zwei lange Abende pro Woche dort zu. Wie ich merkte, konnte ich mich für jede Vorlesung einschreiben, solange ich einfach die erforderlichen Vorbedingungen ignorierte. Das zwang mich natürlich dazu, doppelt hart zu arbeiten und meine Wissenslücken möglichst schnell zu schließen. Eine meiner ersten Vorlesungen hatte in sehr passender Weise die Psychologie der Jugend zum Thema. Ich glaube nicht, daß ich einen tieferen Einblick in mein Alter gewann, aber ich bekam ein »sehr gut«, und die Dozentin hatte ihre Freude an mir, besonders, als sie entdeckte, daß ich erst vierzehn war. Und es war entschieden vergnüglicher, als zu Hause herumzusitzen.

Etwa um diese Zeit hat Archie mir, soweit ich mich erinnere, eine Geschichte erzählt, wie der Schöpfer uns dazu beruft, sein Werk zu tun. Wir hatten schon eine Weile an einem Teich auf Johns Farmland gefischt, als Archie seine Angel beiseite legte und sich eine Zigarre anzündete. Außer kleinen Flußbarschen gab der Teich nichts her, und die warfen wir immer wieder ins Wasser zurück; Archie ging nur gern angeln, weil er sich gut dabei entspannte. Wir setzten uns auf die Bank, während er rauchte. Archie hatte seine grüne Hausmeisteruniform an, die er immer trug, auch wenn er nicht arbeiten mußte. Aus unerfindlichen Gründen begann ich, *Amazing Grace* zu summen.

Erst summte Archie mit, dann sangen wir das Lied gemeinsam weiter. Auf einmal fragte er mich: »Wußtest du, daß dieses Lied die Nationalhymne des Cherokee-Volkes ist?« Ich wußte es nicht. »Es ist berühmt geworden, weil es auf dem ›Weg der Tränen‹ von Tennessee nach Oklahoma gesungen wurde.«

Da es November war, gab es keine Frösche mehr. Die Algen waren abgestorben, und der Teich sah ziemlich klar aus. Ein Zaun hielt die Kühe fern auf ihrer Weide, so daß der Teich nicht durch Kuhmist verunreinigt wurde. Ein Rohr leitete das Teichwasser 30 Meter weit zum Farmhaus, wo es für die Toilettenspülung benutzt wurde; deshalb rochen unsere Toiletten auch alle modrig. Aber mein Stiefvater begeisterte sich für Einsparungen dieser Art.

»Weißt du, wer dieses Lied geschrieben hat?« fragte Archie.

»Nein.« Archie nahm einen langen Zug von seinem Rauchstock, ehe er weitersprach.

»Na schön, dann werde ich es dir erzählen. Es war einmal ein englischer Kapitän. Er hatte ein Schiff voller Sklaven, die er von Afrika in die Vereinigten Staaten brachte. Das muß dann wohl irgendwann vor dem Bürgerkrieg gewesen sein. Sie gerieten in einen furchtbaren Sturm. Der Kapitän war sicher, daß sein Schiff sinken würde. Er dachte: ›Ob das mein letzter Tag auf Erden ist?‹ Das Schiff rollte von links nach rechts, von vorn nach hinten und schlug fast um, wie um seine Frage zu beantworten. Da tat er etwas, das er noch nie getan hatte. Er kniete nieder und betete zum Schöpfer. Er bat um Vergebung. Er sagte: ›Schöpfer, ich weiß, daß ich gesündigt habe, weil ich diese armen Menschen in die Sklaverei verkauft habe. Vergib mir. Wenn du heute nacht mein Leben nehmen willst, so nimm es, aber verschone das ihre, und vergib mir bitte. Und solltest du *mich* verschonen, verspreche ich, daß ich es nie wieder tun werde. Dann werde ich mit diesem Schiff umkehren und die Leute nach Hause bringen, und nie werde ich wieder ein Sklavenschiff fahren.‹

Es kam so, daß der Sturm sich plötzlich legte. Bald darauf waren die Wogen wieder glatt. Und was glaubst du, Lewis? Hat der Mann die Botschaft vernommen? Oder hat er an dem gezweifelt, was geschehen ist, als der Sturm vorüber war? Es hätte gut so sein können. Viele Menschen *hätten* daran gezweifelt. Aber er nicht. Er sagte nicht, es sei ja alles nur ein großer Zufall. O nein. Er machte kehrt. Er befahl seiner Mannschaft, nach Afrika zurückzusegeln. Die Leute hätten fast gemeutert, als er seine Befehle gab, aber als er ihnen erklärte, wie ihrer aller Leben gerettet worden war, erkannte auch diese Bande von grausamen Sklavenhändlern die Stimme der Wahrheit. Also gehorchten sie ihm, kehrten um und brachten die Sklaven nach Afrika zurück. Danach ging er wieder nach England und schrieb dort dieses Lied.«

»Wenn du den Ruf vernimmst«, fuhr Archie fort, »hörst du hoffentlich genauso zu wie dieser Kapitän. Dann wäre ich ungemein stolz auf dich, stolzer als auf sonst irgendwas.« Er zog noch ein paarmal kräftig an seiner Zigarre, blies den Rauch zum Schöpfer empor und sagte: »Amen«, als sei ihm das gerade noch eingefallen. Er grub ein kleines Loch am Teichufer, legte die Tabakreste hinein und schloß das Loch sorgfältig wieder. Dann nahm er seine Angelrute und stand auf. Während er zum Tor ging, blieb ich noch einen Augenblick stehen, schaute ins dunkle Wasser des Weihers und betrachtete mein Spiegelbild, um gleich darauf hinter Archie herzulaufen. Rückblickend frage ich mich, was ihn an jenem Tag dazu veranlaßt haben mochte, mir die Geschichte zu erzählen.

Ich wollte, daß mein Großvater stolz auf mich wäre, und deshalb versprach ich, auf meinen Ruf zu hören, wie ich Nelson versprochen hatte, aufrichtig zu sein. Vor meinem Aufenthalt in dem Reservat hätte ich gesagt, daß ich den Ruf bereits vernommen hatte, als ich mich entschloß, Arzt zu werden. Jetzt verstand ich, daß es sich nur um eine von mehreren Botschaften gehandelt hatte. Ebenso wichtig war der »Weckruf«, der mich im Dialysezimmer von Stanford erreicht hatte. Ich war aufgerufen, nicht selbstgefällig zu werden, der Verlockung einer erfolgreichen Karriere in der konventionellen Medizin zu widerstehen und lieber nach der visionären Einsicht zu streben, was wahres Heilen sein könnte. Lange Zeit saß ich so sinnend auf Eddies Hügelkuppe in Wyoming und beobachtete, wie die Nachmittagsschatten über die Berghänge fielen. Als die Sonne schließlich unterging und es dämmerte, kehrte ich zur Hütte zurück, noch müder und dreckiger als zu Beginn meiner Wanderung, aber glücklich.

Als es Zeit war, aufzubrechen, schüttelte mir Eddies Vater die Hand. »Komm wieder«, sagte er. Kiefer fuhr diesmal den Pickup.

Ich schob meine Tasche auf die Ladefläche und stieg über die Klappe. Kiefers Freundin stieg vorne ein, während Eddie hinten zu mir kam. Wir fuhren in nördlicher Richtung nach Riverton und weiter die lange, gerade Straße nach Caspar. Wieder hielten wir am Yellowstone-Schnellimbiß in Shoshoni an. Wir gewannen wieder nichts, aber die Milchshakes waren gut, und wir bekamen ein paar kostenlose Aufkleber für die Stoßstange, die wir nach Stanford mitnahmen. Die Sonne kam hinter den Wolken hervor, als wir Moneta durchquerten und den Abzweig nach Lost Cabin nahmen. Ich lehnte mich zurück und genoß die Aussicht auf die vorbeifliegenden kahlen Hügel; ich mußte daran denken, was Archie wohl gerade machte und ob er mich wohl sah, wenn er betete. Auf der Fahrt durch Powder River in Wyoming, Einwohnerzahl etwa zehn, an der einsamen Tankstelle und dem Krämerladen vorbei, wurde mir allmählich klar, was für eine Art von Arzt ich gern werden wollte. Ich wollte beide Richtungen einschlagen, die westliche und die indianische, obgleich mir auch bewußt war, daß ich womöglich bei beiden Kulturen auf Ablehnung stoßen würde. Ich konnte mir Ärger ersparen, wenn ich jede der beiden Auffassungen an ihrem Platz ließ – die eine im Krankenhaus, die andere im Reservat –, aber im Augenblick war ich dafür zu sehr in die Welt verliebt. Während der Schwitzhütte, der Tipizeremonie und meines Morgenspaziergangs über die Hügel hatte die ganze Welt zu mir gesprochen. Die Erde war durch mich hindurchgefegt und hatte mich verändert. Ich wollte mich nicht mehr mit der Ansicht zufriedengeben, daß Menschen einfach nur Organbesitzer sind. Schließlich hatte ich mitbekommen, daß diese Auffassung sogar Schmerz und Leid *verursachen* konnte, obwohl das Ziel eigentlich deren Linderung war. Mich beschlich der Verdacht, daß die konventionelle Medizin, die ich in Stanford studierte, Grenzen hatte und für eine echte Heilung gar keinen Platz bot.

Eddie und ich flogen von Caspar aus nach Stanford zurück. Ich machte wieder die Visiten im Krankenhaus mit. Diesmal war es der Dekan der medizinischen Fakultät, ein Experte auf dem Gebiet pädiatrischer Blutkrankheiten, dem wir erst die Fälle vortragen mußten, bevor unsere Diagnosen und Behandlungsvorschläge diskutiert wurden. Wieder nahm ich monatelang an den Besprechungen teil, bei denen wir uns alle geflissentlich abrackerten, das Wohlgefallen des Professors zu erregen und jede Verschlechterung im Befinden unserer Patienten oder deren Ende genau aufzuzeichnen. Diese Monate waren sehr schwer, weil es sich bei den Patienten um Kinder handelte.

Eines Tages im Juli, als auf der Kinderstation gerade nichts los war, ging ich ins Dialysezimmer der urologischen Abteilung hinüber. Dr. Habra hatte inzwischen seine Prüfungen gemacht und war nach Beirut zurückgekehrt. Ich erwartete eigentlich nicht, die vier Patienten, die Eiweiß im Urin hatten, noch in der Klinik anzutreffen. Tatsächlich war Dr. Jacksons Bett leer. In Brashers Bett lag eine Frau, ebenso in Browns Bett. In Martinez' Bett lag jetzt ein schwerkranker Mann spanischer Abkunft flach auf dem Rücken und schlief. Sein Gesicht war teigig und verquollen, seine Miene selbst im Schlaf zu Tode erschöpft. Ich wollte schon weitergehen, als ich die muskulösen Arme des Kranken sah. Auf den einen war ein Herz tätowiert. Ich dachte angestrengt nach, ob Martinez eine Tätowierung gehabt hatte. Der Mann schlug die Augen auf und begegnete meinem Blick. Ich lächelte andeutungsweise, und er nickte in der Weise, wie jeder bettlägerige Patient auf einen vorbeigehenden Arzt, der vielleicht zu ihm will, reagiert. Ich ging schnell, als müßte ich dringend irgendwoanders hin. Kaum drei Monate waren vergangen, seit ich Martinez kennengelernt hatte, und jetzt war ich nicht einmal sicher, ob der Mann in dem Bett überhaupt der 42jährige Zimmermann oder ob es irgendein anderer Mann mittleren Alters war, der an Nierenversagen dahinsiechte. Ich hätte es auf dem Weg nach draußen im Schwesternzimmer feststellen können, tat es aber nicht. Wenn das Martinez war, wollte ich es lieber nicht wissen.

3 Wer bist du?

Im Juni 1975 kam ich in Madison, Wisconsin, an. Nach Abschluß meines Medizinstudiums wollte ich an einem katholischen Modellkrankenhaus meine Assistenzzeit in Ganzheitsmedizin und Psychiatrie ableisten. Meines Erachtens boten mir diese Fachrichtungen nach der vielseitigen Klinikpraxis in Stanford die besten Möglichkeiten für meinen Werdegang als Arzt und Heiler. Ich freute mich auf diese neue Gelegenheit, Menschen helfen zu können und diesen nächsten Schritt auf dem Weg zu Glaubwürdigkeit und Kompetenz zu tun.

Die Ganzheitsmedizin war damals eine neue Fachrichtung mit vielversprechenden Entwicklungsmöglichkeiten; ihre Vertreter versuchten, den Patienten als ganzen Menschen zu sehen. Auch die Psychiater hatten erkannt, daß Menschen nicht bloß aus Zellen und Organen bestehen. Ich hatte in Stanford schon Erfahrungen auf beiden Fachgebieten gesammelt. Der stellvertretende Dekan dort tat sein Bestes, damit die Studenten eine abgerundete Ausbildung erhielten. Er achtete sehr darauf, daß nach den schweren Praktika auch mal etwas Leichteres kam. Nach meinen Praktika in der Neurochirurgie, Urologie und Kinderheilkunde gab es ein kurzes, angenehmes Zwischenspiel in einer Landarztpraxis in Point Reyes Station in der Nähe des Meeres, wo ich mit Akupunktur und Hausgeburten bekannt gemacht wurde. Wieder in Stanford, arbeitete ich in der Psychiatrie, Kinderkardiologie, Kinderhämatologie, Immunologie und Pathologie, ehe ich einen letzten Turnus in der inneren Medizin durchlief.

Die karrierebeflissenen Studenten, die um eine Assistentenstelle an den zehn renommiertesten Krankenhäusern des Landes miteinander wetteiferten, übernahmen keine leichten Praktika. Ich hatte nie einen solchen »Aufwärtsdrang«, wie ich es nenne, diesen Ehrgeiz, unbedingt an die Spitze zu kommen. Ich ging lieber einen Weg in der Horizontalen. Mir lag an einem beruflichen Werdegang, in dem ich meine vielen Interessen miteinander verbinden und dadurch vielleicht sogar das Gesicht der modernen Medizin ändern konnte.

Die Klinik der Universität von Wisconsin in Madison gehörte nicht zu den renommiertesten des Landes, war aber auf jeden Fall recht gut. Ich hatte sie teilweise deshalb ausgesucht, weil man mir versprochen hatte, daß ich dort die zwei Facharztqualifikationen meiner Wahl gleichzeitig erwerben konnte, so daß sich die eigentlich dafür erforderlichen sieben Jahre (vier für die Psychiatrie, drei für die Ganzheitsmedizin) auf fünf reduzieren würden.

Außerdem hatte ich begonnen, meinem spirituellen Pfad zu folgen, wenn auch noch etwas sprunghaft. Während meines letzten Jahres in Stanford hatte ich gelegentlich bei zwei Cherokee-Medizinmännern in Nordkalifornien studiert. In Wisconsin hoffte ich, ebenfalls indianische Heiler zu finden.

Ich mietete ein kleines Haus außerhalb von Madison, das hinter ein paar riesigen Eichen zwergenhaft wirkte und inmitten wogender grüner Maisfelder lag. Der Vermieter muß sich gefragt haben, was das wohl für ein Hippiedoktor sein mochte, als er mich zum erstenmal sah – ich hatte einen Pferdeschwanz, der fast bis zur Taille herabfiel. Ich glaube, die Tatsache, daß ich verheiratet war, hat ihn zu der Ansicht bewogen, ich sei immerhin so konventionell, daß er mir vertrauen könne.

Meine Frau hatte ich vier Jahre zuvor kennengelernt, als ich 17 und sie 21 war. Ich hatte mich einmal, statt im Sommer nach Hause zu fahren, lieber zu einem Studienaufenthalt an Stanfords biologischer Station Hopkins Marine in Pacific Grove gemeldet und suchte nach Mitfahrern, mit denen ich die Fahrtkosten teilen konnte. Ein Freund kannte ein Mädchen namens Ellen, das zufälligerweise gerade nach Kalifornien mußte – sie hatte sich für Sommerkurse an der Universität in Santa Cruz eingeschrieben. Auf der langen Fahrt lernten Ellen und ich uns recht gut kennen und sprachen über unsere Pläne und Träume. Wir waren noch so jung, daß wir mehr Träume als Pläne hatten.

Da wir beide niemanden in Kalifornien kannten, verbrachten wir unsere Freizeit meistens zusammen. Wir kamen gut miteinander aus und teilten uns schließlich eine Wohnung, als wir wieder zurück in Bloomington waren. Es wunderte mich, daß diese schöne Frau meine Ansichten und Leistungen anscheinend wertschätzte. Ich erinnere mich noch an einen witzigen Spruch aus einer Comedy-Show. »Puste mir ins Ohr, und ich folge dir überallhin.« Mehr brauchte Ellen auch nicht zu tun, um mich für sich einzunehmen. Wenn man wie ich so schnell High-School und College durchläuft, gerät man ins Hintertreffen, was Freundschaften mit Mädchen betrifft.

Nicht, daß ich kindlich ausgesehen oder gehandelt hätte. Solange die Leute, mit denen ich zusammen war, nicht wußten, wie jung ich war, ging alles gut. Zwei Sommer lang arbeitete ich als Betreuer in einem Pfadfinderlager im Osten Cincinnatis. Im ersten Sommer war ich für Exkursionen in die freie Natur zuständig, im zweiten bat ich darum, als Rettungsschwimmer eingesetzt zu werden, weil ich glaubte, dann attraktiver auf Frauen zu wirken. Reines Wunschdenken wahrscheinlich, aber als ich einmal ein hübsches Mädchen ansprach, ob sie mit mir ausgehen würde, wurde ich tatsächlich erhört. Also fuhr ich an einem Freitagabend nach Hause, um mir ein neues Sportjackett zu kaufen. Ich erzählte meiner Mutter, warum – woraufhin sie sofort die Mutter des Mädchens anrief und ihr sagte, ich dürfe noch nicht mit Mädchen ausgehen, denn ich sei erst dreizehn. Alle im Lager hatten mich für siebzehn gehalten, auch meine sechzehnjährige Flamme.

Das war nun nicht meine letzte Verabredung, aber die letzte, von der meine Mutter etwas erfuhr. Bis ich eines Tages mal vom College heimkam und mir von ihr Geld für die Anzahlung eines Toyota-Landcruisers leihen wollte. Ich brauchte 2700 Dollar, und einen Teil davon konnte ich von meinem Studiendarlehen aufbringen. Meine Mutter war einverstanden, und da legte ich ihr beiläufig noch ein anderes Blatt zum Unterschreiben vor – ich brauchte ihre Einwilligung, um heiraten zu können. Sie protestierte halbherzig, gab jedoch schließlich nach. Das Apartment, das Ellen und ich uns gemietet hatten, war uns zwei Tage vor Semesterbeginn gekündigt worden. Die einzigen Wohnungen, die es noch gab, waren ausschließlich für verheiratete Studenten. Einmal hatten wir versucht zu bluffen, aber angesichts unserer unterschiedlichen Nachnamen wurde von uns verlangt, den Trauschein vorzulegen. Also zogen wir los, uns einen zu beschaffen.

Sollte es so klingen, als sei unser Entschluß eher dem Zufall zu verdanken gewesen, ist das ganz richtig. Ellen behauptete, es sei keine große Sache zu heiraten: Wir könnten uns schließlich jederzeit wieder scheiden lassen, und wir kämen wenigstens schnell an unser Ziel. So waren die siebziger Jahre – meine Generation protestierte nicht nur gegen den Vietnamkrieg, sondern stellte alle anerkannten gesellschaftlichen Regeln in Frage. Ich glaube nicht, daß Ellen mehr als ich unsere Ehe als etwas Dauerhaftes ansah. Als wir noch in Indiana waren, war sie uns sogar ein bißchen peinlich. Lange Zeit erzählten wir außer den Studentenwohnungsvermietern niemandem, daß wir verheiratet waren. Wir waren eher Zimmergenossen als Jungvermählte und lebten jeder sein eigenes Leben, hörten verschiedene Vorlesungen, hatten einen unterschiedlichen Freundeskreis. Immerhin machten wir ziemlich viele Reisen gemeinsam. In den Semesterferien gingen wir oft auf Kurzurlaub, wobei uns der Landcruiser als Transportmittel und Unterkunft diente. Das sind meine schönsten Erinnerungen an unsere gemeinsame Zeit.

Keiner von uns ahnte, wie stark die Psyche auf Vorstellungen und

Ideen reagiert. Der Unterschied zu der Heilung, deren Zeuge ich in Wyoming gewesen war, ist gar nicht so groß – Nelson hatte Jimmie gesagt, er würde genesen, Jimmie hatte ihm geglaubt, und so war es dann auch. Sage also keiner, daß er verheiratet ist. Das Sprichwort »Wie es in den Wald hineinschallt, so schallt es heraus« hat einen wahren Kern. Als Ellen und ich im Januar 1973 unser Studium in Indiana abschlossen (ich erwarb einen akademischen Grad in Biophysik, sie in Psychologie und Tanz), beschlossen wir zusammenzubleiben.

Im selben Jahr, im Dezember 1973, wurde unser erstes Kind geboren, ein Mädchen. Ich war hingerissen, als Ellen mir sagte, sie sei schwanger, aber erstaunt, deswegen ins Büro für Studienkredite gerufen zu werden. Ellen hatte sich auf einer Cocktail-Party darüber lustig gemacht, daß wir eine Extra-Beihilfe bekommen würden, nur weil sie schwanger war. Sie bekäme das Kind, das sie sich immer gewünscht hatte, und würde mehr Geld haben, als wenn sie arbeiten ginge. Das war einer Beamtin des Kreditbüros zu Ohren gekommen, die mir eröffnete, sie würde alles in ihrer Macht Stehende tun, daß wir *kein* Extrageld bekämen. Wir bekamen es am Ende doch, da in ihren Bestimmungen nichts stand, was ihr in ihrer Entrüstung Rückendeckung gegeben hätte.

Ellen wollte das Kind mit Hebamme zu Hause bekommen. Wir stießen auf das Santa-Cruz-Entbindungszentrum. Als Arzt wollte ich natürlich wissen, ob eine Hausgeburt auch sicher war. Angeregt von Dr. Creevy in Stanford, einem Guru der Bewegung »natürliche Geburt«, begann ich mit einer Arbeit über Hausgeburten und ihre emotionalen Auswirkungen auf Mutter und Kind. Das sollte sich als einigende Kraft zwischen mir und Ellen erweisen. Aus Ellens spontanem Interesse an dem Thema wurde schließlich eine intensive Zusammenarbeit, an die sich Untersuchungen auf verschiedenen verwandten Gebieten anschlossen.

Die erste Studie über die Erfolge von Hausgeburten erschien kurz nach der Geburt unserer Tochter. Die Geburt war ein wundervolles Erlebnis. Und unsere Untersuchung von natürlichen Geburten zeichnete Ellens und meinen Berufsweg vor und trug uns Arbeit ein, mit der wir uns heute, über zwanzig Jahre später, immer noch befassen. Doch weder die Geburt noch die Arbeit, so wesentlich beides für uns war, brachte uns als Ehepaar einander näher. Die romantische Liebe war einfach nicht unsere Sache. Jahrelang versuchten wir, das Gefühl zu entwickeln, glücklich verheiratet zu sein. Manchmal gelang es einem von uns, aber nie sehr lange, und nie schafften wir es gleichzeitig.

Sobald ich mein Studium in Stanford abgeschlossen hatte, packten Ellen und ich unsere Tochter in den Landcruiser und unsere Habseligkeiten in einen Mietanhänger und fuhren nach Wisconsin. Ich mußte an Eddies Familie und Jimmie Left Hand denken, als wir südlich des Wind-River-Reservats die Rocky Mountains durchquerten. Eddie hatte mir erzählt, Jimmies Arzt hätte nicht glauben wollen, daß eine Angina pectoris einfach verschwinden könnte, und Jimmie verschiedenen schmerzhaften Tests unterworfen, um dann zu dem Schluß zu kommen, Jimmie wäre von Anfang an nie richtig krank gewesen. Ich gratulierte mir selbst, daß ich ein katholisches Krankenhaus für meine Assistenzzeit gefunden hatte, dessen Ärzte sicher aufgeschlossener waren als Jimmies Arzt. Ich nahm an, daß die Gruppe von progressiven Ärzten, die die Ganzheitsmedizin am St.-Elizabeth-Hospital in Madison ins Leben gerufen hatten, grundsätzlich die Verbindung zwischen der Spiritualität des Patienten und seiner körperlichen Gesundheit respektieren würden. Ich dachte an Vater Stone und hoffte, an meinem Ziel jemanden wie ihn vorzufinden.

Während die Landschaften an uns vorbeiflogen, wuchs meine Erleichterung. Die schwere Zeit des Medizinstudiums lag hinter mir. Meine Tage als ohnmächtiger Beobachter waren vorbei. In nicht allzu weiter Ferne vor mir lag ein Krankenhaus, in dessen ganzheitsmedizinischem Programm man erforschen wollte, wie soziale, emotionale und physische Faktoren in ihrem Zusammenwirken die Gesundheit eines Menschen bestimmen. Ich würde meine Überzeugung, daß sich die wissenschaftliche Medizin mit Religion und Schamanismus verbinden oder gar ergänzen ließ, in die Tat umsetzen können. Irgendwann würde ich an irgendeiner Universitätsklinik eine Stelle finden und andere junge Ärzte dazu ausbilden, sich als Heiler zu betrachten.

Mein eigentliches Ziel war es, die medizinische Praxis zu verändern. Für heutige Ohren, zwanzig Jahre später, klingt das etwas hochtrabend aus dem Munde eines 21jährigen frischgebackenen Doktors der Medizin. Ich glaube aber nicht, daß ich anmaßend war. Die Art von Heilen, die ich in die Medizin einbringen wollte, war ja nicht meine Erfindung. Ich gab nur eine Tradition weiter, die über Jahrhunderte entwickelt worden war und deren ernsthaftes Studium ich eben erst aufgenommen hatte. Als wissenschaftlich legitimierter Arzt konnte ich möglicherweise der Kanal sein, durch den das alte Wissen in die moderne Welt einfließen würde. Ich mußte nicht schlau, mächtig oder ein Überredungskünstler sein. Ich brauchte auch nichts zu erfinden. Ich mußte nur aufrichtig sein und ein bißchen nachbohren wie Coyote. Durch den spirituellen Ansatz der Schamanen wurden Leute in Tipis und Kirchen geheilt. Die Leute würden sehen, daß das auch in Krankenhäusern und Kliniken möglich war, wenn es nur jemand am richtigen Ort einführte – und ich war sicher, daß die ganzheitliche Klinik St.-Elizabeth der richtige Ort war.

Im ersten Jahr meiner Tätigkeit dort sollte ich jeweils einen halben Tag pro Woche in der Modellklinik arbeiten. Außerdem sollte ich einen halben Tag im Kriseninterventionszentrum der Psychiatrie assistieren. Ansonsten würde ich die normale Assistenzzeit ableisten mit jeweils dreimonatigen Einsätzen in der Inneren Medizin, Geburtshilfe, Kinderheilkunde sowie kürzeren Einsätzen in der Chirurgie und Psychiatrie. Bei meinen ersten zwei Einsatzzeiten habe ich mehr über den Umgang der modernen Medizin mit Tod und Geburt gelernt, als ich wissen wollte.

Die erste Lektion lernte ich am Bett von Mrs. Hannah, einer zerbrechlichen 94jährigen Frau, die ich bei meiner Zeit in der inneren Medizin kennenlernte. Geistig war sie noch voll da, aber ihr Körper versagte ihr Organ um Organ den Dienst. Sie war wegen Erschöpfungszuständen, Kurzatmigkeit, niedrigem Blutdruck, Schwächegefühlen, Benommenheit, Inkontinenz, Verdauungsstörungen und Schlaflosigkeit ins Krankenhaus eingeliefert worden. Dr. Floyd, der Chefarzt der inneren Medizin, »arbeitete sie auf«. Es sah eher nach »Abarbeiten« aus. Jeder konnte sehen, daß sie im Sterben lag. Aber wir mußten unbedingt wissen, *warum* sie im Sterben lag, und waren deshalb verpflichtet, ihre Organe eins nach dem anderen zu untersuchen, uns einen Weg in die verborgenen Passagen ihres Körpers zu erzwingen, ihr sogar die Arme zu fesseln, wenn unser Verfahren zu schmerzhaft war, um ohne Gegenwehr hingenommen zu werden.

Ich bin unter genügend alten Leuten aufgewachsen, um zu wissen, wann jemand im Sterben liegt, und bei Mrs. Hannah sprachen alle Anzeichen dafür – Blässe, Bewegungsarmut, Abneigung gegen Essen und Trinken. Es gibt jedoch kein Stichwort »Sterben« im *ICD*, dem internationalen Diagnoseschlüssel für Krankheiten. Dr. Floyd mußte seinem Auftrag gemäß zwangsweise nach Krankheiten suchen, ob wir sie behandeln konnten oder nicht. Außerdem mußten wir alles daransetzen, sie während unserer Suche am Leben zu erhalten. Wir versorgten sie intravenös mit Flüssigkeiten, führten einen Schlauch in ihren Magen ein, um sie zu ernähren, und legten einen Katheter in ihre Blase, um ihren Urin abzuleiten.

Ich war entrüstet über das, was ich als Mangel an Achtung gegenüber Mrs. Hannah und gegenüber dem Sterben empfand. Mehrere Kollegen stimmten mir zu, schüttelten jedoch nur den Kopf und machten blindlings weiter. Ich mußte einfach dagegen rebellieren. Ich gehöre von Natur aus zu den Dummköpfen, die sich in eine Straßenprügelei einmischen, um ihr ein Ende zu setzen, oder sich mit einem selbstherrlichen Verkehrspolizisten anlegen, der im Unrecht ist. Diese Neigung war meiner Popularität nicht gerade förderlich, was mich aber nie dazu bewogen hat, meine Entscheidungen abzuändern. In Kalifornien hatte ich den Ruf eines Störenfrieds gehabt; Mrs. Hannah sorgte dafür, daß er mir auch in Wisconsin erhalten blieb. Denn ausgerechnet ich mußte ihr jeden Morgen in allen Einzelheiten erklären, welche Torturen der neue Tag für sie bereithielt – allerlei Routineuntersuchungen sowie Röntgenaufnahmen, Tomographien und Szintigraphien, für die radioaktive Stoffe injiziert wurden, die sich in bestimmten Organen sammelten.

Trotz unseres Eifers blieb uns die Ursache von Mrs. Hannahs Problemen verborgen. Dr. Floyd war sicher, daß sie Krebs hatte, den wir nur noch nicht entdeckt hätten. Verdammt noch mal, wir mußten doch einen finden, sonst mußten wir ihr einen verpassen. Tag für Tag betrogen wir sie um den Tod. Gegen Ende der vierten Woche entschied Floyd, sie brauche ein Bariumklistier. Ich fragte, warum wir sie nicht einfach sterben ließen.

»Eine gute Idee«, sagte er. »Wollen Sie ihrer Familie erzählen, daß wir ihr nicht mehr helfen können?«

»Klar«, sagte ich. »Heute nachmittag kommt die Tochter. Soll ich gleich mal mit Mrs. Hannah sprechen?«

»Auf gar keinen Fall«, sagte er und zuckte, als hätte er Migräne. »Schreiben Sie das Rezept für das Bariumklistier.«

Also gaben wir ihr den Einlauf, und es wunderte niemanden, daß nichts dabei herauskam. Nur ihr Blutdruck fiel drastisch, und zudem geriet ihr gesamter Flüssigkeits- und Elektrolythaushalt aus den Fugen. Einen Tag lang schwebte Mrs. Hannah in Todesgefahr. Sie hatte Pech und blieb am Leben. Wir päppelten sie so weit wieder auf, daß sie zumindest stark genug war, um die neuen Untersuchungen zu überstehen, die Dr. Floyd durchführen wollte.

Die Tage verflogen, und ich verbrachte immer mehr Zeit bei Mrs. Hannah, zuerst nur aus einem Bedürfnis heraus, mich für das, was wir mit ihr anstellten, zu entschuldigen. Doch dann begann sie, mir Fragen zu stellen und mir meine Lebensgeschichte aus der Nase zu ziehen. Und dazwischen erzählte sie mir ihre. Manchmal scherzte sie sogar über die Vergeblichkeit der endlosen Untersuchungen. In Gegenwart meiner Kollegen gab sie schroffe Antworten auf die ständigen Fragen über ihren in Verfall begriffenen Körper. Aber mir gegenüber sagte sie, nachdem wir uns besser kannten, es sei ihr klar, daß sie im Sterben liege. Sie wollte genau wissen, wie meine Urgroßmutter gestorben war, und wünschte, sie hätte auch die Macht, den Augenblick ihres Todes selbst zu bestimmen.

Mrs. Hannah hatte keine Angst vor dem Sterben. Sie war gläubige Katholikin und glaubte, an der Schwelle zum Übergang in ein anderes Dasein zu stehen. Hier auf Erden waren selbst die Kinder ihrer Kinder schon groß und gesund, und sie hatte nicht das Gefühl, irgend etwas Wichtiges versäumt zu haben. Während sie aus ihrer Jugend und von ihrem Leben erzählte, offenbarte sie mir, wie stolz sie sei, nie aus der Gemeinde fortgezogen zu sein, in der sie geboren war. »94 Jahre sind eine lange Zeit«, sagte sie stolz. »Ich habe einen Ehemann und drei Priester überlebt. Einer von ihnen hat mich getauft. Einer hat mich getraut und meine Kinder getauft. Und der dritte hat meine Enkel getauft. Jetzt lauert ein vierter darauf, mir die letzte Ölung geben zu können.«

Ich informierte sie darüber, daß sie unsere Behandlung nicht über sich ergehen lassen müsse. Sie hätte das Recht, sie abzulehnen.

»Nein«, sagte sie, »eine alte Frau hat keine Rechte. Wenn ich nein sage, binden sie mich fest und tun's trotzdem, oder sie lassen gerichtlich verfügen, daß sie es machen dürfen. Außerdem tun sie ja nur ihre Arbeit. Sie tun ja nur, was sie für richtig halten.«

»Aber das heißt nicht, daß sie es gegen Ihren Wunsch tun müssen«, sagte ich. »Ich könnte mit ihnen reden.«

»Nein«, beharrte sie, »ich möchte keine Schwierigkeiten machen.«

»Aber Ihre Wünsche sollten respektiert werden. So ist es nicht recht.«
»Natürlich ist es recht.« Sie lächelte freundlich, schloß die Augen und schlief ein. In Augenblicken wie diesem spürte ich in ihrer Gesellschaft einen Frieden, von dem ich nur gelesen hatte, daß ihn Leute in der Gegenwart von Heiligen empfinden.

Bei den ärztlichen Visiten mit Dr. Floyd verscheuchte ich mehr als einmal Priester Nummer 4, der Mrs. Hannah besuchte. Eines Nachmittags drückte er mir seine Visitenkarte in die Hand und bat mich, ihn anzurufen, wenn ich einmal Zeit hätte. Ich rief ihn nicht an, aber ein paar Tage später wartete er auf mich, als ich nach Mrs. Hannah sah. Ihr Bett war leer.
»Sie ist doch nicht ...«
»O nein«, beruhigte er mich leise. »Sie ist unten in der Nuklearmedizin für eine weitere Szintigraphie. Sie hat mir gesagt, Sie würden immer um diese Zeit herum zu ihr kommen, und mich gebeten, auf sie zu warten und mit Ihnen zu sprechen.«
»Mit mir?« fragte ich erstaunt.
»Ja«, sagte er ruhig. »Sie sagt, ihr Sterben würde Ihnen sehr zu Herzen gehen. Vater Mahoney«, setzte er noch hinzu und hielt mir die Hand hin. »Ich bin der Krankenhauskaplan. Ich rede manchmal mit den Assistenzärzten über ihre Angst vor dem Tod.«
»Den Assistenzärzten?«
»Sie haben im allgemeinen mehr Angst davor als die Patienten. Viele haben noch nie jemanden sterben sehen.«
»Wie viele Patienten haben das schon!« sagte ich und bereute im gleichen Augenblick meinen bissigen Ton. Obwohl Mrs. Hannah und ich uns über ihn lustig gemacht hatten, war mir Vater Mahoneys Anteilnahme überraschenderweise willkommen. »Was mir wirklich unter die Haut geht«, sagte ich, »ist, wie wir Mrs. Hannah quälen, um sie am Leben zu erhalten, obgleich sie sichtlich bereit ist, zu sterben.«

»Assistenzärzte haben es schwer«, sagte Vater Mahoney sinnend, während ich auf dem zweiten Stuhl im Zimmer Platz nahm. »Sie müssen die Last der Entscheidungen tragen, die andere getroffen haben.«

»Ich möchte nur das tun, was am besten für die Patienten ist«, sagte ich. »Das ist manchmal geradezu unmöglich.«

»Ich weiß«, sagte er. »Ich stehe noch weiter am Rande der Medizin als Sie. Ich helfe den Patienten, wieder hochzukommen, nachdem die Ärzte dran waren. Die Ärzte bringen schlechte Nachrichten und verziehen sich schleunigst, und ich helfe den Patienten dann, mit ihrem Kummer fertig zu werden. Die Angehörigen der Sterbenden bitten mich oft, bei ihnen zu bleiben, während die Ärzte ihnen in aller Kürze Mitteilung machen, daß Herr oder Frau Soundso gerade verstorben ist, und sie weinen mit mir zusammen, wenn die Ärzte weg sind. Ich weiß, was Sie durchmachen. Ich kenne die Brutalität der Medizin.«

»Aber was können wir machen?« fragte ich.

»Wir können an unserer Überzeugung festhalten, ganz gleich, was geschieht«, sagte er. »Mrs. Hannah meint, daß Sie ein ganz besonderer Mensch sind.« Ich errötete. Es war mir peinlich. »Sie sind etwas Besonderes, weil Sie mitfühlen«, sagte Vater Mahoney und sah mich durchdringend an. »Das tun nicht allzu viele Ärzte. Niemand hat sich je um sie gekümmert wie Sie, und sie hat es bemerkt. Ich übrigens auch.«

»Sagen Sie's bloß niemandem«, sagte ich mit einem kurzen Lachen. »Ich möchte nicht gleich in meinem ersten Monat hier meinen guten Ruf ruinieren.«

»Verstehe«, sagte er, »wirklich. Ich würde Ihnen gern helfen, wenn Sie Hilfe brauchen. Mrs. Hannah wird sterben, wie wir beide wissen, aber für Sie wird es schwerer sein als für Mrs. Hannah. Bitte, Sie können jederzeit zu mir kommen.«

Am nächsten Nachmittag, als die tägliche Untersuchungstortur vorbei war, setzte ich mich zu Mrs. Hannah. Sie bat mich, die Vor-

hänge zuzuziehen. Dann umklammerte sie mit ihren schwachen Händen ihren Rosenkranz und bat mich, das Vaterunser mit ihr zu beten. Danach sprach sie mühsam einen Rosenkranz Ave-Marias, wobei sie jede Perle so sorgfältig umschloß, als sei sie, und nur sie, der Schlüssel zur Erlösung ihrer Seele. Ich saß still an ihrem Bett und betete ebenfalls, bat um Vergebung für das, was wir der armen Frau antaten. Ich versprach Gott, daß ich keine sterbenden alten Leute quälen würde, wenn ich einmal selbst die Entscheidung treffen könnte.
Als Mrs. Hannah all ihre Gebete, die sie auswendig konnte, aufgesagt hatte, bat sie mit hoher, zitternder Stimme Gott, über die Menschen in ihrer Gemeinde zu wachen, über ihre Freunde und Nachbarn, ihre Kinder und Enkelkinder. Dann bat sie um Vergebung für sich selbst. Die Anstrengung des Betens erschöpfte sie so, daß sie danach lange schwieg, so lange, daß ich dachte, sie wäre eingeschlafen. Aber als ich mich bewegte, seufzte sie und bat Gott, sie heimzuholen.
Es berührte mich tief, wie sehr Mrs. Hannahs Gebete den langen, weitschweifigen Gebeten meiner Urgroßmutter ähnelten, bei denen zu Anfang immer erst alle Familienmitglieder an die Reihe gekommen waren und erst zum Schluß ihre eigenen Wünsche.

In praktischer Hinsicht lernte ich eine Menge während meiner Assistenzzeit, zum Beispiel, wie man ein Loch zwischen den Rippen eines Patienten macht und einen Schlauch hineinschiebt, um einem Lungenkollaps entgegenzuwirken, oder wie man einen Katheter durch die Drosselvene ins Herz einführt, um den Druck zu kontrollieren und Medikamente einzuflößen. Ich lernte, was man bei Herzinfarkt macht, um die Schädigung des Herzmuskels möglichst gering zu halten, und wie bei Herzstillstand ein Defibrillator angewendet wird. Ich lernte, wie man völlig zerschmetterte Verkehrsunfallopfer wieder zusammenflickt und wie man mit Schußwunden in der Brust umgeht.

Lebensrettende Techniken wie diese gehören zu den Errungenschaften der wissenschaftlichen Medizin. Für die modernen Methoden der Wundbehandlung gibt es kaum eine Parallele in den traditionellen Heilkünsten (und natürlich gibt es erst recht keine Parallele in bezug auf nie dagewesene Verletzungen durch automatische Waffen und Autounfälle). Alle diese Techniken sind sehr wirksam, und wer sie meistert, empfindet sich leicht selbst als mächtig. Es war nur naheliegend, wenn ein Chirurg wie Dr. Floyd von einem Gefühl der Macht erfüllt wurde und schließlich meinte, es habe seinen Ursprung in ihm selbst und nicht in den Eingriffen, die vorzunehmen er gelernt hatte. Auch die unmenschlichen Auswirkungen dieser Täuschung lagen auf der Hand. Wir erfuhren nie, was Mrs. Hannah eigentlich hatte. An meinem letzten Tag in der inneren Medizin war sie immer noch an Schläuche und Tröpfe angeschlossen.

So schlecht Ärzte sein können, wenn es darum geht, Menschen auf ihr Ende vorzubereiten, so zeigte sich bei meinem nächsten Einsatz in der Geburtshilfe, um wieviel schlimmer sie noch sein können, wenn sie einem neuen Menschen zum Leben verhelfen. Im ländlichen Kentucky war eine Geburt ein ziemlich normaler Vorgang, der manchmal zu Hause stattfand. Meine Mutter ist zu Hause geboren, obwohl sie in einem Krankenhaus einen leichteren Start gehabt hätte. Hazel war unterernährt und kam zu früh nieder – Mutter wog nur zwei Pfund bei ihrer Geburt. Der Arzt des Ortes kam ins Haus und machte Hazel die traurige Mitteilung, daß meine Mutter nicht lebensfähig sei, aber das wollte Großmutter nicht hinnehmen, und sie schwor, ihr Kind am Leben zu erhalten. Um sie warmzuhalten, legte Hazel meine Mutter in einen Schuhkarton und stellte sie damit auf den Küchenherd. Jeden Tag kam der Arzt vorsichtig in die Küche und fürchtete das Schlimmste. Und jeden Tag stellte er fest, daß das Kind ein wenig größer, stärker und lebenstüchtiger geworden war. Irgendwann blieb er aus, ein stillschweigendes Eingeständnis, daß Großmut-

ter – nicht er – der Experte bei diesem Baby war. Hazel erzählte mir stolz, daß der Arzt keinen Pfennig Honorar genommen hätte. Schließlich, so hatte er ihr gesagt, habe er einiges von ihr gelernt. Die Geburtshilfe des St.-Elizabeth-Hospitals hingegen baute auf der Überzeugung auf, daß Mütter beim Gebärvorgang nur stören. Dr. Jason, ein Zweimeterriese mit dickem Vollbart, war die leibhaftige Verkörperung dieser Idee. Die Krankenschwestern auf der Station sagten, das Geräusch der schweren Schritte von Dr. Jason hätte mehr als eine Mutter dazu gebracht, voll Angst und Schrecken ihr Kind herauszupressen. Dr. Jason galt allgemein als Experte für Geburt und Entbindung. Sein einziger echter Konkurrent war Dr. Poirot, ein kleiner, drahtiger Mann mit einem sauber gestutzten Bart in der Farbe rostiger Nägel. Beide, Poirot und Jason, waren Mitte Vierzig. Sein unscheinbares Äußeres machte Dr. Poirot dadurch wett, daß er der schnellste Geburtshelfer östlich des Mississippi war. Die Schwestern hatten einen Preis ausgesetzt für jeden – Patient oder Personal –, der Poirot länger als dreißig Sekunden in ein Gespräch verwickeln konnte. Als ich Wisconsin verließ, hatte ihn noch keiner gewonnen.
Ich hatte bereits zwei Artikel über Hausgeburten und Geburten mit Hilfe einer Hebamme veröffentlicht und arbeitete an einer dritten, noch unabgeschlossenen Studie, als ich nach St. Elizabeth kam. Um sie vollenden zu können, mußte ich möglichst viele Daten über die Geburten hier sammeln, um sie mit dem Material aus Kalifornien zu vergleichen. Das hieß, sehr genau vorzugehen und vergleichbare Fälle in beiden Gruppen zu finden, was das Alter, die Schwangerschaftsrisiken, die Zahl früherer Geburten und Entbindungen sowie die sozialen und wirtschaftlichen Verhältnisse betraf. Ich begann, zuerst einmal die Unterlagen des St.-Elizabeth-Hospitals nach entsprechenden Daten durchzusehen.
Ich wollte so viele Frauenpaare wie möglich finden, wobei jeweils eine Frau des Vergleichspaares zu Hause geboren hatte und die andere im Krankenhaus. Ich wußte, daß es lange dauern wür-

de, bis ich übereinstimmende Frauen gefunden hatte, da ich als Assistenzarzt schon überlastet war. Aber die Untersuchung lag mir am Herzen, und die Akten standen mir zur Verfügung. Ich redete nicht viel von meiner Studie, denn ich wollte nicht, daß irgend jemand den Versuch machte, mich daran zu hindern. Allerdings sprach ich leidenschaftlich gern über die Vorteile der Hausgeburt, und als das den Entbindungsärzten zu Ohren kam, hatte ich schon einen Minuspunkt weg. Und als sie auch noch erfuhren, daß ich mich inoffiziell mit den örtlichen Hebammen traf, bekam ich noch einen Minuspunkt, und das, bevor sie mich überhaupt richtig kennengelernt hatten.

Die meisten Ärzte für Geburtshilfe am St.-Elizabeth-Hospital betrachteten Hebammen als den Teufel schlechthin. An der offiziellen Haltung hatte sich seit dem Flexner-Report von 1905, in dem Hebammen als schmutzige, unwissende Einwanderer charakterisiert wurden, wenig geändert. Meine Vorgesetzten ließen mich in aller Deutlichkeit wissen, daß ich nicht für Geburten außerhalb des Krankenhauses eintreten dürfe. Nun wollte ich jedoch in meinem Eifer nicht hören und entkräftete ihre Argumente mit Studien aus aller Welt, die die Vorteile von Hebammen und Hausgeburten darlegten. Ich war noch immer so naiv, daß ich dachte, Ärzte würden angesichts der neuesten Forschungsergebnisse ihre Meinung ändern. Meine Auffassung trug mir die schärfste Kritik von seiten Dr. Jasons ein. Seine drohende Haltung hielt mich davon ab, ihn nach den Kaiserschnitten zu fragen, die er routinemäßig durchführte, und zwar vor allem aus Bequemlichkeitsgründen, wie mir schien.

Wie viele Ärzte 1975 hielt sich auch Jason bei seinen Patientinnen an die Freedman-Kurve, die angibt, wieviel Zentimeter pro Stunde sich der Gebärmutterhals bei einer »normalen« Geburt weitet. Heute, über zwanzig Jahre später, gehen manche Ärzte (und Hebammen!) immer noch nach der berüchtigten Kurve vor, obwohl es sich dabei nur um Durchschnittswerte handelt. Im Grunde

kreißen die meisten Frauen entweder schneller oder langsamer als der Durchschnitt (ebenso wie nur drei Prozent der Schwangeren zum errechneten Termin niederkommen). Jason war der Meinung, *seine* Patientinnen müßten alle *schneller* als nach der Freedman-Kurve gebären. Langsame Mütter bestrafte er mit intravenösen Gaben eines Hormons, das die Wehen verstärken und den Geburtsvorgang beschleunigen sollte, oder er nahm einen Kaiserschnitt vor. Poirot schloß sich seiner Auffassung an, daß nur eine schnelle Geburt eine gute Geburt ist.
Sie stritten sich sogar darüber, wieviel Gebärzeit für das Kind »zulässig« sei. Damit, daß es für das Kind gut sei, rechtfertigten sie alles, was sie dachten oder taten, mochten auch anderslautende wissenschaftliche Beweise vorliegen. Wichtiger als die Frage, wieviel Zeit die Frau mit dem Gebären zubrachte, war die Frage, wieviel Zeit der Arzt dabei im Krankenhaus verbringen mußte. Gingen viele Stunden durch die schleppenden Wehen einer Gebärenden verloren, bedeutete das Zeitverluste bei den Sprechstunden und damit Geldeinbußen. Beide Ärzte waren bekannt dafür, daß sie bei Frauen im Morgengrauen einen Kaiserschnitt vornahmen, um ihre morgendlichen Sprechstunden einhalten zu können. Eine Studie, die 1988 im *New England Journal of Medicine* erschien, bewies, daß Jason und Poirot nicht allein auf weiter Flur waren und daß diese Vorgehensweise immer noch ziemlich weit verbreitet ist.
Ich zählte einmal ihre Kaiserschnitte im Geburtshilfe-Dienstbuch nach. Jason lag mit 48 Prozent dicht hinter Poirot mit 49 Prozent, womit beide weit über dem Krankenhausschnitt von 13 Prozent lagen. Der Durchschnitt lag damals in den USA bei 10 Prozent, während er heute etwa 25 Prozent beträgt. Inzwischen werden die Ärzte wieder, wie schon 1975, dazu ermutigt, Kaiserschnitte lieber zu machen, statt zu vermeiden. Obwohl das staatliche Zentrum für Gesundheitsfürsorge den Vertretern der natürlichen Geburt beipflichtet, daß 25 Prozent ein viel zu hoher Prozentsatz ist,

werden in der Praxis selten Ärzte wegen eines unnötigen Kaiserschnitts zur Rechenschaft gezogen. Von einem fahrlässigen ärztlichen Standpunkt aus ist es sicherer, Kind oder Mutter bei einem Kaiserschnitt zu verlieren (da man in diesem Fall ja alles Menschenmögliche getan hat), als davon abzusehen, auch wenn die Mutter wahrscheinlich eher an der Operation als an irgendeiner anderen Entbindungsart zugrunde geht. Kein Wunder, daß viele Geburtshelfer heute lieber auf Nummer Sicher gehen, um sich bloß keine Klage einzuhandeln.

An einem kalten Morgen im Oktober trat ich um sechs Uhr früh meinen 24-Stunden-Dienst auf der Entbindungsstation an und sah, daß die Nachtschwestern *zwei* Kaiserschnitte vorbereiteten. Jason wollte den einen, Poirot den anderen durchführen. Die betreffenden Frauen waren beide in der Nacht eingeliefert worden. Weder bei der einen noch bei der anderen lag der Wehenbeginn außergewöhnlich lange zurück, es bestand auch keine Gefahr für das jeweilige Kind, aber Jason und Poirot hatten es einfach so beschlossen. Es dämmerte schon, die Dehnung des Geburtskanals war unzureichend – die Kinder würden folglich erst nach Beginn der ärztlichen Sprechstunden geboren werden –, also: Kaiserschnitt.

Ich kochte inwendig, aber ich hatte es schon vergeblich mit vernünftigen Argumenten versucht. Ich hatte Jason von den Beweisen erzählt, die ich in der medizinischen Fachbibliothek von Stanford zusammengetragen hatte und die gegen die Routinekaiserschnitte sprachen. Ich gab ihm Material, das er nie las; dafür mußte ich hinterher seinen Spott über mich ergehen lassen. Und nicht nur Spott – er ließ auch noch beim amtierenden Direktor ein paar böse Bemerkungen über mich fallen. Das hieß in der Übersetzung: »Wenn du dich in meine Angelegenheiten einmischst, bekommst du mehr Ärger, als dir guttut.« Also hielt ich den Mund und sah zu, wie er unentwegt eine ärztliche Praxis verfolgte, die ich für fahrlässig hielt und immer noch halte.

Da Jason und Poirot in Sachen Geburtshilfe gleicher Auffassung waren, mußten sie andere Möglichkeiten finden, um miteinander zu konkurrieren. An diesem Morgen, als sie sich für die Operationen die Hände schrubbten, setzten sie 100 Dollar für den aus, der am schnellsten einen Kaiserschnitt ausführte. Eine OP-Schwester wurde dazu bestimmt, bei jeder Operation die Zeit vom ersten Schnitt bis zum letzten Stich zu messen. Das Schicksal wollte es, daß ich Dr. Jasons Team zugeteilt wurde. Ich wäre am liebsten davongerannt und hätte mich versteckt. Ich versuchte mir einzureden, daß dies alles nicht wahr sein konnte. Für mich war das genauso schlimm wie einmal, als ich in Stanford mitansehen mußte, wie ein Entbindungsarzt bei einer Frau *nach* der Geburt einen Dammschnitt vornahm, um ihrem Mann nicht das Vergnügen bei der Wiederverengung der Vagina vorzuenthalten.
Nach gründlichem Händewaschen ging ich mit tropfenden Ellbogen in den OP. Die Krankenschwestern waren dabei, Mrs. Atkins vorzubereiten und zu verhüllen. Der Anästhesist legte die Narkosemaske auf. Krankenschwestern mit blauen Kitteln und Schutzmasken eilten geschäftig hin und her, ohne den sterilen Bereichen zu nahe zu kommen, um die Bühne für den großen Wettstreit herzurichten. »Was macht ihr bloß!« wollte ich schreien. »Dies ist eine Geburt, ein Kind, eine wichtige Lebenserfahrung! Die Frau auf dem Operationstisch steht kurz vor einer heiligen Erfahrung, vor etwas, das nicht entweiht werden sollte!«
»Vollnarkose«, brüllte Jason, der über Mrs. Atkins hing und seine Finger hin und her bog. »Schnell! Aufgepaßt! Jetzt!« schrie er, »sofort!« Er schüchterte den Anästhesisten so ein, daß dieser tatsächlich Knall auf Fall eine Vollnarkose verabreichte. Bei einer örtlichen Betäubung wäre die Mutter bei Bewußtsein geblieben und hätte eine bessere Bindung zu ihrem Kind entwickelt, aber Vollnarkose geht schneller, und es ging schließlich um Geld. Der Narkosearzt stellte das Halothan-Narkosegerät an und flößte der Frau intravenös Barbiturate ein. »Stoppuhr einschalten«, sagte

Jason genüßlich und schüttelte sein Skalpell in Richtung der Schwester, die für das Zeitmessen zuständig war. »Ich schneide jetzt.« Die Mutter fuhr hoch und gab einen Schrei von sich. »Mach sie alle, verdammt noch mal!« brüllte Jason den Anästhesisten an. »Sie wird sich ohnehin an nichts erinnern können.«
Ich hörte den Narkosearzt unter seiner Maske murmeln: »Scheiß was auf dieses ganze verfluchte Krankenhaus«, dann beschleunigte er die Betäubung. Er drückte damit genau meine eigenen Gefühle des Abscheus aus, ich fand das alles zum Kotzen, während Jason loslegte. »Dalli!« rief er und hatte die Frau schon bis zur Blase geöffnet. Ich seufzte und konzentrierte mich auf die Arbeit. Ich mußte die Blase beiseiteziehen, damit er seinen Schnitt bis hinunter zur Gebärmutter führen konnte.
Bei anderen Kaiserschnitten, bei denen ich assistiert habe, hatte ich die Gebärmutter geöffnet und entweder das Kind oder die Plazenta herausgeholt oder die Wunde vernäht. Diesmal assistierte ich zum ersten Mal bei Jason, und er kam sofort zu dem Schluß, daß ich mich am nützlichsten machte, wenn ich ihm nicht in die Quere kam. Ich war froh, abtreten zu können. Jason schnitt wie besessen das Kind heraus, reichte es dem Kinderarzt, riß die Plazenta von der Uterinwand und war schon dabei, Mrs. Atkins Uterus wieder zusammenzunähen, bevor das Baby noch seinen ersten Schrei getan hatte. Nach dem letzten Stich schmiß er Nadelhalter und Gewebeklemmen in eine Edelstahlschale und hob die Hände wie ein Rodeo-Cowboy, der gerade ein Kalb eingefangen hat. »Siebzehn Minuten!« sagte die Zeitmesserin, die erschreckend dünn wirkte, obwohl sie in einem weiten OP-Kittel steckte. »Ein neuer Kaiserschnitt-Rekord!«
»Das müßte reichen, um Poirot zu schlagen«, sagte Jason ausgelassen. Und so war es auch. Poirot hatte angeblich mit etlichen Bagatellschwierigkeiten zu kämpfen gehabt, über die er allerdings später im Umkleideraum nicht sprechen wollte; er klagte nur, das Gewebe seiner Patientin sei unfairerweise unter aller Sau

gewesen für eine Frau von 24 Jahren. Seine Operation hatte weit über zwanzig Minuten gedauert. Poirot bezahlte seine 100 Dollar und ging, ohne sich umzuziehen. Beide Ärzte hatten im OP natürlich erheblich mehr verdient als 100 Dollar. Das Geld war zwar für sie nur ein Klacks, aber gleichzeitig ein starkes Überlegenheitssymbol. Jason blieb noch über siebzehn Minuten vor seinem Spind sitzen, erzählte jedem, der es hören wollte, stolzgeschwellt von seinem neuen Rekord und zählte immer wieder seine Zwanzigdollarscheine. Er mutmaßte sogar, sein neuer Rekord könnte Standard werden und so lange stehen, »wie das Spiel gespielt wird«. »Ich bin der Babe Ruth der Geburtshilfe«, frohlockte er, »Der King des OPs.«

Am gleichen Nachmittag, als ich gerade in der Cafeteria etwas zu Mittag hinunterwürgen wollte, trat Vater Mahoney zu mir. »Sie ist letzte Nacht gestorben«, sagte er leise. Ich sah ihn wie betäubt an.

»Ich weiß«, sagte ich, ohne nachzudenken, obwohl ich es eben erst von ihm erfuhr. Aber ich war meilenweit entfernt von Mrs. Hannah, ganz in den Jammer über Jasons brutale Wette vertieft. Dann überkam mich im tiefsten Innern Traurigkeit. Ich war mehrere Wochen nicht bei ihr gewesen; ich schämte mich, daß der Tod eingetreten war, ohne daß ich davon wußte.

»Sie war dankbar, daß ihre Leiden ein Ende hatten«, sagte Vater Mahoney. »Und sie war Ihnen dankbar für Ihren Beistand und Ihre Besuche.« Ich sah zu Boden, erschüttert, daß die Probleme der Geburtshilfe mich so schnell vereinnahmt hatten.

»Ich habe sie eine Ewigkeit nicht besucht«, stammelte ich.

»Ich weiß«, sagte Vater Mahoney sanft. »Sie wußte, wie beschäftigt Sie waren, als Sie zur Entbindungsstation übergewechselt sind.«

»Aber ich hätte sie nicht vergessen dürfen.«

»Sie haben sie ja nicht vergessen«, sagte Vater Mahoney. »Und sie wird Sie nie vergessen. Sie hat mich beauftragt, Ihnen das zu sagen und außerdem, daß sie Sie auf jeden Fall den Engeln und Heiligen anbefehlen wird.«

»Ist sie gut gestorben?«

»So gut es ging.«

»Waren Sie da?« fragte ich hoffnungsvoll. Als ob seine Anwesenheit meine Abwesenheit wettgemacht hätte.

»Ich war da«, nickte er, »und sie schläft endlich in Frieden, wie sie es sich gewünscht hatte.« Vater Mahoney legte mir die Hand auf die Schulter. »Kommen Sie getrost zu mir«, sagte er, »auch wenn Sie kein Katholik sind. Diese Augenblicke, in denen Menschen sterben und geboren werden, ihren ersten und ihren letzten Atemzug tun – sie bestimmen, was für eine Art Arzt Sie sein werden. Sie haben das Zeug zu einem guten Arzt, solange Sie sich durch Ihre Ausbildung nicht die Tiefe Ihres Mitgefühls rauben lassen.«

Mein Name schallte immer wieder aus dem Lautsprecher; ich weiß nicht, wie lange schon, aber erst in diesem Moment hörten wir es beide. »Sie müssen sich jetzt wohl melden, also ade.« Vater Mahoney erhob sich, tätschelte mir noch die Hand und ging. Ich lief zum Telefon.

»Dr. Mehl? Stationsschwester Linda. Es geht um Mrs. Atkins. Sie hat noch keinen Urin durch den Katheter ausgeschieden, seit sie aus dem OP gekommen ist.«

»Bin gleich da.« Ich ging die hundert Meter zur Entbindungsstation und fragte mich, was ich wohl vorfinden würde. Manche Krankenpfleger machen Fehler, sie vergessen zum Beispiel, die Schlauchklemme zu lösen. Linda klang allerdings, als sei sie kompetent, aber auch sehr besorgt. Als ich sie sah, erkannte ich sie gleich wieder – ein Assistenzarzt, der sie sehr schätzte, hatte mich auf sie aufmerksam gemacht. Sie war etwa so alt wie meine Mutter, und es machte ihr Freude, Assistenzärzte unter ihre Fittiche zu nehmen. Sie nahm Mrs. Atkins' Krankenblatt von einem

Wandbrett im Schwesternzimmer, und dann gingen wir ins Krankenzimmer.
Mrs. Atkins' Urinbeutel war tatsächlich leer, aber die Klemme war los. Da der Urinfluß von der Blase zum Beutel durch nichts unterbrochen wurde, war etwas schiefgegangen. Entweder hatten ihre Nieren die Arbeit eingestellt, oder Dr. Jason hatte es geschafft, die beiden Harnleiter, die Nieren und Blase miteinander verbinden, lahmzulegen, als er den Schnitt zunähte. In Anbetracht der Schnelligkeit, mit der die Operation am Morgen durchgeführt worden war, vermutete ich, daß letzteres eingetreten war. Ich prüfte die Meßdaten auf dem Krankenblatt unserer frischgebackenen Mutter, fand aber keinen Hinweis auf einen Schock.
»Hat sie jemals ...«
»Kein Anzeichen von Nierenproblemen vor dem Eingriff, Doktor«, kam Linda meiner Frage zuvor. Es gab zwar auch noch die Möglichkeit einer akuten Tubulusnekrose als Ursache für das Nierenversagen, aber sowohl Linda als auch ich kannten die wahrscheinlichste Antwort.
»Bin ich das arme Schwein, das Dr. Jason anrufen und ihm sagen soll, was er gemacht hat?«
»Lieber Sie als ich«, sagte sie lachend, »denn es ist bekannt, daß er den Betreffenden erschießt, wenn ihm die Nachricht nicht gefällt.«
Und das war nun ein Arzt, der sich eigentlich zum *primum non nocere* verpflichtet hatte, nämlich »vor allem keinen Schaden zuzufügen«. Diese Assistenzzeit wird mich in die Therapie treiben, dachte ich im stillen, wo ich wenigstens all die beschämenden Geheimnisse loswerden kann, die ich bisher für mich behalten mußte. Ich wünschte, ich hätte den Mut, Jason herauszufordern oder ihm die Stirn zu bieten. Aber ich wollte meine Assistenzzeit ordentlich beenden, und so biß ich mir auf die Zunge und bereitete mich auf den Wutanfall des Mannes vor.
Ich mußte erst betteln, dann fordern, daß seine Sekretärin ihn mit-

ten in der Sprechstunde störte. Schließlich, nachdem sie mich ernstlich gewarnt hatte, er wäre darüber nicht gerade erfreut, und ich sollte mir gut überlegen, ob die Sache auch wirklich wichtig sei, erreichte sie ihn. »Sagen Sie ihm, es ginge um Mrs. Atkins. Er hat heute früh einen Kaiserschnitt bei ihr vorgenommen«, sagte ich. »Sie scheidet keinen Urin aus.«

»Wer?« fragte Dr. Jason, als er das Gespräch annahm.

»Mrs. Atkins«, wiederholte ich. Ich malte mir aus, daß Dr. Jason jetzt vor unbezähmbarer Wut zitterte dort hinter seinem riesigen Schreibtisch im Sprechzimmer seiner Praxis, das Gesicht feuerrot. Er blieb jedoch still.

»Ihr Rekord-Kaiserschnitt«, erinnerte ich ihn. Wenn schon nicht ihm, so stand mir jedenfalls die Röte im Gesicht.

»O Scheiße«, sagte Dr. Jason und vergaß in seiner Panik vollkommen, mich anzuschreien. »IVP«, sagte er, »schleunigst.« IVP steht für intravenöse Pyelographie, einen Test, bei dem ein Kontrastmittel in eine Vene eingeleitet und dann eine Röntgenaufnahme vom Unterleib gemacht wird, die den Kontrastmitteldurchfluß durch Niere, Blase und Harnleiter darstellt.

Zwei Stunden danach sah ich mir mit dem Röntgenarzt zusammen die Aufnahmen an. Der blickte mich, dann wieder die Bilder an und zog die Augenbrauen hoch. Ich versuchte, sein zynisches Lächeln zu erwidern, aber mein Mund streikte, und die Mundwinkel verkniffen sich. Das darf nicht wahr sein, dachte ich beim Betrachten der Aufnahmen, als ich sah, wo die Harnleiter dicht waren. Sie blähten sich über den Nahtstichen wie fette Würste. Die Nierenkelche waren dick und geschwollen. Wir mußten wohl oder übel noch einmal operieren, um den Schaden wiedergutzumachen. Dann stellte ich mir vor, wie Dr. Jason rot anlief, als träfe ihn der Schlag, und ich wünschte mir, ich könnte einfach ins Auto steigen und nach Hause fahren.

Am selben Nachmittag, als Dr. Jasons Praxis geschlossen war, schnitten wir Mrs. Atkins erneut auf. Diese Operation dauerte länger als 17 Minuten. Jason konnte die Stelle nicht finden, wo er die Harnleiter abgeklemmt hatte, und mußte einen Urologen um Hilfe bitten. Er hatte sich jedoch offensichtlich von dem Schock, einen solchen Fehler begangen zu haben, erholt, denn er machte seine üblichen zweideutigen Witze, während wir auf den Urologen warteten. Die Krankenschwestern taten ihr Bestes, herzlich zu lachen und den Anschein zu erwecken, als fänden sie seine Witze, obwohl oft gehört, auch diesmal wieder gut.

»Was gibt's?« fragte der Urologe Dr. Richardson, als er in den Operationssaal kam. Richardson war ein ruhiger Typ aus New Mexiko und berühmt für seinen Cowboyhut. In Wisconsin, wo die normale Kopfbedeckung eine John-Deere-Baseballmütze war, erregte sein Hut ebensolches Aufsehen wie seine Cowboystiefel.

»Ihre Harnleiter wurden versehentlich abgeklemmt«, sagte Dr. Jason. »Und ich kann die Stelle nicht finden.« Dann trat er beiseite, ohne den Urologen direkt um Hilfe zu bitten.

»Haben Sie 'ne Ahnung, wie das passiert ist?« fragte Richardson. Ich sah weg und spielte mit einer Gefäßklemme, die ich in der Hand hatte. Jasons Humor war auf einmal wie weggeblasen. Richardson nahm Jasons Achselzucken als Antwort und machte sich an die Arbeit. Während Jason untätig dabeistand, ortete Richardson die falsch plazierten Stiche und entfernte sie. Er bat eine Krankenschwester, nachzuschauen, ob sich der Katheterbeutel jetzt mit Urin fülle. Der Beutel enthielt bereits Urin; Richardson nickte beifällig und wies die Schwester an, von der Röntgenabteilung ein mobiles Gerät herzubestellen, damit gesichert werden konnte, daß die Blockierung auch wirklich aufgehoben war.

»Das war doch Dr. Jasons Kaiserschnitt in der neuen Rekordzeit von siebzehn Minuten«, rief der Anästhesist. »Was meinen Sie, müssen wir *diese* Operation zu den siebzehn Minuten dazurechnen oder ...«

»Wozu brauchen wir Röntgenaufnahmen?« bellte Dr. Jason, in

der Hauptsache, um dem Mann das Wort abzuschneiden. »Wir haben doch Urin.«

»Augenblick mal«, sagte Richardson, »*Was* war das?«

»Der Siebzehn-Minuten-Rekordkaiserschnitt aller Zeiten«, bemerkte der Narkosearzt und fingerte dabei an den Meßinstrumenten seines Gerätes herum. »Er hat mit Poirot darum gewettet, wer der Schnellste ist.«

»*Was* haben Sie?« zischte Richardson, der seinen Ohren nicht trauen wollte, und sah Jason an.

»Kümmern Sie sich bloß um die gottverdammten Harnleiter«, polterte Jason los, »und machen Sie keinen Ärger.« Alle erstarrten und warteten, bis das mobile Röntgengerät in den OP gerollt wurde. Während der Röntgenologe es über Mrs. Atkins in die richtige Position brachte, sagte Richardson sehr betont und langsam:

»Warum bringen Sie die nächste nicht gleich um? Ich wette, das könnten Sie in zehn Minuten.«

Jason richtete sich zu seinen vollen zwei Metern auf und zitterte am ganzen Leibe vor Wut; durch seine Röte wirkte er fast wie ein Psychotiker. Und während dieser Pfeiler der Ärzteschaft am St.-Elizabeth-Hospital noch bebend Gift und Galle spie, drehte sich Richardson um und ging zur Tür. Im Eingang wandte er sich noch einmal um und sagte: »Denken Sie daran, sich die Röntgenaufnahmen anzusehen, ehe Sie sie wieder zunähen; stellen Sie sicher, daß beide Harnleiter funktionieren.«

»Machen Sie sich nicht lächerlich, Dr. Richardson«, donnerte Jason.

»Wieso sollte ich?« fragte Richardson ungläubig.

»Sie können nicht einfach hier hereinspazieren und Arztkollegen beleidigen, wenigstens nicht in *meinem* OP«, brüllte Jason und zitterte wie ein Vulkan kurz vor dem Ausbruch. Richardson blieb ruhig, was Jasons Wut noch verdoppelte. »Sie werden Ihren Fuß in keinen OP dieses Krankenhauses mehr setzen«, warnte er

Richardson und ging drohend vom Operationstisch auf ihn zu. »Ich werde Ihnen das Leben zur Hölle machen.«

»Ach, das tun Sie doch längst«, sagte Richardson leise. »Und sehen Sie mal, was Sie mit ihrem gemacht haben. Schauen Sie sich auf jeden Fall die Röntgenbilder an«, wiederholte er noch einmal, »und rufen Sie mich, wenn Sie erneut Hilfe brauchen.«

Ich entledigte mich blitzschnell der Schutzkleidung, zog die unbenutzten Handschuhe aus und warf sie in den Abfalleimer. Auf dieser Bühne war ich jetzt überflüssig. Jason, die Arme bereits bis zu den Ellbogen in Mrs. Atkins vergraben, bemerkte nicht einmal, daß ich ging. Ich rannte hinter Richardson her, diesem mutigen Mann, der Dr. Jason die Stirn geboten hatte, weil ich ihn sprechen, ihm danken wollte. Als ich Richardson eingeholt hatte, sagte ich ihm, wie verblüfft ich über seine Reaktion gewesen sei.

Die trockenen Bemerkungen des Narkosearztes waren eine andere Sache – von einem Anästhesisten läßt man sich eine Menge gefallen, denn greift man einen an, kann es gut passieren, daß seine ganze Zunft plötzlich keine Zeit mehr für die Operationen hat, die man durchführen will, so daß man vollkommen lahmgelegt wird. Aber Richardson gehörte zu Jasons Kollegenkreis. Ich erinnerte mich noch gut daran, wie zahm Vickory in Stanford auf Uptons ungläubigen Protest reagiert hatte, und dabei waren die beiden gleichrangig gewesen. Diesmal war ein Arzt unter Beschuß, der politisch viel mächtiger war als sein Kritiker. Jason war nicht nur Chef der Entbindungsstation, er war auch der gewählte Präsident der Krankenhausärzteschaft.

»Jason ist ein rücksichtsloser Narr und von rücksichtslosen Narren umgeben«, sagte Richardson und schüttelte damit mein Lob ab. Er zog sich den OP-Kittel über den Kopf. Dann kamen wieder das Wildwesthemd, die Bola-Schnur, das silberbeschlagene Koppel und die Cowboystiefel dran. Er ging zur Kaffeemaschine und füllte einen Styroporbecher mit dem dampfenden Gebräu, den er mir reichte. Dann füllte er sich einen Becher.

»Trotzdem, es war mutig von Ihnen, ihm die Stirn zu bieten.«

»Weder mutig«, sagte er, »noch dumm. Ich höre hier auf und gehe nach Neumexiko zurück. Lassen Sie es sich auch im Traum nicht einfallen, sich gegen einen Mann wie Jason zu stellen, es sei denn, Sie haben schon eine andere Stelle. Sie haben allerdings mein Mitgefühl. Assistenzärzte müssen zu jeder Scheiße ja und amen sagen. Scheußlich.«

»Er dürfte doch eigentlich nicht damit durchkommen, oder?«

»Ich würde Ihnen raten, sich nicht einzumischen«, sagte Richardson warnend. Er öffnete die Tür zum Gang und verschwand.

Ich beugte meinen Kopf über den Kaffeedampf und dachte, wie untypisch es war, daß ein Stationsarzt einem Assistenten Kaffee anbot. Als ich den Raum verließ, ging eben die Sonne über den Sümpfen von Wisconsin unter. Jetzt warteten sicher etliche Patientinnen auf der Entbindungsstation darauf, untersucht zu werden. Ich hatte noch zwölf Stunden Dienst und mußte das Beste daraus machen. Richardson hatte recht; ich konnte es mir in meiner Stellung nicht leisten, den Mund aufzumachen. Ich drückte die Schwingtüren zur Entbindungsstation auf und marschierte hinein.

Eine Woche später wurde Mrs. Atkins mit einem gesunden Baby aus dem Krankenhaus entlassen. Niemand sagte je etwas über ihren Siebzehn-Minuten-Kaiserschnitt. Es wurde nie Strafantrag wegen ärztlicher Fahrlässigkeit gestellt. Vermutlich würde sich Mrs. Atkins im Falle einer weiteren Schwangerschaft auch wieder an Dr. Jason wenden. Im Lauf der Jahre merkte ich, daß Ärzte äußerst selten gerichtlich belangt werden – wie fahrlässig sie auch arbeiten mögen –, solange sie den Patienten nur am Ende gesund nach Hause schicken. Ich habe ein paar Ärzte am St.-Elizabeth-Hospital kennengelernt, die *tatsächlich* angeklagt wurden, obwohl sie meist gute Arbeit geleistet hatten; sie hatten das Pech, mit Krankheiten konfrontiert zu werden, für die es keine Behandlungsmöglichkeiten gab und zum Teil heute noch nicht gibt. Das kommt häufig vor. Weit eher als eine schlechte ärztliche Behandlung führen schlechte Resultate zu Strafprozessen gegen Ärzte, die angeblich einen Kunstfehler begangen haben. Mrs. Atkins wäre außer sich gewesen, wenn sie gewußt hätte, was während ihrer Entbindung passierte. So hingegen schickte sie uns sogar noch einen Brief, in dem sie sich für die gute Pflege bedankte und es als ein Glück bezeichnete, an einen Experten geraten zu sein, der so schnell einzugreifen verstanden hatte, als bei ihr Komplikationen eintraten.

Privat verschrieb ich mich in diesen Jahren in Wisconsin einem Ritual, das meine kleine Tochter mit einschloß. Ich machte sie ausgehfertig, schnallte sie mir auf den Rücken und ging mit ihr einmal »um den Block«. Das war etwas mehr als ein Spaziergang. Schließlich wohnten wir auf dem Lande, und einmal »um den Block« hieß, fünf Meilen zu laufen. Das Früheste, an was sich meine Tochter noch erinnern kann, sind diese Spaziergänge, auf denen sie von mir herumgetragen wurde.

Ich war dabei gute zwei Stunden allein mit meiner Tochter und genoß ihre unschuldigen, entzückten Reaktionen auf die Wiesen oder Wälder, die wir passierten. Bei kaltem Wetter – und in Wisconsin ist es sehr oft kalt – packte ich meine Tochter so warm ein, daß sie mehr wie ein Wollknäuel als wie ein Kind aussah. Bei Eiseskälte pflegten wir nach Dreiviertel der Strecke in einer Farmerskneipe einzukehren. Sie nannte sich Deerfield-Taverne, und dort bestellte ich uns immer eine Tasse heiße Schokolade, die wir uns teilten. Nach dem Aufwärmen legten wir dann den Rest des Weges zurück.

In der Deerfield-Taverne lernte ich auch meinen Freund Alex kennen. Alex war Assistenzarzt in der Psychiatrie der Universitätsklinik und wohnte in einem benachbarten Farmhaus. Wir begegneten uns rein zufällig eines Freitagsabends beim Bratfisch in der Taverne. Die Skandinavier, die dort wohnten, fingen gern Fisch, ließen ihn eine Zeitlang liegen, bis er zu riechen anfing, und brieten ihn dann. Für sie war das eine Delikatesse. Alex hatte mehr für den angegammelten Fisch übrig als ich, aber das Bier war billig, und zudem hatten wir die meiste Zeit den Billardtisch ganz für uns, so daß wir uns schließlich regelmäßig zur Entspannung im Deerfield trafen. Ich erzählte Alex meine neueste Horrorstory.

»O weh. Kein Wunder, daß es Ärger gab«, sagte Alex und beugte sich vor, um seinen Stoß zu plazieren. »Ich meine, mit der zweiten Operation habt ihr euch ja den Rekord verscherzt. Wann werdet ihr je wieder so nahe an siebzehn Minuten herankommen?« Ich mußte lachen, weil Alex meine Empörung so schön falsch auslegte. Er tat es extra, um mich aufzuheitern.

»Nun mal im Ernst, das ist nichts zum Lachen. Wie kann man dabeistehen und so etwas zulassen?«

»Du nimmst diese Scheiße viel zu schwer. Du wirst die Assistenzzeit nie überleben, wenn du dich bei jedem Machtmißbrauch, den du mitbekommst, so aufregst. Kannst du nicht einfach tun, was von dir verlangt wird, und sonst nichts?«

»Wie ein guter Deutscher, der das Elend der Juden nicht wahrhaben wollte? Der den Lastwagen zum Konzentrationslager gefahren hat und sonst nichts?«

»Autsch.« Er stand mit gerunzelter Stirn auf, ohne seinen Stoß auszuführen. »Lewis, das ist kein Vergleich.«

»Für mein Empfinden ist es aber so ähnlich. Begreif das doch.«

»Für dein Empfinden ist also dieses kleine Entbindungsdrama genauso schlimm wie die Gaskammern?«

»Und wie der Völkermord, der an den Indianern begangen wurde, als die U.S.-Kavallerie pockeninfizierte Decken an sie ausgab«, sagte ich. Alex sah mich scharf an. Dann lehnte er sich über den Tisch und führte seinen Stoß aus. Er verfehlte den Ball und berührte die rote Kugel so, daß sie ins Loch rollte. »Gut gezielt.«

»Danke.« Alex grinste blöd und richtete sich auf. Dann wurde er wieder ernst. »Tut mir leid. Mir war nicht klar, wie sehr dich das aufgeregt hat. Du darfst mit Fug und Recht so wütend sein, wie du willst.«

»Jetzt fangen die anderen Assistenten an, über mich zu meckern. Einer hat mir gesagt: ›Dein missionarischer Eifer hat es für uns alle schwerer gemacht. Wegen dir gelten wir jetzt alle als Unruhestifter. Kannst du nicht einfach das Maul halten, damit wir diese verfluchte Assistenzzeit in Frieden hinter uns bringen können?‹«

»Und das wundert dich?« fragte Alex mit wienerischem Akzent und tat so, als wenn er sich Notizen von unserem Gespräch machte. Ich lachte, als ich merkte, daß er Sigmund Freud imitierte. Aber ich war froh, mit Alex über einige meiner Konflikte sprechen zu können. Er selbst hatte auch Probleme als Assistent in der Psychiatrie, über die er gern mit mir sprach.

Gespräche mit meiner Frau waren weniger hilfreich (auch etwas, über das wir, Alex und ich, uns oft unterhielten). Sie war genauso viel beschäftigt wie ich durch die Fürsorge für unsere Tochter und ihr Psychologiestudium. Sie machte zwar kluge Bemerkungen, aber ohne besonderes Mitgefühl. Ellen war verständlicherweise etwas genervt, daß ich soviel Zeit im Krankenhaus verbringen mußte. Assistent für zwei Fachrichtungen auf einmal zu sein war schwieriger, als ich geahnt hatte, denn beide Abteilungen drängten mich, Überstunden zu machen. Ich erholte mich, indem ich mich jeweils am Wochenende für ein paar Stunden ins Deerfield absetzte oder mich in meine Bücher über die Indianer und ihre Traditionen flüchtete.

Mit Ellen konnte ich nicht gut über dieses Thema reden. Ich glaube, sie war überrascht, daß sich mein anfängliches Hineinschnuppern in die Indianerliteratur zu einer glühenden Leidenschaft auswuchs. Die Persönlichkeit, die ich mit siebzehn hatte, als ich Ellen kennenlernte und heiratete, ließ wahrscheinlich kaum ahnen, wie ernsthaft ich mein Erbe einmal studieren würde. Und vermutlich hatte Ellen auch wenig Sinn für meine Suche; sie war Polin der zweiten Generation und von ihrer geschiedenen Mutter auf einem Wohnwagengelände in der Nähe des O'Hare-Flughafens in Chicago aufgezogen worden. Ich glaube, sie hatte nur den einen Wunsch, ihre Vergangenheit zu vergessen, statt sie zu erforschen. Alex lieh mir bereitwillig sein Ohr und hörte sich mit großem Interesse meine Geschichten von den Heilungszeremonien an, deren Zeuge ich in Wyoming und Kalifornien gewesen war. Er war ebenfalls eine Art Halbblut: halb mexikanisch, halb jüdisch. Seine ungewöhnliche Herkunft garantierte stets eine einzigartige Sicht der Dinge. Er hatte seine Kommilitonen beim Medizinstudium damit verblüfft, daß er in einen Wohnwagen auf dem Gelände einer Reinigung außerhalb von Tucson zog. Ihn zog die Landwirtschaft genauso an wie die Psychiatrie, deshalb hatte er auch Verständnis für meine Interessen. Er gehörte zu den wenigen, denen ich von meinem Wunsch erzählte, einen Schamanen zu finden, bei dem ich lernen konnte, und zu den noch wenigeren, die meinen Wunsch nicht absurd fanden.

Mein wöchentlicher Vormittag in der Modellklinik für Ganzheitsmedizin erwies sich als Enttäuschung. Viele der Ärzte dort vertraten zwar eine andere Philosophie als Jason und Poirot, verhielten sich aber in der Praxis nicht anders. Sie hatten weder die Zeit noch die Kenntnisse, um den ganzheitlichen Ansatz auch zu praktizieren, dem sie sich zugewandt hatten.
Im Klinikalltag lief alles trotz der zukunftsweisenden Philosophie konventionell ab. Was die Ärzte in Amerika am häufigsten tun, ist Rezepteschreiben. Sie führen keine Hypnose durch oder setzen eine Heilungszeremonie fest. Selbst die Psychotherapie und Verhaltenstherapie sind den meisten Ärzten zu abwegig, obgleich Studien aufgezeigt haben, welchen Einfluß diese Behandlungsmethoden auf die Gesundheit des Patienten haben können. Die Verwaltungsexperten von Wisconsin hatten sich darauf verständigt, daß Assistenzärzte vier Patienten pro Stunde eine Visite abstatten sollten. Zuerst störte es niemanden besonders, daß ich

mein Soll nicht erfüllte. Aber man erwartete doch, daß ich mit der Zeit aufholen würde, und Dr. Barbour, der Klinikdirektor, machte mir immer öfter deutlich, ich müsse mehr Patienten aufsuchen. Er sagte mir, ich würde zuviel Zeit bei den Leuten verbringen; ich nähme zuviel Anteil an der Psychologie der Patienten, und bisweilen müsse ich mich einfach dem Druck von oben beugen und meine Runde machen. »Sie werden nie davon leben können, wenn Sie so arbeiten«, sagte er, »gewöhnen Sie sich also lieber gleich eine andere Arbeitsweise an.«

Diese Logik war einfach und unanfechtbar: Je mehr Patienten, desto mehr Leistungen. Je mehr Leistungen, um so mehr Einnahmen. Je mehr Einnahmen, desto solider die wirtschaftliche Grundlage, die Art von Grundlage, die zur Unterhaltung der Klinik notwendig war. Eine Lumbalpunktion für 250 Dollar war zwei Praxisstunden vergleichbar. Nur durch solche Leistungen, wurde argumentiert, könnten wir uns die Art von Medizin leisten, an der uns gelegen sei, aber in Wahrheit wurden wir so stark von diesen Leistungen beansprucht, daß wir keine Zeit mehr für andere Verfahren hatten. Wir hingen in unserem Fließbanddenken fest, ordneten endlose Diagnosetests an, kritzelten Rezepte, hasteten zum nächsten Termin. Viele meiner Assistentenkollegen bekamen durch diese Hetze ein Gefühl der Wichtigkeit, mich hingegen deprimierte sie. Ich wollte meine Vorstellung von einer guten Medizin in die Tat umsetzen und haderte mit jedem, der mich in meinem allmählich hervortretenden persönlichen Stil einschränken wollte. Ich wollte die Qualitäten entdecken, entwickeln und vertiefen, die nur ich besaß.

Trotz meiner unüberwindbaren Unsicherheit habe ich immer an eine Berufung hier auf Erden geglaubt. Oft wußte ich nicht mehr, wo es langging, und meine Selbstachtung schwand dahin, aber selbst als Assistent habe ich immer daran geglaubt, etwas Besonderes bieten zu können, etwas, das den dringenden Wunsch in mir wachhielt, Arzt zu werden. Ich war davon überzeugt, daß Spiritualität die Medizin sanfter und humaner machen würde. Ich betrachtete die indianische Spiritualität als Tradition, an der ich womöglich teilhaben konnte, um sie dann an andere weiterzugeben. Natürlich haben auch andere spirituelle Richtungen viel zu bieten, aber sie haben nicht soviel mit mir zu tun.

Ich war zu sehr von meiner Bestimmung durchdrungen, um finanzielle Argumente gelten zu lassen. Ich war der Meinung, Ärzte müßten über wirtschaftliche Interessen erhaben sein, um für Kranke sorgen zu können, und paßte in den Vorlesungen über Praxismanagement nicht auf. Aber fast all unsere Rechnungen werden von Versicherungen beglichen, und Krankenversicherungen waren und sind in erster Linie dazu da, für Leistungen und kurze Arztbesuche aufzukommen. (Es hat zwar Versuche gegeben, das zu ändern, aber das Geschäft der Medizin bleibt an diese Leistungen gebunden und sieht keine längeren Beratungs- und Sprechstunden vor. Inzwischen werden Ärzte regelrecht dazu aufgerufen, so *wenig* wie möglich für jeden Patienten in ihrer Behandlung zu tun – das wird »Versorgung nach Plan« genannt.) Obwohl ich mich nicht immer an Dr. Barbours Rat hielt, brauchen oder wünschen zum Glück nicht alle Patienten eine intensive Zuwendung, und einige sind mit den vorgesehenen Leistungen zufrieden, so daß ich es trotz allem schaffte, meine Pflichten als Assistenzarzt im erforderlichen Umfang zu erfüllen.

Allerdings gab es auch Patienten, für die ich eine mehr auf ihre Person zugeschnittene Behandlung ersann. Einer meiner ersten Patienten dieser Art war Doug, ein 30jähriger Psychologe, der mit seiner schwangeren Frau Sharon, ebenfalls Therapeutin, vor der Stadt im Grünen wohnte. Ich begegnete den beiden auf einer Potluck-Party, veranstaltet von einer Gruppe von Hebammen, die Hausgeburten leiteten und die ich gelegentlich beriet. Doug und ich unterhielten uns bei einer Schüssel Tabbouleh über seine Colitis ulcerosa, eine rätselhafte, schmerzhafte Darmerkrankung, bei der die Darmschleimhäute entzündet sind, was chronischen

Durchfall und Bauchschmerzen zur Folge hat. Seine Ärzte hatten ihm Steroidklistiere und ein neues Medikament verordnet und ihm dann die Standardbehandlung gegeben. Diese Maßnahmen sorgten für eine geringfügige Linderung, hatten aber weniger geringfügige Nebenwirkungen. Doug suchte verzweifelt nach alternativen Behandlungsmöglichkeiten, und so bot ich ihm an, mich in der Klinik aufzusuchen. Er rief gleich am nächsten Morgen an, um sich einen Termin geben zu lassen.

Dougs Krankengeschichte und Untersuchung nahmen über eine Stunde in Anspruch. Obwohl das die Norm schon weit überschritt, hängte ich noch eine weitere Stunde an, um etwas über die Ereignisse zu erfahren, die seiner Darmentzündung vorausgingen. Ich entdeckte ziemlich schnell, daß Doug, wie viele von uns, ein lebender Widerspruch war. Er hatte viel größere Schwierigkeiten, sich zu entspannen, als ich je für möglich gehalten hätte. Bei geselligen Anlässen und Treffen der örtlichen Hausgeburtgruppe schien er ein ziemlich cooler Bursche zu sein, aber in meinem Sprechzimmer wimmerte und klagte er darüber, daß er krank, nervös und ängstlich war, verärgert auch darüber, daß er so schwer arbeiten mußte, um für Sharon aufzukommen.

Seine Maske in der Öffentlichkeit war die des aufgeklärten, modernen Therapeuten. Im Privatleben hingegen war er rigide und eigensinnig – »verspannt«, sagte man damals. Den Konflikt zwischen dem, der er war, und dem, der er sein wollte, trug er auch in seine therapeutische Arbeit hinein. Obgleich er kopflastig war und Gefühle schwierig fand, praktizierte er eine Form der Primärtherapie, die dazu gedacht war, seine Klienten zum einen mit ihren Gefühlen in Berührung zu bringen und zum anderen zur Abreaktion zu treiben.

Kurz bevor Doug krank wurde, erschien einer seiner Klienten nach der Sprechstunde am Eingang zu seiner Praxis in der Nähe des Capitols. Der Mann heftete sich einen Zettel ans Hemd, hielt sich einen Revolver an die Schläfe und erschoß sich. Auf dem Zettel, den die Polizei fand, machte er Doug für seinen Tod verantwortlich, weil dieser ihm angeblich nicht gebührend geholfen hatte. Er schrieb, seine Tränen würden ihn auflösen, seine Schmerzen würden ihn in Luft verwandeln. Er wolle sterben, solange noch etwas Festes an ihm sei, was man umbringen könne. Der Selbstmord war *die* Neuigkeit. Doug argwöhnte bald, jeder, den er kannte, spräche hinter seinem Rücken über ihn und sein Versagen. Seine Kollegen und seine Frau versicherten ihm, daß ihn keine Schuld an der Selbsttötung träfe, aber Doug fühlte sich verantwortlich. Er beschuldigte diejenigen, die das Gegenteil behaupteten, ihn nur beschützen zu wollen. Er wollte keine Klienten mehr annehmen, konnte jedoch seine Arbeit auch nicht aufgeben, weil er nichts anderes gelernt hatte. In gewisser Weise war die Kolitis eine Erleichterung für ihn, da sie ihm einen physischen (und damit legitimen) Grund gab, zu Hause zu bleiben, statt zur Arbeit zu gehen. Allmählich zog er sich vom Leben zurück und versank immer tiefer in Selbstzweifel und Schuldgefühle.

Eine Zeitlang konnte Sharon das Loch in ihren Finanzen stopfen, indem sie ihre Beratungstätigkeit ausweitete, so daß Doug seine Zeit größtenteils zu Hause verbringen und sich pflegen konnte. Jetzt machte, wie Doug mir erzählte, Sharons Schwangerschaft diesem Ausweg ein Ende. Sie wollte fortan weniger arbeiten und hatte Doug gebeten, wieder mehr auf sich zu nehmen. Er war der Auffassung, seine Erkrankung mache das unmöglich. Sharon versuchte zwar, Mitgefühl aufzubringen, ärgerte sich aber allmählich über Dougs Zustand. Sharon sei es gewesen, berichtete Doug mir bitter, die ihn dazu gedrängt habe, Medikamente zu nehmen, damit er »wieder klarkäme« – ihr beschönigender Ausdruck für eine Rückkehr zur Vollzeitbeschäftigung in einem Beruf, den er inzwischen haßte.

Da ich nun wußte, daß sich Dougs Kolitis durch emotionale Faktoren verschlimmerte, bestellte ich ihn zu einstündigen Sitzungen. Dr. Barbour glaubte an die Beziehung zwischen Geist und

Körper und stimmte mir zu, daß bei Dougs Krankheit wahrscheinlich »eine emotionale Komponente« eine Rolle spielte, erhoffte sich aber von dieser Erkenntnis nicht allzuviel für Doug. »Schicken Sie ihn zu einem Psychiater, wenn er solche Hilfe braucht, aber zweigen Sie selbst keine wertvolle Klinikzeit dafür ab. Sie neigen dazu, Unmögliches zu versuchen.« Als ich beharrlich blieb, zuckte er die Achseln und gab mir die Erlaubnis, mich weiter um Doug zu bemühen, den er fortan trocken als mein »Heilungsprojekt« bezeichnete.

»Danke. Sie werden es nicht bereuen«, versprach ich.

Ich begann meine Behandlung mit einer Kombination aus Akupunktur und Hypnose. »Wo haben Sie denn Akupunktur gelernt?« fragte Doug gähnend; er lag auf dem Untersuchungstisch, und in seiner Haut steckten feine Nadeln. Die Akupunktur hatte ihn schläfrig gemacht. Ich stach die letzte Nadel ein.

»Ich habe während meines Medizinstudiums einen sechswöchigen Kurs in Akupunktur belegt. Daran anschließend habe ich ein Jahr lang einen Vormittag pro Woche im Allgemeinkrankenhaus von Stanford Akupunkturbehandlungen durchgeführt.«

»Komisch, daß Sie gedacht haben, Wisconsin wäre progressiver und liberaler als Kalifornien«, fügte Doug sinnend hinzu, »denn ich habe vor Ihnen genau den gleichen Fehler gemacht. Ich hätte nie von Südkalifornien weggehen sollen. Ich hätte in Venice bleiben oder nach San Diego umziehen sollen. Dann könnte ich natürlich nie ein Buch darüber schreiben, wie man Milchbauern durch Primärtherapie umbringt. He, Sie sollten auch ein Buch schreiben: *Hypnose und Bucky, der Dachs*«, witzelte er mit Anspielung auf das allgegenwärtige Maskottchen der örtlichen Universität.

»Vielleicht sollten wir erst mal auf Ihre Genesung hinarbeiten, bevor wir irgendwelche Bücher schreiben.«

Ich war mir nicht sicher, ob die Akupunktur bei Doug etwas nützen würde. Ich hoffte auf etwas, das eine Wende in Dougs Einstellung hervorrufen würde, aber da ich weder die entsprechenden Kenntnisse noch Erfahrung besaß, hatte ich keinen festen Therapieplan. Gewiß war nur, daß sich Dougs Zustand verbessern würde, wenn die Behandlung eine persönliche Note hatte. Schritt für Schritt setzten wir auch seine Medikamente ab. Obgleich es nur langsam voranging, fand Dr. Barbour seine Fortschritte ermutigend. Er war es, der es mir ermöglicht hatte, in der Klinik Akupunktur anzuwenden. Er glaubte zwar nicht daran, daß die Akupunktur etwas bewirken würde außer einem gewissen Plazeboeffekt, aber er schätzte es, wenn seine Zöglinge Selbständigkeit bewiesen, und ließ sie bereitwillig Neues ausprobieren.

Während Doug von sich meinte, mit seinen Gefühlen in Berührung zu sein, merkte ich nach und nach, wie stark er sich selbst kontrollierte. In meinem wachsenden Verständnis für Heilung und Psychotherapie erkannte ich allmählich, wie Dougs Rigidität, Angst und Eigensinn unseren Prozeß hemmten. Doug wünschte aufrichtig, daß alle glücklich wären, nur wollte er es sein, der sie glücklich *machte*. Der Selbstmord seines Patienten hatte gezeigt, wie wenig er in Wirklichkeit unter Kontrolle hatte. Damals konnte ich nicht begreifen, warum Doug sich so hartnäckig in das Gefühl verbohrte, für den Selbstmord verantwortlich zu sein. Jetzt, wo ich mehr über psychotherapeutische Möglichkeiten weiß, glaube ich, daß die Primärtherapie nicht unbedingt die beste Wahl für den betreffenden Patienten war und seinen Zustand womöglich wirklich verschlechtert hat. Doug hatte wahrscheinlich mit dem Patienten darum gerungen, wer in den Sitzungen die Kontrolle behielt. Warum hätte der Mann sonst diese Welt mit einer so theatralischen Geste verlassen, indem er sich auf den Stufen vor Dougs Haus erschoß? Vielleicht hatte Doug auch das Psychotische an den Problemen seines Klienten zu stark bagatellisiert. Kein Mensch würde je erfahren, ob die Worte auf dem Abschiedszettel bildlich gemeint waren oder widerspiegelten, was er als konkrete Realität erlebte.

Mit der Kolitis versuchte Dougs Körper, einen Ausgleich zwischen diesen stürmischen inneren Konflikten herbeizuführen. Die Arbeit mit Doug lehrte mich, daß eine Krankheit auf verschiedenen Ebenen gleichzeitig fortschreiten kann. Ich konnte biomedizinisch messen, daß etwas nicht in Ordnung war. Ich konnte den Gesprächen mit Doug entnehmen, daß er ungeheure emotionale Konflikte durchmachte. Kurze Unterhaltungen mit Sharon hatten mich darüber aufgeklärt, daß es in seinen Beziehungen kriselte. Der Mann war auf allen Ebenen – körperlich, geistig und zwischenmenschlich – krank.

Auf einer Ebene war Dougs Erkrankung nützlich, ja sogar heilsam und stärkend. Seine Scham- und Schuldgefühle legten sich, weil er ihre Bühne in sein eigenes Innere verlagerte. Die Beschwerden auf jeder Ebene waren für mich zugleich auch ein Angebot, ein Schlüssel. Das Problem war nur, daß ich nicht genau wußte, wo ich nach den dazu passenden Schlössern suchen sollte. Das überstieg damals noch meine Fähigkeiten. Es wäre vergeblich gewesen, Doug einfach zu *sagen*, daß er die Macht hatte, sich selbst zu heilen. Er tat es auch nicht, jedenfalls nicht, solange sich seine Einstellung nicht veränderte. Er konnte nicht anders sein, als er war. Und im Augenblick war es ihm am wohlsten, wenn er krank war.

Doug hätte aus der Erkenntnis Kraft schöpfen können, wie wenig Macht er besaß. Eine solche, fast zen-buddhistische Vorstellung hätte ihm bestimmt gefallen. Er hätte gesagt: »Danke für den Einblick, das wird wirklich etwas nützen!« Und dann hätte er die Idee in seinem Kopf hin und her gewälzt und ihre unendlichen Möglichkeiten erwogen. Aber die Einsicht hätte ihn nie dazu veranlaßt, einen Sprung zu tun, ihn nie vorangetrieben wie die Sporen ein Pferd, hätte nie die verborgenen Winkel seines Herzens erreicht.

Wir blieben also bei Akupunktur und Hypnose, und dabei heilte sein Darmtrakt allmählich aus. Aber es gelang ihm nicht, den

Geist seines Klienten auszutreiben oder sein Selbstbild als gescheiterter Therapeut zu verändern. Offenbar mußte eine Möglichkeit gefunden werden, Doug tiefgreifender zu packen, als ich es konnte.

»Ich habe ihn gefunden.«
Es war Alex, der mich da mitten in einer meiner endlosen Schichten auf der Entbindungsstation anrief. »Wen? Wieviel Uhr ist es eigentlich?«
»22 Uhr. Deinen Schamanen. Ein alter Farmer hat mir von einem verrückten Indianer in dieser Gegend erzählt. Heißt Paul. Dieser Farmer hat ihm nie getraut, bis er seine Tochter heilte. Willst du ihn kennenlernen?«
Alex war im Grunde seines Herzens ein Farmer, und sobald er von einem zum Verkauf stehenden Traktor hörte, machte er sich auf den langen Weg nach Sun Prairie oder Blue Mound, um dann stundenlang mit dem Farmer, dem er gehörte, zu plaudern, weil der Traktor immer mehr kostete, als er bezahlen konnte. Oder zumindest fast immer. Er machte schließlich einen Traktor ausfindig, den er sich leisten konnte, stellte aber unterbewußt sicher, daß es sich um solchen Schrott handelte, daß er sich nun dauernd mit Farmern darüber unterhalten mußte, wie er wieder flottzumachen war. Er schaffte es nie, seinen Traktor so lange ans Laufen zu bekommen, daß die Zeit und das Geld gerechtfertigt gewesen wären, die er hineingesteckt hatte, aber immerhin bekam das Ding einen Anstrich im richtigen, makellosen John-Deere-Grün. Und er brachte es fertig, sich mit einer ebenso lieblich-scheußlichen, nach Heu und Mist riechenden Duftwolke zu umgeben wie seine Farmerfreunde.
Bei einem Besuch in Black Earth, wo er nach Traktorteilen suchte, hatte er von Paul gehört. »Ich kann dich zu ihm mitnehmen«, bot er mir wieder an.
»Aber du kennst ihn doch noch gar nicht«, protestierte ich. Alex'

unversiegbarer Optimismus glich meine etwas skeptische Veranlagung aus. Er stolperte in alle möglichen verrückten Situationen und redete sich doch immer wieder heraus.
Eine Woche später saßen wir in Alex' Lastwagen und schaukelten auf Black Earth zu. Alex hatte die Wegbeschreibung auf einen Notizzettel mit dem Aufdruck *Universitätskliniken von Wisconsin* gekritzelt und schaute alle paar Meilen darauf. »2 Meilen nach Norden, dann 4 Meilen nach Westen bis zum Ende der Straße«, las er laut. Das Ende der Straße war übersät mit landwirtschaftlichem Geräteschrott; manches davon hätte beim Antiquitätenhändler noch einen guten Preis erzielt. Pauls verschachteltes altes Farmhaus lag ein paar hundert Meter hinter den rostenden Maschinen. Auf einer Seite des Hauses waren Maisfelder, auf der anderen Wald und ein Fluß.
»Weißt du was, Lewis?« flüsterte Alex verschwörerisch. »Paul nimmt bei seinen Zeremonien Peyote.« Eine Schar Kanadagänse zog nach Süden. Wir sahen zu, wie sie in V-Formation über unsere Köpfe hinwegflogen, bis sie nur noch ein winziges Pünktchen am Himmel waren. »Sehen wir mal nach, ob der Alte zu Hause ist.« Alex stellte den Motor ab.
»Du hast uns nicht angemeldet?«
»Er hat gesagt, er wäre da. Aber man weiß ja nie bei diesen Medizinmännern. Vielleicht ist er verschwunden, und wir müssen ihn suchen. Ihm im Wald nachpirschen.«
»Du hast zuviel Castaneda gelesen.« Doch wenn ich's recht bedachte, hatte die Vorderfront des Hauses tatsächlich etwas Abweisendes. Alex zögerte, unentschlossen, was er machen sollte. Da ging die Tür auf, und Paul schritt uns entgegen. »Zumindest ist er nicht vor unseren Augen verschwunden«, sagte ich zu Alex, öffnete meine Tür und sprang aus dem Wagen.
Wir gingen langsam auf Paul zu, der über die weiche, schwarze Erde vor seinem Haus zu uns herübergelaufen kam und nun vor uns stand. Er hatte ein freundliches Gesicht und war pausbäckig.

Keineswegs der furchteinflößende, gefühllose Mystiker mit steinerner Miene, den ich nach Alex' Erzählungen erwartet hatte. Paul lachte plötzlich und sagte: »Du mußt Alex sein.« Einer von Pauls Bullen brüllte bekräftigend hinter der Scheune. Schon mußten wir alle lachen.

Ich sollte noch viele Tage mit Paul zusammen verbringen. Er war ein Chippewa-Medizinmann und übte die Peyote-Religion aus. Später entdeckte ich, daß Pauls Version der Peyote-Religion eine ganz eigene Mischung aus alten Chippewa-Überlieferungen und Elementen aus der neueren Tradition der Amerikanischen Eingeborenenkirche war. Letztere ist selbst eine Kreuzung aus christlicher und indianischer Spiritualität. Die Gläubigen singen ihre Lieder auf cheyenne und befolgen ganz spezifische Rituale und Verfahren, von denen Paul etliche übernahm und seinen eigenen Zwecken anpaßte. Doch obgleich Paul alles, was ihm passend erschien, anderen Traditionen entlehnte, die er kennenlernte, stand er doch in dem Ruf eines Heilers. Und er war gewillt, Alex und mich alles zu lehren, was er wußte.

Mir war nicht wohl bei dem Gedanken, Halluzinogene zum Heilen einzusetzen, aber das, was Paul über die medizinischen Kräfte von Peyote sagte, faszinierte mich. Alex sagte, er hätte gehört, daß Leute aus ganz Wisconsin zu Pauls Heilungszeremonien kämen und sich von ihm Kräuter verabreichen ließen. Paul bestätigte das, und dann erklärte er uns die Wirkung von Peyote.

»Peyote ist wie ein wildes Tier«, sagte er. »Es greift dich nicht an, sondern nähert sich von ferne und beobachtet dich, ohne sich zu zeigen. Je mehr du nimmst, um so mehr vertraut es dir, und je mehr es dir vertraut, um so bereitwilliger kommt es näher und offenbart dir seine Geheimnisse.«

Ich fragte Paul, was für Geheimnisse das seien, aber er konnte es mir nicht sagen. »Warum nicht?« fragte ich.

»Worte versagen, wenn du über die Geheimnisse von Peyote sprechen willst«, sagte er. »Alles, was du sagst, klingt einfältig.«

»Warum?« fragte ich. »Was gibt es denn, das man nicht mit Worten ausdrücken könnte?«

Paul lachte. »Denk mal einen Augenblick über die Frage nach«, riet er mir.

Der Gedanke, bewußtseinsverändernde Drogen zu nehmen, gefiel mir immer noch nicht, und ein wildes Tier in meinem Kopf loszulassen war mir vollkommen zuwider. Andererseits wollte ich von Paul etwas lernen, und so probierte ich zwei Wochen später zum Erntevollmond seine Peyotepaste bei einer Tipizeremonie. Sie schmeckte grauenhaft, und ich aß nur ein wenig davon, Peyote merkte also wahrscheinlich, daß ich ihm nicht vertraute. Jedenfalls traute es mir auch nicht, denn mir wurde bloß schlecht davon. Eine Zeitlang dachte ich, das einzige, was dabei herauskommen würde, sei mein Abendessen. Ich behielt es aber doch bei mir, während es einigen anderen Kandidaten weniger gutging. Ich war nicht gerade hingerissen von einer Droge, von der ich nur eins lobend sagen konnte: »Sie hat mir nicht den Magen umgedreht.«

Als die Zeremonie ausklang, versicherte mir Paul, daß es mehr von Peyote zu lernen gab. Ich würde beim nächsten Mal in seine Geheimnisse eindringen, sofern ich nur mehr Medizin nähme. »Du mußt darauf vertrauen, daß du erhältst, was du brauchst, wenn du aufrichtig darum bittest. Ich will dir eine Geschichte erzählen.« Er ließ sich nieder und winkte mich neben sich. Alex kam neugierig zu uns herüber.

Es gab einmal eine Zeit, da hungerten die Menschen. Zwei junge Männer gingen auf die Jagd, aber Tag um Tag verstrich, ohne daß sie etwas fanden. Eines Tages sahen sie eine schöne Frau in einem weißen Kleid vor sich. Einer der Männer wußte gleich, daß es sich um ein heiliges Wesen handelte, und fiel vor ihr im Schnee auf die Knie. Der andere Mann aber hatte schlechte Gedanken im Herzen und rannte auf sie zu. Er meinte, da sie hier draußen allein waren und es niemand erfahren würde, könne er sie nehmen. Sein Freund schrie ihn an, er solle stehenbleiben, denn jeder Narr wüßte doch, daß es keine normale Sterbliche sein könnte, die plötzlich mitten im Nichts in einem weißen Kleid erschiene, aber der andere wollte nicht hören. Kurz bevor er sie erreichte, streckte sie die Hand aus. Daraufhin hüllte eine Wolke den Mann ein, und dann fielen seine mit schlotternden Kleidern behängten Knochen zu Boden. Sein Freund fürchtete sich natürlich und begann langsam rückwärts zu gehen.

»Stopp!« rief die junge Frau. »Dein Herz ist rein, und deine Vorsätze sind lauter. Du hast nichts zu fürchten. Geh heim und erzähle den Leuten, daß ich morgen kommen werde, und sie sollen mit ihren letzten Nahrungsmitteln ein Fest ausrichten. Ich werde ihnen mitbringen, was sie brauchen, so daß sie nie wieder hungern müssen.«

Aus Respekt antwortete der Mann nichts, sondern tat einfach, wie er geheißen war. Die Leute seines Dorfes hörten furchtsam zu, denn er brachte die Knochen des Freundes mit. Sie machten sich Sorgen, weil sie all ihre Vorräte aufbrauchen sollten, kamen aber zu dem Schluß, daß sie keine andere Wahl hatten, und trafen die Festvorbereitungen.

Am nächsten Morgen kam die Frau ins Dorf und trat in die Hütte des Häuptlings. Sie sprach einige Zeit mit den Stammesältesten, und als sie herauskamen, war ein Pakt geschlossen worden. Der Älteste des Stammesrates trug ein Bündel.

Die Frau sagte: »Ich habe euch ein Geschenk vom Schöpfer mitgebracht, so daß ihr nie wieder hungern müßt. Es ist die heilige Pfeife. Der Stiel ist aus Büffelhorn. Der Kopf ist aus dem Blut der Erde, das zu Stein geworden ist. Wenn ihr beides zusammensteckt, Tabak hineintut und so betet, wie ich es euren Ältesten gezeigt habe, wird euch der Schöpfer hören und eure Gebete erhören.«

Die Frau ging aus dem Dorf und drehte sich viermal im Sonnensinn. Eine Wolke senkte sich auf sie herab. Als die Wolke wieder aufstieg, stand dort ein weißes Büffelkalb, das im Schnee wegrannte. Die Dorfleute feierten den ganzen Tag ihr zu Ehren.

»Aber niemand bekommt alles, was er will«, wandte ich ein.
»Nein? Was ist denn mit deinem Freund, dem mit den Darmgeschwüren. Ist das nicht genau das, was er wollte?«
»Wenn ich nun eine Million Dollar haben wollte«, witzelte Alex, »würde ich die bekommen?«
»Willst du sie wirklich haben?« Paul stellte diese einfache Frage so eindringlich, daß Alex mit dem Witzeln aufhörte und nachzudenken begann.
»*Ich* will jedenfalls gern Heiler werden«, sagte ich, um wieder zum Thema zu kommen. »Meinst du, ich hätte das Zeug dazu?«
Paul schaute mich einen Augenblick lang an. Seine Augen strahlten Güte und sein Wesen Mitgefühl aus, wie ich es schon bei Archie und Nelson erlebt hatte. Dann antwortete er mit der freundlichen Aufrichtigkeit des Heilers: »Warum fragst du *mich*? Bin ich der Fachmann? Was meinst du?«
»Er ist schon ein Heiler«, warf Alex ein, »nur unsicher ist er noch.«
»Das Heilen ist eine unangenehme, konfuse Sache. Denk mal an die Geburten, deren Zeuge du bist, Lewis – so ist das Heilen. Es ist mit heftigen Erschütterungen verbunden. Unordnung. Schmutz. Aber aus diesem Chaos entsteht neues Leben, neues Sein. Ein neuer Geist, ein neuer Körper werden in die Welt hinausgestoßen. Ehe du Heiler werden kannst, mußt du dich mit dem Chaos anfreunden. Probier nächstes Mal das Peyote.«
Ich hatte die Hoffnung aufgegeben, am St.-Elizabeth-Hospital oder an der Klinik für Ganzheitsmedizin noch Leute zu finden, die ganzheitlich dachten. Aber bis auf die winterliche Kälte war das Leben in Madison ganz angenehm, wo es anscheinend keine von den üblichen Problemen der Großstadt gab. Wenn ich an einem eisigen Wintermorgen in die Stadt fuhr, genoß ich es, hier zu

sein und zu tun, was ich tat. Als Assistenzarzt war ich sicherlich oft genug zu unnötigen Verfahrensweisen gezwungen. Aber die Zeit in St. Elizabeth verging, sie verging sogar wie im Fluge. Welche Probleme ich auch mit der Schulmedizin und ihren Institutionen haben mochte, meine Ziele blieben hochgesteckt, meine Leistungen waren sehr gut, und nach kaum einem halben Jahr hatte ich bereits einen Heiler gefunden, der mich die Art von Medizin lehren wollte, die ich in einem Krankenhaus nie lernen konnte.

4 Heilungserfolge

Eines Abends, nachdem Doug schon mehrere Monate in meiner Obhut war, ergab sich eine neue Chance, und zwar in einer Form, die oft solche Chancen beinhaltet – als Krise. Es gab plötzlich Komplikationen bei seiner Kolitis. Das einzige, was sich konkret feststellen ließ, war ein Blutgerinnsel im Arm, der dadurch angeschwollen war und pochende Schmerzen verursachte. Ich suchte ihn an jenem Abend in der Notaufnahme von St. Elizabeth auf und diagnostizierte zwei unter Umständen ernste Gesundheitsprobleme: Thrombophlebitis (eine Venenentzündung in Verbindung mit einem Blutgerinnsel) und Cellulitis (eine Entzündung des Unterhautzellgewebes). Ich rief den diensthabenden Arzt, und dann bekam Doug eine intravenöse Infusion von Antibiotika, Heparin und Dilatin, um weiteren Thrombosen vorzubeugen. Gegen Mitternacht, als der Tropf angebracht und der Medikamentenfluß in Gang war, zog ich mir einen Stuhl heran und setzte mich an Dougs Bett.

Im Krankenhaus war es still und so dunkel, wie es in Krankenhäusern werden kann. Wir schwiegen ein paar Minuten lang; Doug sah benommen und bemitleidenswert schwach aus. Durch die Medikamente würden Schwellung und Rötung seines Arms abklingen, aber zu meiner Enttäuschung sprach die Kolitis nicht auf die Behandlung an. Solange seine Eingeweide in Aufruhr waren, konnte eins nach dem anderen passieren, und früher oder später kam dann mal etwas, das ich nicht behandeln konnte.

Doug lag so still, daß ich dachte, er sei eingeschlummert, aber nach einem Weilchen seufzte er und sagte: »Wieder Medikamente.« Er klang jämmerlich, als wäre er durch eine wichtige Prüfung gefallen. Die Adern an seinem Hals traten hervor wie knorrige Äste. Sein Gesicht war eingefallen, die Nase platt, und Mund und Wangen verzogen sich zu einem gräßlichen, quälenden Grinsen.

»Nur ein Weilchen«, sagte ich, »nicht für immer.« Ich hatte von Paul gelernt, daß ein Heiler dem Klienten stets eine gesunde Zukunft in Aussicht stellen muß, besonders dann, wenn es niemand anders kann oder will. Manchmal verkrampften sich Dougs Muskeln und zitterten, und ab und zu zitterten auch seine Gliedmaßen, so daß ich fürchtete, er könne wieder eine Thrombose haben. »Die Antibiotika bekämpfen die Cellulitis, und das Heparin verhindert die Bildung neuer Blutgerinnsel und sorgt dafür, daß der Blutpfropf im Arm nicht in die Lunge oder zum Herzen weiterwandert«, sagte ich zuversichtlicher, als mir zumute war.

»So daß ich am Leben bleibe, bis etwas anderes Schreckliches geschieht«, übertönte Doug die Piep- und Summtöne der Infusionspumpe. »Ich bin ein Jammerlappen. Tut mir leid.« Die Haut an seinen Armen war bleich und so stramm, daß es schien, als könnten Muskeln und Knochen jeden Moment hindurchbrechen. Die durch die Entzündung geröteten Stellen hatten in dem abgedunkelten Licht einen häßlichen schwärzlichen Farbton.

»Ich trag's Ihnen nicht nach, daß Sie frustriert sind – ich bin's auch. Wir wissen nicht, warum Sie die Thrombose bekommen haben und warum überhaupt diese Komplikationen eingetreten sind. Eigentlich hatte es den Anschein, als würden Sie Fortschritte machen, wenn auch langsam.«

»Zu langsam«, bemerkte Doug bitter, »und jetzt geht's mir noch dreckiger, vielleicht sterbe ich sogar. Ich würde alles darum geben, gesund zu werden.« Doug bebte am ganzen Leibe, als er zu schluchzen begann.

Ich zögerte, ob ich das sagen sollte, was mir auf der Zunge lag – daß wir doch vielleicht noch mehr tun konnten, daß ein Heiler vielleicht helfen konnte. Ich hatte keine Ahnung, was ich selbst als nächstes bei Doug unternehmen sollte, es sei denn, ich riefe Paul und das Übernatürliche zu Hilfe. Ich vermute mal, daß alle Ärzte manchmal an einen Punkt kommen, wo sie nicht mehr weiterwissen, wie ich damals. Was macht man, wenn ein Schwerkranker seine Hoffnung auf einen setzt, man aber bereits alles Menschenmögliche getan hat? Den diensthabenden Arzt konnte ich nicht fragen, denn als wir Doug seinerzeit annahmen, stellte sich gleich heraus, daß er ebensowenig über die Behandlung einer Kolitis wußte wie ich. Diese Darmentzündung ist genau die Art von chronischer Erkrankung, mit der Medizinmänner manchmal fertig werden, weil sie zusammen mit den Patienten über die Grenzen der modernen Medizin hinausgehen. Aber angsterfüllte Assistenzärzte dürfen sich keinen Rat bei Medizinmännern holen. Ich konnte meine Stellung verlieren, wenn Doug mit den falschen Leuten über diese Sache sprach. Diesmal würde ich mir keinen Ärger einhandeln, sondern lieber den Mund halten.

Doug schloß die Augen. Tränen rollten ihm die Wangen herab. Ich hoffte, er schliefe bald ein, damit ich nach Hause konnte, aber als ich mich leise erheben wollte, quietschte mein Stuhl. Doug schlug die Augen auf und hielt mich mit seinem Blick fest. Ich kniff die Lippen zusammen und bemühte mich, ein Gesicht zu machen, als wüßte ich, was ich tat, dabei dachte ich: »O Gott, was nun?« Eine Frau hätte vielleicht einfach bei Doug sitzen und ihm in seinem Schmerz beistehen können, aber ich überlegte immerfort, was ich machen könnte.

Von Paul lernte ich auch, während ich ihm bei der Arbeit zusah, wie man Geschichten als Heilmittel verwendet. Ich erzählte ihm einmal, daß ich stets wie gebannt den Geschichten meiner Urgroßmutter gelauscht hatte. Er wies mich darauf hin, daß ich dieses Wort – wie gebannt – nicht zufällig benutzt hätte. Geschichten wirken oft wie eine Art von Hypnose. Sie tragen dazu bei, den Geist eines Menschen so vorzubereiten, daß er eine Heilung annimmt. Meine Urgroßmutter nannte das, was sie tat, nie Hypnose,

aber Ärzte umschreiben mit diesem Wort verschiedene Techniken, durch die einem Patienten unbemerkt Vorschläge gemacht werden können, die er in sein Unbewußtes aufnimmt, und genau das bewirkten auch ihre und Pauls Geschichten.
Ich freute mich, als ich entdeckte, daß man in Krankenhäusern die Erzählhypnose anwenden kann, ohne dauernd hochgezogene Augenbrauen ertragen zu müssen. Sie gleicht so sehr der bekannten Technik der Visualisation, daß sie nicht weiter auffällt. Als ich vorsichtig damit anfing, bemerkten es nur wenige Ärzte, und von den Patienten fanden es noch weniger seltsam. Die meisten wunderten sich nur darüber, daß ich so lange bei ihnen sitzenbleiben konnte, um eine Geschichte zu erzählen.
Da mir nichts anderes einfiel, beschloß ich, Doug eine Geschichte zu erzählen. Paul hatte mir kürzlich eine schöne Schöpfungsgeschichte des Miwok-Stammes erzählt, und ich dachte, auch wenn es Doug vielleicht nicht viel nützte, würde sie uns doch wenigstens die Zeit vertreiben und meine Angst und Unruhe lindern.
»Ich weiß zwar nicht genau, was ich langfristig machen soll, aber für den Augenblick weiß ich etwas«, sagte ich im Brustton der Überzeugung, wie ich hoffte. »Ich werde Ihnen eine Gute-Nacht-Geschichte erzählen, damit Sie aufhören, sich selbst zu zerfleischen, und vielleicht können Sie danach gut schlafen.« Dann verlegte ich mich auf meine Erzählerstimme.

Es war nicht immer so, wie es jetzt ist.

Doug rollte die Augen und stöhnte auf.
»Doug, ich werde Ihnen jetzt etwas erzählen, machen Sie sich's also bequem. Es ist ja keine Arbeit oder so was für Sie damit verbunden«, ermahnte ich ihn. »Tun Sie so, als wären Sie noch ein Kind und würden am Weihnachtsmorgen ihrem Großvater zuhören, der Ihnen eine Geschichte erzählt. In einer Zeit, als Sie wirklich glücklich waren.«

»Erntedank war immer mein Lieblingsfeiertag.«
»Gut, dann ist jetzt Erntedankfest.«

Wir vergessen, daß die Dinge nicht immer so waren, wie sie jetzt sind.
Wo immer wir gerade sind und was immer wir gerade haben, scheint oft alles zu sein, was zählt. Aber alles hat einmal irgendwo angefangen. Sharons Schwangerschaft hat irgendwo begonnen, Ihre Krankheit hat irgendwo begonnen. Selbst die Erde hat irgendwo ihren Anfang genommen, ebenso wie eine Heilung irgendwo anfangen muß.

»Ihre hat übrigens schon eingesetzt, auch wenn Sie glauben, in einen Abgrund gestürzt zu sein.«
»Wie Sie meinen«, sagte Doug. »Dann mal weiter. Erzählen Sie mir von den Anfängen.«

Am Anfang war da Frau Coyote. Sie war einsam, so wie wir alle manchmal einsam sind. Was es sonst noch geben mochte, war klein, weit weg und schwer zu erkennen. Und die Erde war so kalt, dunkel und langweilig wie ein Schneesturm im Winter. Da nicht viel zu sehen war, gab es auch nichts Lustiges zu tun. Coyote langweilte sich furchtbar. Und dann traf sie Silberfüchsin, die sich ebenfalls furchtbar langweilte. Also langweilten sie sich gemeinsam furchtbar. Doch wie jeder weiß, ist es viel angenehmer, sich mit einer Freundin zusammen furchtbar zu langweilen, als sich alleine furchtbar zu langweilen.
Nachdem sie sich so eine Weile furchtbar zusammen gelangweilt hatten, kam Coyote auf eine Idee. Sie sagte: »Laß uns was erschaffen.«
»Gut«, sagte Silberfüchsin. »Aber wie erschafft man denn etwas?«
»Ich glaube, man muß es singen«, sagte Coyote. »Mach die Augen

ganz fest zu und sing mit mir: ›Ich will etwas sehen. Ich will etwas sehen. Ich will etwas sehen.‹«

Das Laken, das Doug einhüllte, und der blanke Fußboden unter dem Bett waren ebenso weiß und steril wie Coyotes Welt. Während ich mit meiner Geschichte fortfuhr, kam eine Krankenschwester an die Tür, schaute sich kurz das merkwürdige Spektakel an, wie ein Arzt einem Patienten eine weitschweifige Tiergeschichte erzählte, und schlich lautlos wieder davon.

Coyote und Silberfüchsin machten die Augen ganz fest zu und sangen gemeinsam. Sie sangen: »Ich will etwas sehen! Ich will etwas sehen! Ich will etwas sehen!« *Und während sie sangen, stellte jede sich etwas vor, was sie gerne sehen wollte. Coyote schloß die Augen ganz fest und stellte sich vor, sie sähe etwas zum Essen. Silberfüchsin schloß die Augen noch fester und stellte sich vor, sie sähe etwas Majestätisches, Erhebendes. Sie sangen und sangen, und sie tanzten und tanzten. Dann sangen und tanzten sie noch ein wenig, bis sie erschöpft zu Boden sanken, erhoben sich wieder und fingen noch einmal von vorn an. Schließlich waren sie todmüde bis ins Mark und fielen in einen tiefen Schlaf. Sie schliefen und schliefen und schliefen, und als sie aufwachten, siehe da, stand vor ihnen ein schneegekrönter Berg und auf seinem Gipfel ein stolzer Elch.*
»Wunderschön«, seufzte Silberfüchsin.
»Nahrung«, lechzte Coyote.
Den ganzen Tag über betrachteten sie die Nahrung auf dem wunderschönen Berg. Sie genossen den Tag aus vollen Zügen, den ersten Tag, an dem endlich etwas Sehenswertes zu sehen war.

Ich machte eine Pause und zog meinen Kittel enger um mich. In Krankenhäusern wird es nach Mitternacht kühl. Doug sagte nichts, lag aber still, er atmete langsam und war wach und gespannt. Also erzählte ich ihm in allen Einzelheiten von Coyote und Silberfüchsins zweitem Tag, an dem sie sich Wasser erträumten, und vom dritten Tag, an dem sie sich andere Tiere erträumten. Ich schilderte ihm, wie sie am vierten Tag ihre Schöpfung bewunderten und sich dann, damit ihr Werk besser zur Geltung kam, die Sonne erträumten. Danach schliefen sie eine Weile; am fünften Tag weckte sie überraschend die Wärme der Sonne. Sie spielten im Sonnenlicht, und als sie wieder schlummerten, erträumten sie sich die Pflanzen. So erschöpft waren sie, daß sie den ganzen sechsten Tag verschliefen, Sonne hin, Sonne her, und währenddessen kam alles Schlechte in die Welt gekrochen.

Am siebten Tag waren Coyote und Silberfüchsin so glücklich mit ihrer Schöpfung, daß Coyote sich vornahm, etwas ganz Besonderes zu erschaffen. »Diesmal werde ich mich selbst überbieten«, sagte sie stolz, »und etwas machen, das klüger ist als ich.«
»Das dürfte nicht allzuschwer sein«, sagte Silberfüchsin, die Coyotes Prahlerei allmählich leid war. »Nur zu, mach etwas, das klüger ist als du.« Daraufhin zog Coyote die Augenbrauen zusammen und die Stirn in lauter kleine Falten und sang und sang und sang und tanzte und tanzte und tanzte, und dann trat sie sich einen GROSSEN Dorn in den Fuß und heulte auf, und da geschah etwas Bemerkenswertes. Menschen wurden geboren, nackt und ziemlich häßlich, selbst im Vergleich zu einem Coyoten. Silberfüchsin bereute den Tag sofort, denn sie wußte, daß etwas, das klüger war als Coyote, wahrscheinlich Ärger machen würde.
Am achten Tag hörten Coyote und Silberfüchsin für immer auf, etwas zu erschaffen. Sie hatten zwar noch nicht alle Möglichkeiten erschöpft, aber sie waren zu sehr von einer anderen Aufgabe in Anspruch genommen. Vom achten Tag an hatten Coyote und Silberfüchsin alle Hände voll zu tun, diese verflixten Menschen aus Schwierigkeiten herauszuhalten – ohne viel Erfolg.

Eine dreiviertel Stunde war vergangen, ohne daß Doug ein Wort gesagt hatte. Er hatte gespannt zugehört und war ganz bei der Sache gewesen. Jetzt schien er eingeschlafen zu sein. Irgendwo um den dritten Tag herum war mir aufgegangen, welchen Sinn diese Geschichte gerade in diesem Augenblick für mich hatte. Ich hoffte, Doug würde unbewußt auf den gleichen Sinn stoßen wie ich – daß Schöpfung immer möglich war. Daß man, wenn man nur lang genug singt und tanzt, alles erschaffen kann, selbst Gesundheit. Und wie Coyote, als sie sich den dicken Dorn in den Fuß trat, macht man manchmal durch Schmerzen – oder nur durch Schmerzen – die interessantesten Entdeckungen.

Als ich meine Geschichte beendete, hatte Doug die Augen zu und war tief entspannt. Ich wünschte ihm noch einen guten Schlaf und sagte ihm, ich würde mich nun davonmachen und nach Hause fahren, aber am Vormittag käme ich wieder.

Ich war am nächsten Morgen früh da, noch immer müde. Ich war zu lange im Krankenhaus geblieben, um noch ausreichend Schlaf mitzubekommen, denn die Fahrt dauerte auch noch jeweils fast eine Dreiviertelstunde. Ich holte mir im Restaurant einen Kaffee und ging nach oben zu Doug. Er war hellwach und nahm gerade sein Flüssigfrühstück zu sich. Er sah mir gespannt entgegen.

»Also dann«, sagte er, »was bedeutet die Geschichte?«

Ich hielt ihn spaßeshalber ein wenig hin. »Sie hat keine bestimmte Bedeutung. Sie hat den Sinn, den Sie ihr geben.«

»Lassen Sie doch den Quatsch«, sagte Doug. »Sagen Sie mir, welchen Sinn die Geschichte hat.«

»Wenn ich Ihnen sage, welchen Sinn sie hat, hat sie diesen Sinn vielleicht nicht mehr.«

»Was für ein Unsinn.«

»Schamanenunsinn«, sagte ich. »So sind die Regeln. Wenn man eine Geschichte erzählt, darf nur der Zuhörer sie interpretieren.«

»Wer sagt das?« fragte Doug. »Wer stellt denn solche Regeln auf?«

»Medizinmänner, mit denen ich öfters zusammen war. Leute, die heilen.«

»Hier in der Gegend macht das niemand.«

»O doch.«

»Was machen sie denn?« fragte Doug. »Und wo machen sie es? Wie kommt es, daß ich nie etwas davon gehört habe?«

Ich hatte auf einmal einen Kloß im Hals. Wer von uns war eigentlich Coyote? Doug von Paul zu erzählen konnte mir eine Menge Ärger eintragen, wenn der Schuß nach hinten losging, aber schließlich war Doug mir schon bis hierher gefolgt, und etwas anderes hatte ich nicht mehr zu bieten.

»Paul heißt der Mann«, sagte ich. »Er ist ein Chippewa und hält sehr wirkungsvolle Heilungszeremonien ab. Leute mit allen möglichen Problemen kommen zu ihm, um sich von ihm helfen zu lassen. Aber Sie wissen ja, gemessen am hier herrschenden Standard darf *ich* Ihnen Paul eigentlich nicht empfehlen.«

»Na so was.«

»Aber vielleicht rufen Sie mal zufällig meinen Freund Alex an, den Assistenzarzt von der Universitätspsychiatrie, den ich zu dem Hausgeburtstreffen mitgebracht hatte. Ich wette, er könnte Ihnen Paul empfehlen. Und es stünde mir natürlich nicht zu, dazu etwas zu sagen.«

»Und wäre es in Ordnung, mir Alex' Telefonnummer zu geben?«

»Warum nicht?«

»Ein Medizinmann, was?« Doug sann darüber nach, während ich ihm Alex' Telefonnummer aufschrieb.

»Stimmt«, sagte ich, »obwohl er sich nicht so nennen würde, wenn Sie ihn fragten. Ich bin öfters bei ihm draußen gewesen und habe gesehen, was er macht – es ist beeindruckend.«

Eine Krankenschwester steckte den Kopf zur Tür herein und sagte: »Zeit für Ihr Antibiotikum.« Dann verschwand sie wieder.

»Ein Medizinmann namens Paul.« Doug schüttelte den Kopf, aber er wirkte glücklich, ja hoffnungsvoll. »Und Sie glauben, er kann eine Kolitis behandeln?«

»Ich glaube, er kann Ihnen helfen.« Ich war froh, daß er mich nicht fragte, wie ich darauf käme, denn ich hätte meine Ahnung nicht vernünftig erklären können.

»Darum ging es also in der Geschichte«, sagte Doug.

»Bitte?«

»Um das, was gerade passiert ist.«

»Klar«, sagte ich und bemühte mich, nicht zu verwirrt dreinzublicken. »Genau.« Ich ging, damit Doug Zeit fand, sich die Geschichte so auszulegen, wie es ihm gefiel. Das ist das Wunderbare an einer Geschichte. Zwischen uns war durch das Erzählen etwas Neues entstanden, das vollkommen unvorhersagbar war. Etwas Wahres. Vielleicht war Doug ja bald wieder derselbe verflixte Kerl, aber ein gesunder verflixter Kerl wie die Menschen, die Coyote geschaffen hatte. Denn der Geist der Geschichte hatte Doug erfaßt – der Geist der Verwandlung, der viel wirkamer ist und viel tiefer geht als eine intellektuelle Interpretation. Vielleicht haben die Schamanen deshalb die Regel aufgestellt. Eine Geschichte auszulegen kann ihre Wirkung nur einschränken.

Am nächsten Vormittag hatte ich wieder Dienst auf der Entbindungsstation, wo ich lernte, daß ein unnötiger Kaiserschnitt nicht die einzige Möglichkeit ist, eine Geburt zu verpfuschen. Wie Jason und Poirot hatten fast alle Ärzte am St.-Elizabeth-Hospital Schwierigkeiten mit Entbindungen, die nicht vorschriftsmäßig abliefen. Und leider wollten keineswegs alle Babys im St.-Elizabeth-Hospital vorschriftsmäßig geboren werden. Babys in Steißlage galten als besonders unkooperativ.

Mrs. Baylor war eine junge Erstgebärende im letzten Stadium der Schwangerschaft. Der für sie zuständige Arzt, Dr. Coombs, wollte die Wehen einleiten, weil er sie für überfällig hielt. Ich untersuchte Mrs. Baylor bei ihrer Aufnahme ins Krankenhaus und stellte die notwendigen Fragen, und dabei zeigte sich, daß sie keineswegs sicher war, wann sie ihre letzte Periode gehabt hatte. Als ich Dr. Coombs rief, um ihm zu melden, daß sie eingetroffen war, erwähnte ich das: »Der Termin für ihre Niederkunft ist gar nicht so sicher. Vielleicht sollten wir eine Ultraschalldiagnose stellen und uns Gewißheit über die Größe des Kindes verschaffen. Wir wollen sicher keine Frühgeburt induzieren.«

Ultraschall war damals noch nicht sehr gebräuchlich. Aber in diesem Fall war es meines Erachtens eine gute Vorsichtsmaßnahme. Bei Frühgeburten ist dic Lunge unterentwickelt; da ihnen der Surfactant-Faktor, eine bestimmte chemische Substanz, fehlt, kann sich die Lunge nicht richtig entfalten und kollabiert bei jedem Atemzug. Es kommt unweigerlich zum Atemnotsyndrom. Dr. Coombs erteilte mir jedoch eine Abfuhr, so eilig hatte er es, zu den Scharen von wartenden Patientinnen in seiner Praxis zurückzukehren. »Vollkommen unnötig«, sagte er. »Sie ist ja kugelrund. Jeder Dummkopf sieht das. Außer vielleicht ein Assistenzarzt.« Er lachte. Ich nicht.

Ich wählte meine Worte sorgfältig und sagte »Sie ist sehr dick, es kommt mir so vor, als hätte ich zwei Köpfe ertastet.« Dr. Coombs nannte mich einen Idioten, und ich sollte gefälligst aufhören, solchen Wirbel zu machen, sondern die Wehen einleiten. Ich zuckte die Achseln, enttäuscht und beunruhigt, und legte den Hörer auf – die Leitung war ohnehin schon unterbrochen.

Die erste Lektion, die ein Assistenzarzt lernen muß, ist die, daß der Bereitschaftsarzt immer recht hat. Bereitschaftsärzte sind viel zu beschäftigt, um Zeit an die Einwände von Assistenzärzten zu verschwenden. Damals war ich noch schwer von Begriff, deshalb habe ich manchmal gewagt zu widersprechen. Oder es zumindest versucht und mir dabei mehr Ärger eingehandelt, als die Sache wert war. Oder wurde am Telefon abgehängt.

»Linda«, sagte ich zu meiner Lieblingsstationsschwester, »was bekomme ich, wenn ich schließlich doch recht habe und sie Zwillinge hat?«

»Sie können von Glück sagen, wenn Sie mit heiler Haut davonkommen«, sagte sie lachend mit einer gewissen Weichheit und Herzlichkeit in der Stimme. Ich verordnete die intravenöse Infusion eines Wehenmittels. Linda war bereits bei der Arbeit. »Sie wollen sicher mit zwei Tropfen pro Minute anfangen, nicht wahr, Herr Doktor?« sagte sie.

»Sicher. Ihr Wunsch ist mir Befehl.«

Linda lächelte, als sie das Gerät zur Tür rollte, denn wir wußten beide, daß sie meine Hilfe bei ihrer Arbeit nicht brauchte. »Nur gut, eine Mutter dazuhaben, die einen aus Schwierigkeiten heraushält«, mit diesen Worten verschwand Linda durch die Tür, wobei sie mit dem Tropfständer gegen den Türpfosten stieß, und ihr Lachen hallte noch länger nach.

Wir mußten die Dosis mehrmals erhöhen, aber zur Essenszeit hatte Mrs. Baylor endlich starke Wehen. Coombs wollte, daß ich gegebenenfalls die Nacht über bei Mrs. Baylor blieb. Nach meinem Erfolg bei Doug wollte ich weiterhin mit Geschichten experimentieren, um festzustellen, ob sie etwas nützten. Ich wollte Mrs. Baylor eine Geschichte erzählen, die ihr die Schmerzen erträglicher machen würde.

Um Mrs. Baylor zu beruhigen, sagte ich ihr, ich hätte vorerst nichts anderes zu tun. Dann sagte ich ihr, ich wolle sie mit einer Geschichte unterhalten, damit sie sich besser entspannen könne, bevor die schweren Geburtswehen einsetzten. Ich wählte eine Geschichte aus ihrem eigenen Kulturkreis, in der es um das Geborenwerden im weitesten Sinne ging, und achtete besonders darauf, daß in der gleichnishaften Handlung alles normal und erfolgreich ablief. Ich erzählte ihr die Geschichte von der sicheren »Austreibung« der Juden aus Ägypten. Natürlich kannte sie die Geschichte schon, aber ich schmückte sie noch mit zeitgemäßen Details aus und schilderte zum Beispiel genau die schließlich von

Erfolg gekrönten Anstrengungen des jungen Volkes auf dem Weg durch den engen Gang hindurch, den Gott in den Meeresfluten geschaffen hatte.

Durch einen glücklichen Zufall war gegen Morgen vom Flur her der erste Schrei eines Neugeborenen zu hören, so daß ich Mrs. Baylor gleich darauf aufmerksam machen konnte, daß das der Lohn ihrer die ganze Nacht andauernden Wehen sein würde. Dr. Coombs kam im Morgengrauen. Er war entsetzt, die Frau ohne entsprechende Medikamente in Wehen zu finden. Er stürmte aus dem Zimmer und schrie laut nach einem Mittel zur Anregung der Wehentätigkeit, wie ein Muezzin die Gläubigen zum Gebet ruft. Er rief außerdem einen Narkosearzt, der sie örtlich betäuben sollte. Mrs. Baylor protestierte schwach und sagte, sie brauche keine Medikamente, aber Dr. Coombs überhörte sie einfach. Linda erzählte mir später, Coombs verabreiche praktisch all seinen Patientinnen immer Betäubungsmittel, weil das den Umgang mit ihnen erleichtere – dann wurden nämlich kaum noch Beschwerden laut oder Ansprüche an seine Zeit gestellt.

»Geben Sie ihr eine peridurale Betäubung«, sagte er dem eintreffenden Anästhesisten, »ich bin nach der Morgensprechstunde wieder da. Vor Mittag ist es nicht soweit«, bemerkte er selbstsicher.

Bei der Periduralanästhesie wird der Unterkörper gelähmt und jede Empfindung in diesem Bereich ausgeschaltet. Dadurch werden zugleich auch die starken Emotionen unterbunden, die mit einer Geburt verbunden sind, und das Bedürfnis der Mutter nach menschlichem Kontakt wird aufgehoben. Neuere Untersuchungen an Tieren haben gezeigt, daß darunter auch die Fähigkeit der Mutter leidet, eine innere Verbindung zu ihrem Kind herzustellen. Beim Menschen führt die Periduralanästhesie zu einem erhöhten Auftreten postnataler Depressionen.

Sobald die Betäubung eingeleitet worden war, ging ich, um Schlaf nachzuholen. Meine Anwesenheit war nicht länger erforderlich. Ich legte mich auf die Liege im Arztzimmer und war niedergeschlagen; all meine Bemühungen, Mrs. Baylor über die Nachtstunden hinwegzuhelfen, waren anscheinend vergeblich. Sie war gut mit den Wehen fertig geworden und hatte sich zwar gelegentlich vor Schmerzen gekrümmt und gewunden, war aber vollbewußt bei der Sache gewesen und hatte sich auf ihr Kind gefreut. Kurz vor der eigentlichen Geburt lag sie nun betäubt im Bett und sah sich im Fernsehen eine morgendliche Quizsendung an. Ich war wütend und am Boden zerstört. Mit Mrs. Baylor zusammen die Nacht durchzustehen war sowohl für mich wie für sie wichtig gewesen. Ich hätte den Ärzten am St.-Elizabeth-Hospital etwas beweisen können, aber Dr. Coombs ließ mich nicht. Ich lag still auf der Liege, bis ich schließlich in einen unruhigen Erschöpfungsschlaf fiel.

Eine Stunde später wurde ich von Linda geweckt. Bei Mrs. Baylor sei der Blasensprung eingetreten, und zwei kleine Füße ständen aus ihrer Vagina heraus. Ich warf noch einen letzten Blick durchs Fenster auf die bewaldeten Hänge in dem Park auf der gegenüberliegenden Straßenseite und betete um Rettung. Dann eilte ich hinter der Schwester her und traf alles so an wie beschrieben. Das Fruchtwasser war grünlichbraun gefärbt vom Mekonium, dem ersten Darminhalt eines Neugeborenen. Daß Mekonium ins Fruchtwasser gerät, ist bei einer Steißgeburt nichts Ungewöhnliches, da beim Durchtritt des Kindes durch den Geburtskanal der Unterleib gequetscht wird. Es besteht eine gewisse Gefahr, daß das Baby etwas davon einatmet. Allerdings ist die Gefahr gering, solange nur kleine Mengen ausgeschieden wurden wie in diesem Fall. Mein Herz klopfte wie wild, als ich die Füßchen des Kindes anstarrte; Dr. Coombs würde wohl noch rechtzeitig für die Entbindung eintreffen. Ich holte tief Luft und dachte an die Steißgeburten zurück, die ich während meines Medizinalpraktikums in meiner Studienzeit bei Dr. Creevy miterlebt hatte.

»Lassen Sie sich Zeit«, sagte ich laut, als die Beine des Kindes sichtbar wurden. Eben rannte Linda los, um eine Rolltrage zu holen und Mrs. Baylor damit zum Kreißsaal zu fahren, als Mrs. Baylor plötzlich einen Schrei von sich gab, und dann schoben sich die Beine des Kindes noch weiter hinaus, und der Po erschien. Ich sah mich hastig im Zimmer um, ob Schutzhandschuhe herumlagen, und dachte daran, daß mein Mentor uns gelehrt hatte, bei einer erfolgreichen Steißgeburt sei das Wichtigste, nichts zu überstürzen. »Immer mit der Ruhe«, ermahnte ich mich selbst und wischte mir die schweißnassen Handflächen an den Hosenbeinen meiner weißen Hospitalkleidung ab. Ich hielt ein wachsames Auge auf die Farbe des Babys und hüllte seinen Unterleib in ein Handtuch ein, um es warmzuhalten, während es seinen Kopf durch den Gebärmutterhals der Mutter zwängte. Bei einer Steißgeburt besteht das Risiko, daß der Kopf steckenbleibt; wie unendlich erleichtert war ich, als schließlich die Augen des Kindes zum Vorschein kamen und mich ansahen, und dann war der Kopf ganz heraus aus der Vagina. Als ich den Jungen aufhob, schien er den Kopf zu neigen und mir zuzuhören. Da wurde mir bewußt, daß ich noch immer vor mich hin murmelte und mich ermahnte, Ruhe zu bewahren; das waren die ersten Laute, die das Kind hörte.

Ein Fluch von Dr. Coombs, der ins Zimmer gestürmt kam, riß mich jäh aus meinen Träumen. »Warum haben Sie mich nicht eher gerufen?« rief er. Er hatte sich Schutzkleidung über Hemd und Krawatte gezogen. Seine Stirn legte sich in Falten, als er sich Mrs. Baylor ansah.

»Sie haben doch gesagt, sie würde nicht vor Mittag entbinden«, erinnerte ich ihn.

»Sollte sie auch nicht«, sagte er und runzelte noch heftiger die Stirn. Da er sie so anstarrte, schaute ich auch hin. Noch ein Paar Füßchen!

Während Linda sich bemühte, Mrs. Baylor auf die Trage zu hieven, die sie geholt hatte, erschien eine andere Schwester mit dem ersten, gesund aussehenden Säugling auf dem Gang. »1850

Gramm!« rief sie. Dr. Coombs warf noch einen Blick auf die hervordrängenden Füßchen, fluchte erneut und richtete sich auf eine weitere Steißgeburt ein – was für ihn hieß, das Baby möglichst schnell herauszuhieven, ehe es Ärger machen konnte. Er zog heftig an den feuchten Füßen des Kindes und gewann ein Stück Beinlänge dazu. Er zog ein zweites Mal, wieder sehr heftig, und wir konnten den Hodensack des Kindes sehen. Aber der Gebärmutterhals reagierte auf sein Gezerre, indem er sich um den Kopf des Kindes krampfte. Dr. Coombs fluchte leise. Ich weiß nicht, ob er je zuvor schon einmal so in der Klemme saß. Voller Verzweiflung zerrte er noch fester. Das dünne Hälschen des Kindes zog sich stramm wie eine Bogensehne, aber der Gebärmutterhals klemmte den Kopf ein, und das Kind lief allmählich blauviolett an, so daß die Füße bald so dunkel waren wie das welke Laub draußen. Obwohl Dr. Coombs so stark zog, glitt der Junge nicht durch den letzten Abschnitt des Geburtskanals, den sein Bruder vor ein paar Minuten ganz allein bewältigt hatte.

Das kinderärztliche Team, das sich an der Tür versammelt hatte, war ebenso bestürzt wie ich. Dr. Coombs unternahm noch eine letzte herkulische Anstrengung, dann schrie er: »Vollnarkose!« Er gab das Ziehen auf, und Linda konnte Mrs. Baylor endlich auf die Rolltrage befördern und schob sie nun eilends den Gang hinunter zum Kreißsaal. Wir rannten alle hinterher.

»Warum nicht mal 'ne Entbindung?« wollte der Nakosearzt scherzhaft sagen, aber die Worte blieben ihm im Hals stecken, als er sah, was los war. Er wirbelte herum und bereitete im Eiltempo eine Vollnarkose vor. Während bei der Mutter die Narkose eingeleitet wurde, wühlte schon ein zähnefletschender Dr. Coombs mit der Zange in ihr herum. Sie verlor das Bewußtsein, und er umklammerte den Kindskopf. Heraus kam unter dem allgemeinem Aufstöhnen der Versammelten ein schlaffes, lebloses Baby, und dann gingen die Kinderärzte an die Arbeit.

Die leisen Stimmen des kinderärztlichen Teams, das den Säugling wiederzubeleben versuchte, wurden zu mir herübergetragen. Dr. Coombs ließ mich den Dammriß zunähen. Einer der Kinderärzte deutete nach oben, wahrscheinlich zur Intensivstation für Neugeborene, und sprach schnell. Während wir unser Werk beendeten, verschwand das Baby im Brutkasten.

Ein paar Minuten später rief eine Krankenschwester herein: »Der zweite Säugling wiegt 1670 Gramm.« Dr. Coombs warf ihr gereizt einen finsteren Blick zu, stand langsam von seinem Hocker auf und klopfte sich die Ärmel seines sterilen Kittels ab, als klebe Dreck daran. Ich hatte Kopfschmerzen und einen bitteren Geschmack im Mund, und meine Handschuhe waren blut- und mekoniumverschmiert. Mir war, als hätte ich einen schweren Kater.

Mrs. Baylors zwei Kinder wogen zusammen gute sieben Pfund, woraus sich erklären ließ, daß Coombs gedacht hatte, sie stände kurz vor der Niederkunft. Die Lungen des Erstgeborenen waren noch nicht vollständig entwickelt, aber er machte sich gut im Säuglingszimmer und konnte ein paar Wochen später nach Hause. Aus ihm wurde sicherlich ein normales, gesundes Kind. Sein Bruder war weniger vom Glück begünstigt. Auch seine Lungen waren unterentwickelt, aber hinzu kam, wie ich hörte, daß die durch den Sauerstoffmangel bei seiner traumatischen Geburt verursachten neurologischen Probleme wahrscheinlich einen bleibenden Hirnschaden zur Folge hatten, vielleicht auch epileptische Anfälle, schwere Entwicklungsstörungen oder zerebrale Kinderlähmung. Der Kinderarzt ließ unter vier Augen die Bemerkung fallen, wie merkwürdig es doch sei, Säuglinge zu retten, um sie dem Leiden zu überantworten, die man eigentlich lieber hätte sterben lassen sollen.

Fünf Tage danach verließ Doug das Krankenhaus. »Ich werde diesen Paul anrufen«, sagte er, als ich mich an sein Bett setzte, um die Entlassungspapiere fertig zu machen. »Früher wäre mir das

nicht im Traum eingefallen. Aber irgend etwas daran ist seltsam reizvoll. Geradezu exotisch.«
Doug stand zu seinem Wort. Er traf sich mit Paul. Ich begleitete ihn mehrmals. Schließlich war Paul bereit, für Doug eine Zeremonie abzuhalten.
»Heute abend ist mein Debüt«, witzelte Doug nervös vor all den Freunden und Verwandten, die sich aus diesem Anlaß auf Pauls Farm versammelt hatten. Ich war enttäuscht, daß Ellen sich geweigert hatte zu kommen, obwohl Doug und Sharon sie eingeladen hatten und sie viele der anderen Teilnehmer kannte. Wir hätten leicht einen Babysitter finden können, aber es entsprach nur der halben Wahrheit, daß Ellen auf unsere Tochter aufpassen mußte, wie ich Doug sagte. Vielmehr war es der erste Hinweis darauf, wie tief der Konflikt über das zeremonielle Heilen bei meiner Frau und mir bereits ging.
Mit dieser Seite meines Lebens wollte Ellen nichts zu tun haben. Sie übte scharfe Kritik an mir, daß ich meine Familie vernachlässigte und sonstwohin fuhr, statt zu Hause bei meinen Kindern zu sein. Damals verletzte mich die Ablehnung meiner indianischen Interessen so, daß ich die berechtigten Punkte ihrer Kritik auch nicht hörte – daß ich zuviel arbeitete, zu selten zu Hause sei und meine familiären Pflichten neben meinen außerberuflichen Aktivitäten vernachlässigte. Mit 22 Jahren dachte ich noch, ich könnte alles haben, was ich wollte.
Die Zeremonie begann einige Stunden vor Mitternacht und dauerte bis weit ins Morgengrauen hinein. Paul und seine Helfer füllten die lange Nacht mit Singen, Trommeln, Gebeten und Peyote aus. Doug runzelte die Stirn, als er den bitteren Peyotetee trank. Doch jedesmal, wenn der Tee herumgereicht wurde, trank er mehr davon. Er durchlief mehrmals die Stadien der Übelkeit und Erleichterung, die Peyote mit sich bringt, und erbrach sich diskret in die Handtücher, die er vor sich liegen hatte. Irgendwann mitten in der Nacht, als süße Zederndüfte das Tipi erfüllten, unterbrach

Paul majestätisch den Gesang und machte Doug ein Zeichen, sich neben ihn zu stellen. Doug, der gegen neuerliches Erbrechen ankämpfte, stand neben dem in ein leuchtendbuntes mexikanisches Tuch gehüllten Paul und blickte albern und verwirrt drein. Wie er da hin und her taumelte und schwankte, konnte er von Glück sagen, überhaupt auf die Füße gekommen zu sein.
»Doug hat diese Versammlung veranlaßt und ermöglicht«, sagte Paul. Doug bemühte sich, stolz und aufrecht zu stehen. »Er hat sie veranlaßt, weil er eine Frau und ein Kind hat, und wir sind zusammengekommen, um für seine Heilung zu beten, damit er für Frau und Kind sorgen und ein guter Mann und Vater sein kann. Er ist nicht um seiner selbst willen hier, und er erbittet nichts für sich. Er bittet nur wegen seiner Frau und seines Kindes, die seine Hilfe brauchen, um Heilung. Er möchte gesund werden. Er möchte wieder arbeiten und seine Familie ernähren können«, rief Paul über das prasselnde Feuer hinweg, und dabei schlug eine Flamme fast in Dougs zerfurchtes Gesicht.
Die dunkelroten Kohlen in der Mitte des Tipis schienen jedesmal, wenn Paul sprach, heller zu glühen. Sharon saß still auf dem Boden neben Doug und hielt sich an seinem Bein fest. Paul hatte Sharon wegen ihrer Schwangerschaft strikt von dem Peyotegenuß abgeraten. Doch ich bezweifle, daß sie es probiert hätte, wenn sie nicht schwanger gewesen wäre. Sie hatte sich schon skeptisch über die Heilungszeremonie geäußert, als wir zum ersten Mal darüber sprachen, und war nur mitgekommen, weil sie ebenso verzweifelt war wie Doug. Jetzt saß sie mit großen Augen da und beobachtete den Heiler und ihren Mann.
Paul begann, Doug mit Adlerfedern abzufächeln. Er hatte mir erklärt, daß er mit diesen Federn schlechte Energien wegfege. Während er an Dougs Armen und Beinen entlangfächelte, sangen er und seine Helfer. Doug wiegte sich in ihrem Rhythmus, wobei sein Schatten auf Sharon fiel, dann wieder von ihr wich, dann wieder auf sie fiel. Seine Augen waren offen, schienen aber in weite

Ferne zu blicken. Sein Gesicht strahlte. Er schaute hoch in die Spitze des Tipis, wo die Funken wie ein Schneeschauer herumwirbelten. Ich sah ehrfürchtig zu, wie sich dieser hochgebildete, gutbürgerliche, durch und durch intellektuelle Psychotherapeut einem Heilungsprozeß überließ, den er auch nicht annähernd verstehen konnte. Paul verlangte nicht von Doug, sich seiner bevorzugten Mittel zu bedienen, der Erkenntnis oder Erklärung. Statt dessen bat er ihn nur, er möge beten und Vertrauen in die Zeremonie haben, und er möge willens sein, ein anderer Mensch zu werden. Wie er das bewerkstelligen könnte, hatte er ihm schon bei den früheren Treffen gesagt.

»Doug ist ein psychologischer Berater«, erklärte Paul den rings um das Feuer Sitzenden. »Seine Arbeit besteht darin, anderen zu helfen; jetzt besteht unsere Arbeit darin, ihm zu helfen und für ihn zu beten.« Ein Ring aus gelblichem Rauch hing über Paul in der Luft. »Jetzt«, sagte Paul zu Doug, »sind die Großväter angekommen, sie haben zu mir gesprochen und gesagt, du würdest wieder gesund, wenn du das tust, was zu tun du anderen empfiehlst. Du mußt tun, was du sagst. Du bist der einzige, der weiß, wie das geht, und die Großväter sagen, daß du auch die Macht dazu hast.« Doug nickte und sagte wie aus weiter Ferne: »Das kann ich. Ich kann tun, was ich sage.«

»Es wäre vielleicht einfacher, wenn du weniger reden würdest«, empfahl Paul und gab Doug einen Schlag auf den Rücken. Doug fiel beinahe vornüber von der Wucht dieses Schlages. Er lächelte breit. Schon machte er den Mund auf, um etwas zu sagen, hielt aber mittendrin inne und lächelte wieder.

Ein Wind erhob sich draußen vor dem Tipi und erzeugte eine Art Pfeifton. Ich meinte, die Stimmen der Ahnen jenseits der Tipiwände zu hören. Sie ritten auf dem Wind und sangen uns etwas vor. Doug drehte sich zu mir um und lächelte breit mit seltsam verzogenem, hagerem Gesicht, und ich fragte mich, ob er sie wohl auch hörte. Er sah hinauf zu der dunklen Öffnung in der Spitze des Tipis und zog laut die Luft ein, als könnte er den sternenübersäten Himmel über uns sehen oder die Geister, die auf den Winden ritten.

Als ich mich für eine Heilungszeremonie für Doug einsetzte, hatte ich gedacht, er brauche eine andere Perspektive, hatte aber gar nicht voll und ganz verstanden, welche Art von Wandlung erforderlich war. Doug war nicht der einzige, der sich in dieser Nacht ändern mußte. An einer Heilungszeremonie teilzunehmen ist eher wie ein Kirchgang als wie die Mitarbeit an einer Operation – der Heilungskandidat ist im allgemeinen nicht der einzige Betroffene. Die Geister, die in Pauls Tipi in Wisconsin einkehrten, verhalfen auch mir zu zwei Visionen: Die eine zeigte mir meinen Weg, und die andere zeigte mir, wo ich davon abgeirrt war.

Ich hatte nur der Höflichkeit halber von dem Peyotetee genippt. Meine beiden Visionen verdankte ich, glaube ich, mehr der Zeremonie als dem Peyote. Meine erste Vision ist nur schwer in Worte zu kleiden, ganz, wie Paul einmal gesagt hatte. Die gewonnene Einsicht unterschied sich in nichts von dem, was Coyote-Geschichten, christliche Schriften, philosophische Lehren oder auch der tägliche Comic in einer Zeitung wiedergeben. Aber die Zeremonie ließ diese einfache, fundamentale Wahrheit in mir widerhallen wie nie zuvor. Ich sah, daß wir uns unsere eigene Welt erschaffen, so sicher wie Coyote und Silberfüchsin sich ihre erschufen in der Geschichte, die ich Doug erzählt hatte. Daß es in der stofflichen Welt keine objektive Realität gibt. Daß für uns, wenn wir nicht an Heilung glauben wollen, auch keine Heilung existiert. Wenn unser Singen und Tanzen nur von Molekülen und Medikamenten handelt, dann bestimmen Moleküle unser Schicksal, sind Medikamente unsere einzige Hoffnung. Das, woran wir glauben, wird wahr, und wenn wir an Dougs Heilung glaubten, mußte auch sie wahr werden. Was wir singen und tanzen, das wird sein.

Ideen wie diesen war ich schon begegnet, und Doug sicherlich auch. Es war immer interessant, darüber nachzudenken, wenn ich in dem einen oder anderen Buch auf so etwas stieß. Doch die Nacht in dem Tipi sprach mich nicht intellektuell an, sondern sie führte zu der tiefempfundenen emotionalen Erkenntnis, daß wir unsere eigene Wirklichkeit erschaffen. Nur auf eben dieser emotionalen Ebene können wir von der Erkenntnis Gebrauch machen, um uns selbst zu heilen. Und was noch wichtiger war, ich sah die Grenzen des einzelnen Menschen in diesem Prozeß. Unzählige New-Age-Versionen dieser Idee betonen die Macht des einzelnen zu sehr, während ich spürte, daß es die gemeinsamen Visionen vieler sind, die die Welt, wie wir sie kennen, gestalten. Die Notwendigkeit, in der Gruppe eine gemeinsame Vision zu entwickeln, war es, was uns hier in diesem Tipi zusammenführte. Unsere Gebete waren so etwas wie ein Gerüst für Dougs Heilung. Wenn ich nur diese eine Vision gehabt hätte, wäre die Erfahrung in Pauls Tipi eine dramatische, aber angenehme Bestätigung der Lektionen gewesen, die ich bereits zu lernen begann. Ich hatte richtig gelegen mit meiner Einschätzung von Dougs Problem: Macht und Selbstüberhebung, die in der herrschenden Kultur angebetet werden, hatten von Doug Besitz ergriffen und sein Unbehagen, seine Depressionen und schließlich seine Erkrankung genährt. Und ich hatte auch recht behalten, daß ein Heiler Doug auf dem Pfad zur Genesung weiter bringen konnte als ein Arzt. Ich muß in jener Nacht ein bißchen eingebildet gewesen sein, denn die zweite Gabe des Geistes war gar nicht so freundlich.

»Du hältst dich wohl für ziemlich clever, was?« fragte mich ein Geist, der Coyote ähnelte. »Was würde denn Jennie dazu sagen?«

Als ich Jennie kennenlernte, eine 32jährige Schwangere, die ihr erstes Kind erwartete, plante sie eine Hausgeburt unter Aufsicht einer örtlichen Hebamme. Sie wollte aber auch einen Arzt konsultieren und kam deshalb in die ganzheitsmedizinische Klinik des St.-Elizabeth-Hospitals, wo wir uns begegneten.

Jennie war von Ängsten erfüllt und stellte bei den laufenden Vor-

untersuchungen mehr Fragen, als ein Mensch beantworten konnte. Ich versuchte, ihr die Ängste zu nehmen durch Visualisation – eine Technik, bei der man jemanden durch eine vorgestellte Erfahrung führt, die realistisch sein kann oder auch nicht, ihm aber eine neue Perspektive sowohl auf der bewußten als auch auf der unbewußten Ebene eröffnet. Ich verhalf Jennie zu der Visualisation ihrer bevorstehenden Geburtserfahrungen. Da ich wußte, daß sie Gartenarbeit und Waldwanderungen liebte, wählte ich Bilder aus der Natur aus, um ihr Rückhalt zu geben und ihr beizubringen, daß sie sich instinktiv schon genau mit dem Gebären auskannte. Doch nach jeder Sitzung kehrten ihre Ängste zurück. Jede Woche kam sie mit einer neuen Komplikation, über die sie sich informieren wollte. Jede Woche sagte ich ihr, es lägen keine Komplikationen vor, und sie sei körperlich wie geschaffen dazu, zu gebären.
»Woher wissen *Sie* denn, daß mein Körper gebären kann?« fragte sie mich während eines Besuches, als sie bereits hochschwanger war. »Wieso sind Sie da so sicher? Ich mache ungern Übungen. Ich schwitze nicht einmal gern, wie kommen Sie also auf den Gedanken, ich könnte eine Geburt überstehen?«
Jennies ständige Zweifel gingen mir auf die Nerven, sie machten mich sogar wütend. Ich war auf meine Weise ebenso schroff wie Dr. Jason, als ich ihr etwas sagte, was ihm vermutlich nie eingefallen wäre: daß der Körper ein Teil der Natur ist und die Natur sich im Gebären auskennt. »Es ist ein natürlicher Vorgang. Äonen von Evolutionsjahren haben Ihren Körper hierfür vorbereitet.«
Jennies Wehen begannen zu Hause, und sie mühte sich zwei Tage lang ab, ohne daß sich der Muttermund mehr als vier Zentimeter geweitet hätte. Das hieß, sie kam nie richtig in die Austreibungsphase. Ihre Hebamme rief mich, weil sie nicht mehr weiterwußte. Sie hatte bereits alles versucht, was ich ihr telefonisch geraten hatte. Sie hatte Jennie duschen lassen. Sie hatte sie aus dem Bett geholt und herumwandern lassen, während sie Jennies Mann ins Bett schickte. Sie hatte Jennie bearbeitet, die Wehen willkommen

zu heißen. Aber sie hatte auch gemerkt, daß Jennie solche Angst davor hatte, daß sie sich zu einem Aufschub zwang. In meiner Besorgnis darüber, daß es schon so lange dauerte und Jennie dadurch nur Wasser verlor und sich erschöpfte, schlug ich der Hebamme vor, sie ins Krankenhaus zu bringen. »Wenn sich bis dahin nichts getan hat«, sagte ich, »geben wir ihr ein Wehenmittel. Manchmal reicht aber die Fahrt ins Krankenhaus schon, um die Geburt einzuleiten, wenn die Schwangere insgeheim Angst davor hat, zu Hause zu gebären.«

Als sie im Krankenhaus angelangt war, wartete ich, bis die Krankenschwestern mich zu Jennie und ihren Angehörigen riefen, um ihr noch Zeit zu lassen, sich zu entspannen und vielleicht doch mit den Preßwehen zu beginnen. Die Lage war ernster, als ich gedacht hatte. Jennie war in Tränen aufgelöst und rief: »Ich will sofort einen Kaiserschnitt!« Dazu bestand aber kein Anlaß, da sie die Austreibungsphase noch gar nicht erreicht hatte. Sie litt allerdings tatsächlich unter Flüssigkeitsmangel und war erschöpft. Ihres Erachtens war sie schon seit vier oder fünf Tagen in Wehen, aber ihre Hebamme versicherte mir, der Beginn der Wehen läge maximal 48 Stunden zurück. Ich überzeugte Jennie davon, daß wir es zunächst mit einem Mittel probieren sollten, um die Wehentätigkeit anzuregen. Das mußte auch dann sein, wenn ein Kaiserschnitt vorgenommen werden sollte. »Starke Wehen kräftigen die Lungen Ihres Kindes«, sagte ich. »Und Sie wollen doch bestimmt, daß Ihr Kind kräftige Lungen hat und gut atmen kann.«

Ich blieb die Nacht bei Jennie und versuchte, ihr zu suggerieren, wie sie sich in den Schmerz hinein loslassen könnte und wie sie zwischen den Wehen, wenn ihre bewußte Mitarbeit nicht nötig war, ein wenig schlafen könnte. Es würde immer schneller und leichter gehen, erklärte ich ihr, wenn sie davon träumte, wie sehr sie sich darauf freute, ihr Kind endlich in den Armen zu halten. Bei Anbruch der Morgendämmerung war der Muttermund völlig geöffnet, und sie fing an, ziemlich ineffektiv zu pressen. Ihre Hebamme und ich redeten ihr gut zu, sich ganz auf ihren Körper einzustellen. Langsam drehte sich der Kopf des Kindes in die richtige Stellung. Um neun Uhr früh, als Dr. Tobias, der zuständige Arzt, erschien, preßte sie immer noch.

Das erste, was sie von Dr. Tobias verlangte, war ein Kaiserschnitt. Weinend klagte sie ihm, wie wenig sie in den letzten fünf Tagen geschlafen hätte. Tobias sagte ihr, er könne das Kind mit der Zange holen, das würde ihrer Not schneller ein Ende machen als ein Kaiserschnitt. Sie willigte gleich ein, und ich rief auf Tobias' Geheiß den Narkosearzt, der sie örtlich betäuben sollte. Ich hatte kaum Erfahrung mit Zangengeburten und hätte mich nicht daran gewagt. Aber ich hatte großes Vertrauen in die Fähigkeiten dieses Arztes. Er hatte im ländlichen Wisconsin schon Tausende von Kindern auf die Welt geholt. Wenn er sagte, er könnte es, konnte er es in meinen Augen auch.

Es war noch keine zehn Uhr, da lag Jennie bereits auf dem Kreißbett im Entbindungsraum, und wir anderen standen mit sterilen Kitteln und Handschuhen drumherum. Der Anästhesist hatte die örtliche Betäubung eingeleitet, und Jennie spürte nichts mehr von den Preßwehen. Als Dr. Tobias von der OP-Schwester die Zange entgegennahm, war ich zuversichtlich, daß alles gutgehen würde. Die Morgensonne schien hell in den Saal, ein gutes Omen, wie ich meinte. Tobias schob die kalte, häßliche Zange in Jennies gefühllose Vagina und zog kräftig. Trotz seiner Erfahrung mühte er sich schwitzend ab. Er ächzte, stemmte den Fuß gegen den Entbindungsstuhl, um sich die Hebelkraft zunutze zu machen, und zog so stark, daß Jennie einen schrillen Schrei von sich gab. Tobias zog noch einmal mit einem Ruck, und da kam endlich ein Junge zur Welt.

Jennie hatte keine Kraft mehr, ihren Sohn in die Arme zu schließen, sie wollte nur noch schlafen. Tobias reichte den Jungen Jennies Mann Warren. Im Gesicht des Kindes waren Zangenmale zu sehen. Das kommt häufig vor und muß nicht unbedingt schwerwiegend sein. Aber Warren war beunruhigt, es könnte etwas nicht stimmen, und er hatte recht. Die Gesichtsmuskeln des Kindes waren auf einer Seite schlaff. Eine Zangenentbindung kann Gesichtslähmungen und -schwächen zur Folge haben, doch solange noch ein Teil funktioniert, ist das ein sicherer Hinweis darauf, daß die normale Funktion vollständig wiederhergestellt wird. Trotzdem war Warren natürlich betroffen, daß sein Sohn mit leicht angeschlagener Gesundheit auf die Welt gekommen war.

Die schwere Geburt hatte auch von Jennie ihren Tribut gefordert. Bei einer Untersuchung zeigte sich, daß sie ein vaginales Hämatom entwickelt hatte (einen Bluterguß). In den nächsten Tagen klagte sie über große Schmerzen, die auch dann nicht abklangen, als der Bluterguß weg war. Als die Schmerzen nach einigen Wochen immer noch nicht verschwanden, vergaß Jennie allmählich, daß sie ursprünglich einmal eine Hausgeburt geplant hatte, und kam mehr und mehr zu der Überzeugung, wir müßten bei der Geburt etwas falsch gemacht haben. Der Chefarzt der Entbindungsstation des St.-Elizabeth-Hospitals schloß sich dieser Auffassung an. Er prüfte die Unterlagen und kritisierte, daß Tobias keinen Kaiserschnitt gemacht hatte. Tobias geriet ins Kreuzfeuer der Kritik, weil er der zuständige Arzt und daher im juristischen Sinne verantwortlich war. Eine Zangenentbindung vorzunehmen war seine Entscheidung gewesen, nicht meine.

Ich war bereit, für ihn auszusagen, denn ich war davon überzeugt, daß wir das Richtige getan hatten, um Jennie und ihrem Kind einen Kaiserschnitt zu ersparen. Voller Eifer zitierte ich aus der Fachliteratur, daß bei einer natürlichen Geburt die Bindung von Mutter und Kind besser ist, weniger Mütter sterben und Kindesmißbrauch seltener vorkommt. Im Gegensatz zu einem Großteil der Krankenhausärzte widersprach Tobias mir auch gar nicht in allen Punkten – aber er nahm mir übel, daß ich sie überhaupt erwähnte, da sein Stand in der Öffentlichkeit dadurch nur noch

schwieriger wurde. Anscheinend hatte ich ihn vor den Kopf gestoßen, dabei wollte ich ihm eigentlich beistehen.
Ein paar Monate nach der Geburt ihres Kindes zogen Warren und Jennie nach Australien. Kurz vor Dougs Heilungszeremonie hatte Jennie mir eine Postkarte geschickt und geschrieben, sie hätte so starke Schmerzen, daß sie keinen Sex mehr haben könnte. Sie gab mir die Schuld daran, weil ich ihr den Kaiserschnitt verweigert hatte, der ihr das Trauma des Gebärens erspart hätte, und brachte noch andere persönliche Anklagen vor, die mich wütend machten.
Was würde also Jennie sagen? Ich saß in Pauls Tipi und bemühte mich, die Frage des sarkastischen Geistes so ehrlich wie möglich zu beantworten. Jennie, dachte ich, ist als angsterfüllte, unglückliche Frau zu mir gekommen. Selbst wenn wir bei ihr einen Kaiserschnitt vorgenommen hätten und alles glattgegangen wäre, was nicht sicher war, hätte sie sich vermutlich über etwas anderes beschwert. Ein Kaiserschnitt ist eine schwere Operation; ebenso wie bei anderen Operationen kann es Komplikationen geben, zum Beispiel eine Infektion, Lungenembolie, Blutungen und Narkoseschwierigkeiten. Probleme, die besonders bei Kaiserschnitten auftreten, sind unter anderem solche in Zusammenhang mit der früher erwähnten postnatalen Depression und Kindesmißbrauch sowie eine höhere Sterblichkeitsrate der Mütter. In Anbetracht dessen halte ich nach wie vor selbst eine schwere natürliche Geburt für risikoärmer als einen Kaiserschnitt.
Aber hatte ich auch alles bedacht? Jennie war wie Doug ein lebender Widerspruch. Sie hatte sich eine Hebamme für eine Hausgeburt engagiert, jedoch von Anfang an hartnäckig an ihrer Fähigkeit gezweifelt, auf natürliche Weise ein Kind zu bekommen. Ich war der Überzeugung gewesen, daß ihr spontaner Entschluß, es mit einer natürlichen Entbindung zu probieren, in ihrem Fall richtig war, aber in der unbestechlichen Atmosphäre der Peyotezeremonie mußte ich mir, wenn ich aufrichtig war, eingestehen,

daß meine innere Gewißheit mehr von meinen eigenen Überzeugungen getragen wurde als von Jennies.
Jennie brauchte mehr als das übliche Händchenhalten und Beruhigen. Sie war zu mir gekommen, weil sie erst eine tiefgreifende Veränderung hätte durchmachen müssen, ehe sie niederkam. Ich hatte mir nicht die Mühe gemacht, herauszufinden, was sie eigentlich davon abhielt, natürlich zu gebären. Vielmehr hatte ich völlig unkritisch die Meinung meiner Hebammenfreundinnen übernommen, daß alle Frauen natürlich entbinden können.
Jennie war eine Frau, die intensiven Beistand brauchte, um zu gebären. Ich habe seitdem noch viele Frauen kennengelernt, die so waren wie sie. Alles mögliche – früherer sexueller Mißbrauch, eine traumatische Kindheit, diskriminierende Auffassungen in der Familie über das Gebären oder Frausein – bestimmten mit, wie eine Frau ihre Schwangerschaft erlebt. Ich hatte bei Jennie versagt, weil ich sie nicht mit dem gleichen klaren Blick wie Doug angesehen hatte. Ich war zu dem Schluß gekommen, daß sie schwierig und halsstarrig war. Die Zeremonie lehrte mich nun, daß Jennie mich, so gut sie es vermochte, um Hilfe gebeten und ich ihren aufrichtigen Wunsch nach Heilung überhört hatte – ich war nicht erfahren genug, um ihn zu hören. Darauf hätten mich mein Ärger über Jennie, meine Gereiztheit und mein Verdruß bringen müssen. Sie hätten mir schlagartig klarmachen müssen, daß meine üblichen Methoden nichts nützten; meine Negativität wiederum entsprang meinem eigenen Frust, ihr nicht viel weiterhelfen zu können.
Ich hatte mit Aufmunterung reagiert statt mit Heilung. Ich hatte an der Wahnvorstellung festgehalten, sie würde ganz natürlich gebären, wenn ich ihr positive Bilder vor Augen führte, sie zur Visualisation einer normalen Geburt anleitete und von der Vollkommenheit der Natur sprach. Leider hatte Jennie Anteil an dem Gruppenbewußtsein, eine Geburt sei etwas Unnormales und Unnatürliches. Und ein Gruppenbewußtsein ist fast immer stärker

als das des einzelnen. Mein arroganter Glaube an natürliche Prozesse hatte mich blind gemacht dafür, daß andere diesen Glauben nicht teilten.

Diese Blindheit war zum Teil egoistischen Ursprungs. Im Tipi erinnerte ich mich plötzlich daran, daß ich mit der Überzeugung nach Wisconsin gekommen war, ein Jahr Dienst zu tun, ohne einen einzigen Kaiserschnitt an meinen Patientinnen vorzunehmen. Ich weiß noch, daß ich dachte, wenn ich erwiesenermaßen ohne Kaiserschnitte auskäme, müßte die Gültigkeit der alternativen Entbindungstechniken, die mich interessierten, endlich anerkannt werden, da in diesem Fall sicher auch andere wissen wollten, wie ich das bewerkstelligt hatte. Das war mir nicht bewußt gewesen, als Jennie in den Wehen lag. Jetzt war mir klar, daß ich fest entschlossen gewesen war, mir nicht von Jennies Selbstzweifeln meinen Vorsatz zunichte machen zu lassen. Ich ging einfach davon aus, daß sie normal entbinden konnte, ganz gleich, was sie selber dachte, und so hatte ich stur alle Hinweise darauf ignoriert, daß längst nicht alles für eine natürliche Geburt sprach. Aus meinem Versagen wurde Jennies Versagen.

Aus dieser Erkenntnis heraus sah ich, wie ähnlich Doug und ich uns waren. Er glaubte, nur dann gut zu sein, wenn er in der Lage wäre, seine Patienten gesund zu *machen*. Wie töricht dieser Anspruch war, hatte ich erkannt, aber war meiner anders? Unterschied sich mein eigensinniges Beharren auf einer natürlichen Geburt so sehr von Jason und Poirots Ansicht, eine Entbindung müsse vor Beginn der Sprechstunden abgeschlossen sein? Das hätte ich gern bejaht, aber ich war mir dessen nicht ganz sicher. Ich sprach ein stilles Gebet, in dem ich den Schöpfer darum bat, mir meine Arroganz zu vergeben und mich auf einen menschlicheren Weg zurückzuführen. Ich versprach, der nächsten Jennie, die mir begegnen sollte, zu helfen.

Als ich mein Gebet beendet hatte, schaute ich Doug an, der sich im Schein des Schamanenfeuers räkelte, und fragte mich, was ich wohl machen würde, wenn er bald nach der Zeremonie einen Rückfall erlitt. Würde ich mit seiner sich hinziehenden Krankheit besser fertig werden als er mit dem Selbstmord seines Klienten? Besser als mit Jennies Wunsch, durch einen Kaiserschnitt entbunden zu werden? Ich hatte bereits bewiesen, daß ich dazu fähig war, nur das zu sehen, was ich sehen wollte, statt das zu sehen, was vor mir war – daß ich, um es kurz zu sagen, genauso zu handeln imstande war wie die Ärzte, die ich kritisierte. Konnte ich mich bessern? Konnte ich ein Heiler werden wie Paul?

Doug war nach der Nacht im Tipi ein anderer Mensch. Auf der Heimfahrt erzählte er mir, er hätte gleich bei den ersten Gebeten gewußt, daß er genesen würde, aber verwandelt hätte ihn letztlich das Wedeln mit den Federn. »Gestern hätte ich noch behauptet, das Fächeln sei eine rein symbolische Handlung«, sagte er. »Aber als Paul an mir entlanggefächelt hat, konnte ich förmlich spüren, wie schlechte Energien weggefegt wurden. Als er fertig war, fühlte ich, daß sich körperlich etwas bei mir verändert hatte.« Und es *mußte* sich physisch etwas verändert haben, denn seine Kolitis besserte sich bei fortgesetzter Behandlung mit Akupunktur und Hypnose zusehends. Als sein Kind geboren wurde, war der Darm ausgeheilt und er wieder in seinem Beruf tätig – in dem er, wie er mir sagte, fortan mehr zuhörte und weniger redete.

Jennie und ihr Kind erholten sich. Ich beantwortete ihren wütenden Brief so offen und freundlich, wie ich konnte, und danach schrieben wir uns eine Zeitlang hin und wieder. Gegen Ende des Jahres war die Gesichtslähmung des Kindes verschwunden. Jennie litt noch ein paar Jahre unter Vaginaproblemen, die ihre australischen Gynäkologen vor ein Rätsel stellten. Ein Arzt diagnostizierte eine Depression, aber Jennie warf die Medikamente, die er ihr gab, aufgebracht weg. Schließlich überredete ein Chirurg in Melbourne sie dazu, die Antidepressiva doch zu nehmen. Dann entfernte er operativ da, wo das Hämatom gewesen war, vernarbtes Gewebe. Danach ging es Jennie gut. Doch an das

Geburtserlebnis dachten sie und Warren noch immer mit Bitterkeit.
Ich konnte es ihnen ebensowenig verdenken, wie ich die Uhr zurückdrehen und etwas daran ändern konnte, aber immerhin konnte ich künftig erfolgreich gegen die Versuchung ankämpfen, die Dinge zu vereinfachen. Meine Erfahrung mit Jennie und die Lektion, die ich bei der Tipizeremonie über sie lernte, führten zu einer drastischen Veränderung in meiner Einstellung zur Geburtshilfe. Diese Veränderung trägt noch heute, mehr als zwanzig Jahre später, Früchte. Sie hat mich dazu gebracht, Schwangerschaft und Geburt als Möglichkeiten zum Heilen zu betrachten, und mich über die stark simplifizierenden Ansichten der Vertreter einer natürlichen Geburt hinausgeführt. Sie hat sogar bewirkt, daß ich mir einige der Gurus dieser Bewegung zu Feinden gemacht habe, weil ich laut die Meinung äußerte, die Voraussetzungen für eine normale Geburt seien nicht bloß die Wahl einer Hebamme, das Meiden eines Krankenhauses, gutes Essen und positives Denken. Vielmehr hinge sie von kulturellen Überzeugungen ab, gegen die man sich manchmal mit aller Kraft zur Wehr setzen müsse.
Außerdem hatte ich etwas sehr Wichtiges darüber gelernt, was die Leute sagen, was sie wollen und was sie wirklich wollen – und über den Unterschied dazwischen. Zum wahren Heilen gehört, diese widersprechenden Wünsche miteinander in Einklang zu bringen. Mein Mißerfolg bei Jennie hatte seine Ursache nicht zuletzt darin, daß ich dies nicht eingesehen hatte.

Einige Monate nach Pauls Zeremonie war ich Zeuge einer schamanistischen Heilung, die wirkungsvoller als alles war, was ich je gesehen hatte. Wesley war Indianer und lebte in Duluth, etwa hundert Meilen von dem Reservat entfernt, in dem er und Paul aufgewachsen waren. Als ich ihn kennenlernte, hatte er ein ausgemergeltes Gesicht, konnte nur ganz langsam gehen und zitterte bei der Anstrengung, sich von seinem Stuhl zu erheben. Er sah aus wie ein Mann Ende Sechzig. Ich war entsetzt, als mir Paul, der in seinen Vierzigern war, erzählte, er und Wesley seien Klassenkameraden gewesen.

Ärzte vom medizinischen Zentrum der Universität in Duluth hatten Wesleys Krankheit als Lymphom diagnostiziert, einen Krebs der Lymphknoten. Der Krebs hatte sich schnell in Bauch und Brust ausgebreitet, und die Ärzte hatten Wesley gesagt, er hätte höchstens noch sechs Monate zu leben. Sie rieten ihm, seine Angelegenheiten zu regeln. Wesley suchte eine Ojibway-Medizinfrau in Nordminnesota auf und bat sie, eine Zeremonie für ihn abzuhalten. Die Medizinfrau, Carolyn, sagte ihm, er solle sich bei zunehmendem Mond einstellen und mitbringen, wer immer bei dieser Heilung hilfreich sein könne. (Berufsneid und Konkurrenzkämpfe sind bei mächtigen Schamanen eine Seltenheit; die Heiler, die ich achte, heißen andere bei ihren Zeremonien willkommen. Ich habe zwar auch die Art von Egotrip-Schlachten erlebt, wie Ärzte sie sich oft liefern, aber nur unter Amateuren.) Wesley bat Paul, nach Minnesota mitzukommen, und Paul lud mich ein.

Carolyn beschäftigte sich erst allein mit Wesley und bereitete ihn mittels Hypnose, wie Psychologen es nennen würden, auf die Zeremonie vor. Die Arikara aus Norddakota umschreiben diese Art von Hypnose mit dem Satz »jemanden in den Schlaf wiegen, so daß er zu schlafen meint, in Wirklichkeit aber hellwach ist«.

Nachdem sie Wesley so vorbereitet hatte, lud Carolyn uns alle in die Schwitzhütte ein, wo wir vier Nächte hintereinander beteten. Am fünften Tag nahm sie Wesley mit nach draußen und wanderte mit ihm herum. Sie sagte ihm, auch wenn er es jetzt vielleicht noch nicht glaube, würde er doch noch viele Bögen spannen, bevor er stürbe. Sie sagte ihm, ein Adler wäre das Zeichen für seine Genesung.

Als Wesley später an jenem Tag einen Adler sichtete, war er entzückt. Carolyn hielt auf der Stelle eine Zeremonie ab und weihte den Erdboden, indem sie Tabak und Maismehl ausstreute. Dann verbrannte sie gelben Indianersalbei, um das Böse zu verscheuchten, sang heilige Lieder, rauchte die heilige Pfeife und sprach zu den Geistern. Zum Schluß teilte sie Wesley mit, die Weiße-Büffel-Frau habe ihr gesagt, er wäre wieder gesund. Nach seiner Rückkehr in die Stadt konnten seine Ärzte keine Spur des Lymphoms mehr finden – sie hatten keine Erklärung für dieses Phänomen, sondern trugen einfach in den Krankenbericht ein, es handle sich um eine der seltenen, verblüffenden Spontanheilungen. Allerdings erklärten die Ärzte ihn nicht so schnell für geheilt wie Carolyn; da Lymphome sich manchmal zurückbilden, um dann erneut aufzutreten, wird erst nach fünf Jahren von einer Ausheilung gesprochen. Als Wesley diese fünf Jahre lang krebsfrei blieb, kamen die Ärzte zum gleichen Urteil wie Weiße-Büffel-Frau und erklärten ihn für geheilt.

Ich schätze die Wissenschaft und kann den Impuls gut verstehen, nach biochemischen Erklärungen für eine Krankheit und alle anderen Vorgänge im Körper zu suchen. Mir ist auch klar, daß unsere Emotionen Auswirkungen auf der molekularen Ebene haben. Aber diese Erklärungen sagen letztlich nichts darüber aus, was Wesley gesund gemacht hat. Heilung kann zwar als biochemischer Vorgang beschrieben werden, aber die Kenntnis der betreffenden biochemischen Veränderungen läßt uns darüber im dunkeln, wie dieser Prozeß in Gang gesetzt werden kann. Wie beeinflußt eine Zeremonie die Krebszellen in den Lymphknoten? Wie haben die Gebete die unzureichende Durchblutung von Jimmie Left Hands Herzmuskel aufheben können? Wunderheilungen können offenbar die Biochemie verändern, aber wie?

Ein Neurophysiologe würde Lichter, die in einem dunklen Tipi aufblitzen, wahrscheinlich als Halluzinationen abtun, ausgelöst durch Erschöpfung und Übererregtheit. Natürlich können die physiologischen und psychologischen Reaktionen auf Hitze, Erschöpfung und Hunger visuelle Halluzinationen und andere

Erscheinungen heraufbeschwören. Stoffe wie Peyote ebenfalls. Selbst gemeinsame Halluzinationen oder angebliche seherische Kräfte lassen sich rational erklären. Der Schamane, der allem Anschein nach ein unerklärliches Wissen über seinen Patienten besitzt, könnte sich ganz alltäglicher verbaler und nichtverbaler Anhaltspunkte bedienen wie ein guter Psychotherapeut oder auch ein Astrologe oder Wahrsager.

Ich könnte vermutlich eine ähnliche Erklärung für die Nacht in dem dicht verschlossenen Tipi finden, als ich etwas Kleines, Pelziges über meine Hand laufen spürte; und warum sollte es nicht auch eine profane Ursache für die Tiergeister geben, die ich im Dunkeln herumlaufen sah? Andere haben sie gleichfalls gesehen. Ich hätte eine ganze Reihe von rationalen Erklärungen anzubieten, von arglistiger Täuschung seitens der Helfer des Schamanen bis hin zu Massenhysterie der Art, wie sie im 17. Jahrhundert über die kleine Stadt Salem in Massachusetts hereinbrach, als bis dahin gesunde Menschen behaupteten, sie hätten Frauen mit Dämonen geschlechtlich verkehren sehen.

Ich könnte es, will es aber nicht, weil ich glaube, daß rationale Erklärungen nicht nur die heutige Medizin, sondern auch die Gesellschaft als solche zerstören. Um geheilt werden zu können, müssen wir an die Möglichkeit einer Heilung glauben, an eine größere Welt, an höhere Mächte als uns selbst. Wir sollten spirituelle Erfahrungen nicht herunterspielen und sagen, »es ist bloß *dies*« oder »es ist bloß *das*«. Es ist ein schwerer, manchmal sogar tödlicher Fehler, für jede Erfahrung unbedingt eine Erklärung finden zu wollen, bei der das Geistige unberücksichtigt bleibt, ohne das wir nicht leben können. Es ist borniert und in einem gewissen Sinne unaufrichtig – unaufrichtig deshalb, weil es den wissenschaftlichen Denkern dabei weniger darum geht, etwas zu erklären, als vielmehr darum, das Wunderbare wegzuerklären.

Manche Leute nehmen zum Beispiel an, daß die Teilung der Fluten des Roten Meeres durch Moses ihre Ursache in starken Winden und verborgenen Untiefen gehabt haben könnte, wodurch eine Landbrücke entstand, auf der die Juden übers Wasser fliehen konnten. Wird die Geschichte dadurch glaubhafter? Erklärungen wie diese gehen letztendlich ins Leere. Die Zeremonie eines indianischen Schamanen mit Geistererscheinungen und anschließender Heilung steht nicht im Widerspruch zur Wissenschaft. Die Wissenschaft ist ein Erklärungsmodus, die Spiritualität ein anderer. Die beiden sprechen unterschiedliche Realitätsebenen Realitätsebenen an. Sie sind verschiedene, begrenzte Fenster zu einer Wirklichkeit, die zu umfassend und komplex ist, als daß wir sie verstehen könnten.

Anthropologen können schlecht arbeiten, wenn sie nicht davon ausgehen, daß es unterschiedliche, manchmal sogar vollkommen widersprüchliche, aber dennoch gültige Weltanschauungen gibt. Ich selbst als ein Produkt gegensätzlicher Kulturen und Gene verstehe, daß die Anthropologen gegensätzliche Vorstellungen gleich behandeln müssen. Sie wissen, daß zwei Weltanschauungen, die einander widersprechen, dennoch beide wahr sein können – ebenso wie Physiker wissen, daß Licht entweder ein Teilchen oder eine Welle ist, obwohl es manchmal beides zugleich sein kann. Neurophysiologen wie Edelman sind sich klar darüber, daß das Leben vielschichtig ist und daß jede Schicht ihren eigenen Sinn und ihre eigene Logik hat, die oft unabhängig und vollkommen verschieden sind von der Logik, die in anderen Schichten vorherrscht. So scheinen Ebenen im totalen Widerspruch zueinander zu stehen, aber nur, wenn die Vielschichtigkeit des Lebens ignoriert wird.

Letztendlich muß man ernstzunehmende Berichte vom Wunderbaren entweder einfach so akzeptieren, wie sie sind, oder sie in Bausch und Bogen ablehnen. Man kann nicht das eine und das andere wollen. Vertreter der Wissenschaft meinen vielleicht, die rationale Auslegung von Wundern öffne ihnen eine Hintertür zum Glauben, aber wer einmal versucht hat, auf diese Weise in ein spirituelles Leben einzutreten, findet sich lediglich in einem leeren Raum wieder.

Nach meinem Dienst auf der Entbindungsstation wechselte ich zur Kinderheilkunde. Ich lernte vieles, wodurch ich bei der späteren Ausübung meines Berufes Kinder besser behandeln konnte. Ich lernte, Atemschläuche an den Stimmbändern vorbei in die Lungen von Säuglingen zu schieben, die nicht aus eigener Kraft atmen können, und eingeatmetes Mekonium aus der Luftröhre von Säuglingen abzusaugen. Ich lernte, wie man an Austrocknung leidenden Kindern eine intravenöse Infusion gibt, wie man lebensbedrohliche Erkrankungen von ungefährlichen Erkältungen unterscheidet und wie man an winzig kleinen Wirbelsäulen eine Lumbalpunktion durchführt.
Ich lernte aber auch, daß die Vorstellung von der Behandlung des ganzen Menschen – die holistische Philosophie, die mich ans St.-Elizabeth-Hospital gezogen hatte – den meisten Kinderärzten ebenso fremd war wie den Frauenärzten und Internisten. Ebenso wie andere Ärzte neigten auch die Kinderärzte dazu, sich als Mechaniker zu betrachten, die Teile einer biologischen Maschine reparierten. Die Tatsache, daß es sich bei ihren Patienten um Kinder handelte, änderte nichts daran. Kinder waren einfach nur Maschinen mit kleineren Teilen, die durch kleinere Öffnungen erreicht werden mußten. Die Menschen in diesen kleinen Maschinen waren Nebensache, und sie näher kennenzulernen war für das Diagnostizieren und Verschreiben unerheblich. Und gar die Bekanntschaft der Angehörigen der kleinen Maschinen zu machen war eine undenkbare Zeitverschwendung.
Wie ich erkennen mußte, gingen einige meiner Patienten und buchstäblich alle meine Kollegen davon aus, daß eine Krankheit bei Drüsen, Geweben und Organen anfängt und aufhört. Ich vertrat die weniger akzeptierte Ansicht, daß eine Krankheit ihre Wurzeln auch in der unsichtbaren Welt der Geister und in den Ge-

schichten hat, die die Menschen sich erzählen. Aber ich war eingestellt worden, weil ich Arzt werden sollte in einer Kultur, die zwischen Arzt und Priester trennt. Ich träumte jedoch immer noch davon, als Heiler beides miteinander zu vereinen. Vielleicht fand ich in der Psychiatrie leichter jemanden, der in Patienten nicht nur wandelnde Hirne und Körper sah, sondern auch die Rolle des Geistigen bei einer Heilung respektierte.

Bereits nach einem Jahr war mir die Doppelbelastung als Assistent in zwei Fachbereichen über den Kopf gewachsen. Das Zentrum für Krisenintervention wollte mehr als einen halben Tag von meiner Zeit, und die ganzheitsmedizinische Klinik drängte ebenfalls. Eine Assistententätigkeit schluckt ohnehin 80 bis 100 Stunden pro Woche, und da ich zwei davon gleichzeitig übernommen hatte, wurde mir noch mehr abverlangt. Die ganzheitsmedizinische Einrichtung war, wie sich herausstellte, bei weitem nicht so ganzheitlich, wie ich gehofft hatte. Die Arbeit im Krankenhaus war entmutigend, und die Feindseligkeit, die mein Interesse an Hausgeburten erregt hatte, lästig. Ich beschloß, mich in meinem zweiten Jahr in Madison auf die Assistenzzeit in der Psychiatrie zu konzentrieren. Ich würde meine Facharztzulassung früher bekommen, erträgliche Dienststunden haben – und sicher mehr Zeit finden, um von Heilern wie Carolyn und Paul zu lernen.

5 Die Alternative

Wenn man jemanden fragt, ob er oder sie ein Schamane ist, bekommt man statt einer Bejahung allenfalls zur Antwort: »Die Leute sagen es von mir.« Die indianische Kultur mißbilligt das Herumprahlen mit spiritueller Macht. Echte Medizinmänner und -frauen wissen, daß eine Heilung letztendlich dem Schöpfer, den Geistern und dem Patienten zu verdanken ist. Und wenn wir uns den Geistern gegenüber nicht bescheiden und achtungsvoll zeigen, geschieht es leicht, daß uns diese Helfer allein lassen.

Ich habe mich über zwanzig Jahre lang mit der indianischen Heilkunst beschäftigt, und manche Leute nennen mich einen Schamanen. Ich selbst würde diesen Ehrentitel nicht für mich beanspruchen. Ein von mir sehr verehrter Apachen-Schamane hat mir einmal gesagt: »Ich habe ungefähr soviel Macht wie ein totes Huhn.« Zuerst dachte ich, er mache einen Witz oder sei allzu bescheiden; jetzt weiß ich, warum er sich das Verdienst einer Heilung nicht selber anrechnet. »Siebzig Prozent der Genesungsarbeit muß der Patient leisten. Zehn Prozent übernimmt der Schöpfer, und ich bin mit zehn Prozent beteiligt, was kaum der Rede wert ist.« Was der Patient zu seiner Genesung beisteuern kann, sagte er, ist in der Hauptsache der feste Entschluß, *gesund zu werden.* An diesem Punkt setzt der Medizinmann oder die Medizinfrau an und unterstützt die Vision des Kranken von sich als einem gesunden Menschen, wenn das niemand anders kann. Er oder sie entwickelt mit dem Patienten zusammen die Geschichte einer gemeinsamen spirituellen Suche.

Medizinmänner und -frauen leben überall in Amerika, von New

York bis San Francisco, Edmonton bis Santiago, und nicht nur in den jeweiligen Reservaten. Sie hängen keine Schilder aus wie Ärzte. Sie sind nicht im Branchentelefonbuch verzeichnet, und aus den schon erwähnten Gründen werden sie auf die Anfragen von Fremden hin nicht einmal zugeben, Heiler zu sein. Trotzdem sind sie da und praktizieren mitten in unserer modernen Kultur im stillen die alten Heilweisen.

Einige Heiler leben und arbeiten in Reservaten. Andere leben – meist unerkannt – mitten unter uns. Die nordamerikanischen Heiler sind im Gegensatz zu den Schamanen, die noch immer in den südamerikanischen Regenwäldern zu finden sind, nicht unbeleckt geblieben von der modernen Zivilisation. Wir wissen nicht, wie genau wir Traditionen folgen, die vor der Ankunft von Kolumbus den Kontinent beherrschten. Manches Wissen ist verlorengegangen, aber die Tradition des Heilens ist dennoch weiterhin sehr lebendig und denen zugänglich, die danach verlangen.

Früher wurden Schamanen traditionsgemäß während einer langen Lehrzeit ausgebildet. In dieser Lehrzeit nahmen sie meist noch andere Stammesfunktionen wahr – zum Beispiel ihre Rolle als Jäger –, um sich und ihre Familien zu ernähren. Daß jemand ausschließlich Lehrling war, kam selten vor, da er in diesem Fall von seinem Lehrer oder seiner Familie hätte unterstützt werden müssen. Lange Ausbildungszeiten der Heranwachsenden waren in den Stammesgesellschaften unbekannt.

In der heutigen westlichen Medizin beginnt der Wissenserwerb mit der entsprechenden schulischen Ausbildung. Der Vorteil davon ist, daß auf diese Weise schneller Kenntnisse erlangt werden als durch eine Lehrzeit. Aber es gibt noch immer keine offiziellen Schulen für die indianische Heilkunst. Ich gehe davon aus, daß sich das ändern wird, da die Reservate inzwischen eigene Colleges einrichten und sich auf ihr Erbe besinnen. Die indianische Heilkunst wird formalisiert und schließlich als Ausbildungszweig in den psychologischen und medizinischen Abteilungen der entsprechenden Schulen und Universitäten gelehrt werden.

Meine Kenntnisse habe ich in langen Lehrjahren und durch Teilnahme an Zeremonien und Ritualen sowie bei der Arbeit mit Klienten erworben, was nicht ohne Versuch und Irrtum abging. Zum Glück habe ich nie wirklich schwerwiegende Fehler gemacht. Je mehr ich lerne, um so weniger Fehler mache ich. Doch beim Heilen handelt es sich immer um einen experimentellen Prozeß, um ein Ausprobieren von etwas, das zu nutzen scheint, und hinterher hört man, ob es gewirkt hat oder nicht. Das indianische Heilen bildet darin keine Ausnahme.

Die ersten Medizinmänner, die ich nach der Schwitzhütte in Wyoming, bei der mein Appetit geweckt wurde, aufsuchte, waren ein paar Cherokee-Älteste, die nach Kalifornien umgesiedelt waren. Sie sind inzwischen beide tot. Sie konnten weder lesen noch schreiben. Keiner hatte im Lande irgendwelches Aufsehen erregt. Sie waren einfache Menschen, die ihre Religion und Kultur liebten.

Der eine, Grampa Richards, war über neunzig und lebte in der Nähe von Santa Rosa. Ich hörte im Café von Stanford von ihm. Ebenso wie Coyote, der Truthahngeier in den Ohren lag, ihn ins Himmelsland mitzunehmen, nervte ich einen Freund so lange mit der Bitte, mich zu Grampa Richards zu bringen, bis es ihm leichter fiel, ja statt nein zu sagen.

Bei Grampa Richards mußten gewisse Regeln eingehalten werden, die man nur lernen konnte, wenn man mit ihm zusammen war. Er hatte kein Telefon, man mußte also einfach hinfahren und darauf hoffen, ihn anzutreffen. Als ich zum ersten Mal hinkam, hatte sich eine kleine Gruppe von Anhängern dort versammelt. Die meisten waren Angloamerikaner. Grampa Richards hatte zwei zwanzigjährige blonde Freundinnen, die beide von ihm schwanger waren. Nichts hindert einen Heiler daran, ein altes

Schlitzohr zu sein! Außerdem stand die Westküste in den siebziger Jahren noch immer unter dem moralischen Einfluß der Haight-Ashbury-Kultur.

Nachdem ich Grampa Richards einen Tag lang bei seinen Geschäften zugesehen hatte und nur sprach, wenn ich angeredet wurde, fragte ich ihn, ob ich ihn noch einmal besuchen dürfte. Er sagte, das wäre ihm recht.

Unterweisungen gab es nur beiläufig. Leute, die von seinem Ruf gehört hatten, kamen, um sich heilen zu lassen, und wir, die wir ihn regelmäßig besuchten, brachten auch meist einen Kranken mit. Die häufigen Besuche waren Grampas Aussiebemethode – so konnte er einen mit der Zeit gut kennenlernen, und außerdem wußte er nach dem vierten oder fünften Besuch, daß man nicht aus bloßer Neugier kam, sondern etwas lernen wollte. Wenn Anwärter dabei waren, die hofften, etwas lernen zu können, ließ er uns die Lieder, die er bei der Behandlung eines Patienten sang, auf Band aufnehmen. War der Patient wieder weg, erklärte er uns die Bedeutung der Lieder auf englisch. Wir durften uns auch Notizen machen während der Zeremonien, die er abhielt, und ihn hinterher dazu befragen. Wir halfen ihm, indem wir ihm nach entsprechender Anweisung die Geräte und geweihten Gegenstände reichten, die er wünschte.

Grampa hatte eine Aktentasche. Wenn er für den Tag genug geredet oder gelehrt hatte, pflegte er sie hochzuhalten und zu sagen: »Ich fürchte, ich habe noch etwas zu tun.« Manchmal zog er noch einen Regenmantel an wie ein Geschäftsmann, was die Komik noch steigerte – er hatte zwar die richtigen Accessoires, aber der angegraute Bart, der aus dem Kragen herausstand, stellte sicher, daß ihn niemand irrtümlich für einen Börsenmakler hielt. Dann zwinkerte er uns, die wir um ihn herum saßen, noch einmal zu, stieg über unsere Beine und verschwand im Wald. Nie ging ihm jemand nach. Ich weiß nicht, ob er ernsthaft etwas zu tun hatte – vielleicht Beten oder Meditieren oder Kräutersammeln – oder ob es ihm nur Spaß machte, uns durch dieses gewählte Zeichen zu verstehen zu geben, daß wir gehen müßten.

Fast genauso ging es bei Kosha zu, dem zweiten verpflanzten Cherokee-Ältesten, der in der Nähe von Ukiah lebte. Ein Anhänger von Rolling Thunder, damals ein bekannter Heiler, erzählte mir von Kosha. Er führte seine Heilungen in einer Hütte aus, deren Boden mit sandiger Erde bedeckt war, die ihm seine Kinder von einem heiligen Ort in Tennessee herangekarrt hatten. Der alte Mann sagte, ein Mensch könne allein davon schon verrückt werden, daß er keinen Erdkontakt habe, daß er nicht wenigstens einmal am Tag die nackten Füße auf die nackte Erde stelle.

Koshas Strategie war wie die von Grampa Richards, abzuwarten, bis jemand ihn erkannte. Für die Indianer sind Heilungszeremonien, wie bereits erwähnt, eine Gruppenaktivität. Die Anhänger des Heilers sind kundige Gehilfen beim Gebet. Je ernster die Erkrankung ist, um so mehr Vorbereitung erfordert die Zeremonie natürlich; an den Tagen, an denen ich Grampa Richards oder Kosha nicht zu Hause antraf, mußten sie meist bei einer schwierigen Heilungszeremonie irgendwoanders den Vorsitz führen, weil der Patient vielleicht zu krank war, um reisen zu können. Aber viele Menschen kamen auch direkt zu ihnen, um von relativ harmlosen Leiden befreit zu werden, die schnell und gut auf die Behandlung ansprachen.

Von diesen beiden Männern lernte ich in erster Linie zwei Dinge: wie man an eine Zeremonie herangeht und wie man improvisiert. Einfach dadurch, daß ich den beiden Heilern bei der Arbeit zusah, lernte ich, wie man sich mit einem Menschen, der geheilt werden will, zusammensetzt. Der Ablauf einer Zeremonie in der richtigen Art und Weise ist dem Patienten ebenso wichtig wie dem Medizinmann; um geheilt werden zu können, muß der betreffende Mensch davon überzeugt werden, daß er gesund ist, obwohl er mit genau der gegenteiligen Überzeugung herkam.

Zeremonien leben von der Improvisation. Schüler aller Richtungen hätten immer gern ein narrensicheres Drehbuch, das sie auswendig lernen und in die Tat umsetzen können. Aber es gibt keine solchen Vorlagen. Schamanen ändern ihre Vorgehensweise häufig, je nach göttlicher Intervention und Weisung. Priester und andere geistliche Führer halten sich an Verfahrensweisen und Schriften, die ursprünglich wahrscheinlich von Schamanen stammen. Bei zu häufiger Wiederholung können Zeremonien ihre Macht verlieren. Heiler unterhalten eine unmittelbare Verbindung zur spirituellen Welt, sie brauchen sich also keine Sorgen zu machen, ob eine bestimmte Handlung gerade angemessen ist, weil sie *wissen*, daß sie es ist. Außerdem respektieren Heiler die Geister der verschiedenen Krankheiten, indem sie diese unterschiedlich behandeln. Je öfter ich Heilern bei der Behandlung verschiedener Patienten zusah, desto klarer wurde mir, daß ich noch viel zu lernen hatte.

Der schwedische Anthropologe Ake Hultzkranz bezeichnet die indianische Medizin als »Glaubensheilkunde«, ähnlich wie man von der »Volksheilkunde« der europäischen Völker spricht. Ich würde eher von Geistheilung sprechen, da sie sich von den Geistern herleitet. Glaube unterstützt die Heilung – aber in Wahrheit ist es so, daß aktiver Unglaube stärker einer Heilung entgegenwirkt, als zuversichtlicher Glaube ihr förderlich ist. Ich habe erlebt, daß Tiere und Menschen geheilt wurden, die bewußtlos waren oder sich sonstwie in einem Koma befanden oder die nichts von den Zeremonien und Gebeten wußten, die um ihretwillen in der Ferne abgehalten wurden. Studien haben bestätigt, daß Gebete auch dann noch Macht haben, wenn der Patient, für den gebetet wird, gar nichts davon weiß.

Der Medizinmann oder die Medizinfrau ist sowohl praktizierender Mediziner als auch religiöser Praktiker – Arzt und Schamane zugleich. Hultzkranz charakterisiert die indianische Medizin im Vergleich zur wissenschaftlich orientierten Medizin des Westens als »religiös-ganzheitliches« System. Eine ähnliche Unterscheidung trifft auch Dr. Andrew Stanway vom Institut für Komplementärmedizin in London, wenn er von der konventionellen Medizin, die den Körper als Maschine betrachtet, und der holistischen oder der Komplementärmedizin, wie die Briten sie nennen, spricht, die den Menschen als unteilbare Synthese von Körper, Geist, Seele und Umwelt betrachtet.

Die Ideen, die der komplementären und der indianischen Medizin zugrunde liegen, sind übereinstimmend. Die beiden Cherokee-Ältesten, bei denen ich zuerst gelernt habe, wandten unter anderem Kräutermedizin, Griff- und Massagetechniken an. Einige ihrer Verfahren spiegelten das wider, was ich an der medizinischen Fakultät der Universität lernte. Aber was mich zu ihnen zog, weil es beim universitären Vorlesungsangebot völlig fehlte, war das spirituelle Heilen. Das heißt nicht, daß ich selber nicht eklektisch vorgehen würde. Bei meiner heutigen Tätigkeit benutze ich oft Kräuter, Grifftechniken und Akupunktur in Verbindung mit spirituellen Methoden. Schließlich führt der Weg zum Geistigen durch den Körper. Die Christenheit sagt, der Körper sei der Tempel Gottes. Ebenso glauben die Indianer, daß der Körper die Erdhülle des Geistes ist, und nur durch den Körper kann der Geist das Erdendasein interpretieren und verstehen.

Medizinleute verwenden geistige Energie, um dem Körper die Heilung zu erleichtern. Unter Umständen sind sie auch darin ausgebildet worden, Kräuter, Griffe und andere Methoden anzuwenden. Es gibt allerdings keinen akademischen Grad, keine amtliche Beglaubigung dafür. Ein Medizinmann oder eine Medizinfrau werden durch ihr Wirken, durch die Empfehlung ihrer Klienten bekannt.

Nicht immer bewirken Heiler, ebenso wie Ärzte, eine Heilung. In beiden Berufen gibt es immer auch ein paar unfähige Leute und Stümper, ja sogar Scharlatane. Urteilsvermögen ist gefordert, wenn ein Heiler ausgesucht werden soll. Ich selbst traf gleich

nach Wesleys Heilung eine schlechte Wahl. Aus reinem Egoismus wollte ich zwei Heiler praktizieren sehen, die ich eigentlich nur vom Hörensagen kannte. Della, die ich bei einem Workshop kennengelernt hatte, wohnte in Utah. Scott, ein Mann, über den sich Della während des Workshops des langen und breiten ausließ, lebte in Nevada. Ich hatte keine Zeit, zu ihnen zu fliegen. Also gab ich zwei Gratistickets für Vielflieger (die ich mir mit meinen vielen Flügen für Jobinterviews verdient hatte) hin, damit Scott und Della nach Wisconsin kommen und bei einem mir bekannten Ehepaar, das in ernsten Schwierigkeiten steckte, eine Heilung vornehmen konnten. Ich dachte, ich brauchte den Heilern bloß bei der Arbeit zuzuschauen, um etwas zu lernen.
Abdullah, ebenfalls Assistenzarzt in der Psychiatrie des St.-Elizabeth-Hospitals, war ein Freund von Alex und mir. Er stammte aus dem Iran und war Sufi. Seine Frau war Protestantin und kam aus Nebraska. Sie litt unter starken Depressionen und drohte damit, sich umzubringen. Keiner von uns traute der Schulpsychiatrie zu, etwas für die Frau tun zu können. Also sprach ich mit Abdullah und Flo, und sie willigten ein, daß Scott kommen und ihnen helfen sollte. Flo war zwar skeptisch, aber einverstanden. Abdullah war begeistert; diese Behandlungsart war durchaus dem zu vergleichen, was er von zu Hause her kannte.
Als die Heiler ankamen, sprachen sie kurz mit Flo, die schlecht gelaunt war. Sie sagte ihnen, Abdullah sei weitgehend an ihren Problemen schuld, weil er ihre Depressionen nicht ernst nehme. Sie wolle geheilt werden, aber was wäre mit ihrem Mann? Ob die Heiler nicht einen Zauber auf ihn ausüben könnten? Flo war bissig und scheinheilig. Scott, der Heiler, war so verblüfft, daß er kein Wort herausbrachte. Da machte Flo auf dem Absatz kehrt und floh aus dem Zimmer, und zurück blieb eine negative Energie, die so übel und greifbar war wie der Gestank eines Stinktiers. Erst nach einen langen Weile wandte Scott sich zu mir. Er war sehr groß und sprach mit dem typischen Akzent der Indianer von den

Northern Plains. Er war im Fort-Peck-Reservat in Ostmontana aufgewachsen. Wie viele seines Stammes hatte er Übergewicht, eine fast zwangsläufige Folge der schlechten Ernährung im Reservat. Er sagte: »Ich werde um niemanden einen Eiertanz veranstalten.« Dann zog er sich mit Della ins Arbeitszimmer zurück, wo Abdullah ein Bett für ihn hergerichtet hatte. Die nächsten 24 Stunden – in dieser Zeit hatten wir eigentlich die Schwitzhütte fertig bauen und Lieder zur Vorbereitung der Zeremonie singen wollen – blieben Scott und Della für sich. Irgendwann vormittags brachte ich ihnen Blumen, aber sie schienen es gar nicht zu bemerken. Zum Essen kamen sie aus Abdullahs Arbeitszimmer heraus, aber sie sprachen kaum mit mir, und Flo und Abdullah sahen sie nicht einmal an. Die Spannung im Haus war schlimmer als vor ihrer Ankunft.

Am nächsten Morgen kam Scott nach draußen, um die Schwitzhütte zu inspizieren, die Abdullah und ich gebaut hatten. Er sagte uns, die Feuerstelle sei nicht richtig angelegt, und fragte dann, wie viele Leute zum Schwitzen kämen. Ich sagte ihm, ich hätte ein paar Chippewas aus Nordwisconsin eingeladen, Bekannte von Paul, und einige von Abdullahs und Flos Universitätsfreunden. Er starrte die Feuerstelle eine Minute lang an und schüttelte dann den Kopf. »Du hast nicht genug Leute eingeladen«, tadelte er mich. »Und die Chippewas sind noch nicht aufgetaucht, das heißt, sie kommen nicht. Was wahrscheinlich sowieso keine Rolle spielt, weil dieses Ehepaar gar nicht zu einer Heilung bereit ist. Bring mich zum Flughafen zurück.«

Ich kannte Scott nur durch Dellas Empfehlung, und meinem Gefühl nach hatte es keinen Zweck, ihn zu bitten, er solle es sich noch einmal überlegen. Ich dachte, ich hätte die wenigen Anweisungen befolgt, die Della mir gegeben hatte, aber Scott hatte recht mit seiner Beschwerde, wir hätten uns nicht genügend vorbereitet. Abdullah mit seinem engen Terminkalender und seiner depressiven Frau hatte zu viele andere Sorgen, als daß er eine große

Hilfe gewesen wäre. Alex und ich waren ebenfalls so ausgelastet durch die Arbeit und familiäre Verpflichtungen, daß auch wir nicht viel mehr getan hatten, als einen Tag vorher hastig eine Schwitzhütte zu errichten. Und einer der Kandidaten für die Heilung war tatsächlich alles andere als begeistert.

Della war etwas freundlicher. Ich nahm sie an jenem Vormittag beiseite und versuchte sie umzustimmen. Ich gab zu, daß Flos Stimmung die Sache erheblich erschwerte, und entschuldigte mich dafür, daß die Vorbereitungen nicht gut gelaufen waren. »Es tut mir leid, daß die Feuerstelle falsch ist und wir nicht genug Teilnehmer haben. Aber Flo und Abdullah haben Probleme. Kannst du nicht mit ihnen reden? Können wir nicht, auch wenn ihnen noch die Bereitschaft zu einer Heilung fehlt, trotzdem eine Schwitzhütte abhalten und für sie beten?«

Della blieb ungerührt. Sie könne nichts machen, sagte sie. Nicht ohne Scott aus Nevada. Und der könne auch nichts machen in einer so heiklen Situation.

»Della«, sagte ich und machte eine kurze Pause, um tief Luft zu holen. »Hier handelt es sich nicht um eines dieser Don-Juan-Spielchen, bei denen ›sie sind noch nicht zu einer Heilung bereit‹ als Antwort genügt. Diese Leute sind verzweifelt.«

»Woher weißt du denn, daß Scott nicht doch recht hat?« erwiderte sie.

»Es ist nur ein Gefühl«, sagte ich. »Wenn Scott wahre Weisheit bewiesen, sie angehört und *dann* entschieden hätte, daß er ihnen nicht helfen kann, ja – aber es wirkt so, als hätte ihm die ganze Situation gleich gestunken, und jetzt spielt er sich als der große Heilige auf, damit er schleunigst wieder verschwinden kann. Vielleicht ist es hier zu dunkel und regnerisch, oder er hat das Reisen satt. Oder seine Frau ist sauer und verlangt, daß er unbedingt nach Hause kommt, so daß ihm jeder Vorwand recht ist, ihrem Wunsch nachzukommen. Es könnte auch sein, daß ihm die Sache hier eine Nummer zu groß ist und er keinen blassen Schimmer hat, wie er den Leuten helfen könnte, es sich aber nicht zu sagen traut.«

»Das ist seine Sache«, beharrte sie.

»Weißt du, wie ich das nennen würde? Unfreundlich und beleidigend«, sagte ich. »Ich kenne gute und schlechte Medizin, und das hier sieht mir ganz nach schlechter aus. Außerdem ist es ein Vertrauensbruch, vielleicht sogar die Verletzung heiliger Pflichten. Denk bitte noch mal darüber nach. Und Scott soll auch noch mal nachdenken, bevor er abfährt.«

Della tat jedoch nichts dergleichen. In ihren Augen konnte Scott nichts falsch machen. Also fuhr ich sie beide wieder zum Flughafen.

Wir schwiegen auf der Fahrt, und ich war wütend; ich fluchte im stillen auf die beiden, von denen ich gedacht hatte, sie seien verläßlich. Ich wußte, daß ich sie in einer schwierigen Situation gerufen hatte. Ich wußte, daß ich alles, was zu der Zeremonie nötig war, besser hätte organisieren können, aber in den Reservaten ging auch nicht immer alles glatt, und die meisten Heiler waren anpassungsfähiger als diese zwei. Hoffentlich wachte ich schnell wieder aus diesem Alptraum auf. Ich bedauerte, die zwei Flugtickets umsonst weggegeben zu haben, aber am schwersten traf es mich, daß Abdullah und Flo nach dieser Episode sicher an ihrer Zukunft verzweifeln würden.

Grampa Richards und Kosha, Carolyn, Paul oder Urgroßmutter, ja selbst die Fundamentalisten mit den Schlangen damals in Kentucky hätten bessere Arbeit geleistet als Scott und Della, weil sie sich nach Kräften darum bemühten, niemanden zu verurteilen. Wahre Heiler drücken vor allem ihr tiefempfundenes Mitgefühl aus und leben danach. Heiler sind Menschen, die, nachdem sie die Mühe auf sich genommen haben, quer durch die ganze Stadt zu fahren – oder gar weit über Land –, alle in ihrer Macht stehende Hilfe anbieten würden. Selbst wenn der Patient noch nicht für die vorgesehene Intensivbehandlung oder Zeremonie bereit gewesen

wäre, hätten sie etwas unternommen. Ich wunderte mich, daß Scott und Della das alles nicht zu kümmern schien.
Meinem Empfinden nach verhielten sie sich wie die unfreundlichen Ärzte, die ich kannte und die gereizt reagierten, wenn ein Patient nicht »kooperierte«, sondern ein Leiden haben wollte, dem mit den gängigen Geräten und Behandlungsweisen nicht beizukommen war. Der einzige Unterschied ist, daß Heiler wieder abfahren, ohne vorher zu kassieren, dachte ich, als wir an der letzten Ampel vor der Einfahrt in den Inlandflughafen von Madison hielten.
Kaum hatte ich diese beiden Heiler abgesetzt, als wunderbarerweise ein Heiler auftauchte, der zu helfen in der Lage war. Drei Chippewa-Frauen waren eingetroffen, während ich noch unterwegs war. Sie waren sehr verärgert, als sie hörten, daß die Zeremonie einfach mir nichts, dir nichts abgesagt worden war. Bei meiner Rückkehr hockte bereits eine stämmige Frau mit Abdullah und Flo zusammen im Arbeitszimmer. Die Frau, von der wir nur wußten, daß sie Turtle Woman hieß, sprach mehrere Stunden mit ihnen. Dann kam sie heraus und bat mich, das Feuer für die Schwitzhüttensteine zu entzünden. Sie sagte zu, die Schwitzhütte zu leiten, da Scott fort war.
Turtle Woman schlurfte gleich wieder in das Arbeitszimmer zu Abdullah und Flo hinein. Einen kurzen Augenblick lang blieb ich in der Küche stehen, wo sie gerade mit mir gesprochen hatte. Ich fragte mich besorgt, welche Qualifikationen sie wohl haben mochte, aber irgend etwas an ihr wirkte beruhigend auf mich. Ein seltsam vertrauter Duft hing in der Luft ... das Zimmer duftete schwach süßlich ... waren es die Kräuter, die Turtle Woman verbrannt hatte? Sie mußte Kräuter verwendet haben, die meine Urgroßmutter vor langer, langer Zeit auch gebraucht hatte. Ich schaltete den Gasherd aus und ging nach draußen, um Feuer zu machen. Turtle Womans kurzhaarige Gehilfin übernahm es, für die Steine zu sorgen. Die Gehilfin, eine noch junge Frau, war viele

Meilen weit gereist, um in jener Nacht bei uns zu sein; sie kam aus Minnesota aus einer Gegend in der Nähe von Mankato an der Grenze des Bundesstaats Dakota.
Es wurde eine wunderbare Schwitzhütte. Kein Mond war zu sehen, aber die Landschaft rings um die Schwitzhütte war erhellt vom Licht der unzähligen funkelnden Sterne am klaren Nachthimmel. Das einzige Licht im Innern spendeten die rotglühenden Steine, wenn sie in die Feuergrube kamen, und die Stöckchen, mit denen der Tabak in der heiligen Pfeife angezündet wurde. Turtle Woman saß auf Handtüchern gleich rechts neben der Tür, und jedesmal, wenn die Tür geöffnet wurde, beleuchteten die Sterne ihre massige Gestalt. Flo und Abdullah saßen auf der Westseite auf dem Ehrenplatz, wie sie es nannte, genau gegenüber der Tür. Turtle Woman hatte einen abgegriffenen Beutel neben sich liegen, der ihren Salbei, ihr Zedernholz und andere geheimnisvolle Dinge enthielt, die sie brauchte.
Wie sich herausstellte, war diese stattliche Frau beim Chippewa-Volk weithin als Heilerin bekannt. Es war dies die erste von Frauen geleitete Zeremonie, die ich miterlebte. Die Einfühlung, mit der alle Aspekte des Rituals beachtet wurden, berührte mich tief. Turtle Woman legte Flo ein rot-grau gestreiftes Handtuch um die Schultern. Flos langes blondes Haar hing lose und glatt über die handtuchbehängten Schultern. Kurz danach begann Turtle Woman zu singen und ihre große Schildkrötenrassel zu schütteln. Für meine Ohren klang der Gesang unmelodisch, er wirkte wie ein monotoner Ohrwurm. Während des Rasselns wurde mir auf einmal klar, warum die Leute davon sprachen, »aufgerüttelt« zu werden. Das laute Klappergeräusch hallte in meinen Trommelfellen nach, bis es in meinen Ohren zu sein schien statt in dem heiligen Instrument der Heilerin. Am Ende eines jeden Liedes beschleunigte sich das Rasseln plötzlich, um dann abzubrechen. Ich fühlte mich emporgehoben wie von einer hohen Welle. Ich spürte, daß mich die unerwarteten Tempoeinbrüche bald in Trance versetzen

würden. Flo und Abdullah waren, soweit ich sehen konnte, bereits in Trance gefallen.
Ganz plötzlich wurde es still in der Hütte, bis auf das Zischen und Knistern der Steine und das gelegentliche laute Knallen des brennenden Zedernholzes, das verbrannt wurde, »um den Geist des ewigen Lebens willkommen zu heißen«, wie Turtle Woman sagte. Damit der Erfolg dieser Schwitzhütte gewährleistet war, hatte sie auch darauf bestanden, daß sich Flo und Abdullah ohne Vorbehalte nebeneinander setzten. Die Freunde der beiden füllten die Hütte, außerdem war noch eine weitere Chippewa-Frau anwesend, die Schwester der Steineträgerin. Ich saß bequem und fest neben Turtle Woman auf der Nordseite. Alle drei Chippewa-Frauen hatten Handtücher um Haupt und Körper gewickelt.
Turtle Woman erklärte uns, Flo sei krank, weil ihre Seele den Körper verlassen habe. Sie sagte, Flos Seele habe sich verirrt und suche nun nach ihrer alten Heimat. Abdullah erzählte mir später, in den Stunden hinter verschlossener Tür hätte Turtle Woman für Flo und ihn eine ganze Reihe verschiedener Techniken angewandt. Sie hatte zugehört, als sie von ihren jeweiligen Empfindungen sprachen, aber stets verhindert, daß sie sich in Klagen über den Partner ergingen. Sie hatte die beiden gebeten, von ihren kulturellen Unterschieden zu sprechen, die, wie sie sagte, viele Mißverständnisse heraufbeschworen hatten. Sie hatte geweihte Kräuter verbrannt und darüber hinaus indianische Körpertherapie bei Flo angewandt, sie massiert und bestimmte Pressurpunkte gerieben. Sie hatte sie gebeten, Worte der Liebe und des Lobes füreinander zu finden wie einst, als sie sich den Hof gemacht und verliebt hatten, und dann hatte sie die Schwitzhütte anberaumt, um sie beide zu reinigen.
Im Verlauf der Schwitzhütte bat sie Flo und Abdullah erneut, einander liebevolle Worte zu sagen, diesmal vor uns allen. Sie betete für sie und bat die beiden dann, jetzt füreinander zu beten. Sie umfächelte sie mit ihrem Federfächer, dessen Griff mit Silber, Tür-

kisen und einem hellblauen Kristall eingelegt war. Turtle Womans Macht beeindruckte uns alle tief. Schließlich wurde sie zum Medium für ein Geistwesen. Mich überlief am ganzen Körper eine Gänsehaut, als der Geist mit einer völlig anderen Stimme sprach als Turtle Woman. Der Geist sagte Flo und Abdullah, sie sollten zusammenbleiben, und belehrte sie darüber, wie sie ihre Liebe zueinander wieder erneuern konnten. Hinterher sang Turtle Woman, schwang ihre Rassel, hüllte Flo in heiligen Rauch ein und besprengte sie mit heiligem Wasser.

Turtle Woman hatte wunderschönes langes schwarzes Haar. Es glänzte im Mondlicht ebenso wie im Sonnenschein, im Gegensatz zu Flos hellem Schopf. Flo war hübsch und sehr groß, aber neben der fülligen Turtle Woman mit ihrer Macht verblaßte sie völlig. Abdullah wirkte manchmal komisch neben Flo, so unpassend klein trotz der hochhackigen Cowboystiefel, die er trug, um größer zu erscheinen. Und doch sagte der Geist, sie paßten wunderbar zusammen; verwandte Seelen, die ihren Einkaufswagen im Supermarkt durch die Gänge schoben, ohne sich des Bildes bewußt zu sein, das sie abgaben.

Abdullah und Flo besuchten Turtle Woman noch etliche Male in ihrem Haus. Flos Depressionen verflogen, und dann begannen sie und Abdullah, ihre Ehe zu kitten. Turtle Woman widmete auch mir Zeit und zeigte mir, wie sie bei ihren Heilungen arbeitete. Und von den beiden unwilligen Heilern, deren Stelle sie eingenommen hatte, lernte ich, wie wichtig es ist, sich richtig auf eine Zeremonie vorzubereiten und einen Heiler ebenso überlegt auszuwählen wie einen Chirurgen.

Die Zeit, die ich mit Paul verbrachte, verging so ähnlich wie die bei Grampa Richards und Kosha. Der Unterschied war nur, daß er weniger Anhänger hatte, so daß ich mehr von ihm lernen konnte. (Alex blieb nach ein, zwei Malen weg. Ich glaube, er war einfach nur neugierig auf das Peyote gewesen.) Paul bat mich mehrmals, zu weiter entfernten Zeremonien mitzukommen, an denen ich dann auf eigene Kosten teilnahm.

Einmal lud mich Paul ein, ihn zu einer Zeremonie im Devil's-Lake-Reservat der Sioux in Norddakota zu begleiten. Sie wurde von einer Familie organisiert, deren Tochter immer kränker wurde. Die Ärzte im nahe gelegenen Krankenhaus hatten nicht herausfinden können, was ihr fehlte. Sie hatten nur festgestellt, daß sie sehr blutarm war, ihre Nahrung nicht verdaute, sich häufig erbrach und buchstäblich Dauerdurchfall hatte. Aber sie hatten die Ursache nicht finden und deshalb keine Behandlung vorschlagen können.

Wenn wir sagen, daß eine Familie eine Zeremonie »organisiert«, bedeutet dies, daß sie den Kontakt zum Medizinmann oder zur Medizinfrau herstellt und sie um Hilfe ersucht. Als Gegenleistung für diese Hilfe macht die Familie Geschenke und errichtet die erforderlichen Bauten. Dann lädt sie andere zu der Zeremonie ein und sorgt dafür, daß all diese Leute ernährt werden; oft erfordert die Tradition auch, daß sie allen, die kommen, ein Geschenk macht. Außerdem muß sie das Honorar des Medizinmanns oder der Medizinfrau bezahlen.

Als ich das Mädchen zum ersten Mal sah, dachte ich gleich an ein Gallenleiden, aber ich kannte weder ihre Ärzte, noch war ich in einer Position, ihnen unter Umständen nützliche Empfehlungen zu geben. Man kommt meist nicht darauf, daß ein 13jähriges Mädchen schon ein Gallenleiden hat, dabei ist es bei Reservatsfrauen ziemlich verbreitet, weil sie oft Übergewicht haben und eine sehr fettreiche Kost essen, mit der sie normalerweise das Amt für indianische Angelegenheiten versorgt.

Die Familie war christlich, aber ihr Glaube an Jesus war erschüttert worden, als ihre Gebete und Opfergaben nichts am Zustand des Mädchens änderten. Sie hatten von Paul gehört, daß er die alten Wege der Heilung anwandte, und beschlossen, ihn zu rufen. Nachdem sie die Anfangsgebühr bezahlt hatten, mit der die Übernahme des Falls durch den Medizinmann gesichert wird, wies er sie an, ein Tipi für die Zeremonie zu bauen.

Ein Tipi zu errichten ist keine leichte Aufgabe. Sechs Meter lange Stämme von genau der richtigen Stärke müssen gefällt und an den Spitzen mit einem dicken Seil zusammengebunden werden, um das Zelt tragen zu können. Dann müssen die Zeltbahnen gekauft, geliehen oder irgendwo aufgetrieben und zusammengenäht werden. Einige Onkel legten mit Hand an und fällten Stämme von einer bestimmten Kiefernart, die in dieser Gegend heimisch war. Eine Tante fand angeschimmelte Zeltbahnen in ihrem Keller. Alle halfen mit, sie zu flicken, zusammenzunähen und über die Pfosten zu legen. Mit seiner Forderung, die Familie solle die Bauten errichten, erreichte Paul noch vor seiner tatsächlichen Ankunft in Norddakota zweierlei: Er stellte sicher, daß es der Familie mit der Zeremonie ernst war, und er konzentrierte ihre Energien auf die Heilung des Mädchens. Als die Familie fertig war, stand ein Tipi, das zwanzig Leute aufnehmen konnte.

Die meisten von denen, die bei der abendlichen Zeremonie dabei waren, nahmen auch an einer Nachmittagsschwitzhütte teil, die Paul leitete. War das heiß! Er wollte ganz sicher sein, daß nichts Böses in das Tipi Einlaß fand. Ein Onkel, der bei der Familie lebte, sagte, er könne sich nicht von der Arbeit freimachen für die Schwitzhütte. Und es wurde in Abwesenheit des Mädchens geschwitzt, das zu krank war, um selbst dabeisein zu können. Ihr Bruder nahm ihren Platz ein und verkündete, er werde an ihrer Statt schwitzen. Sie selbst lag außerhalb der Schwitzhütte unter einer schattenspendenden Zeder, aber so nahe, daß sie das Singen und Beten hören konnte. So nahe auch, daß der Mann, der für das Feuer und die Tür zuständig war, ihr zu den vorgeschriebenen Zeiten geweihtes Wasser zu trinken geben und sie an der heiligen Pfeife ziehen lassen konnte.

Am Abend gingen wir kreisförmig im Sonnensinn in das Zeremonialtipi. Dann kam Paul herein, in Shorts und mit einem Hand-

tuch, das er sich um die Taille geschlungen hatte. Das Mädchen folgte ihm schüchtern. Man sah deutlich, daß es nicht ihre Idee gewesen war, sondern daß sie nur mitmachte, weil ihre Eltern, Tanten und Onkel es von ihr verlangten.
Sie saß neben Paul. Er hatte einen Sänger und einen Trommler mitgebracht, die ihm regelmäßig bei seinen Zeremonien halfen. Ein weiterer Helfer, Pauls Sohn, zündete ein kleines Feuer in der Mitte des Tipis an und verbrannte Salbei darauf, um alles Schlechte zu vertreiben, das vielleicht mit den Leuten eingedrungen war. Paul hatte schon tagsüber den Erdboden geweiht und Maismehl und Tabak außen um das Tipi herum gestreut, um den erwarteten Geistern eine Freude zu machen.
Es war dunkel im Tipi. Das Feuer war klein, die Flammen kaum so hoch, daß Schatten geworfen wurden. In diesem Dämmerlicht sah die Patientin fahl, zerknittert und fleckig aus. Paul wurde von seinem Sohn an Händen und Füßen mit Lederriemen gefesselt, dann wurde das Feuer gelöscht. Der Trommler setzte wieder ein, gefolgt von dem Sänger, dessen Stimme sich gleich darauf zu einem frenetischen Schrillen erhob. Von außen schien ein Chor von anderen Stimmen in seinen Gesang einzufallen. Die Stimmen draußen waren lauter als die des einzelnen Sängers drinnen, der immer erregter sang, bis ein gewaltiges Krachen ertönte. Das Tipi erzitterte, als Pauls geistiger Hauptgehilfe erschien. Ein seltsames Mahlgeräusch kam irgendwo aus dem Untergrund. Blaue Lichter blitzten überall auf und verlöschten wieder.
Es war auf dem Höhepunkt dieser Zeremonie, daß ich merkte, wie mir etwas Pelziges über die Hand lief. Ein langer Schweif streifte mich. Stöhnen und Schreie erfüllten die Luft, einige von den Menschen, andere von den Geistern und Geistertieren, die im Tipi herumliefen. Beklommenheit ergriff mich mit eiskaltem Fangarm. Diese Geister waren stark und machtvoll. Lachten sie uns aus? Ich bekam auf einmal einen Begriff von der Furcht, die einen Menschen in den geistigen Zusammenbruch treiben kann. Im Tipi

gefangen und unfähig, mich zu rühren, übersteigerten meine Sinne das Gefühl von Angst und Schrecken. Ich erlebte wieder einmal ein unsägliches Entsetzen. Irgendwie merkte ich dann, daß der Geist, der mich auseinanderbrach und von dem ich die wahnhaften Eindrücke erhielt, gar nicht mein eigener war.

Diese Erkenntnis schloß mir eine Tür auf. Ich ging plötzlich schwankenden Schrittes einen langen, breiten Flur entlang. Zu beiden Seiten standen lachend und plaudernd Leute beieinander. Eine reichverzierte Bronzeuhr bewachte das Ende einer Wendeltreppe. Die vergoldeten Zeiger der Uhr standen auf Mitternacht. Eine Tür öffnete sich unter der Treppe, und ich schritt hinein, während mich die Leute ringsumher verächtlich ignorierten. In dem kleinen Zimmer unter der Treppe sah ich, wie jemand vergewaltigt wurde. Es war das kranke Mädchen. »Aufhören ... aufhören!« schrie ich heiser.

Ein wie ein Butler gekleideter Mann erschien. »Bitte gehen Sie hinaus, Sir«, sagte er freundlich. »Das geht Sie nichts an. Die Party findet im Saal statt. Denken Sie nicht weiter an diese Sache. Mit keinem Gedanken, keinem einzigen.«

»Wer tut ihr das an?« wollte ich wissen. »Wer ist der Mann?«

Der Butler schüttelte den Kopf. »Kümmern Sie sich nicht darum, Sir. Es geht Sie nichts an.«

Sosehr ich mich auch anstrengte, konnte ich doch das Gesicht des Vergewaltigers nicht erkennen. Ich drehte mich um und sah Paul. Während ich bewegungsunfähig dastand, ging er an mir vorbei zum Kopfende des Bettes. Der Butler schien ihn gar nicht zu bemerken. Paul stand still da und schaute dem Vergewaltiger ins Gesicht; der schien Paul ebenfalls nicht zu bemerken.

Ich wandte mich um und ging hinaus. Ich kam zu einer Klippe über dem Meer, das so ruhig war wie ein Gartenteich. Kein Lüftchen wehte. Das Land um mich her war wie ausgestorben. Wolken zogen langsam am Mond vorbei, dessen Licht auf dem Wasser glänzte.

Ein Mann, der vor dem Tipi saß, wollte in jener Nacht gesehen haben, daß Pfoten und Schwänze unter der Zeltbahn hervorlugten. Sogar ein Fischkopf. Auch von anderen Erscheinungen wurde berichtet, von einfachen Leuten, die nicht zur Übertreibung neigten.

Paul sprach jetzt, aber nicht mit seiner gewöhnlichen Stimme, sondern mit der fürchterlichen Donnerstimme der Geister. Wir hörten Pauls eigene Stimme zuerst in Bodennähe und die Antwort des Geistes aus unglaublich großer Höhe. Dann hörte ich die Donnerstimme des Geistes aus dem tiefsten Innern der Erde dröhnen und Pauls Stimme hoch oben aus dem Tipi.

Plötzlich gebot Paul seinem Sohn, das Feuer zu schüren. Der Sohn stocherte in den glühenden Scheiten, so daß die Flammen hell aufloderten und wir Paul ohne die Riemen sahen. Diese hingen in sechs Meter Höhe von den Pfosten weit oben im Tipi herab.

»Ich weiß, was nicht in Ordnung ist«, rief Paul mit schwergewichtiger Stimme. Er zeigte mit dem Finger auf den Onkel der Patientin, den, der nicht zur Schwitzhütte erschienen war. »Die Geister haben es mir gesagt. Gesteh, oder du wirst sterben.«

Der Onkel des Mädchens zitterte. Selbst im schwachen Schein des neuen Feuers sah er blaß und krank aus.

»Mikenak, die Schildkröte, verlangt, daß du deine Tat gestehst«, rief Paul, während die Patientin in Tränen ausbrach. Sie war stämmig gebaut, und ihre Extrapfunde wackelten beim Schluchzen. Der Onkel war ebenfalls in Tränen aufgelöst.

»Ich habe meine Nichte berührt! Die Tochter meines Bruders!« schluchzte er. »Ich habe unrecht getan vor Jesus. Darum hat er ihr nicht geholfen, darum sind unsere Gebete nicht erhört worden!«

Der Onkel fiel rückwärts um und wurde vom Vater des Mädchens aufgefangen.

»Legt ihn auf den Boden«, befahl Paul. Ich war sicher, daß der Onkel gestorben war, so starr, wie sein Körper war. Paul umfächelte das Mädchen inzwischen mit seinen Adlerfedern und wedelte Zedernrauch über sie. Er griff in den Medizinbeutel und holte seine Adlerknochenflöte hervor. Er blies ein paar schrille Töne in die Luft. Dann legte er das Mädchen auf die Erde und legte den Mund auf ihren Bauch. Mit lautem Sauggeräusch zog er etwas heraus und warf es ins Feuer, wo es zischte und verbrannte. »Sie ist gesund«, verkündete er, »sie ist gesund.« Trommler und Sänger legten sich gewaltig ins Zeug, so daß alles, was er noch sagte, in ihren wilden Klängen unterging.

Er gab dem Vater ein Zeichen, den Onkel zu ihm zu bringen. Der Onkel wurde neben die Tochter auf den Boden gelegt. Paul umfächelte auch ihn und wedelte reichlich Zedernrauch über ihn. Dann sog er etwas aus dem Onkel heraus und warf es gleichfalls ins Feuer. »Jetzt geht es ihm wieder gut«, rief er und hob flehend die Hände zum Himmel empor. »Die Geister haben ihm vergeben.«

Es ging weiter mit Singen und Beten. Paul nickte im Takt dazu mit dem Kopf. Allmählich drang Tageslicht durch das Rauchloch des Tipis, die vordere Zeltbahn wurde aufgeschlagen und Essen hereingebracht. Schnell färbte sich der Himmel grau, und in der Ferne war Donner zu hören. Ein kühler Wind, mit Feuchtigkeit gesättigt, blies durch die Öffnung im Zelt herein. Bevor wir essen durften, wurden wir ernst daran erinnert, daß alles, was im Tipi geschehen war, auch im Tipi bleiben mußte. Wir wurden gewarnt, daß die Geister jeden bestrafen würden, der das Geschehene herumtratschen würde. Ich habe Zeit und Ort nicht genau angegeben, einige verwandtschaftliche Verhältnisse verändert und den Schamanen in Paul umbenannt, um dieser Ermahnung zu entsprechen. Ansonsten war aber alles so, wie ich es wiedergegeben habe.

Die Luft lud sich elektrisch auf. Blitze flammten über uns auf, erhellten die Tipiwände und tauchten unsere Gesichter in ein gespenstisches Licht. Der nächste zackige Blitz spaltete den bewölkten Himmel. Er schlug irgendwo hinter dem Hügelkamm in der Nähe ein, und fast im gleichen Augenblick kam ein Donnerschlag, der uns wie eine Kanonenkugel in den Ohren dröhnte. Das Mädchen war wie durch ein Wunder geheilt. Paul hatte von seinen Geistern erfahren, daß das Inzesttabu gebrochen worden war. Die Heilung von Kind und Onkel wurde mit einer einzigen Zeremonie eingeleitet, aber Paul blieb noch einige Tage länger als ich, um mit der Familie zu beraten, wie verhindert werden konnte, daß dieses Tabu je wieder verletzt wurde, und um die Schäden, die im Leben aller Beteiligten entstanden waren, wieder zu reparieren.

Aus dem, was ich gelesen hatte, wußte ich, daß die Zeremonie, die Paul abgehalten hatte, Ähnlichkeit mit zwei historischen Zeremonien hatte – der Lakota-Yuwipi-Zeremonie und der Ojibway-Shaking-Tent-Zeremonie. Die Yuwipi-Zeremonie wird für gewöhnlich in einem Haus abgehalten, dessen Fenster und Türen mit Decken verhängt werden, damit kein Licht hereindringt. Der Medizinmann oder die Medizinfrau wird gebunden und später wieder entfesselt von den Geistern, die kommen, sobald alles Licht gelöscht ist. Die Shaking-Tent-Zeremonie fand ursprünglich in einem kleinen Zelt statt, das gerade groß genug war für den Medizinmann. Niemand sonst durfte mit hinein.

Von anderen historischen Vorbildern der Zeremonie, deren Zeuge ich war, weiß ich nichts. Viele Traditionen sind in Vergessenheit geraten, als die indianische Religion für ungesetzlich erklärt wurde. Etliche Schamanen wie Paul entlehnen den verschiedensten Traditionen etwas und kombinieren alles mögliche, was für sie und ihre Klienten brauchbar ist. Paul hatte für sein Heilungsritual Teile der Shaking-Tent-, der Yuwipi- und der Peyote-Church-Zeremonien verwandt. Wichtig war nur, daß es funktionierte.

In den Zeremonien, die ich selbst mittlerweile abhalte, improvisiere ich ebenso wie Paul. Die Schamanen, die ich nach ihm aufgesucht habe, haben mir Praktiken gezeigt, die näher an dem sind, was ich eine unverfälschte Tradition nennen würde, und wann immer ich einen kranken Menschen zu einem Schamanen mitnehmen will, wähle ich einen aus, der traditionell arbeitet. Aber da ich weder ein Weißer noch ein Lakota oder Cherokee bin, sondern alles drei, verwende ich ein bißchen von allem, was ich kennengelernt habe – wenn ich die entsprechende Eingebung habe.

Wieder in Wisconsin, beschrieb ich Paul mein Erlebnis, wie ich in die wirren Gedanken des Onkels eingedrungen und auf die Vergewaltigung des Mädchens gestoßen war. Ich wollte herausfinden, ob Paul die gleiche Vision gehabt hatte oder eine andere, und was meine bedeuten mochte. Statt einer Antwort lächelte er zweideutig. Ich kickte einen Stein weg.

»Was meinst *du* denn, was sie bedeuten könnte?« bemerkte er spöttisch. Ich hatte diese Frage schon so oft aus seinem Mund gehört, daß ich sie auch jetzt hätte voraussehen können.

»Wenn ich es wüßte, würde ich dich dann fragen?« sagte ich frustriert.

»Aha. Eine Frage mit einer Gegenfrage beantworten. Du lernst allmählich dazu.«

»Kommt mir nicht so vor.«

»Würde es dir etwas nützen, wenn ich immer da wäre, um dir deine Visionen zu interpretieren? Vielleicht wäre das gar nicht schlecht. Wo immer du hingehst, nimmst du mich mit. Es würde teuer für dich werden, aber das wäre es wert. Deine Tochter könnte mich Opa nennen. Ich könnte zwischen dir und deiner Frau schlafen, so daß du mich gleich wecken könntest, wenn du etwas träumst ... Sieh dir das an, jetzt lächelt er.«

Und da fing ich an zu lachen.

»Ich will dir eine Zuni-Geschichte erzählen, Lewis, von Coyote und der Höhleneule. Danach kannst du mich nach Hause bringen, wenn du magst, und ich werde sie dir erklären.«

Ich hatte es wohl verdient. Eine Dosis von meiner eigenen Medizin.

Es war einmal ein alter fetter Coyote, der bei seiner Großmutter lebte. Die Höhleneulen veranstalteten einen Tanz. Es war ein sehr interessanter Tanz, den sie da veranstalteten, denn sie balancierten dabei eine Kürbisschale voller Schaum auf dem Kopf. Und du weißt ja, wie Eulen sind. Ziemlich krumm und schief. Es war also recht lustig, ihnen zuzuschauen.
Jeder wußte, daß man die Höhleneulen in Ruhe lassen mußte, weil es sich um einen heiligen Tanz handelte. Coyote hätte das auch wissen müssen. Aber was macht er? Er geht schnurstracks zum Häuptling der Eulen und sagt: »Was issen das?«
Höhleneule ist ziemlich empört. »Na hör mal, Coyote, siehst du nicht, daß es ein heiliger Tanz ist?«
»Oh, darf ich tanzen? Darf ich mittanzen?«
Höhleneule sieht Coyote an, als sei er das Dümmste auf der Welt, was er vielleicht auch ist. Und dann sagt Höhleneule: »Na ja, Coyote, siehst du, was sie auf dem Kopf tragen? Alle tragen den Schädel ihrer Großmutter, und er ist voller Schaum. Wir haben einen speziellen Zauber, mit dem wir unseren Großmüttern die Köpfe abschneiden und die Köpfe dann tragen können, aber unsere Großmütter bleiben am Leben und munter dabei.«
»Wow!« Coyote ist beeindruckt. »Aber wie schafft ihr es, daß eure Beine so komisch und krumm aussehen?«
»Ich will dir sagen, wie wir es machen, Coyote. Wir nehmen einen richtig dicken Stock und legen unsere Beine auf einen Baumstumpf. Und knack, brechen wir uns die Beine. Und wir haben eine spezielle Medizin, von der sie heil werden, aber sie bleiben ein wenig gebogen, so daß wir diesen heiligen Tanz in der angemessenen Weise ausführen können.«
»Das möchte ich auch können.«
»Na ja, dann lauf gleich nach Hause, hol dir den Kopf deiner Großmutter und komm schnell wieder her. Dann brichst du dir die Beine. Wir geben dir die spezielle Medizin, und schon kannst du an unserem Tanz teilnehmen.«

Coyote ist so dumm, daß er wirklich nach Hause geht, seine Großmutter umbringt, ihr den Kopf abschneidet, ihn auf seinen bindet und wieder zurückläuft zu den Eulen. Dann zerschlägt er sich seine Beine. »So, jetzt brauche ich eure Medizin.«
Die Eulen können nur noch lachen. Sie lachen so heftig, daß sie dabei den Schaum verschütten, und deshalb sind sie noch heute gesprenkelt.

Paul lachte noch mehr als ich über diese Geschichte, aber ich hatte begriffen. Es war nicht nötig, soviel Eifer zu zeigen. Es war nicht nötig, meinen Verstand zurückzulassen, wenn ich ihn besuchte. Ich war durchaus in der Lage, meine Vision ebenso gut wie er zu interpretieren, und was erwartete ich denn von ihm? Daß er mir sagte, sie sei wahr, mir versicherte, sie sei Wirklichkeit gewesen? Ich hatte eine Vision gehabt, die mir eine Teildiagnose dessen offenbarte, woran seine Patientin litt. Die Botschaft für mich war zweifach: Ich kam immerhin weiter (indem ich überhaupt eine Vision hatte), war jedoch andererseits noch nicht weit genug (weil ich Paul nicht folgen konnte, um zu sehen, wer der Vergewaltiger war). Ich war durch meine erste hellseherische Erfahrung ermutigt und zum Nachdenken gebracht worden, was wollte ich mehr?

Je mehr Zeit ich mit Schamanen wie Paul oder Turtle Woman verbrachte, desto deprimierender fand ich manchmal meine psychiatrische Arbeit in Wisconsin. Aber ich sagte mir, ich müsse dabeibleiben. Meine Assistenzzeit ordnungsgemäß zum Abschluß zu bringen war für mich der Schlüssel zur Universitätslaufbahn, in der ich die Sichtweise der Schamanen einem größeren Kreis zugänglich machen konnte. Außerdem wurde Ellen und mir gegen Ende meines zweiten Jahres in Wisconsin ein Sohn geboren, wieder ein Grund für mich, meinen Plänen treu zu bleiben, um die Art von Stellung annehmen zu können, die unsere wachsende Familie ernähren konnte. Ich rackerte mich also weiter ab, um unter den gegebenen Bedingungen eine erträgliche Situation für uns zu schaffen, als sich plötzlich für alles eine Lösung ergab.

Auslöser war meine Studie über Geburten. Als ich mit meiner Gegenüberstellung vergleichbarer Fälle von Haus- und Krankenhausgeburten fertig war, hatte ich 1046 Mütterpaare und ein paar überraschende statistische Daten. Alles in allem hätte bei beiden Frauengruppen etwas Ähnliches herauskommen müssen. Aber weit gefehlt. Bei den Frauen, die im Krankenhaus entbanden, kam es viel häufiger zu Zangengeburten, Narkose, Kaiserschnitten, medikamentöser Weheneinleitung und Kindern, die auf der Säuglingsintensivstation behandelt werden mußten. Ich führte diese krassen Ergebnisse auf Konferenzen an und wurde zu *Today* und *Good Morning America*, zwei Unterhaltungsshows im amerikanischen Frühstücksfernsehen, und anderen Sendungen eingeladen. Ich nahm die Einladungen in der ebenso optimistischen wie naiven Ansicht an, es könne nur gut sein, damit an die Öffentlichkeit zu gehen.

Mir war nicht klar, daß die Leute im Krankenhaus und an der Universität, der es angeschlossen war, aufgebracht sein würden. Ich war 22 Jahre alt, Idealist und fest davon überzeugt, daß es das gute Recht sowohl von Patienten als auch von Ärzten war, sich im Falle einer medizinischen Behandlung nach dem neuesten Stand der Forschung zu richten. Ich war außerdem der Meinung, daß das amerikanische Entbindungswesen durchaus ein wenig Aufrüttelung vertragen konnte, und war ganz erregt, daß ich die nötigen harten, wissenschaftlichen Fakten dafür liefern konnte. Der Dekan der Universität war ebenfalls erregt – tatsächlich schäumte er förmlich vor Wut –, daß ich meine Ergebnisse im nationalen Fernsehen darlegte.

Ich wurde zu einem Treffen mit dem Leiter des Assistenzarztprogramms, dem Dekan der medizinischen Fakultät und dem Rechtsanwalt der Universität bestellt. Der Anwalt ergriff als erster das Wort und sagte, ich müsse von weiteren Forschungen über

Hausgeburten ein für allemal ablassen. Mein eigener Anwalt führte daraufhin das Argument von der akademischen Freiheit an. An der Forschungsarbeit selbst konnte niemand etwas aussetzen. Auch an meinen akademischen Leistungen war nichts auszusetzen. Ich war gut in der Psychiatrie und nahm freudig die Ausbildungsmöglichkeiten wahr, die mir in Wisconsin zur Verfügung standen, einschließlich einer Ko-Therapie mit dem berühmten Carl Whitaker. Meine »Zensuren«, wenn man es so nennen will, waren gut.

Natürlich hatte ich das Recht, zu forschen, wie es mir beliebte, meine Ergebnisse zu veröffentlichen und sie in der Öffentlichkeit zu diskutieren. Der Rechtsanwalt der Universität mußte mir theoretisch zustimmen, aber er wollte mir Beschränkungen auferlegen, wo und wie ich über meine Forschungen reden sollte – insbesondere dann, wenn die Untersuchungsergebnisse für Klinik und Universität blamabel sein könnten.

Ein Patt. Die Zusammenkunft dauerte mehrere Stunden, aber ich hörte schon lange vor Schluß auf, im einzelnen zuzuhören. Ich hatte mich fast zwei Jahre lang im St.-Elizabeth-Krankenhaus auf einer Gratwanderung befunden. Infolge der ganzheitlichen Ausrichtung hier wurden meine Ansichten sicher besser toleriert als anderswo – und doch gab es auch hier Druck, die normale medizinische Praxis nicht zu stören. Obgleich die Anwälte vage von einem Kompromiß sprachen, wußte ich, daß mir nur die Alternativen offenstanden, entweder mein Engagement in der alternativen Entbindungspraxis aufzugeben oder Wisconsin zu verlassen und meine Forschungen anderswo fortzusetzen, ungebremst durch Assistentenverpflichtungen.

Ich war oft schon traurig und wütend gewesen über das, was von mir als Arzt erwartet wurde, konnte mich jedoch meistens mit dem, was von mir verlangt wurde, abfinden, auch wenn es mir gegen den Strich ging, indem ich mir ausmalte, was ich einmal in eigener Regie leisten konnte. Aber jetzt sollte mir selbst die Arbeit

versagt werden, die mir am Herzen lag. Ich glaubte fest daran, daß meine Forschungsarbeit Frauen in diesem Land eine humanere Art der Entbindung ermöglichen und eine Industrie verändern konnte, die brutal und menschenfeindlich geworden war.
Die massive Autorität, der ich mich gegenüber sah, war überwältigend. Ich war einerseits erschlagen und deprimiert, während ich andererseits am Gewicht der Reaktion, die ich ausgelöst hatte, sehen konnte, wie wichtig und kontrovers meine Untersuchungen waren. Je länger sich das Treffen hinzog, um so mehr entmutigte mich der Gedanke, an einem Krankenhaus zu bleiben, wo ich einen ständigen Rechtsbeistand brauchte. Ich war bereit weiterzuziehen. Als die Anwälte am Nachmittag die Sitzung abbrachen, nachdem sie beschlossen hatten, erneut zusammenzukommen, um die »Parameter für akzeptables Forschen« festzusetzen, gab ich dem Dekan mein Wort, bis zum Ende des akademischen Jahres nichts mehr von meiner Arbeit verlauten zu lassen. Anschließend würde ich Wisconsin verlassen und sagen, was ich wollte. Dann fuhr ich nach Hause und sann über die neuen Möglichkeiten nach.

Ellen und ich zogen wieder an die Westküste. Ich half mit, in Berkeley ein städtisches Gesundheitszentrum einzurichten, das in erster Linie für schwangere Sozialhilfeempfängerinnen gedacht war. Wir waren dort die einzige Anlaufstelle für diese Frauen, und wir boten ihnen eine ganze Reihe verschiedener Dienste an, wie zum Beispiel Hilfe bei der Hausgeburt oder Entbindung auf der neuen alternativen Entbindungsstation am Mount-Zion-Krankenhaus, und außerdem bekamen sie etwas, was es nirgends sonst gab, nämlich die psychologische und gesellschaftliche Unterstützung, die viele schwangere Frauen brauchen.
Im Lauf der vier Jahre dort assistierte ich bei Hunderten von Entbindungen und studierte weiterhin die verschiedenen Geburtspraktiken und deren Ergebnisse. Ellen arbeitete im selben Ge-

sundheitszentrum. Sie hatte in Madison die nötigen Examen abgelegt und war dadurch in der Lage, eine Praxis als Psychotherapeutin aufzumachen. Zusammen verfaßten wir mehrere Bücher über die psychologischen Aspekte einer Entbindung in Amerika. Ferner leiteten wir gemeinsam überall im Lande Workshops zu diesem und verwandten Themen.

Im Berkeley jener Zeit konnte ich natürlich im Gesundheitszentrum unkonventionelle Behandlungsweisen anwenden und ausprobieren wie Akupunktur, Akupressur, Homöopathie, Hypnose, Visualisation, Diäten und sonst noch Verschiedenes, das mir verheißungsvoll erschien. Doch obwohl mir meine Stellung die Erforschung ganzheitlichen Heilens ermöglichte, gab ich mich keinen Illusionen hin, mit dieser Arbeit irgendeine grundlegende Änderung in der Art und Weise herbeizuführen, wie Medizin praktiziert wurde. Ich glaubte allerdings immer noch, daß meine Forschung über die Geburt etwas bewegen könnte, und arbeitete jede freie Minute daran.

Daß mir noch ein akademischer Grad fehlte, fand ich nicht so gut. Ich beschloß deshalb, ihn nachzuholen. Da mir der Gedanke, wieder Assistenzarzt zu werden, mißfiel, schrieb ich mich für ein Studienprogramm in klinischer Psychologie in Palo Alto ein. Das konnte ich neben meiner Tätigkeit, und das Gesundheitszentrum bezahlte mir die Gebühren. Vier Jahre später, nachdem ich den Ph.D. in der Tasche hatte, fand ich eine Anstellung als Dozent: Ich sollte in Stanford, meiner alten Universität, vor Medizinstudenten und Assistenzärzten über die Verhaltenswissenschaften dozieren. Das Gehalt war zwar bescheiden, aber ich konnte mein Einkommen durch Notdienst in der Ambulanz des örtlichen Krankenhauses aufbessern.

Ich konnte es kaum glauben, solches Glück gehabt zu haben. Ich hatte immer davon geträumt, einmal der medizinischen Fakultät von Stanford anzugehören. Da ich meine Medizinalassistenzzeit nicht abgeschlossen hatte, fühlte ich mich nicht ausreichend qualifiziert. (Diesen Abschluß braucht man, um auf einem bestimmten Gebiet als Facharzt anerkannt zu werden. Nach abgeschlossenem Medizinstudium ist man zwar offiziell schon Arzt oder »Doktor«, aber für die meisten Tätigkeiten ist der Facharztabschluß erforderlich, ebenso wie für eine Professur der Ph.D. gebraucht wird.)

Da ich der Ansicht war, meine Studenten könnten am meisten über Forschungsarbeit lernen, wenn sie selbst forschten, setzte ich eine Studie rund um Patienten an, die die ganzheitsmedizinische Klinik von Stanford in San Jose besuchten. Die meisten Patienten waren Lateinamerikaner, Vietnamesen, Laoten, Kambodschaner und Koreaner, sie kamen aus Ortschaften in der Nähe. Es waren auch ein paar Afroamerikaner darunter, aber sie waren in dieser Gegend von San Jose weniger zahlreich vertreten als in größerer Nähe von Stanford, etwa im östlichen Palo Alto. Viele unserer Patienten stammten aus Gesellschaften mit lebendigen Volkstraditionen. Bei den Lateinamerikanern gab es katholische mexikanische Mystiker, für die Heilige und Geister ein und dasselbe waren; bei den Asiaten Akupunkteure, Kräuterkundige und buddhistische Schamanen; und unter den Afroamerikanern sollten sogar ein paar Voodoo-Meister sein, wie wir hörten. Angesichts dieser Herkunftsvielfalt fragte ich mich, wie unsere Patienten auf die Medizin ansprachen, der sie in unserer Klinik begegneten. Was blieb ihnen von Besuchen in unserer Klinik in Erinnerung, und an welche Art von Behandlung hielten sie sich letztlich? Diesen Fragen wollten wir nachgehen.

Sie führten eines Tages eine Gruppe von uns in ein baufälliges Haus in einem Vorort von San Jose. Wir stiegen die enge, wackelige Treppe zu einer Wohnung über einer Autowerkstatt hinauf, um eine Mrs. Machido zu fragen, warum sie nicht zur Nachsorge in der Klinik erschienen war. Die alte Dame war nicht sehr kooperativ.

»Es ist vielleicht nicht leicht für Sie, zur Klinik zu kommen«, sagte ein blonder Medizinstudent namens Joe mitfühlend zu der siebzigjährigen lateinamerikanischen Frau mit beginnendem Kahlkopf. Joe, ein energischer junger Mann und im zweiten Jahr an der Stanford-Universität, saß auf der Stuhlkante, und seine Knie berührten fast die der alten Frau. Er machte unbewußt ein finsteres Gesicht, während er sich durch das Interview quälte. Mrs. Machido saß auf einem durchhängenden grauen Sofa, flankiert von ihren beiden vorpubertären Enkelinnen, die große Augen machten.

»Ach, es geht«, antwortete sie höflich und stellte ihr Glas Eistee ab. Sie war fast ihr ganzes Leben lang als Hausangestellte bei einer reichen weißen Familie in Los Gatos tätig gewesen und sprach daher ziemlich gut Englisch. »Ich bin heute früh schon auf dem Markt gewesen. Ich trage die Verantwortung für die beiden Mädchen.« Sie tätschelte die Knie ihrer Enkelinnen.

»Der Arzt in der Klinik war beunruhigt, als Sie nicht wiedergekommen sind«, murmelte Joe so leise, daß selbst ich ihn kaum verstehen konnte.

»Lassen Sie sich bloß nicht durch mich den Schlaf rauben«, sagte sie und stand auf, um den Gasherd auszuschalten. Sie war auf den Beinen und beim Kochen gewesen, als Joe, zwei seiner Kommilitonen und ich an ihre Tür klopften. Sie schloß kurz die Augen, um mich und die vier Medizinstudenten, die sich in ihrer kleinen Wohnung drängten, auszublenden. »Ich huste kein Blut mehr. Sagen Sie denen, daß es mir jetzt gutgeht.«

»Sie waren aber doch schwerkrank«, beharrte Joe mit zunehmender Besorgnis in der Stimme, während er seine lange Liste von Fragen ansah. »Ihr Arzt wollte Sie nach zwei Tagen noch einmal sehen.« Wir setzen der Frau zu sehr zu, dachte ich beunruhigt.

»Mrs. Machido«, schaltete ich mich ein und wartete höflich einen Augenblick.

»Ja?« Ihre Augen öffneten sich, und sie war wieder bei der Sache.

»Wir sind nicht von der Klinik hergeschickt worden und wollen Sie auch nicht dazu ermahnen, Ihre Termine einzuhalten. Das hier sind Medizinstudenten aus Palo Alto. Wir wollen das Zuhören lernen. Wenn jemand einmal in die Klinik kommt und danach wegbleibt, fragen wir uns, warum. Wenn wir es herausfinden, können wir vielleicht bessere Ärzte werden.«

»Was sollte ich *Ihnen* denn darüber sagen können, was ein guter Arzt ist?« erwiderte sie, aber sie lächelte dabei, und aus ihren Augen war die Angst geschwunden.

»Können Sie uns sagen, wodurch Sie geheilt worden sind?« Ich machte erneut eine respektvolle Pause, um dann hinzuzufügen: »Wir erzählen den Klinikärzten nichts, es sei denn, Sie wünschen es, und in diesem Fall auch nur das, was Sie uns zu erzählen gestatten, und ... darf ich Ihnen sagen, wie dankbar ich wäre, wenn Sie mir bei der Belehrung dieser Medizinstudenten hier behilflich wären? Für *sie* trage ich nämlich die Verantwortung, und ich möchte, daß sie etwas von Ihnen lernen, statt nachher im Auto davonzubrausen und nichts dazugelernt zu haben.«

»Sie möchten, daß sie von einer alten Frau wie mir etwas lernen?« Sie sprach auf einmal laut und bestimmt, und ihre Stimme hallte von den Wänden aus Hohlblocksteinen wider. Sie war offensichtlich überzeugt, daß wir viel von ihr lernen könnten, und geschmeichelt von unserer Frage. »Womit kann ich Ihnen denn helfen?«

»Erzählen Sie uns, wodurch sich Ihre Gesundheit gebessert hat. Wir wissen, daß Sie schwerkrank waren, und jetzt geht es Ihnen wieder gut, Ihr Bericht wäre also von großem Wert für uns.«

»Ja, ich war schwerkrank«, pflichtete sie mir bei und ging wieder zum Sofa zurück. Ich bot ihr meine Hand an, um ihr das Hinsetzen zu erleichtern. Es dauerte einige Zeit, bis sie sich niedergelassen hatte. Dann erzählte sie uns, sie hätte gar nicht in die Klinik gehen wollen, ihre älteste Enkelin habe sie dazu überredet. »Sie gab keinen Moment Ruhe mehr, bis ich endlich hingegangen bin.«

»Woher kennt Ihre Enkeltochter die Klinik?«
»Sie arbeitet im selben Gebäude. Sie geht selbst dorthin, wenn sie etwas braucht«, sagte Mrs. Machido, »was immer das ist.«
»Von selber wären Sie also nicht dorthingegangen?«
»Würden Sie irgendwohin gehen, wo nur Kranke hingehen, wo man nur Krankheiten kennt und nicht weiß, wie man Leute heilen kann? Wo nicht einmal alle an *Gott* glauben?« sagte sie, wobei sie das letzte Wort nur flüsterte, um sich keiner Gotteslästerung schuldig zu machen.
»Was hat man dort für Sie getan?«
»Man hat mir Pillen gegeben«, antwortete sie stirnrunzelnd. »Ich weiß nicht, was für Pillen.«
»Und was haben Sie dann gemacht?«
»Ich bin zu Mama Barbosa gegangen. Einer *Curandera*. Verstehen Sie?«
Ich nickte. »Und was hat die mit Ihnen gemacht? Wie hat sie Ihnen zur Heilung verholfen? Das sollten Sie meinen Studenten unbedingt erzählen.« Ich zögerte, dann setzte ich noch hinzu: »Davon werden sie woanders wahrscheinlich nie etwas erfahren; sie werden vielleicht nie mehr Gelegenheit haben, etwas von einer Curandera zu hören.«
»Dann will ich es ihnen erzählen. Aber sie könnten auch Mama Barbosa selber fragen.«
»Wir werden mit ihr sprechen, wenn es sich einrichten läßt. Zuerst würde ich es aber gern von Ihnen erfahren.«
Mrs. Machido redete jetzt schnell und hatte dabei jeden von uns im Blick. Sie war zur St.-Sebastian-Kirche nahebei gegangen, wo ihr Priester eine Messe für sie las. Danach besuchte sie die Curandera ihres Viertels. Diese lateinamerikanische Heilerin setzte sich mit ihr hin und betete, dann hielt sie eine Zeremonie für sie ab. »Sie hat heilige Kräuter verbrannt. Sie hat mit ihrem Fächer Rauch über mich gewedelt, so daß ich davon eingehüllt war, und sang dabei den Namen Jesu. Sie hat mich mit dem geweihten Was-

ser gesegnet, und dann hat sie etwas von ihrem Altar genommen und mich damit eingerieben.«
»Was das wohl gewesen sein mag?« kicherte eine der Enkelinnen.
»Sie sagte, ich würde von einer Krankheit verzehrt, die ich weder sehen noch berühren könnte. Sie sagte, nur die Engel könnten mich heilen, nur die geflügelten Geister könnten hoch genug fliegen, um zu sehen, was mir fehlt, weil alle anderen, die auf der Erde leben, schmelzen würden, wenn sie zu nahe an die Sonne kämen.«
»Hast du den Engel gesehen, Großmama?« fragte das jüngere Mädchen aufgeregt.
»Nein, mein Kind, nur die Heilerin konnte den Engel sehen«, sagte Mrs. Machido und strich dem Mädchen zärtlich über die Wange. »Aber die Engel kamen, wie Mama Barbosa gesagt hatte, und zogen mir die Krankheit aus dem Leib, so daß ich wieder atmen konnte. Mama Barbosa gab mir Kräuter zu trinken, damit mich die Engel riechen konnten und wußten, wohin sie kommen mußten. Sie sagte, sie würden nach einem Zeichen suchen, einem bezeichnenden Geruch oder Gebet, und sie würden mich nicht verfehlen, wenn ich die Medizin tränke, sobald ich die Kräuter verbrannt hätte, die sie mir mitgeben würde.«
»Sind sie denn gekommen?« fragte das jüngere Mädchen. »Ich möchte so gern einen Engel sehen.«
»Sie waren da«, sagte Mrs. Machido. »Siehst du nicht, wie gut es mir geht?«
Ein Skeptiker unter den Medizinstudenten lächelte. »Wissen Sie nur dadurch, daß sie da waren?« Ich warf ihm einen wütenden Blick zu, und er verstummte jäh. Er konnte so viele Zweifel äußern, wie er wollte, aber später, nicht in Gegenwart von Mrs. Machido und nicht, solange wir ihr Vertrauen zu gewinnen suchten, um ihren Bericht zu hören.
»Es gibt immer verschiedene Zeichen, wenn ein Engel vorübergeht«, sagte ich. »Mrs. Machido wird uns nicht alles erzählen

wollen. Sie muß vielleicht ein paar von den Zeichen für sich behalten oder sie als besonderen Segen für ihre Enkeltöchter aufheben. Sie braucht uns nichts davon zu erzählen, wenn sie nicht will.« Ich hielt inne, und an Mrs. Machidos breitem Lächeln konnte ich sehen, daß das Vertrauen wiederhergestellt war.

»Es gab ein Zeichen«, sagte sie. »Alles Licht ging aus, draußen und drinnen, und das Kreuz an meiner Wand begann zu glühen. Zuerst meinte ich zu träumen, aber dann habe ich mich gekniffen, und ich schlief nicht.«

Die Studenten hörten sich den Rest ihrer Geschichte wie versteinert an. Was sie da vorbrachte, schien direkt aus ihren Büchern über schamanisches Heilen zu kommen; sie hätten es in einer anthropologischen Vorlesung am College hören können. Ich hatte den Studenten gesagt, der Schamanismus blühe und gedeihe direkt vor ihrer Nase, und hier hatten sie die Bestätigung dafür. Ich wollte, daß sie das heilige Vertrauen begriffen, das zum Heilen gehört. Ich wollte, daß sie Krankheit als tiefe Lebenserfahrung verstehen würden, mit der man, wie mit derlei Erfahrungen immer, sanft umgehen müsse. In solchen Augenblicken kann es ebensoleicht zu Verletzungen kommen wie zur Überwindung einer Krankheit und zur Genesung.

Mrs. Machido beendete ihre Geschichte mit den Worten: »Ich habe morgens, mittags und abends gebetet, genau wie Mama Barbosa mir gesagt hat.«

»Was war denn in der Klinik passiert?«

»Ein netter junger Doktor hat mich untersucht. Er hat mir Blut abnehmen lassen, und dann hat er mir Pillen gegeben, wie ich Ihnen schon gesagt habe.«

»Und was meinte er, was Ihnen fehlte?«

»Er hat gesagt, ich hätte so etwas wie Ungeziefer in mir.«

Der Assistenzarzt in der Klinik hatte Bronchopneumonie diagnostiziert, verursacht vermutlich durch ein bakterielles »Ungeziefer« namens *Hemophilus influenzae*. Mrs. Machido fiel das Atmen so schwer, daß der Arzt sie gleich einweisen und ihr eine intravenöse Infusion mit Antibiotika verordnen wollte. »Und was haben Sie von der Behandlung gehalten, die der Doktor Ihnen vorgeschlagen hat?«

»Es war sehr nett von ihm, mir ein Bett im Krankenhaus anzubieten«, sagte Mrs. Machido. »Aber ich mußte nach Hause und das Essen für meine Enkelkinder kochen. Also hat er mir Pillen mitgegeben, die ich zu Hause nehmen konnte.«

»Haben die Pillen etwas genützt?«

»Ich glaube nicht«, sagte die Frau zögernd.

»Nehmen Sie sie noch?« fragte Joe.

Die Frau dachte kurz nach, ehe sie den Kopf schüttelte. »Ich habe keine Mühe mehr mit dem Atmen«, erklärte sie mit Entschiedenheit. »Das Ungeziefer ist tot.«

»Wie viele haben Sie denn genommen?« wollte Joe wissen und schrie fast, was Mrs. Machido erschreckte. Ich gab ihm heimlich einen Wink. Sie zauderte, und wir warteten.

»Nicht allzu viele.«

»Mrs. Machido«, sagte ich, »es ist uns egal, was Sie mit den Antibiotika gemacht haben. Sie sind gesund, das ist die Hauptsache und freut uns wirklich. Wir wollten nur gern wissen, ob wir irgendwie weiterhelfen konnten. Oder ob wir vielleicht etwas falsch gemacht hatten und Sie deshalb nicht wieder in die Klinik zurückgekommen sind.«

Die Frau sah mich an, sprach aber zu uns allen. »Kinder«, sagte sie, »niemand hat etwas falsch gemacht. Ich habe es nur nicht übers Herz bringen können, dem netten jungen Mann zu sagen, daß ich seine Pillen gar nicht genommen habe. Sie schienen ihm so wichtig zu sein.«

Meinen Studenten machte das Projekt Freude, und die kulturellen Unterschiede zwischen diesen Patienten und ihnen selber hatten ihren Reiz für sie. Die medizinische Fakultät der Universität Stanford hatte vor kurzem Zulassungsbeschränkungen erlassen und nahm nur noch konservative Studenten mit naturwissenschaftlichem Hauptfach der bürgerlichen Mittel- und Oberschicht an. Es waren zwar noch unterschiedliche Rassen vertreten, aber die Studentenschaft als ganze hatte viel einheitlichere Wertvorstellungen als zu meiner Zeit. Das Zulassungsbüro hatte eine Methode gefunden, um konservative Studenten bevorzugt zuzulassen, ohne daß dabei Gesetze gebrochen wurden: Es wurden alle diejenigen abgewiesen, die zu oft Vorlesungen in den bildenden Künsten oder englischer Literatur belegt hatten oder die zu viele Sprachen beherrschten.

Stanford rühmte sich, Spezialisten und Forschungsmediziner hervorzubringen. Wer für die berufliche Laufbahn eher die Fachrichtungen Ganzheitsmedizin und Psychiatrie anvisierte, war unerwünscht. Zu viele Studenten meiner Ära hatten diese Fächer gewählt, die beiden Berufszweige, die den Nobelpreisträgern, Molekularmedizinern und Genforschern, von denen die medizinische Fakultät geleitet wurde, besonders verdächtig waren.

Meine Studenten erlebten, wenn sie Hausbesuche bei Leuten wie Mrs. Machido machten, eine andere Welt. Sie fanden ziemlich schnell heraus, daß die Klinikpatienten im allgemeinen die Anweisungen ihrer Ärzte gar nicht verstanden. Manchmal waren Sprachschwierigkeiten daran schuld, aber viele der Patienten sprachen gut genug Englisch; mindestens ebensooft waren kulturelle Vorurteile die Ursache. Die Studenten stellten auch fest, daß viele Patienten, wie Mrs. Machido, kaum etwas von den verschriebenen Medikamenten nahmen. Einige lösten ihr Rezept nicht einmal ein.

Waren die Studenten schon erstaunt darüber, wie selten sich die Patienten an die Anweisungen ihres Arztes hielten, so waren sie geradezu verblüfft über das, was dabei herauskam. Es kam zwar auch vor, daß sich der Gesundheitszustand aufgrund von unzureichender Behandlung verschlechterte, aber vielen Menschen ging es trotzdem besser, und meines Erachtens konnte das kein Zufall sein, weil es einfach zu viele waren. Meine Studenten machten sich daran, zu errechnen, wie viele Genesungen per Zufall zu erwarten waren. Und sie kamen zu dem Ergebnis, daß ich recht hatte. Ob es nun an den Gebeten, an der Behandlung durch spirituelle Heiler oder an den Selbstheilungskräften des Körpers lag, viele Patienten genasen vollkommen ohne Medikamente, wie Mrs. Machido.

Als wir feststellten, daß sich die Patienten nur im seltensten Fall an das hielten, was ihnen ihr Arzt verschrieben hatte, fragten wir sie, warum sie überhaupt die Klinik aufgesucht hatten. Die meisten zuckten die Achseln und sagten, sie hätten gedacht, die Ärzte könnten ihnen helfen. Sprache und Gerätemedizin der Schulmediziner waren ihnen gewiß böhmische Dörfer, aber die Magie der Heiligen und Curanderos verstanden sie ja ebensowenig. Die moderne Medizin war nur eine aus einer ganzen Reihe geheimnisvoller Heilkünste; die Assistenzärzte in der Klinik schienen nett zu sein, warum sollte man es also nicht einmal mit ihnen versuchen? Die Ärzte müßten machtvoll sein, äußerte ein Mann uns gegenüber, da sie so teure Kleidung trugen und so schicke Autos fuhren. Verblüffend war, daß die meisten Patienten die Bemühungen ihrer Ärzte sehr zu würdigen wußten, ob sie sich an deren Empfehlungen hielten oder nicht. Was sie verschrieben bekamen, war nach Ansicht der Patienten nur der geringere Teil des Arztbesuches. Die meisten glaubten, die Situation, das Gebäude, die Unterhaltungen usw., das alles trage zu ihrer Genesung bei, auch wenn sie die Anweisungen des Arztes außer acht ließen. Und schließlich meinten die Patienten, die Zeit, die ein Arzt ihnen widme, sei wichtiger als jede Medizin.

Unsere Forschungsergebnisse bestätigten die schamanistische Überzeugung, daß die zwischenmenschlichen Beziehungen der Schlüssel zum Heilen sind. In der indianischen und in der ganzheitlichen Medizin, die ich damals erforschte, erwächst die Heilung aus einer Veränderung der Beziehung des Patienten zu sich selbst. Oder sie erwächst aus einer Beziehung mit dem Heiler und den Geistern, die der Heiler ruft. Die verschiedensten Mittel – auch Medikamente und Operationen – können angewandt werden, um eine Heilbeziehung zu unterstützen, aber ausschlaggebend ist letztlich die Beziehung und nicht das Mittel.

Diskutiert haben meine Studenten und ich die holistische Medizin oder den Schamanismus nicht. Das war nicht nötig. Sie fanden ganz von selbst heraus, daß sich eine gute Arztbehandlung nicht im Diagnosestellen und Rezeptschreiben erschöpft. Die Medikamente, die sie zu verordnen lernten, und die Operationen, die auszuführen sie noch lernen würden, waren im Grunde nicht das Wertvollste, was sie zu bieten hatten. Ich war davon überzeugt, daß diese Erkenntnis den Studenten ein neues Selbstbild vermittelte und bessere Ärzte aus ihnen machte, selbst aus denen, die irgendwann eine Praxis in irgendeiner bürgerlichen Kleinstadt aufmachen würden, wo nicht so verschiedenartige, ja exotische kulturelle Überzeugungen aufeinanderprallten.

Mein Fakultätskollege Jonas Andrews war weniger begeistert. Er war Soziologe und zu den gleichen Bedingungen wie ich als Dozent für verhaltenswissenschaftliche Forschung an der medizinischen Fakultät eingestellt worden. Er glaubte an die quantitative Forschung und Kontrollversuche nach dem Zufallsprinzip, und unsere Studie beurteilte er skeptisch.

»Sie ist nicht quantifizierbar, Sie wissen gar nicht, welche Bedeutung das hat, was Sie jeweils finden«, argumentierte er. »Sie wissen nicht einmal, ob Ihre Ergebnisse überhaupt der Realität entsprechen. Ihre Studenten hören diesen Leuten zu und hören, was sie hören wollen. Noch schlimmer, sie hören, was *Sie* meinen, was sie hören *sollten*. Und Sie lassen sie in dem Wahn, das könnte man Forschung nennen.«

Jonas blieb dabei, daß eine gute Forschungsarbeit Zahlen und statistische Daten, t- und Chi-Quadrat-Tests, Verteilungskurven und

Produktmomente liefern müßte – objektive Ergebnisse, die angegriffen und verteidigt werden könnten. Wir hingegen würden Geschichten aufschreiben. Wo denn unsere strengen Kontrollen wären?

Ich war wie erschlagen von Jonas' zungenfertiger Logik und hatte noch keine guten Argumente, die ich gegen ihn hätte ins Feld führen können. Ich konnte auf seine Kritik nicht mit einer scharfen Erwiderung antworten, sondern ihm nur lahm erklären, daß die qualitative Forschung auch ihre Vorteile hätte. Aber wie, fragte ich mich, konnten wir eine Kontrollgruppe zusammenstellen, wenn buchstäblich niemand seine Behandlung in der Klinik durchhielt? »Wie wär's, wenn wir es genau umgekehrt machen und die Hausfrauen von Palo Alto nehmen, die alles tun, was ihr Arzt ihnen rät«, sagte ich, »sie zu Mama Barbosa schicken und abwarten, was passiert?«

»Verderben Sie sich Ihre Karriere nicht«, riet mir Jonas ärgerlich und warf meinen Tätigkeitsbericht auf den Tisch. Heute weiß ich, wie ich ihm hätte antworten können. Ich weiß, daß wir damals etwas machten, was heute »N-von-1-Versuch« genannt wird. Ich weiß, wie ich Heilungstheorien durch Computersimulation testen kann, und kann über den Dekonstruktionalismus reden, das Mainstream-Denkmodell der heutigen Verhaltensmedizin. Aber 1981, als wir unsere Befragungsreihe auf einer Lehrkonferenz vorstellen sollten, hatte ich lediglich ein intuitives Gefühl, daß unser Forschungsprojekt von Nutzen war.

Joe eröffnete die Konferenz, indem er von Mrs. Machido sprach, die ihre Diagnose nicht verstanden und ihr Rezept nicht eingelöst hatte, sondern statt dessen zu einer Glaubensheilerin gegangen und schließlich ohne unsere Antibiotika genesen war. Als nächster war ich an der Reihe. Ich erzählte den versammelten Ärzten und Studenten, daß Mrs. Machido nur ein Fall unter vielen sei, weil die Klinikpatienten häufig unsere Medizin nicht verstünden und unsere Anweisungen nicht befolgten. Doch ich hatte auch

Gutes zu berichten: Den meisten von ihnen ginge es dennoch besser, und nur bei ganz wenigen hätte sich der Gesundheitszustand verschlechtert.
Jonas bezeichnete die Arbeit als pseudowissenschaftlich und die Ergebnisse als bedeutungslos. Der Leiter des Programms war nach der Konferenz beunruhigt, unsere Studie könnte den Ruf der Klinik untergraben. Auf jeden Fall drohte die Studie die vorherrschende Auffassung der Ärzte von ihrem Beruf zu untergraben. Dadurch geriet der Programmleiter in Schwierigkeiten, für die Jonas gleich eine Lösung wußte: meinen Vertrag nicht zu erneuern. Mein Ausscheiden aus dem Dienst würde sich zwar noch einige Zeit hinziehen, aber es war so unvermeidbar wie das Amen in der Kirche. Zuerst wollte ich dagegen angehen und ihnen vorhalten, eine rassistische Entscheidung getroffen zu haben. Aber nachdem ich mir lange den Kopf über Jonas' Handlungsweise zermartert hatte, kam ich zu dem Schluß, daß er sich keineswegs rassistisch verhalten hatte und mir auch nicht aus Konkurrenzneid in den Rücken gefallen war. Jonas war einfach seiner Überzeugung treu geblieben, was als wissenschaftlich einzustufen war und was nicht.
Ich hatte die Forschungsarbeit nicht als nachteilig für die Glaubwürdigkeit der Klinik betrachtet. Meines Erachtens lohnte es sich, im Licht dessen, was meine Studenten herausgefunden hatten, einmal zu überdenken, wie Medizin in der Klinik eigentlich *praktiziert* wurde. Mit keinem Gedanken hatte ich daran gedacht, daß wir vor der Wahl stehen könnten, entweder die Klinik zu schließen oder die Lektion abzuleugnen, die wir lernen sollten. Wenn der eine Weg nicht funktionierte, warum nicht einen anderen ausprobieren? Der Programmleiter war jedoch für Ableugnung statt Veränderung. Ihm fehlte der Mut. Wenn bei meiner Entlassung doch ein Bösewicht im Spiel war, dann er, nicht Jonas.
Einige meiner Studenten wollten die Entscheidung anfechten. Joe

kam am nächsten Tag in mein Büro, hockte auf der Stuhlkante und fragte, was wir machen sollten.

Ich dachte an die frustrierende Zusammenkunft in Wisconsin zurück, bei der die zwei Anwälte aufeinander eingeredet hatten. »Du wirst dein Medizinstudium fortsetzen, und ich werde mein Büro leerräumen.« Eine andere Möglichkeit gab es, wenn ich ehrlich war, nicht.

6 Ein guter Assistenzarzt

Mit 27 Jahren war ich wieder am Ende eines Weges angelangt. Nach zwei abgebrochenen Assistenzzeiten war ich nun auch noch aus meiner ersten akademischen Stellung gefeuert worden. Was mir noch an Möglichkeiten offenstand, nahm rapide ab. Aber meine Assistenzzeit in der Psychiatrie in Wisconsin hatte ich nicht aufgegeben, weil mir Schwierigkeiten gemacht worden wären, sondern wegen meiner Studie über Hausgeburten, die gar nichts damit zu tun hatte. Ich sah ein, daß die Ganzheitsmedizin mir keine Gelegenheit gab, Menschen auch als emotionale und spirituelle Wesen zu behandeln, aber in das Gebiet der Psychiatrie setzte ich noch gewisse Hoffnungen. Inzwischen mißtraute ich allen Fachbereichen, in denen Ärzte vorherrschten, nur blieb mir keine andere Wahl, und so betete ich um Geduld, nahm all meinen Mut zusammen und füllte ein Bewerbungsformular für eine neue Assistenzarztstelle in der Psychiatrie des katholischen St.-Basil's-Krankenhauses in San Francisco aus. Zu meinem Erstaunen wurde ich angenommen. Ich begann meine Tätigkeit dort am 2. Januar 1982.

Mein Chef in St. Basil's war eine angenehme Überraschung. Luke war ein Bilderstürmer, der jeden Tag mit einem schweren Motorrad zur Arbeit kam, Cowboystiefel und über seiner normalen Kleidung eine Lederkluft trug. Er war ein ungestümer, erfolgreicher Mann in den Dreißigern und hatte unter anderem ein populäres Lehrbuch über psychiatrische Interviews geschrieben. St. Basil's hatte ihn als Chefarzt der geschlossenen Erwachsenenstation eingestellt. Er vertrat eine »biopsychosoziale« Richtung der

Psychiatrie und äußerte bei jeder Gelegenheit, wir müßten mehr tun, als Patienten einzusperren und sie mit Medikamenten vollzupumpen. Mit seiner Auffassung, wir müßten den ganzen Menschen im Zusammenhang mit seiner Familie und Kultur erfassen, klang er beinahe wie ein indianischer Heiler.

Luke verteidigte seine Ansichten von Geisteskrankheiten hitzig und ging gern auf Konfrontationskurs, was ihn sofort mit den älteren Psychiatern in Konflikt brachte. Als Chef der geschlossenen Erwachsenenabteilung konnte er vieles von dem erfolgreich durchsetzen, was er für eine angemessene Behandlung hielt, aber zugleich machte er sich auch eine Menge Feinde damit.

Seine auffällige Kleidung und sein hitziges Temperament entsprachen seiner ländlichen Herkunft aus Colorado und mochten dorthin passen, aber nach San Francisco? Ich selbst versuchte, diesmal möglichst wenig aufzufallen. Aber er nahm mich natürlich sofort für sich ein. Über kurz oder lang hatte ich all seine Bücher gelesen. Luke war so etwas wie ein Vordenker – soweit das am St.-Basil's-Krankenhaus in San Francisco überhaupt möglich war. Er klemmte sich so lange vehement hinter etwas, wie es brauchte, um eine Streitfrage zu lösen – und Lösung hieß für ihn, die Leute auf seine Seite zu ziehen. Mir kam es zwar so vor, als würde er Zeit und Kraft an unnötige Auseinandersetzungen verschwenden. Aber seinen biopsychosozialen Ansatz fand ich phantastisch, und ich betrachtete ihn als eine Art verwandte Seele. Er empfand ebenso wie ich, glaube ich. Wir fingen gleichzeitig am St. Basil's an, und eine Woche später machte er mich bereits zum stellvertretenden Stationsarzt.

Das St.-Basil's-Krankenhaus hatte sich der Stadt vertraglich verpflichtet, den steten Strom absonderlicher, zerrütteter Typen aufzunehmen, die von der Polizei aufgegabelt wurden – in einer Woche beispielsweise einen Manisch-Depressiven, der nackt durch die Straßen gelaufen war, einen Schizophrenen, der sich ein Autogrammfoto von Allen Ginsberg an die Brust geheftet und dann an das Haus der Stadtverwaltung gekettet hatte, sowie mehrere Leute, die Selbstmord versucht hatten und zu uns gebracht wurden, nachdem sie in Notfallambulanzen wiederbelebt worden waren.

Die meisten Psychiater, die am St. Basil's tätig waren, glaubten, Geistesstörungen seien entweder biologisch bedingt oder, nach Freud, die Folge psychosexueller Traumata in der frühen Kindheit. Bestimmte Arten von Geisteskrankheiten konnten durch eine Psychoanalyse geheilt werden – sofern der Patient genug Geld und Motivation dafür hatte. Für alle anderen – und das war die überwältigende Mehrheit – bestand die Behandlung in viel Medikamenten und wenig Gruppentherapie.

Ich war froh, mitbekommen zu haben, wie Turtle Woman in Wisconsin Flos Depression behandelt hatte. Die sehr persönliche, menschliche Behandlung, die die Chippewa-Frau Flo hatte zuteil werden lassen, stand in krassem Unterschied zu dem, was die Psychiater vom St.-Basil's-Krankenhaus mit depressiven Patienten machten. Flo wäre erst eingewiesen worden, wenn ihre Depressionen Selbstmordegedanken bei ihr geweckt hätten. Behandelt worden wäre sie dann mit Antidepressiva, und sie hätte stundenlang allein auf der geschlossenen Station herumgesessen. Nach ein paar kurzen Gesprächen mit ihr wäre ihr Psychiater zu dem Schluß gekommen, ihre Depression sei biologischen Ursprungs.

Lukes biopsychosoziales Modell war irgendwo in der Mitte zwischen der vorherrschenden psychiatrischen Auffassung und Turtle Womans Betrachtungsweise angesiedelt. Nach seiner Meinung waren die depressive Frau eines Psychiaters, ein Mann, der nackt die Mission Street hinunterging, oder einer, der poetische Ergüsse auf den Stufen der Stadtverwaltung von sich gab, alles Leute, die Rollen spielten, geprägt von den interpersonellen Beziehungen mit anderen Menschen in ihrem Leben. Luke hatte keinen Zweifel daran, daß ihre Geistesstörungen nicht zuletzt auf die eine oder andere chemische Substanz zurückzuführen waren, die in ihrem Gehirn freigesetzt wurde, aber seiner Auffassung nach führten Geistesstörungen oft erst zu biologischen Problemen, statt darin ihren Ursprung zu haben. Luke und ich hatten nicht die gleichen Ansichten – er maß zum Beispiel den Erbanlagen mehr Bedeutung zu als ich, während ich wiederum fand, sein Modell müsse auch eine spirituelle Komponente haben –, aber wir stimmten im Kern der Sache überein, daß nämlich die Erfahrungen der Leute mit ihren biologischen Prozessen interagierten und dadurch geistige Störungen auslösten. Heute klingt das nicht mehr so radikal, aber vor nur fünfzehn Jahren stand man mit dieser Meinung ziemlich allein da – zumindest am St.-Basil's-Krankenhaus. Sie stimmte jedoch mit dem überein, was ich über die schamanische Betrachtungsweise von Geisteskrankheiten lernte. Als ich nach Kalifornien zurückgekehrt war, hatte ich Grampa Richards und Kosha wieder aufgesucht. Kosha starb kurz danach. Während ich also mit Luke am St.-Basil's-Krankenhaus Dienst tat, lernte ich hauptsächlich bei Grampa Richards und fuhr so oft wie möglich nach Santa Rosa. Er sagte mir, Leute, die verrückt geworden seien, hätten sich regelrecht verirrt. Der Schöpfer hätte extra die sieben Himmelsrichtungen geschaffen, damit das nicht passierte. Überall auf der Erde könnte man nur nach Westen, Osten, Norden und Süden, zum Himmel und zur Erde sowie zu dem Zentrum schauen, das im eigenen Herzen liegt, und wüßte dann, wo man ist. Als Indianer maß Grampa Richards natürlich auch der Rolle der Familie bei einer Krankheit große Bedeutung zu. Er wußte, daß ich in einer psychiatrischen Klinik arbeitete, und wenn ich ihm von einem besonders schwierigen Patienten erzählte, stellte er mir immer erst einmal Fragen zur Familie des Betreffenden.

Ich war oft in Versuchung, Luke von meinem Cherokee-Mentor zu erzählen. Ich zögerte jedoch, weil ich glaubte, endlich einen Platz mit angenehmen Arbeitsbedingungen in der Medizin gefunden zu haben, den ich nicht gefährden wollte. Luke schien immerhin so aufgeschlossen zu sein, daß er den Schamanismus ernst genommen hätte, aber ich wollte auch nicht das geringste Risiko eingehen, sein Vertrauen einzubüßen. Doch nahm ich an, daß ich ihm irgendwann einmal von diesem Zweig meiner Ausbildung berichten würde, und ich glaube, das hätte ich auch gemacht, wenn alles weiterhin so glatt gelaufen wäre, zumindest für die Dauer eines Jahres.

Aufgrund seiner Intelligenz und Halsstarrigkeit konnte Luke hervorragend neuropsychiatrische Bewertungen abgeben. Bei neu aufgenommenen Patienten nahm er normalerweise eine gründliche Beurteilung vor. Oft dauerte die erste Sitzung mit einem Patienten eine Stunde und länger, und er wäre stinkwütend geworden, wenn jemand von der Verwaltung ihn zu zwingen versucht hätte, in der gleichen Zeit sechs Patienten abzufertigen. Manchmal stieß Luke auf Informationsbruchstücke im biologischen, psychologischen oder sozialen Leben der Leute, die bei der normalen, eher oberflächlichen Beurteilung unbemerkt geblieben wären. Infolge der Gründlichkeit, mit der er vorging, konnten wir gelegentlich eine Diagnose stellen, die dem Patienten eine wochen-, monate- oder sogar lebenslange ungeeignete Behandlung ersparte. Den ersten Erfolg dieserart am St.-Basil's-Krankenhaus konnten wir verzeichnen, als uns der neurologische Notfalldienst eine akut verwirrte dreißigjährige Frau schickte, die sich in einem plötzlichen, unerklärlichen Delirium befand. Angstgepeinigt, wie die Frau war, sprach sie nur unzusammenhängend, aber wir entnahmen ihrem Gestammel immerhin, daß sie unter anderem unter Kopfschmerzen, Benommenheit und Gleichgewichtsstörungen litt.

Da er nichts anderes finden konnte, hatte der Neurologe der Frau Schizophrenie diagnostiziert. Luke und ich hatten unsere Zweifel und verabreichten ihr keine antipsychotischen Medikamente, die

Schizophrene sonst routinemäßig bekommen. Schizophrenie bricht nicht wie aus heiterem Himmel bei einer Dreißigjährigen aus, die als Ingenieurin tätig war, glücklich verheiratet ist und mit Erfolg zwei Kinder großzieht. Luke vermutete den Schlüssel zu ihrer Störung in der *Bio*-Komponente seines biopsychosozialen Modells. Wir schlugen in diversen Büchern nach und fanden eine seltene Erkrankung, das Arnold-Chiari-Syndrom, das zuzutreffen schien. Das Arnold-Chiari-Syndrom wurde vor etwa hundert Jahren erkannt und tritt auf, wenn das Kleinhirn infolge einer Mißbildung durch das Hinterhauptloch in Richtung Wirbelkanal gedrängt wird. Wir ließen die notwendigen Röntgenaufnahmen machen, die unsere Diagnose bestätigten, und behandelten die Frau mit Kalziumblockern, um die Geschwulstbildung zu hemmen. Koordinationsvermögen und Gleichgewichtssinn der Frau waren schon nach kürzester Zeit wiederhergestellt, und auch ihre Verwirrtheit klang bald darauf ab. Nach einer späteren Operation war sie vollkommen von allen Symptomen einer Geisteskrankheit geheilt.

Ein weiterer Erfolgsfall war der einer sechzigjährigen Frau, die als manisch-depressiv (bipolar gestört) zu uns überwiesen wurde. Roberta war ziemlich plötzlich verrückt geworden und eines Nachts aufgegriffen worden, als sie, nur mit einem hauchdünnen Slip bekleidet, auf einer Straße in Nob Hill spazierenging. Sie war Rechtsanwältin und hatte als amtliche Pflichtverteidigerin die Obdachlosen und Besitzlosen vertreten – für eine Anwältin vielleicht ein bißchen exzentrisch, aber keinesfalls verrückt.

An dem Vormittag, als ich Roberta sah, fuchtelte sie mit Armen und Beinen herum, entblößte sich unkontrolliert und redete unablässig unverständliches Zeug vor sich hin. Während sie plappernd mit wilden Arm- und Beinbewegungen und flatterndem, offenem Krankenhaushemd durch die Station lief, warf Luke die Frage auf, wie aus einer gestandenen Rechtsanwältin so plötzlich eine rasende Manisch-Depressive werden konnte. Er rief die Psychiaterin an, die sie am Vorabend aufgenommen hatte, und sie sagte, sie wüßte nicht, was Roberta fehlte, aber sie hätte sich ganz offensichtlich wie eine Manisch-Depressive *verhalten*, und die Polizei hätte die Frau nicht in Unterwäsche auf der Straße herumlaufen lassen wollen. Der Psychiaterin war keine andere Wahl geblieben, als einzuwilligen, Roberta für 72 Stunden festzuhalten. Wir gingen Robertas Akte durch und sahen, daß sie drei Tage zuvor mit Beinkrämpfen bei ihrem Internisten gewesen war. Sie hatte ein starkes krampflösendes Mittel verschrieben bekommen. Davon ausgehend, daß die Frau nicht verrückt war, fiel es uns nicht schwer, hinter ihr Problem zu kommen. Wir schlugen im Arzneimittelhandbuch nach und lasen, daß das Medikament, das sie nahm, in seltenen Fällen Desorientiertheit und andere neuropsychiatrische Symptome auslösen kann, insbesondere bei älteren Menschen. Die Diagnose stand endgültig, als wir erfuhren, daß Roberta manchmal höhere Dosen der Medikamente nahm, als der Arzt ihr verschrieben hatte, und sie außerdem unter eingeschränkter Nierenfunktion litt – was bedeutete, daß bei ihr Medikamente nicht so schnell wieder ausgeschieden wurden wie bei anderen Leuten.

Wir setzten ihre Medikamente ab, und schon am nächsten Morgen sprach sie etwas langsamer und benahm sich wieder gesitteter. Fünf Tage später wurde sie entlassen, zutiefst beschämt über den Zwischenfall, wütend auf ihren Internisten, der sie in eine psychiatrische Klinik eingewiesen hatte, und von Grund auf erleichtert, nicht den Verstand verloren zu haben.

Sechs Monate vergingen schnell am St.-Basil's-Krankenhaus. Ich arbeitete gern mit Luke zusammen daran, geistige Störungen in ihrer ganzen Komplexität zu erfassen und manchmal das Zauberstückchen zu vollbringen, anscheinend verrückte Menschen vor einer psychiatrischen Standardbehandlung zu bewahren, die lauter neue Probleme heraufbeschworen hätte. Oft konnten wir allerdings die Störung nicht so schnell finden wie die Kleinhirnmißbildung oder die Überreaktion auf ein Medikament, und wenn sie nicht biologischen Ursprungs oder ärztlich hervorgerufen worden war, gelang es uns auch nicht viel besser als allen anderen. Wir versuchten, Erkenntnisse aus dem psychosozialen Leben der Leute zu gewinnen, tappten jedoch meist im dunkeln. Für viele unserer Patienten konnten wir nicht viel tun am St.-Basil's mit seiner altbewährten Strategie »die gleiche Behandlung für alle«: einschließen, Medikamente verabreichen und warten, bis das abnorme Verhalten abklingt; eine Zeitlang offene Station zur Stabilisierung; Entlassung, und das hieß Rückkehr in die Familie oder Gemeinde, in deren Schoß sie ursprünglich wahnsinnig geworden waren.

Luke gab offen zu, daß wir den meisten Leuten, die zu uns kamen, nicht helfen konnten. Er gab es nicht nur zu, sondern er betonte es dauernd. Er rieb es uns förmlich unter die Nase. Bei Ärzteversammlungen unterbrach er gern die Routinedarstellung eines Falls, um die schnelle, einfache Diagnose einer Schizophrenie oder manischen Depression des betreffenden Psychiaters in Zweifel zu ziehen. Oder er fragte eine Assistenzärztin, ob sie glaube, daß ihr Behandlungsplan (in dessen Mittelpunkt natürlich eines unserer höchst wirkungsvollen neuropsychiatrischen Medikamente stand) wirklich irgendeine bedeutende Veränderung im Leben des Patienten bewirke.

»Wir verschreiben bei absonderlichem Verhalten ebenso leichtfertig Psychopharmaka aller Art, wie wir bei bakteriellen Infektionen Antibiotika verordnen«, pflegte Luke zu sagen. »Liegt der Fall denn nicht erheblich komplizierter, wenn sich jemand an das Haus der Stadtverwaltung kettet und Passagen aus Ginsbergs *Howl* zitiert, als bei einer Halsentzündung mit Streptokokken?«

Manche unserer Kollegen waren der Meinung, Luke spiele hartnäckig den Advocatus Diaboli, während er in Wahrheit nur aussprach, was allen klar war: daß wir von den meisten unserer Patienten nicht einmal genug wußten, um auch nur annähernd verstehen zu können, warum sie sich absonderlich verhielten, und keine Ahnung hatten, ob die Therapien, die wir ihnen anboten – meistens sogar aufzwangen –, überhaupt eine problemspezifische Wirkung hatten.

Zu seiner Ehre sei gesagt, daß er seine eigenen Fähigkeiten, Patienten zu helfen, ebenso kritisch sah. Etliche seiner Psychiaterkollegen, die sich über seine herausfordernde Art ärgerten, stimmten seiner Selbstkritik mit Freuden zu. Auch unter den Assistenzärzten gab es einige, die seine Erfolge bei Patienten wie Roberta nicht wahrhaben wollten und zu murren begannen, sie hätten einen schönen Vorgesetzten, der mit seiner Unfähigkeit, Patienten zu helfen, hausieren gehe.

Während er für Unruhe im Psychiaterstab sorgte, machte er sich gleichzeitig auch noch politische Feinde durch verschiedene Querelen mit der Krankenhausverwaltung. Ich schenkte diesen Streitigkeiten nicht viel Aufmerksamkeit. Als sein getreuer Assistent war ich zwar sozusagen mitschuldig, aber ich vertraute darauf, daß Luke alle Verwaltungsangelegenheiten regeln würde, während ich mich lieber bemühte, zu lernen, wie man Menschen die beste Behandlung angedeihen lassen kann. Manchmal hieß »lernen« auch, erfinderisch auf eine Situation zu reagieren.

In einer nebeligen Nacht wurde ich ins Isolierungszimmer der geschlossenen Station zu einer Frau mit orangeroten Haaren gerufen. Sie hieß Sylvia Bowers und war mit gespreizten Armen und Beinen ans Bett gebunden, fluchte und wand sich und versuchte, jeden zu beißen, der in ihre Nähe kam. Acht stämmige Krankenpfleger drängten sich in dem Zimmer und beugten sich über sie. Einer hielt einen langen Schlauch, den ich auf Wunsch der Nachtschwester durch Mrs. Bowers' Nase in ihren Magen schieben sollte, damit wir ihr auf diesem Wege Medikamente zuführen konnten. An der Wand hing, außer Reichweite der Patienten, der

unvermeidliche Christus am Kreuz und litt ebenso wie Sylvia Bowers, die gerade so etwas wie einen Heiligenschein hatte vom Licht der einzigen nackten Glühbirne an der Decke.
»Ihr werdet mir keinen verfluchten Schlauch reinschieben«, schrie sie, bog den Rücken durch und kämpfte mit aller Kraft gegen die ledernen Hand- und Fußfesseln an. »Dann beiß' ich euch die Finger ab.«
»Macht sie wirklich«, sagte ein Pfleger und rieb sich den Unterarm. »Sie beißt und kratzt.« Er zeigte mir, wo sie ihn am Arm erwischt hatte.
Das Zimmer stank. Urinpfützen waren überall auf dem Boden, und das Bett war mit Kot beschmiert. Auch die Wand neben der Tür war voller Kot, weil Mrs. Bowers zu Beginn der Schlacht die Krankenpfleger mit ihrem Darminhalt beworfen hatte, ehe sie festgebunden wurde.
»Ich *muß* Ihnen aber Medikamente geben«, erklärte ich der Frau. Das stimmte – als Assistenzarzt mußte ich nach Anweisung vorgehen. Sylvia war immerhin so schlau, daß sie das wußte. Sie fletschte knurrend die schiefen Zähne und verdoppelte ihre Anstrengungen, die Fesseln zu zerreißen.
Während sie sich aufbäumte und hin und her wand, bedachte sie mich mit wüsten Flüchen. »Sie Arschkriecher. Kommen Sie mir bloß nicht zu nahe mit dem Schlauch, oder ich schwöre bei Gott, daß ich Ihnen die verfluchten Finger abbeiße!«
Ich verspürte ein gewisses Selbstmitleid. Meinem Empfinden nach war *ich* hier das Opfer, nicht die Patientin. Heiliger Himmel, sagte ich zu mir, als ich merkte, wie unglaublich absurd dieser Gedanke war. Die Vorstellung, mich als Opfer zu begreifen angesichts einer mit Scheiße vollgeschmierten Geistesgestörten, reizte mich zum Lachen. Nicht über sie – sie sah bemitleidenswert aus –, sondern über mich selbst, daß ich so etwas überhaupt denken konnte. Mir fiel ein, was ein Psychiater, mein Lehrer, in Wisconsin immer gesagt hatte: »Die einzige Lösung in einer ab-

surden Situation ist Komik.« Ich überlegte, was das Dümmste und Komischste war, das ich sagen konnte.
Das war: »Wenn Sie mich beißen, brech' ich Ihnen das Bein.« Sylvia hörte auf zu zappeln und sah mich voller Erstaunen an. Den Krankenpflegern verschlug es die Sprache; es wurde plötzlich still im Raum.
»Sie können mir doch nicht das Bein brechen«, sagte die Frau mit leisem Zweifel. Sie hob den Kopf vom Bett und sah mich spöttisch an. Die Krankenpfleger rührten sich nicht. Der eine hielt mir noch immer den Schlauch hin.
»Egal, jedenfalls wollen Sie nicht, daß ich Ihnen das Ding da in die Nase schiebe. Wer weiß, ich könnte ja auch danebentreffen und Ihnen aus Versehen ein Auge ausstechen.« Sie starrte mich an und vergaß in ihrer Verwirrung alles andere. In Wahrheit hatte ich ebensolche Angst wie sie, einmal vor ihren Bissen und zum andern davor, ihren Rachen zu verletzen, wenn ich ihr den Schlauch gegen ihren Willen einführen mußte. Medizinisch ist der Gedanke, etwas bei einem Patienten vorzunehmen, der sich wehrt, reiner Horror.
Während mich die Frau anstarrte, wurde sie immer wütender. »Sie können mein Bein nicht brechen«, sagte sie entschieden, »und ich glaube, Sie dürfen nicht mal so was sagen.«
»Dürfen Sie denn etwa sagen, daß Sie mir den Finger abbeißen wollen?« fragte ich und tat so, als sei ich ebenfalls aufgebracht.
»Ich kann, verflucht noch mal, sagen, was ich will«, sagte sie. »Und ich kann allen gottverdammten blöden Arschlöchern Finger abbeißen, wenn ich will. Himmel noch mal, ich bin geistesgestört, oder wußten Sie das nicht? Ich bin für meine Handlungen nicht verantwortlich. Ich bin verrückt. *Verrückt, verflucht noch mal!*«
»Ich auch«, sagte ich, als ihre Schimpfkanonade abgeebbt war. »Ich muß ja verrückt sein, wenn ich hier arbeite, oder? Ich bin also auch nicht für meine Handlungen verantwortlich. Und wenn Sie

die Medikamente nicht nehmen, egal welche, breche ich Ihnen beide Beine. Und wenn Sie's nicht bald tun, breche ich Ihnen vielleicht obendrein noch einen Arm, einfach so. Oder ich belege Sie mit einem Voodoo-Fluch, so daß Sie sich 24 Stunden lang übergeben müssen, oder lasse Sie jeden Morgen im Tagesraum *Käpten Känguruh* gucken, aber vielleicht kommt es auch noch schlimmer, und ich stopfe Ihnen wirklich diesen blöden Schauch in Ihre Nase.«

»Sie können mir gar nichts anhaben«, verkündete Mrs. Bowers stolz, »denn Sie sind der Arzt und ich der Patient, und Sie dürfen sich nicht an mir vergreifen.«

»Nein?«

»Ich habe Rechte. Alle Patienten haben Rechte. Und auf diesen Rechten werde ich bestehen.«

»Na schön«, sagte ich mit einem Anflug von Bedauern. »Ich kann Ihnen natürlich ganz unabsichtlich mit diesem Schlauch die Nase brechen und Ihre Beine und Arme verschonen. Die Sache ist die, daß ich das jahrelang nicht mehr gemacht habe. Ich kann mich kaum noch erinnern, wie es geht.«

»Sie verscheißern mich, was?« Sie lächelte jetzt und benahm sich nicht mehr verrückt.

»Würde ich nie«, erwiderte ich und lächelte auch. Ich kniete mich auf den Boden und mied dabei die Pfützen. »Ich lüge nie, genau wie George Washington oder Sitting Bull.«

»Wie gedruckt.«

»Ob Sie's glauben oder nicht, so gut wie nie.«

»Klar lügen Sie.«

»Na gut. Ab und zu eine kleine Notlüge. Ob ich Ihnen doch noch ein Bein breche?«

»Wenn Sie das tun, verklage ich Sie und hole Ihnen den letzten Nickel aus der Tasche.«

»Abgemacht«, sagte ich und legte einen Nickel auf ihr Bett.

»Ich beiß' Ihnen wirklich den Finger ab, wenn Sie versuchen, mir

den Schlauch da in die Nase zu schieben«, sagte Mrs. Bowers etwas wehleidig.
»Ich will den Schlauch ja gar nicht unbedingt in Ihre Nase schieben. Aber Sie müssen Ihre Medikamente nehmen; daran führt kein Weg vorbei.«
»Okay«, sagte sie, »ich nehme sie, aber nicht, weil ich soll, sondern weil ich muß, klar?« Ich merkte, daß sie nach einer Möglichkeit suchte, mit Würde nachzugeben.
»Sie nehmen Sie nur, weil Sie keine andere Wahl haben«, sagte ich. »Tabletten oder Tropfen?«
Sie wollte Tabletten. »Falls ich sie im letzten Moment wieder ausspucken will.«
»Bloß nicht. Nachher müssen wir uns wieder Drohungen füreinander ausdenken.« Ich schickte einen Pfleger zum Medikamenteholen, und ein anderer mußte Eimer und Schrubber, frische Bettwäsche und ein sauberes Nachthemd für Mrs. Bowers holen. Dann bückte ich mich, um ihr die rechte Handfessel zu lösen. George, der Pfleger, der unmittelbar neben ihr stand, nahm eine sprungbereite Haltung an.
»Ich beiß' Ihnen die Finger ab!« knurrte die Frau.
»*Ich* beiß' sie ihm ab. Sie haben jetzt was anderes zu tun. Nehmen Sie Ihre Tabletten. Schnell. Bevor ich die Geduld verliere und Sie wieder anbinden lasse, damit ich Ihnen die Beine brechen kann.«
»Scheiß was drauf«, sagte die Rothaarige gutmütig. Dann warf sie sich die Pillen in den Mund, spülte sie mit Wasser hinunter und riß den Mund weit auf, um mir zu zeigen, daß sich nichts darin verbarg. »Jetzt können Sie mir ein Bier bringen, George«, sagte sie lächelnd, »oder ein Glas Wein.« Der Pfleger sah sie entgeistert an.
»Wie wär's denn mit einem Schluck Whiskey?« krächzte er.
»Ich hätte Ihnen wirklich die Finger abgebissen, wenn Sie versucht hätten, mir den Schlauch da in die Nase zu schieben.«
»Ich weiß. Sie scheinen jemand zu sein, der sein Wort hält.«

»Stimmt«, sagte sie stolz. »Ich brauche noch etwas Wasser, George. Oder eine Pepsi. Ich muß wieder mein komplettes Kampfgewicht draufkriegen. Sie sind ein verdammt verrückter Doktor, aber ich mag Sie.«

»Da bin ich aber erleichtert«, sagte ich. »Vielleicht können Sie jetzt in Ihr Zimmer zurück – sofern Sie mir Ihr Wort geben, daß Sie sich benehmen.« Sylvia stellte sich abrupt auf die wackeligen Beine und ging zur Tür. »Sie wissen ja jetzt, daß ich Ihnen die Beine breche, wenn Sie sich nicht benehmen, und werden sicher tun, was Ihnen gesagt wird, und die Regeln alle einhalten; wir können inzwischen hier Ordnung machen, falls jemand anders dieses Zimmer braucht.« Wir verließen das Isolierungszimmer gemeinsam, und ich geleitete sie den Korridor entlang. Sie sagte mir, ich sei ihr Lieblingsdoktor, und sie würde mich von jetzt an jede Nacht von der Schwester rufen lassen, damit ich ihr die Medizin geben könnte.

»Wenn ich je wiederkomme, bringe ich meinen Magenschlauch mit«, sagte ich.

Sie entgegnete mir, sie würde mir auf jeden Fall die verfluchten Finger abbeißen, wenn ich das wagte. Dann unterhielten wir uns noch ein Weilchen über die Aussichten der San-Francisco-*Giants* in diesem Jahr, bis sie in der Damentoilette verschwand, um sich zu säubern.

So tappten wir Ärzte also in unserer großen Unwissenheit herum und versuchten, nach bestem Vermögen zu helfen. Ich glaubte allmählich, endlich meinen Platz in der Medizin gefunden zu haben. Ich war sogar gern auf der chaotischen Geschlossenen, und wenn ich am Wochenende keinen Dienst hatte, besuchte ich mit Vergnügen Grampa Richards und sprach mit ihm über die kaputten Typen vom St.-Basil's-Krankenhaus. Am Montagmorgen war ich wieder in der Stadt und fuhr mit öffentlichen Bussen oder der Schnellbahn über die Bay. Jeden Tag aufs neue sah ich auf der

Market Street die jämmerlichen verwirrten Seelen herumwandern, in eigenen Welten verloren. Manchmal sah ich auch Leute, die wir aus St.-Basil's entlassen hatten, wie Zombies in medikamentenbedingter Betäubung herumlaufen. Es war noch ein weiter Weg, bis wir diesen Menschen helfen konnten, aber wir gaben es wenigstens zu und waren neuen Ideen gegenüber aufgeschlossen.

Dann kam ich eines Morgens Ende Juni ins Krankenhaus und hörte von Luke, daß er gefeuert worden war. »Ach du heiliger Himmel«, stöhnte ich. »Wie ist das denn passiert? Was machen Sie denn jetzt, und was wird aus mir?«

»Sie haben schon jemanden für meine Stelle«, sagte Luke.

»Und warum das Ganze?«

»Ich kann nicht viel dazu sagen«, antwortete er. »Wir haben eine Vereinbarung getroffen, und dazu gehört, daß ich den Mund halte.«

»Sie können mir also im Grunde überhaupt nichts sagen.«

»So ist es. Alles Politik, Lewis. Es hat alles etwas mit Politik zu tun ... wem man stinkt und wem nicht. Ich habe dieses Spiel nicht mitgemacht. Sie machen auch nicht mit, aber vielleicht sollten Sie umdenken. Ein paar von denen, die hinter mir her waren, haben auch Sie im Auge.«

»Warum sollten sie?« übertönte ich die stinkende Klimaanlage, die er von zu Hause mitgebracht hatte. »Nach meiner Ansicht müßten die Typen doch etwas Besseres zu tun haben, als sich ausgerechnet um mich zu kümmern.« Wie ich mich kannte, würde ich jetzt den ganzen Tag darüber nachgrübeln, und am Abend auch noch. Ich habe mein Leben lang überwältigende Angst vor Autorität gehabt, die wahrscheinlich von den Schlägen meines Stiefvaters herrührt. Luke erhob sich, stieß seine Bürotür auf und hielt die schwere graue Tür dann für mich auf. Ich fragte mich, ob ich womöglich stumm vor Entsetzen so lange dagesessen hatte, daß er mich hinauswerfen mußte – zwar wirklich sanft, aber

ich fühlte mich trotzdem wie ein Hund, den er mit seinem Stiefel fortstieß.
»Ich weiß nicht, wie man sich politisch korrekt verhält.«
»Dann müssen Sie's lernen, wie ich. Falls Sie in zehn Jahren noch eine Anstellung haben wollen.« Er lächelte, mir jedoch war das Lächeln vergangen. »Mehr darüber können Sie bei der Ausschußsitzung erfahren. Sie sind ein guter Assistenzarzt«, sagte er. »Sie sind ausgesprochen fleißig. Aber es wird Zeit, daß Sie auch lernen, sich anzupassen.«
Mit diesen Worten schloß er die Tür. Ich war wie betäubt. Später würde Wut in mir hochsteigen, daß er mich so mir selber überließ. Noch später jedoch wurde mir klar, wie oft Luke den Kopf für mich hatte hinhalten müssen, um mich zu beschützen. Auf der Versammlung erfuhr ich dann, daß Luke nicht richtig gefeuert worden war. Zumindest nicht auf dem Papier. Es war eine Vereinbarung getroffen worden, die unter anderem eine Abfindung und die Übernahme der Umzugskosten beinhaltete.
Ich wollte, daß Luke gegen seine Entlassung klagte, aber er hatte schon einen Vertrag für eine neue Tätigkeit an einer großen Universitätsklinik, die ihm mehr zusagte. Er sah keine Veranlassung, sich auf einen lästigen Rechtsstreit einzulassen. »Vielleicht, wenn es um Behandlung und Diagnose ginge oder um eine echte psychiatrische Frage ...« sagte er. »Aber es geht um Geld, Lewis, und in diesem Fall können sie mich mal gern haben. Wenn sie ihre Patienten unbedingt selbstmordgefährdet oder gemeingefährlich nennen wollen, um ihre Betten zu füllen, ist das ihre Sache. Meine aber nicht. Ich habe schon zuviel gesagt. Vergessen Sie lieber wieder, was ich Ihnen erzähle.«
Mir schien es, als ginge es *doch* um Behandlung und Diagnose. Luke hatte sich geweigert, der eingefahrenen Praxis des St.-Basil's-Krankenhaus zu folgen, Leute einfach als Gefahr für sich oder andere einzustufen. Waren wir zu dem Schluß gekommen, daß jemand eine Gefahr darstellte, konnten wir zwei Fliegen mit

einer Klappe schlagen: Zum einen bekamen wir dann die gerichtliche Genehmigung, ihn festzuhalten, und zum anderen bezahlte seine Versicherung oder der Staat die Behandlung. Aber wenn wir sie als gefährlich bezeichneten, obwohl sie es in Wahrheit gar nicht waren, fing unsere Beziehung mit einer Lüge an. Und da ich glaube, daß eine Beziehung integraler Bestandteil des Heilungsprozesses ist, hielt ich einen solchen Beginn für das Schlimmste überhaupt. Patienten, die klar im Kopf waren, merkten es, wenn wir sie als gefährlich einstuften, und nahmen es uns außerordentlich übel.

Luke und ich waren einer Meinung, daß das, was hier geschah – Leute als Gefahr für sich oder andere zu bezeichnen, damit das Sozialamt für ihre Einweisung aufkam – ethisch nicht zu vertreten und wahrscheinlich sogar ungesetzlich war. Ich für meinen Teil wollte lieber keine Überprüfung durch das Sozialamt miterleben. Aber unsere Chefs waren zuversichtlich, daß eine solche Überprüfung nie stattfinden würde und sie ohnehin recht daran taten, Patienten auf diese Weise eine Einweisung und Behandlung am St.-Basil's zu erwirken.

Luke war nur kurz angestellt gewesen, kaum so lange, daß sein Konterfei auf dem Fakultätsfoto von 1982 erscheinen konnte. Die Tatsache, wie schnell aus dem willkommenen Experten eine Persona non grata geworden war, schockierte mich. Luke hätte die Krankenhausverwaltung am Schlafittchen packen und an die Wand nageln können. Ich war enttäuscht, daß Luke bei all seiner Streitbarkeit einem gerechten Kampf wie diesem einfach den Rücken kehrte. Und wenn er schon so leicht abgesägt werden konnte, was war dann mit mir?

Ende der Woche war Luke weg. Am darauffolgenden Montagmorgen rief mich der Leiter des Assistenzarztprogramms in sein Büro und wollte wissen, was es mit meiner Drohung, Mrs. Bowers' Beine zu brechen, für eine Bewandnis habe. Luke hatte gleich am nächsten Morgen davon gehört, gelacht und mir gratuliert, daß ich der Frau ohne Schlauch die Medikamente hatte verabreichen können. Er tadelte die Nachtschwester und die Pfleger, daß sie die Situation so hatten ausarten lassen, und das war's. Hatte ich jedenfalls gedacht.

Jetzt, da Luke fort war, hatte einer der getadelten Pfleger mich offiziell brutaler und unmenschlicher Behandlungsmethoden bezichtigt. Die Situation bei meinem Eintreffen sei bereits brutal und unmenschlich gewesen, erklärte ich und berichtete, wie sich die acht Pfleger um eine Frau geschart hatten, die in ihrem eigenen Kot lag. Mir lag schon auf der Zunge, Mrs. Bowers zu meiner Verteidigung holen zu lassen, aber das ging natürlich nicht. Statt dessen erzählte ich dem Programmleiter, daß ich die Frau seit jener Nacht mehrmals wiedergesehen hätte und gut mit ihr auskäme. Wann immer wir einander begegneten, unterhielten wir uns über das, was im morgendlichen *Chronicle* Schlagzeilen gemacht hatte, und über die Entwicklung der *Giants*. Ich erzählte ihm, daß sie mich ihren Lieblingsdoktor genannt hatte. Ich hätte wissen müssen, daß man so etwas nicht gegenüber einem Freudschen Psychoanalytiker äußert.

»Nur, weil Sie ihre masochistischen Phantasien vom Selbstmißbrauch geweckt haben«, erwiderte er auch prompt. »›Nehmen Sie Ihre Medizin, sonst breche ich Ihnen das Bein‹ – tolle Wahlmöglichkeit.«

»Damit wollte ich nur ihre Aufmerksamkeit erregen.«

»O ja, ihre Aufmerksamkeit haben Sie ja auch erregt, Dr. Mehl. Der zuständige Arzt sagt, sie hätten bei ihr unbewußte Phantasien von Zerstückelung und Vernichtung ausgelöst. Jetzt müht sie sich ab, ihre Angst vor Ärzten zu unterdrücken, für die Sie unmittelbar verantwortlich sind.«

Wenn es so war, dann war sie jedenfalls erfolgreich in ihrem Bemühen. Als ich nach der Besprechung am Tagesraum vorbeikam, in dem Mrs. Bowers gerade einer unter Katatonie leidenden Frau einen Monolog hielt, unterbrach sie ihren Vortrag, kam zu mir herübergeeilt und wedelte mit dem *Chronicle*. »Wir haben gestern abend Nolan Ryan geschlagen«, sagte sie. »Wie finden Sie das, verrückter Herr Doktor?«

Was immer sie dem zuständigen Arzt erzählt haben mochte, ich war sicher, daß sie ihm einen Bären aufgebunden hatte. Sylvia sagte alles mögliche, nur um sich über jemanden lustig zu machen. Sie war gerissen und fand schnell heraus, welche Register sie ziehen mußte. Ihr Arzt hatte ihre verbale Neckerei als willkommenen Beweis dafür angesehen, von mir sagen zu können, ich sei ein schlechter Arzt. Mir wurde klar, daß die Besprechung, die eben hinter mir lag, sehr wenig mit Sylvia Bowers oder der grundlegenden Frage zu tun hatte, für die ich eine Antwort suchte – war es richtig von uns, sie gegen ihren Willen festzuhalten und mit Medikamenten vollzustopfen, von denen eigentlich niemand wußte, ob sie sie überhaupt brauchte? Diese Frage wurde im St.-Basil's-Krankenhaus nie gestellt, schon gar nicht in dem Klima, das nach Lukes Fortgang vorherrschte.

Meine Lage dort verschlechterte sich zusehends. Ich war nicht länger stellvertretender Stationsarzt, sondern wurde der geschlossenen Jugendstation zugeteilt, wo man mir beibrachte, daß der Patient selbst daran schuld sei, wenn wir ihm nicht helfen konnten. Diese Äußerung stammte von Dr. Mann, dem Leiter der Jugendstation und frischpromovierten Assistenzarzt. Eine seiner Patientinnen war Jackie, 23 Jahre alt und Diabetikerin; ihre Krankheit war seit der Erstdiagnose im Alter von zwölf Jahren unzureichend behandelt worden. Im Lauf der Jahre war sie wiederholt mit einer Vielzahl von Beschwerden ins Krankenhaus eingeliefert worden, darunter Magenatonie (anhaltendes, unkontrolliertes Erbrechen infolge diabetesbezogener Funktionsstörungen des Magens und der Speiseröhre) und zuckerbedingte Ketonämie (so stark erhöhte Blutzuckerwerte, daß ein Koma eintritt). Sie war auch immer wieder gegen Bulimie behandelt worden. Jackie wurde in einem Zustand schwerer Regression eingeliefert und ließ unkontrolliert Wasser und Kot ins Bett. Dr. Mann diagnostizierte eine Depression.

Ich begegnete Jackie an ihrem ersten Nachmittag auf der Jugendstation, einem Freitag nachmittag. Ihre psychiatrische Behandlung sollte erst am folgenden Montag voll einsetzen. Übers Wochenende wollten wir die Nahrungszufuhr beobachten und das Insulin richtig einstellen, damit der Blutzuckerspiegel stabilisiert wurde. Dr. Mann sollte Jackie am Montag morgen untersuchen, nachdem ich ihm den Fall dargestellt hatte.

An diesem Freitag nachmittag war es ruhig auf der Jugendstation, und so konnte ich mich eine Stunde lang mit Jackie in den Aufenthaltsraum setzen und mir ihre Beschwerdenlitanei anhören. Unter anderem litt sie unter unkontrolliertem Erbrechen, dauernder Übelkeit, Kopfschmerzen, Rückenschmerzen und Wechselfieber. Jackie gestand mir, sie fühle sich miserabel und sei völlig am Ende. Sie lebe in beständiger Angst, sei reizbar und erschöpft. Aber sie leugnete standhaft, depressiv zu sein. Ich erinnere mich noch daran, wie unergründlich und dunkel ihre Augen waren und wie traurig sie dreinblickte. Ihre Traurigkeit verfolgt mich bis heute.

Ich machte Imaginationsübungen mit ihr an diesem Nachmittag. Imaginationsübungen sind eng verwandt mit Visualisation und hypnotisch wirkendem Geschichtenerzählen. Der Therapeut verwendet geistige Bilder (die mal der Patient, mal der Therapeut vorschlägt), um Ängste abzubauen, Widerstand aufzulösen oder zwanghaften Verteidigungsmechanismen vorzubeugen, die der Therapie entgegenwirken würden. Imaginationsübungen können sowohl in der allgemeinen Psychotherapie als auch mit psychotischen Patienten durchgeführt werden. Auch bei der Behandlung körperlicher Erkrankungen haben sie sich als nützlich erwiesen.

Ich sagte ihr nicht, daß es sich um Imaginationsübungen handelte; ich plauderte zuerst einfach nur mit ihr über ihre Symptome. Ich

fragte sie, wie sie es empfinde, wieder eingewiesen worden zu sein.
»Machen Sie Witze? Es macht Riesenspaß, wirklich. Ich kann kaum glauben, daß sie mich auf die Jugendstation gesteckt haben. Sehe ich vielleicht wie eine Jugendliche aus?«
»Hier steht, daß Sie 23 sind.«
»Sie können ja gut die Krankenkarte lesen. Schön für Sie. Alle Ärzte, die ich je kennengelernt habe, sind Idioten. Anwesende eingeschlossen. Womit ich Sie nicht beleidigen wollte«, sagte sie.
»Haben Sie auch nicht«, beruhigte ich sie. »Sie erinnern mich an einen Hopi-Freund, den ich in Stanford hatte. Er ist in Shongopovi Village auf der Second Mesa des Hopi-Reservats in Nordarizona aufgewachsen.«
»Schön für ihn.«
»Er war da 21 Jahre alt, also jünger als Sie. Er ist einmal zu Thanksgiving bei mir gewesen – er hatte kein Geld, um nach Hause zu fahren, wollte aber nicht im leeren Studentenheim bleiben. Zu deprimierend.«
»Ich bin nicht deprimiert.«
»Ja, aber er wohl ein bißchen. Er hat dann jeden Abend meine Kinder und mich mit Hopi-Geschichten unterhalten. Das ist eine Art indianisches Fernsehen, was sollte man dort auch anderes machen, als ums Feuer zu sitzen und sich Geschichten zu erzählen! Eine seiner Geschichten handelte vom ersten Hopi-Häuptling und seiner Schlacht mit dem Geist des Krieges und des Todes, den sie Matsu'ua nennen.«
Jackie sah mich nicht an, aber zum ersten Mal reagierte sie auf das, was ich sagte, nicht mit Sarkasmus, und dem entnahm ich, daß ich fortfahren durfte.

Die Leute waren aus Wasser- und Nahrungsmangel gezwungen, in die Fremde zu ziehen. Sie hatten gehungert. Ich nehme mal an, Sie wissen besser als ich, wie das ist, Jackie. Ihr Führer ging vor-

aus, um ein neues Land zu finden; seine Leute sollten nachkommen. Als sie nicht zur festgesetzten Zeit am vereinbarten Ort erschienen, mußte er zurückkehren, um nach ihnen Ausschau zu halten. Er fand sie auf einer Mesa, umzingelt vom Geist des Krieges und des Todes. Sie kauerten da oben und wollten nicht herunterkommen. Sie waren vollkommen verängstigt und wollten nicht herabsteigen, weil der schreckliche Geist Matsu'ua jede Nacht seine Kreise um die Mesa zog. Ein paar Leute, die dem Hungertod in dem Mesa-Gefängnis zu entkommen versucht hatten, hatte er schon verschlungen. Als der Führer sie gefunden hatte, entdeckte er einen Weg, auf dem er sich an Matsu'ua vorbei zu seinen Leuten oben auf der Mesa schleichen konnte. Sie hatten nichts mehr zu essen und waren dem Tode nahe. Da erbot sich der Führer, hinunterzugehen und dem Tyrannen um ihretwillen gegenüberzutreten.

Ich bot mich selbst als Führer an, als derjenige, der mit Jackie das Wagnis unternehmen konnte, das Böse zu bekämpfen, von dem sie umzingelt war. Das war jedenfalls meine Absicht; ich wollte das unbewußte Empfinden bei ihr wecken, daß sie getrost mit mir zusammenarbeiten konnte.

Der Führer machte sich auf, Matsu'ua zu treffen. Der fürchterliche Geist erschien auch gleich, als der Führer ihn dazu herausforderte. Und Jackie, er war schrecklich anzuschauen. Er hatte ein Gesicht, aber keine Haut – nur geronnenes Blut und rohes blutiges Muskelfleisch, von Sehnen zusammengehalten. Aber der Führer war furchtlos. Er sagte: »Mein Volk lebt in Frieden. Wir haben kein Verlangen, dir zu Diensten zu sein. Wir wollen dahin zurückkehren, woher wir gekommen sind. Wenn du mit mir kämpfst, werde ich dich besiegen.«
Matsu'ua stürzte sich mit lautem Gebrüll auf den Führer. Sie rangen lange miteinander. Aber da der Führer stark und jung war –

er war etwa in Ihrem Alter, Jackie –, überwand er Matsu' ua. Und wissen Sie, was der Geist als nächstes tat? Er zog sich das blutige Haupt ab, das nur eine Maske war, und darunter kam ein junges, edles Gesicht zum Vorschein.
Der junge Mann sagte zum Führer: »Du hast deine Sache gut gemacht. Du hast Mut bewiesen. Ich hätte deinen ganzen Stamm getötet, wenn keiner den Mut aufgebracht hätte, sich mir zu stellen. Ich war wütend über deine Leute, weil sie meine Existenz geleugnet haben.«
Der Führer versprach Matsu' ua, sein Volk werde fortan den Geist des Krieges und Todes in angemessener Weise ehren. Dann wurde ein feierliches Abkommen geschlossen, daß Matsu' ua sich nicht mehr an die Leute heranschleichen und sie gefangensetzen würde, solange sie den Tod mit einem Schrein ehren und an Matsu' uas Altar beten würden.

Dieses Gleichnis traf Jackies Situation gut. Sie hungerte infolge von Bulimie und Magenatonie. Eindeutig umlauerte sie der Geist des Todes. Sie war durch ihre eigene Lebensangst gefangen. Ich wollte Jackie übermitteln (vorerst indirekt, durch eine Metapher), daß ich ihr helfen konnte, sich vor Matsu'uas Rachen zu retten, und daß wir das tun konnten, indem wir ihre Zuckerkrankheit achteten und berücksichtigten, statt so zu tun, als existiere sie nicht.
Nach der Geschichte sprach Jackie frei und offen. Nachdem wir uns etwa eine Stunde lang unterhalten hatten, sagte ich ihr, daß ich am Wochenende Dienst hätte, und fragte sie, ob sie sich dann noch einmal mit mir unterhalten wolle. Sie sagte zu, und wir sahen uns Samstag nachmittag und Sonntag morgen wieder.
Jackies Behandlung setzte gleich Montag früh ein. Dr. Mann kam zu ihr ins Zimmer, zog sich einen Stuhl an ihr Bett, wo sie mit schmerzverzerrtem Gesicht lag und sich den Magen hielt. Er fragte sie, wie es ihr ginge, und sie sagte: »Grauenhaft. Wie immer morgens.«

»Inwiefern grauenhaft?« fragte Dr. Mann.
»Sprecht ihr Kerle denn nicht miteinander?« fragte sie. »Mir geht's heute morgen genauso beschissen wie gestern und vorgestern morgen. Er hatte dieses Wochenende Dienst.« Sie zeigte auf mich. »Fragen Sie ihn doch.«
Dr. Mann zog die Augenbrauen hoch, leicht erstaunt darüber, daß ich mir die Mühe gemacht hatte, nach der ersten Befragung auch noch am Wochenende mit Jackie zu reden. Er sagte Jackie, ich hätte ihm von ihren körperlichen Beschwerden Bericht erstattet, er wolle jedoch herausfinden, wie es ihr insgesamt gehe.
»Insgesamt gibt es nicht«, sagte Jackie. »Das einzige, was da ist, ist der überwältigende Drang, mich zu erbrechen. Wenn Sie dagegen nichts tun können, hauen Sie am besten wieder ab.«
»Jackie«, sagte Dr. Mann, »wir sind nicht dazu da, etwas gegen die Übelkeit zu unternehmen, sondern wollen etwas gegen Ihre Depressionen tun.«
»Sie können nichts gegen meine Depressionen tun, weil ich keine habe«, sagte Jackie. »Geben Sie mir bloß eine Plastiktüte zum Kotzen.«
So ging es eine Zeitlang hin und her. Dann wechselte Dr. Mann die Taktik und fragte sie, was sie mit ihrer Wut mache.
»Wieso interessiert denn Sie, was ich mit meiner Wut mache?« schnaubte Jackie. »Was geht Sie das denn an? Warum verlegen Sie mich nicht wieder in den Westflügel, wo sich jemand mit dem Diabetes auskennt? Das ist das einzige, was mir fehlt.«
Dr. Mann erklärte, wie wichtig es sei, richtig mit seiner Wut umzugehen. »Statt die Wut zu unterdrücken oder fehlzuleiten, muß ihr eigentlicher Ursprung erkannt werden. Ich glaube nicht, daß Sie wirklich wütend auf mich sind. Ich will aber auch nicht, daß sich Ihre Wut gegen Sie selbst wendet. Nach innen gekehrte Wut ist Depression.«
»Ich habe keine Depression!« brauste Jackie auf. »Mir geht es bloß gottverdammt dreckig. Es ist nichts mit meinem Kopf; es ist

Diabetes. Jeder richtige Arzt würde das gleich sehen. Sie sind ein totales Arschloch, hierher zu kommen und mich so vollzuquatschen, während es mir schlecht ist. Wollen Sie wissen, wie mir wirklich zumute ist? Mir ist zumute, als müßte ich mich gleich erbrechen. Also lassen Sie mich endlich in Ruhe.«

»Jackie –« Dr. Mann breitete die Hände aus und appellierte an ihre Vernunft. Jackie wälzte sich herum und erbrach sich auf seine Schuhe.

»Der Teufel soll Sie holen, und machen Sie, daß Sie rauskommen«, sagte Jackie und drehte sich wieder zur Wand.

Dr. Mann ging in jener Woche jeden Morgen zu Jackie. Ihre immer kürzeren Gespräche drehten sich nur darum, ob sie nun Depressionen hatte oder nicht. Nach ein paar Tagen sprach sie überhaupt nicht mehr mit ihm. Und da ich ihn immer begleiten mußte, stempelte sie mich als »genauso unnütz wie er« ab. Wir unterhielten uns nie wieder so frei wie an den ersten drei Tagen ihres Krankenhausaufenthaltes.

Dr. Mann ließ Jackies dumpfes Schweigen kalt. Es sei wichtig, so erklärte er den Assistenzärzten, daß er die Konfrontation mit ihr durchstehe. Wenn sie einsähe, daß sie Depressionen habe, täte sie den ersten Schritt, sich mit den emotionalen Problemen auseinanderzusetzen, die ihrem Diabetes zugrunde lägen. Ich war wie Dr. Mann der Meinung, daß sie deprimiert war, erachtete es aber als ebenso aussichtslos, sie zu dieser Erkenntnis zu bringen, wie ihr zu helfen, wenn wir uns nicht zurückhielten. Ich fragte mich, was wohl geschehen würde, wenn wir einen Weg suchten, der so wenig bedrohlich und so indirekt war, daß Jackie nichts mehr fand, wogegen sie kämpfen konnte. Warum sollte man nicht das Thema Depression einfach fallenlassen und einen Anfang machen, der Jackie gefiel? Diesen Vorschlag machte ich Dr. Mann, doch er blieb beharrlich dabei, daß wir uns auf eine Konfrontation mit Jackie einlassen müßten, da wir sonst ihre und unsere Zeit vergeudeten. Ich wollte keinen Streit mit ihm, aber ich sah den Widerspruch, der darin lag: Hatte ich mir einmal einen Verweis eingehandelt, als ich Mrs. Bowers die Stirn geboten hatte, wurde ich nun getadelt, weil ich der weiteren Konfrontation mit Jackie ablehnend gegenüberstand.

Dr. Mann besuchte Jackie weiterhin allmorgendlich, für gewöhnlich mit mir oder einem anderen Assistenten im Schlepptau, aber es war bald so weit, daß Jackie nicht einmal mehr unsere Anwesenheit bemerkte. Dieses Kräftemessen, wer den stärkeren Willen hatte, dauerte einige Wochen an, bis Jackie beschloß, der festgefahrenen Situation ein Ende zu machen und zu beweisen, daß sie wirklich zunehmend schlimmeren Diabetes hatte und keine Depression. Sonntag nacht brachte sie es irgendwie fertig, sich in ein Insulinkoma zu katapultieren. Ich weiß heute noch nicht genau, wie sie es schaffte, aber Montag früh war sie komatös. Ihr Blutzuckerspiegel stand bei zwanzig und damit extrem niedrig. Ich mußte fünfzigprozentige Glukoselösung direkt in ihre Drosselvene injizieren, so daß sie wieder zu sich kam, mit knapper Not.

Wir verloren also den Kampf, und Jackie »siegte«. Sie schaffte es, von der Jugendstation verlegt und Dr. Manns Obhut entzogen zu werden. Ihr Sieg hätte sie fast das Leben gekostet. Aber sie war bereit gewesen, den Preis zu zahlen; recht zu haben war ihr wichtiger, als am Leben zu bleiben. Dr. Mann war zufrieden, alles in seiner Macht Stehende getan zu haben, um der Patientin zu helfen. Die Behandlung sei gescheitert, sagte er bei der Visite den versammelten Assistenzärzten, weil sie sich geweigert habe mitzumachen. Bei Dr. Manns Aussagen über Jackie sehnte ich mir Luke herbei. Er hätte vielleicht auch nicht gewußt, wie man dieser zornigen jungen Frau helfen konnte, aber nie hätte er sie für den Mißerfolg verantwortlich gemacht. Er hätte festgestellt, daß es bei ihr nichts nützte, auf Konfrontationskurs zu gehen, und dann einen anderen Weg erwogen.

Wir waren nicht nur erfolglos bei Patienten, die Widerstand gegen die Behandlung leisteten, sondern waren oft nicht einmal in der Lage, denen zu helfen, die uns aus eigenem Antrieb aufsuchten. Während unseres vergeblichen Kampfes mit Jackie hatte ich eine Studentin der State University von San Francisco als Patientin aufgenommen; sie hieß Kristin, war selbstmordgefährdet und hatte sich die Pulsadern aufgeschnitten. Es war ihr dritter Aufenthalt bei uns und ihre zweiundzwanzigste Einweisung in eine psychiatrische Klinik innerhalb von zehn Jahren. Sie war erst 24 Jahre alt und doch schon ein wandelndes Lehrbuch für fehlgeschlagene Behandlungen. Zur Grundausstattung eines Psychiaters gehören vier Grundsorten von Medikamenten: Benzodiazepine als Beruhigungsmittel, Antidepressiva, Neuroleptika und Stimmungsstabilisatoren – Kristin hatte sie alle schon durch. Sie war praktisch mit allen gängigen Psychopharmaka einschließlich Valium, Librium, Lithium und Haldol in allen denkbaren Kombinationen behandelt worden und hatte sich außerdem sporadisch mit Gruppen- und Einzeltherapie abgequält.
Nichts half, Kristin schnitt sich weiterhin die Adern auf. Sie sagte mir, sie wolle sich eigentlich gar nicht richtig umbringen, »jedenfalls jetzt noch nicht«. Bei dem, was sie dann sagte, überlief mich ein kalter Schauder. Sie schnitt sich die Adern auf, wenn sie wieder ins Krankenhaus wollte, weil sie sich zu einsam fühlte. Unsere Therapien, Medikamente und Diagnosen hielt sie für reine Zeitverschwendung, während sie die Gesellschaft der anderen Patienten in der Psychiatrie als Trost empfand. Noch mehr als College-Studenten blieben psychiatrische Patienten bereitwillig die ganze Nacht mit ihr auf und sprachen mit ihr über tiefschürfende Grundfragen: den Sinn des Lebens, seinen Wert, die verschiedenen Möglichkeiten, es zu beenden, und die Gründe für den Entschluß, ihm eine Ende zu setzen oder weiterzumachen. Kristin stellte laut Grampa Richards die richtigen Fragen: Wer bist du? Woher kommst du? Warum bist du hier? Jeder, der diese drei

Grundfragen beantworten könne, würde genesen, versprach er. Aber Kristin machte keinerlei Fortschritte, weil sie nicht wußte, wie sie zu den Antworten hinter diesen Fragen durchstoßen könnte.

Wir wußten ihr auch nicht zu raten. Als Psychiater glaubten wir nicht daran, daß Verwirrung über den Sinn des Lebens irgend etwas mit Geisteskrankheit zu tun haben könnte. Wir betrachteten Kristins Philosophieren als die Art von Abwehrmechanismus, die wir Intellektualisieren nennen. Wir nahmen an, sie ergehe sich in metaphysischen Grübeleien, um sich von irgendeinem wirklichen Problem abzulenken, das, wenn es nicht biologisch begründet war, zweifellos eine seit langem verdrängte emotionale oder seelische Wunde war. Aber da wir weder biologische Ursachen finden konnten noch ein verdrängtes Trauma, fiel uns nichts ein, womit wir ihr hätten helfen können. Seit ihrer dritten Einweisung wurde ihr Behandlungsplan nur noch routinemäßig erstellt. Wir sahen unsere Listen von Medikamenten und Therapiegruppen durch, verordneten ihr etwas in einer anderen Dosierung als beim letzten Mal und wandten uns dann in dem sicheren Wissen, daß sich trotz all unserer Bemühungen nichts an Kristins Leben ändern würde, interessanteren Patienten zu.

Bevor ich mich eingehender mit der Psychiatrie befaßte, hatte ich erwartet, daß ihre Theorie auf den Mysterien von Geist und Seele fußte. Aber die moderne Psychiatrie kann ebensogut Psychopharmakologie genannt werden. Wen überrascht es, daß Medikamente bei Psychiatern, die überwiegend extrem pessimistisch sind, was die Wandlungsfähigkeit des Menschen betrifft, als das einzig Vernünftige gelten. Es ist auch kein Zufall, daß dieser Fatalismus bei vielen in der Psychiatrie Tätigen zum Medikamentenmißbrauch an sich selbst führt.

Wir leben in einer Welt ohne feste Standpunkte. Es ist Einsteins Vermächtnis, daß es keinen absoluten Bezugspunkt mehr gibt, von dem aus man alles betrachten könnte. Wie der postmoderne

Literaturkritiker, der nicht daran glaubt, daß eine Geschichte eine bestimmte Botschaft oder Struktur, einen bestimmten Ursprung hat, sind auch wir postmoderne Menschen, die keinen tieferen Sinn im Leben sehen. Wie der Akademiker, der meint, Geschichten als solche hätten erst einen Sinn, wenn sie gelesen würden, blicken wir postmodernen Menschen auf das Leben und sehen etwas im wesentlichen Sinnloses, von dem wir so tun, als sei es sinnvoll, nur um uns darin wohl zu fühlen.

Die postmoderne Weltanschauung hat viel mit der schamanischen Weltanschauung gemeinsam. Bei den meisten Menschen lösen diese Ansichten nihilistische Verzweiflung aus, bei einigen wenigen jedoch, falls wir Nietzsche beipflichten wollen, führen sie zu künstlerischer Brillanz und unerschöpflicher Kreativität. Der Schamane kann mit der postmodernen Haltung leben, denn er ist innerhalb seiner traditionellen Gesellschaft ein seltenes Exemplar. Die Mehrheit der indianischen Völker lebt in einer prämodernen Ideenwelt, in der das Leben einfach und sein Sinn weitgehend festgelegt und greifbar ist. Der Schamane lebt in einer anderen Welt als sein Volk – deshalb hat er eine klare Vorstellung davon, was er für Leute tun kann, die in irgendeinem Lebensabschnitt feststecken.

Der Schamane ist darauf spezialisiert, Sinn zu finden, indem er sich über dessen Grenzen hinaus ins Chaos und Sinnlose wagt. Paradoxerweise kann er dieses Wagnis jedoch nur aufgrund seines festen Glaubens an das unternehmen, was wahr ist, aufgrund der Traditionen, Lehren und Werkzeuge, die ihm auf seiner spirituellen Reise helfen. Im Privatleben wendet sich auch der Schamane prämodernen Werten zu: Er schöpft Trost aus den überlieferten Lebensweisen und Ritualen, die für ihn sinnerfüllt sind.

Ein Mensch mit Depressionen oder psychotischen Störungen leidet unter einem Mangel an absoluten Bezugspunkten. Ohne Grenzen oder Einschränkungen wird Empfindung unerträglich – sie gerät außer Kontrolle. Nur wenige sind stark genug, um ohne

Bezugspunkte überleben zu können. Diejenigen, die es versuchen, erleiden einen Sinnverlust; die Welt hat keine Bedeutung mehr, oder ein Ichverlust tritt ein. Wir blicken auf die Welt, und sie erscheint uns nichtssagend. Selbst unter den wenigen Künstlern, die aus dem Chaos etwas schaffen können, gibt es etliche, die sich selbst zerstören. Wir müssen entweder zu prämodernen Überzeugungen zurückkehren oder nach Art des Schamanen aus dem Nichts Sinn schaffen. Wenn ein Schamane einem psychisch Kranken begegnet, der keine Welt mehr hat und alles sinnentleert findet, sagt er: »Na schön, dann schaffen wir eben eine neue Welt für dich. Schaffen wir doch eine Welt, an der du Freude hast.«
Wenn ich heute mit Kristin arbeiten würde, hätte ich keine Angst davor, die Herausforderung anzunehmen, die sie darstellte. Damals war ich noch schüchtern, dachte, der zuständige Arzt könnte es abwegig finden, wenn ich ihr zu einer Weltsicht verhalf, mit der sie leben und in die sie ihre Emotionen einfügen konnte. Heute gelingt es mir deshalb häufig, Leute darin zu unterstützen, sich selbst zu heilen, weil ich in der Lage bin, eins zu tun: sie dazu zu bewegen, zu einer Lebensanschauung zurückzukehren, in der ihre Seele zu Hause ist; wo es Kräfte gibt mit der Aufgabe und dem Willen, das Leben auf der Erde zu überwachen und zu leiten; wo der absolute Bezugspunkt der ist, daß das Leben Sinn und Zweck hat.
Seine Seele zu finden und mit anderen Seelen oder auch Geistern Verbindung aufzunehmen, mit denen eine achtungsvolle Beziehung möglich ist, kann denen, die schwer leiden, ein großer Trost sein. Solche äußeren Kräfte oder »Schutzengel«, wie sie heutzutage wohl gern genannt werden, können Schmerzen lindern. Sich geleitet zu finden bedeutet, zu erkennen, daß das Leben tatsächlich einen Sinn hat. Sobald wir an diesen Sinn glauben, steht es in unserer Macht, uns selbst zu heilen. Mir ist das Beweis genug, daß unser Leben sinnvoll ist.

Ich hatte gelernt, meine Zweifel an dem, was wir machten, für mich zu behalten, bis ich auf Dr. Manns Drängen hin etwa drei Monate nach Lukes Ausscheiden vor Gericht erscheinen und in einem Fall aussagen sollte, der einen Vierzehnjährigen betraf; der Junge lief immer wieder von zu Hause fort, hatte Schwierigkeiten in der Schule, nahm Drogen und stahl. Dr. Mann und die Eltern des Jungen wollten, daß er für einen längeren Aufenthalt in die geschlossene Jugendstation eingewiesen wurde. Die Familie hatte eine gute Versicherung, die für einen sechsmonatigen Aufenthalt zahlen würde, und der junge Xavier brauchte eindeutig Hilfe. Aber er wollte unsere Hilfe nicht, und gegen seinen Willen konnten wir ihn nicht festhalten, es sei denn, er war eine Gefahr für sich oder andere.

Von dem Augenblick an, wo ich erfuhr, daß ich bei einer Gerichtsverhandlung erscheinen sollte, wuchs ein Gefühl der Verzweiflung in mir. In gewisser Hinsicht fühlte ich mich ebenso wie ein traditioneller Indianer in einem abgelegenen Reservat überwältigt von den unerklärlichen, unerfüllbaren Anforderungen der modernen Gesellschaft. Wenn ich Dr. Mann enttäuschte, war die Fortdauer meiner Assistenzzeit gefährdet. Sagte ich vor Gericht unter Eid die Unwahrheit, riskierte ich, das bißchen Selbstachtung zu verlieren, das ich mir dadurch erworben hatte, daß ich immer »recht zu tun« versuchte, wie Archie es mich gelehrt hatte.

Die Vorbereitung auf die Verhandlung kam mir wie die Vorbereitung auf eine Beerdigung vor. Meine eigene. Ich verlor allmählich meinen Halt und trieb in einem Meer von widersprüchlichen Theorien und Denkmodellen, in dem Luke mich zurückgelassen hatte. Ich fühlte mich machtlos, da mir jede Möglichkeit fehlte, irgendwo Einfluß geltend zu machen. Außerdem zweifelte ich zusehends mehr daran, ob unsere Behandlung besser sei als überhaupt keine. Sollte ich vor einem Richter die Wahrheit sagen, auch wenn ich dann gefeuert und Xavier die Gelegenheit versagt wurde, vor seinen Dämonen in Sicherheit gebracht zu werden?

Als mein Name im Gerichtssaal aufgerufen wurde, wußte ich, was ich zu tun hatte. Ich betete unablässig zu den Ahnen, während ich zum Zeugenstand ging, von dem sehnlichen Wunsch getrieben, ihrer universellen Weisheit teilhaftig zu werden, um meine Angst zu überwinden. Der Richter fragte mich, ob Xavier sich mit Selbsttötungs- oder Mordgedanken trage. Ich antwortete, Xavier hätte ein schlechtes Urteilsvermögen und befinde sich in dauerndem Konflikt mit seinen Altersgenossen, den Eltern, Lehrern und dem Gesetz.

»Aber neigt er zur Selbsttötung?« wollte der Richter wissen. Ich sagte nein. Der Richter ordnete Xaviers Freilassung an. Dem St.-Basil's-Krankenhaus ging ein Patient verloren, und Dr. Mann verlor sein Vertrauen in mich.

»Der Junge hätte eine Einweisung dringend nötig gehabt, Lewis«, sagte Dr. Mann am Abend desselben Tages in seinem Büro zu mir.

»Er ist aber nicht selbstmordgefährdet«, sagte ich, »obwohl er behandelt werden müßte.«

»Er nimmt riesige Mengen an Straßendrogen«, sagte Dr. Mann. »Darin zeigt sich immerhin eine ernste Mißachtung seiner persönlichen Sicherheit, wenn nicht gar eine innere Desorganisation. Meinen Sie nicht, daß ihn eine derartige Störung dazu verleiten könnte, Selbstmord zu begehen?«

»Ich habe dem Richter gesagt, daß er ein schlechtes Urteilsvermögen hat«, sagte ich, »und daß er Drogen nimmt. Aber ich konnte nicht behaupten, Xavier sei selbstmordgefährdet, wenn er es gar nicht ist.«

»Er muß aber doch behandelt werden, oder nicht?« sagte Dr. Mann aufgebracht. Mühsam zwang er sich zu einem anderen Ton. »Sehen Sie mal, Lewis, wir wollen diesem Jungen ja helfen. Wir haben ihn nicht auf der Straße aufgegabelt. Seine Eltern haben ihn hergebracht, weil sie nicht mehr mit ihm fertig werden. Der Junge braucht Hilfe, finden Sie nicht?«

»Er braucht unbedingt Hilfe«, pflichtete ich ihm bei.

»Und die einzige Möglichkeit, ihm zu helfen«, beharrte Dr. Mann pedantisch, »besteht darin, ihn einige Zeit festzuhalten. Manchmal muß man lügen, um jemandem zu seinem Recht zu verhelfen.«

»Ich konnte einfach nicht lügen unter Eid.«

»Wissen Sie was?« sagte Dr. Mann, dem der Geduldsfaden jetzt allmählich riß, und er fuhr lauter fort: »Wir bemühen uns, das Richtige für die Leute zu tun. Um das Richtige tun zu können, müssen wir ab und an zu Felde ziehen. Und wenn wir das mal tun, muß ich auf Sie verzichten, weil Sie wie ein Geschütz sind, das auch nach hinten losgehen kann. Wie soll ich mit Eltern, Richtern und verrückten Kids klarkommen, wenn ich von einem Fall zum nächsten nicht weiß, auf wessen Seite Sie eigentlich stehen?«

Schweiß glänzte auf seiner Stirn, als sein Wortschwall beendet war. Er wollte im Grunde gar keine Antwort von mir, und so brachen wir unser Treffen ab, ohne irgendeine Lösung gefunden zu haben. Auf meinem Weg durch die Jugendstation sah ich, daß Jackie wieder da war und auf dem gleichen Stuhl saß wie an ihrem ersten Wochenende hier, als sie noch redete. Ihre blassen Wangen waren naß und ihre Augen rot, als hätte sie gerade geweint. Von den Speiseröhrenblutungen, die durch das unablässige Erbrechen ausgelöst worden waren, hatte sie sich wieder erholt und war dann gegen ihren Willen zu uns zurückgebracht worden. Ich sagte: »Hallo!«, woraufhin sie giftete: »Scheiß was auf Sie, zur Hölle mit Ihnen!«

Als ich an jenem Abend das Krankenhaus verließ, war ich kaum glücklicher als Jackie. Für San Francisco war es heiß. Kein Lüftchen, kein Dunst. Ich stieg ins Auto und dachte über das nach, was Dr. Mann gesagt hatte. Langfristig gesehen mochte es vielleicht gerechtfertigt sein, Leute gegen ihren Willen in eine Klinik einzuweisen oder Versicherungen für nicht vorhandene Selbsttötungsneigungen zahlen zu lassen. Aber wir halfen diesen Menschen nicht viel und hatten infolgedessen nicht einmal eine machiavellistische Rechtfertigung für unsere Manipulationen am System. Das gestand sich natürlich niemand ein. Warum sollten wir uns selbst gegenüber ehrlich sein, wenn wir es Richtern, Versicherungsgesellschaften oder Patienten gegenüber auch nicht waren?

Ich kam an Kindern in der Western Addition vorbei, die sich vor den baufälligen Unterkünften mit dem Gartenschlauch abspritzten. Das gleichmäßige Brummen des Verkehrs drang mir in die Ohren. Erfolgreich waren die Assistenzärzte, die die Spielregeln einhielten, lächelten und taten, wie ihnen befohlen war – sie erstatteten allmorgendlich Bericht und legten dar, welche Patienten noch immer selbstmordgefährdet, allgemeingefährlich oder schwerbehindert waren. Wie sollten sie auch neue Behandlungsmethoden in Erwägung ziehen, wenn sie vollkommen davon in Anspruch genommen wurden, abzuleugnen, daß die alten versagten? Es lohnte sich nicht, das Risiko einzugehen, einem gewalttätigen Patienten unkonventionell zu begegnen oder es bei einem wütenden mit Imaginationsübungen zu versuchen, wenn allgemein die Meinung vorherrschte, unsere Methoden seien erprobt – ob sie funktionierten oder nicht. Ich sah mich einfach nicht mehr imstande, weiterhin ein guter Assistenzarzt zu sein oder mich zumindest wohlerzogen zu verhalten.

Kinder in Windelhöschen liefen am Bordstein entlang. Ich hatte Angst um ihre Sicherheit. Eine falsche Bewegung, und sie gerieten auf die Fahrbahn zwischen die Autos auf dem Weg zum Freeway 101. Ich mußte mich wohl doch der kürzlich geäußerten Ansicht meiner Frau anschließen, daß ich ein Versager war. Die Stellen, an denen ich erfolgreich gewesen war, waren für die moderne Welt unsichtbar. Ich hatte mir Kenntnisse im Heilen erworben, die indianische Spiritualität erforscht und Wunder erlebt. Ich war stolz darauf, an Veränderungen im Leben anderer mitgewirkt zu haben. Aber mein dummer Idealismus und Starrsinn hielten mich

anscheinend davon ab, eine Assistenzzeit ordnungsgemäß zu beenden.
Plötzlich war dicht vor mir ein Tieflader; ich hatte gar nicht bemerkt, daß er vor einer roten Ampel stand. Ich trat auf die Bremse, und in den paar entsetzlichen Sekunden, die es dauerte, bis ich in den Lastwagen hineingeschlittert war, dachte ich, mein Leben sei zu Ende. Ich stemmte mich gegen den Aufprall zurück, dann zersplitterte die Windschutzscheibe, und etwas Glänzendes schoß mir am Kopf vorbei. An den anschließenden Stoß kann ich mich nicht mehr erinnern, aber ich weiß noch, wie ich kurz danach hinter dem Lenkrad saß und auf die völlig ramponierte Motorhaube, die vom Motor aufsteigenden Dampfschwaden und die zersplitterte Windschutzscheibe schaute. Ich ließ die Hand über den glänzenden Stahlträger gleiten, der sich durch die Scheibe an meinem Kopf vorbei in das Polster des Rücksitzes gebohrt hatte.
Nach indianischer Überzeugung gibt es keine Unfälle. Alles hat eine Ursache, und alles geschieht aus einem bestimmten Grund – meistens einem sehr persönlichen. Später am Abend, als ich mit all meinen Prellungen – wunderbarerweise waren das meine einzigen Verletzungen – ein heißes Bad nahm, dachte ich noch einmal über die Geschichte vom Schiffskapitän nach, die Archie mir erzählt hatte. Der Träger, der mich nur um Haaresbreite verfehlt hatte, sollte mir eine Warnung sein. Ich hatte zwar Glück gehabt, daß ich am Leben geblieben war, und noch mehr Glück, daß es ohne Verletzungen abgegangen war, aber außer Gefahr war ich nicht. Der Streß, irgendwo zu sein, wo ich nicht hingehörte, tötete meinen Geist und machte mich anfällig für Unfälle. In meiner Entschlossenheit, eine Assistenzzeit abzuschließen und mir dann eine Universitätsstellung zu suchen, hatte ich alle Stadien von selbstloser Hingabe über Halsstarrigkeit bis hin zu borniertem Eigensinn durchlaufen. Es war nur noch ein Jahr bis zum Ablauf meiner Assistenzzeit, aber ich wußte bereits, daß ich nicht ans St.-Basil's-Krankenhaus gehörte.

Ich hatte mir immer eingeredet, ich würde um eines höheren Zieles willen durchhalten, aber vielleicht bemühte ich mich nur um akademische Grade, um mich selbst zu legitimieren. Legitimieren – eben, als mir dieses Wort eingefallen war, ging mir auf, worum ich mich in Wahrheit bemühte: um eine Legitimität, die mir meine Mutter nicht hatte verschaffen können. Meine Aufgabe war es, Heiler zu werden, und das mußte genug sein. Wenn ich dabei auch noch irgend jemandes Auffassung von der Medizin verändern konnte, gut. Wenn nicht, auch gut. Am Morgen nahm ich die S-Bahn zum St.-Basil's-Krankenhaus und kündigte. Ich war den Weg der Ganzheitsmedizin und Psychiatrie bis zu Ende gegangen. Ich hatte starrsinnig und gegen meine eigene Natur daran festgehalten, meine Legitimität zu beweisen, bis es mich fast umgebracht hätte. Jetzt bekam ich noch einmal eine Chance. Jetzt war es Zeit, den »guten roten Weg« einzuschlagen.

7 Das heilige Feuer

Im Jahre 1984 wurde ich zu einer Konferenz über indianische Medizin in Tucson, Arizona, eingeladen. Der Organisator der Konferenz war Ed, ein Medizinmann der Apachen, der am katholischen Krankenhaus von Tucson arbeitete. Er wollte, daß ich einen Vortrag darüber hielt, wie die indianische Philosophie in die konventionelle Medizin integriert werden könnte. Außer mir waren noch zwei Redner vorgesehen; jeder von uns sollte vierzig Minuten lang sprechen.

Im Januar 1983, kurz nachdem ich im St.-Basil's-Krankenhaus aufgehört hatte, war Grampa Richards gestorben. Ich hatte vorgehabt, intensiver bei ihm in die Schule zu gehen, und jetzt wußte ich nicht mehr recht, wo ich weiterlernen sollte. Durch ein Forschungsstipendium für promovierte Ärzte hatte ich tagsüber eine Anstellung in Berkeley, wo ich meine Zulassung als Psychologe erwerben wollte; außerdem arbeitete ich an einigen Wochenenden in der Notfallambulanz von Krankenhäusern in Sacramento, Woodland und Davis. Ich war entschlossen, das jetzt zu ändern. Nachdem ich seit Jahren immer wieder Klienten zu Medizinmännern und -frauen mitgenommen hatte, wollte ich endlich lernen, selber Zeremonien zu leiten. Dazu mußte ich mir sehr sorgfältig einen Lehrer suchen. Ich kannte viele »New-Age«-Freaks, die selbsterfundene »indianische« Zeremonien abhielten. Daran war ich nicht interessiert. Die Bräuche, die ich zu meistern hoffte, waren im wesentlichen über Jahrhunderte unverändert geblieben. Als ich Ed erzählte, daß alle Lehrer, die ich gekannt hatte, inzwischen gestorben waren, versicherte er mir, ich würde bestimmt

auf der Konferenz einen Lehrer finden. Er glaubte, daß die Geister mir beistehen würden. Wenn ich aufrichtig um Hilfe bäte und dann auf der Konferenz die Ohren offenhielt für den Rat der Geister, würde ein Lehrer auf mich warten.
Mir war unbehaglich zumute bei dem Gedanken, auf der Konferenz einen Vortrag halten zu müssen. Ich hatte immer noch Minderwertigkeitskomplexe, weil ich ein Mischling war. Die Arizona-Indianer sind sehr dunkelhäutig, und ich befürchtete, daß die Leute über meine helle Haut tuscheln würden. Ich war so nervös, daß ich zitterte, als es soweit war und ich mich erhob, um meine Rede zu halten. Später sagte Ed mir, mein Vortrag sei hervorragend gewesen, aber ich selbst kann mich an kein einziges Wort davon erinnern. Ich weiß nur noch, wie erleichtert ich hinterher war, als ich beim Klatschen der Leute aufblickte und wußte, daß ich fertig war.
Nach dem Beifall drehte ich mich um und wollte das Podium verlassen, um mich wieder hinzusetzen. Dabei stolperte ich über ein Mikrofonkabel und landete auf dem Schoß von Marilyn Youngbird, ebenfalls Vortragsrednerin, einer Arikara-Hidatsa-Medizinfrau. Ed machte einen Witz, den ich nicht mitbekam, und alles lachte. Ich wurde rot. Marilyn sagte dem Publikum, dieser kleine Zwischenfall bedeute wohl, daß wir einander besser kennenlernen würden. Sie lud mich ein, sie anzurufen, wenn ich wieder in Berkeley zurück sei (sie lebte in Santa Cruz). Dann stand sie auf, um ihre Rede über die Heiligkeit der Frauen als Lebenspenderinnen zu halten.
Wieder aus Tucson zurück, rief ich Marilyn an. Ich war nach Tucson gefahren, um mir einen Lehrer zu suchen, und buchstäblich einem in den Schoß gefallen. Direkter hätten die Geister wirklich nicht sein können (auch wenn ihr Sinn für Humor für mich eher etwas peinlich gewesen war). Marilyn bat mich, zu ihr nach Santa Cruz zu kommen.
Marilyn war 1939 geboren und in einem traditionellen Arikara-

Dorf in Norddakota aufgewachsen. Daß sie ihre Kindheit überlebt hatte, war fast ein Wunder: Sie litt unter einem Herzfehler, durch den sie im Alter von neun Jahren Lähmungen erlitt und ins Krankenhaus eingeliefert wurde. Die Ärzte sagten ihren Eltern, sie würde wahrscheinlich nicht lange zu leben haben. An diesem Punkt griff Marilyns Großmutter, eine Medizinfrau, ein. Ihre Gebete und die liebevolle Pflege einer Arikara-Krankenschwester (eine der ersten ihres Stammes, die das Staatsexamen in Krankenpflege ablegte) führten eine Änderung herbei. Nach ein paar Monaten konnte Marilyn auf eigenen Füßen das Krankenhaus verlassen.

Mit dreizehn Jahren war sie vollständig wiederhergestellt. Ihr Vater schickte sie auf ein Internat, damit sie die angloamerikanische Lebensart erlernte. Er wollte, daß sie in beiden Welten zu Hause war. Marilyns Vater trat für Ausstausch und Verständigung zwischen der indianischen und der angloamerikanischen Kultur ein. Diese Wertvorstellungen übertrugen sich auf seine Tochter. Anfang der siebziger Jahre war Marilyn Beauftragte des Amtes für indianische Angelegenheiten des Staates Colorado. Sie richtete ein Forum für ihr Volk und Angehörige anderer Stämme ein, wo sie ihre besonderen Belange der Staats- und Bundesregierung zu Gehör bringen konnten.

Marilyn sieht in ihrer Heilung einen Beweis dafür, wie gut die westliche und die indianische Medizin zusammenwirken können. Da sie überzeugt ist, ihre Genesung der Kombination aus Schulmedizin und der Macht des traditionellen Gebetes zu verdanken, hat sie es sich zur Lebensaufgabe gemacht, die Kommunikation zwischen diesen beiden Disziplinen zu fördern.

Ich glaube, Marilyn betrachtete mich als vielversprechenden Schüler, da ich wie ihre geliebte Krankenschwester etwas von der Medizin beider Richtungen verstand. Jedenfalls kamen wir gut miteinander aus. Nachdem ich sie während einiger Monate näher kennengelernt hatte, brachte ich ihr einen Patienten. Sie entschloß sich, mich zu lehren, wie man eine Schwitzhüttenzeremonie im traditionellen Lakota-Stil leitet. Sie selbst hatte die Zeremonie von Wallace Black Elk gelernt, einem Verwandten des Mannes, dessen Biographie Gegenstand des Buches *Schwarzer Hirsch: Ich rufe mein Volk* ist. Meine erste Aufgabe sollte darin bestehen, für das heilige Feuer zu sorgen, in dem die Steine für die Schwitzhütte aufgeheizt wurden; als Marilyn sich bereit erklärte, eine Zeremonie für meinen Patienten abzuhalten, ernannte sie mich zum Hüter des Feuers.

Der Patient hieß Homer und war Fluglinienpilot im Ruhestand. Er hatte Prostatakrebs mit Metastasen. Er probierte alles nur Erdenkliche aus, um von seiner Krankheit zu genesen, einschließlich alternativer Heilmethoden. Wir hatten in der Praxis mit Hypnose gearbeitet, und ich hatte ihn ganz allmählich in die indianische Weltsicht eingeweiht. Homer war gespannt. Marilyn traf sich mehrmals mit ihm und wandte ihre eigene Art von Hypnose an. Ich war bei diesen Sitzungen als Beobachter zugegen. Wie jede Medizinfrau nahm sie selbst eine Einschätzung vor und stellte eine eigene Diagnose, was Homer fehlte. Als sie damit fertig war, planten wir seine Zeremonie.

Die Nacht für das Schwitzen war kalt, klar und dunkel. Eichen wuchsen über den Pfad zur Hütte, ihre Schatten verschmolzen miteinander, und ihre Blätter hielten den Blick auf das Licht vom Haus zurück. Ein Wind wisperte in dieser dunklen Neumondnacht, und außerhalb des Lichtscheins, den das Feuer warf, raschelten Zweige.

Ich war schon so weit fortgeschritten in der Kunst des Feuerhütens, daß Marilyn mich mit der Aufgabe allein ließ. Bäume zitterten vor Kälte und rieben ihre trockenen Blätter aneinander, um warm zu werden. Die Nacht war erfüllt von den Geräuschen nahrungssuchender Tiere, aber auch von tieferen, urtümlicheren Grunz- und Gluckstönen. Jedes Geräusch schärfte meinen Sinn für die Mächte der Nacht. Angst keimte in mir auf, als mich meine

Kindheitsfurcht vor der Dunkelheit wieder befiel. Dunkles Blättergewirr tanzte im Aufwind des Feuers.

Das Feuer schrieb mir meinen Wirkungskreis vor. In seinem Lichtkegel war ich sicher; außerhalb davon fühlte ich mich schrecklich exponiert. Ich versuchte, mich zu beruhigen, meine Ängste mit einem Seufzer fahrenzulassen und mir bewußtzumachen, daß in dieser Nacht noch viel mehr Geister kommen würden. Und sie würden zu unser aller Wohl kommen. Ich mußte an Grampa Richards denken, der einmal gesagt hatte: »Das Gute ist immer mächtiger als das Böse. Vergiß das nicht, wenn du Angst hast, und ruf den Schöpfer an. Bitte ihn um Hilfe, und dir wird es leicht ums Herz werden, ganz gleich, was draußen passiert.«

Ich rief den Schöpfer an, während ich das Feuer aufbaute. Mir fiel ein, daß Marilyn gesagt hatte, jeder Gedanke sei ein Gebet. Ich bat die Geister um Hilfe, während das Feuer immer höher und heißer loderte.

Ich betete auch für Homer. Er hatte einen Monat zuvor an seiner ersten Schwitzhütte teilgenommen. Es war eine Gruppenschwitzhütte gewesen, und sie hatte tagsüber stattgefunden; die heutige war für nachts angesetzt und speziell Homer gewidmet. Nach dieser ersten Schwitzhütte hatte Homer sie um eine persönliche Heilungszeremonie gebeten, während Marilyn zuhörte und an einer Roßhaardecke webte. Er erzählte ihr, die Geister von verstorbenen lieben Menschen seien ihm in der Nachmittagsschwitzhütte erschienen. Das sei zugleich aufregend und furchterregend gewesen; er sei nicht sicher, was es zu bedeuten hätte. Marilyn sagte ihm, ohne im Weben innezuhalten, sie würde eine Schwitzhütte leiten, aber nur mit vier Menschen, einen für jede Himmelsrichtung. Blieb außer Marilyn, Homer und mir noch eine Person – Homer wählte seine Tochter aus, um den Kreis vollzumachen.

Der Schrei eines Waldkauzes schreckte mich auf. Ich holte tief Luft und wandte mich wieder dem Feuer zu, das unter meiner Obhut kräftig in alle vier Himmelsrichtungen lodern sollte. Der je-

weilige Geist einer Himmelsrichtung hat eine eigene Farbe und Bedeutung. Der Norden bedeutet Kraft, seine Farbe ist das Rot; der Süden, das Mitleid, ist weiß; der Osten, die Vision, ist gelb; und der Westen ist schwarz, denn er steht für die Angst. Wenn ich das Feuer sich selbst überließ, wurde die Erfahrung der Schwitzhütte durch die Unausgewogenheit der Flammen beeinträchtigt: Ein zu starkes Feuer im mitleidigen Süden würde die Schwitzhütte zu sehr abmildern, während ein westliches Feuer eine fast unerträglich heiße, furchtbare Situation heraufbeschwören würde.
Eben blies der Wind gleichmäßig von Osten, so daß die östliche Seite des Feuers am stärksten brannte. Das Holz fing an, rot zu glühen. »Das Adlereulenvolk bringt uns heute nacht visionäre Weitsicht und Wachsamkeit vom Osten«, dachte ich im stillen. »Aber die Westseite braucht noch eine Stärkung, um die Ängste fortzutragen, die wir in die Hütte hineinbringen.« Ich wedelte mit einer Decke Luft ins Feuer, so daß die Flammen auf der Westseite aufloderten.
Beim Gedanken an die typische Lakota-Logik, nach der das Lied der vier Himmelsrichtungen, das wir später singen würden, außer Norden, Süden, Osten und Westen noch drei zusätzliche Himmelsrichtungen nannte, mußte ich lächeln. Demzufolge gibt es noch den Himmel (oben), der blau ist und Schutz bedeutet, die Erde (unten), die grün ist und heil, und die Mitte, die Richtung, von der alles ausgeht. Da alle Farben einen Bezug zur Mitte haben, kann sie nicht durch eine einzige Farbe symbolisiert werden.
Die Augen der Nacht ruhten auf mir, Augen, die erscheinen, wenn die Sonne untergeht und die Menschen sich in die Häuser zurückziehen. Die Wissenschaft hüllt sich ins Licht der Bibliotheken; wenn sich die Türen schließen und das Licht ausgeht, ist die Wissenschaft fort. Dann zwängen sich Magie und Natur durch die Ritzen in der Tür, dringen in die vernünftigen Bücher ein und ergießen sich über die dicken Fachwälzer, die ihre Existenz zu widerlegen versuchen. Es gibt Augen in der Nacht, deren Existenz

von der modernen wissenschaftlichen Welt abgeleugnet wird. Diese Augen beobachten, beurteilen, leiten, bestärken und ermutigen. Die Geister, denen sie gehören, geleiten uns durch die Dunkelheit, bis der Morgen wieder anbricht.

Die Stille zwischen den Geräuschen ist die tiefgründigste Gabe, die uns die Nacht darbringt. Zwischen dem Rascheln der Zweige und dem Knarren der Äste, zwischen Stille und Geräusch, ist die Spannung von Körper und Geist angesiedelt. Die Pforten zu anderen Welten liegen in diesem Spannungsfeld, Pforten, die vorzustellen allein schon der Wissenschaft Angst einjagt, während die Stammesvölker sie seit Jahrhunderten kennen.

Ein lautes Krachen ertönte hinter mir. Ich sprang auf, wollte hinsehen. Ich spürte, wie die Angst in mir aufwallte. Zweifelte ich an der Macht des Feuers, mich zu beschützen? Szenen aus alten Werwolffilmen spulten sich in meiner Einbildung ab. Immer schon hatte ich das Verlangen gehabt, aufzuschreien und den betroffenen Schauspieler vor dem Bevorstehenden zu warnen. In meinem Kopf warnten mich Stimmen: *»Schau dich um! Schnell! Sieh nach, was dich bedroht, ehe es zu spät ist!«* Ich zwang mich zur Ruhe. Ich schaute mich nicht um. Ich betete erneut, um meine Nerven zu beruhigen und wieder Vertrauen auf die Kraft der Natur in mir und außerhalb meiner selbst zu gewinnen.

Die Dineh-Indianer fielen mir ein, die ich nach Eds Konferenz in Chinle, Arizona, kennengelernt hatte, und die Zeremonie des Coyote-Weges, an der ich die Ehre hatte, teilzunehmen. (Die Dineh werden von alters her allgemein Navajo genannt, aber der Stamm selbst nennt sich Dineh – »das Volk«.) Sie sangen immer wieder das gleiche Lied, während das Feuer entzündet wurde, bis es rein und heilig brannte und zur Läuterung aller, die an der Zeremonie teilnahmen, geeignet war. Ich stimmte ein Dineh-Lied an, das »Lied zum Feuerentfachen am ersten Morgen«, und hoffte nur, altehrwürdige Lakota- oder Dineh-Geister würden keinen Anstoß daran nehmen, daß ich die Praktiken zweier Stämme miteinander vermischte. Mit ziemlicher Sicherheit sprach ich die Dineh-Worte falsch aus, aber in meinen Ohren klang das Lied schön, und es tröstete mich.

Ich kniete mich neben das prasselnde Feuer und konzentrierte mich geistig auf Homer. Bei der Zeremonie des Coyote-Weges hatten wir den verschiedenen Geistern jeden Tag aufs neue Gebetsbündel aus Schilfrohr dargebracht. Hier traten meine Gedanken an die Stelle der Gebetsbündel, durch die die Schwitzhütte Homers Heilung gewidmet wurde. »Vergiß nicht«, hatte Marilyn mich immer wieder ermahnt, »daß die größte Gabe, die du erhalten hast, deine Freiheit ist und deine größte Freiheit die ist, deine Gedanken, Worte und Handlungen selbst zu bestimmen.«

Lautlos betete ich für Homers Genesung, um seinetwillen und zum Wohle seiner Kinder. Im vergangenen Jahr war kurz nach seinen Zwillingsschwestern sein einziger Bruder gestorben. Die noch nicht lange zurückliegenden Todesfälle machten Homer angst und zermürbten ihn. Aber die Geister der Toten waren bei der Gruppenschwitzhütte im letzten Monat zu ihm gekommen, bestimmt, wie ich meinte, um ihn zu ermutigen, gegen seinen Krebs anzukämpfen. Ich bat die Nacht um Hilfe. Ich rief die Geister der herrlichen Wälder von Santa Cruz an, die bei Tageslicht so harmlos und bei Nacht so machtvoll waren. Während ich zu den Sternen aufschaute, bat ich sie, uns ihre Energie zu senden. »Unter den zwei aufgehenden Sternen bringe ich euch dieses Opfer dar.« Das waren die Worte des Gebetes, das mich Marilyn gelehrt hatte, um den Abendsternen eine Opfergabe darzubringen. »Feinen Tabak bringe ich euch«, sagte ich und warf ein paar trockene Tabakblüten, ein Geschenk meiner neuen Dineh-Freunde, ins Feuer.

Ich betete auch für mich selbst. Nicht nur Homer brauchte diese Nacht Hilfe. Ich brauchte die Kraft, den Mut und die Ausdauer des Geistes des Nordens. Für mich war es eine Zeit großer Ungewißheit. Ich wollte selber geheilt werden. Ich steckte meine zusammengelegte Brille in die Tasche und starrte aufmerksam ins Feuer.

Kurz nach Grampa Richards Tod, im Februar, hatten Ellen und ich uns getrennt, nachdem sie eine neue Beziehung angefangen hatte. Ich sorgte daheim weiterhin für die Kinder, kochte ihnen das Essen und half ihnen bei den Hausaufgaben (Ellens Klienten kamen meist am Nachmittag und abends). Ich war erleichtert, der Fesseln ledig zu sein, aber es bedrückte mich, daß ich immer für die Kinder dasein mußte.

In dieser Nacht am Feuer betete ich darum, daß alle Bitterkeit, die ich Ellen gegenüber noch immer empfand, verfliegen möge. Daß meine Angst vergehen möge, nicht genug verdienen zu können, weil ich die entsprechenden Ausbildungen nicht abgeschlossen hatte. Ich schluckte heftig. Ich warf noch mehr weißblütigen Dineh-Tabak ins Feuer. Ich betete darum, daß alle Qualen, die unsere Trennung den Kindern vielleicht bereitet hatte, in Wohlergehen und Freude verwandelt werden mögen. Ich dankte für meine Lehrer, für die schönen Seelen meiner Kinder und für all die Fülle, deren ich noch teilhaftig wurde. Ich tat sogar mein Bestes, um selbstlos darum zu beten, daß Ellen mit ihrem neuen Lebensgefährten glücklich werden möge. Und ich bat den Norden um die Kraft, die ich für die kommende Übergangszeit in meinem Leben brauchen würde.

Vor der Dineh-Zeremonie des Coyote-Weges hatten wir Gebetsstöcke aus Schilfgras gemacht. Diese sollten von den Geistern geraucht werden. Dazu hatten wir zehn Zentimeter lange Stücke von gewöhnlichem Schilfrohr geschnitten. Diese Rohrstöcke hatten wir erst mit Blütenstaub, dann mit Tabak gefüllt und die Enden mit einer Paste aus Wasser und Maispollen verstopft. Die fertigen Stöcke malten wir entsprechend der Himmelsrichtung, die sie symbolisierten, an. Zum Schluß wurde jeder Stock »angezündet«, indem seine Spitze mit einem Quarzkristall berührt wurde. Ich beobachtete die Schatten der flackernden, züngelnden Flammen auf der Erde vor mir. Ein hoher Redwoodbaum knarrte. Einige seiner Zweige hingen dicht über den aufsteigenden Funken. Ich paßte auf, daß das Feuer die herabhängenden Zweige nicht gefährdete. In der Nähe gab es Wasser, falls ich es brauchte.

Im Haus stellten Marilyn, Homer und seine Tochter Gebetsschnüre her, die Lakota-Version der Dineh-Gebetsstöcke. Gebetsschnüre werden aus einer Baumwollschnur gemacht, an die gut zwei Zentimeter große Stoffquadrate gebunden werden. Sechs Farben können für die Schnüre verwendet werden: Rot, Weiß, Gelb, Schwarz, Blau und Grün, die Farben aller Himmelsrichtungen bis auf die Mitte. Marilyn hatte die Farben, die genommen werden sollten, schon vorher ausgewählt, und nun legten sie und ihre Gehilfen Tabak auf jedes Stückchen Tuch, falteten es zusammen und banden es an eine Schnur. Eine fertige Gebetsschnur kann mit bis zu 405 solcher »Tanzgewänder« für die Geister bestückt sein, die kommen und sich da hineinsetzen sollen, um unsere Gebete besser hören zu können.

Immer mehr Vögel versammelten sich um das Feuer. Ich dankte einem dafür, daß er gekommen war. Ich merkte, wie ich laut zu dem Redwoodbaum sprach, auf dem die Vögel saßen. »Danke, Baum«, sagte ich. »Danke für dein Leben, danke für das Leben deiner Brüder, die verbrennen, um unsere Steine zu erhitzen. Danke, Steinvolk, daß ihr die Hitze in euren Körper aufnehmt, um uns beim Heilen zu helfen. Und danke, ihr Geister alle, daß ihr gekommen seid.«

Als meine innere Klarheit zunahm, wurde ich übermannt vom Bewußtsein der Geister rings um das Feuer. Ich schaute in die Bäume hoch, wo noch mehr Bewußtsein im Dunkeln, das die Flammen nicht erhellten, wartete. Ich zündete eine Zigarre an und blies den Rauch in freudiger Erwartung dessen, was die Nacht bringen mochte, zum Feuer.

Das Feuer war heiß genug. Es versengte mir das Gesicht, als ich mich näher beugte, um die dicken Äste mit der Heugabel neu zu ordnen und Seite an Seite zu legen. Sie sollten ein Glutbett für das Steinvolk bilden. Besorgt beobachtete ich Funken, die zum Himmel aufstiegen, bis sie wie Sternschnuppen von selbst erloschen. Ich legte das Glutbett von Osten nach Westen an. Ich achtete darauf, die Himmelsrichtungen ordnungsgemäß einzuhalten. Als ich damit fertig war, schwitzte ich stark. Ich ging ein paar Schritte vom Feuer weg, um der glühenden Hitze zu entgehen und mich kurz auszuruhen, bevor ich die Steine auflegte. Als ich etwas abgekühlt war, wählte ich den größten, rundesten Stein aus und legte ihn auf die Westseite des Glutbetts.

»Hilf uns in unserer Angst«, sagte ich zu dem Stein. »Hilf Homer, wieder gesund zu werden.«

Ich suchte einen zweiten Stein aus und trat noch einmal für einen Augenblick ein paar Schritte zurück. Dann legte ich diesen Stein sorgfältig auf die Nordseite des Glutbetts.

»Hilf uns, daß wir Kraft, Mut und Ausdauer haben. Hilf Homer, seine Kraft zu gebrauchen, um diese Schwitzhütte durchzustehen. Verhilf ihm zu der Heilung, die er ersehnt.«

Den dritten Stein legte ich auf die Ostseite und bat um Wachsamkeit und visionäre Weitsicht. Der vierte Stein kam auf die Südseite, Liebe und Mitleid zu Ehren. Der fünfte Stein war für den Himmel, der sechste für die Erde und der siebte für alle Beziehungen. Denn alle Wesen sind miteinander verbunden und haben eine gemeinsame Mutter, die Erde.

Als diese Steine alle auf dem Glutbett lagen, trat ich zurück, um mich auszuruhen. Marilyn hatte die Weisung empfangen, daß 28 Steine gebraucht würden. Ich stapelte die übrigen Steine so kompakt wie möglich auf die ersten sieben. Dann legte ich Holzscheite und Stämme in Form eines Tipis auf die Steine, so daß sie vollständig abgedeckt waren und die Hitze auf sich konzentrierten. Sobald das geschehen war, setzte ich mich in die Nähe des Feuers. Ich saß auf der Grenze zwischen der Kühle der Nacht und der Hitze des Feuers, so nahe am Feuer, daß sich mir seine Kraft mitteilte, und doch so weit weg, daß es gut auszuhalten war. Ich behielt das Feuer im Auge; ich mußte Holz nachlegen, falls Steine sichtbar wurden. Die Steine mußten beschützt, geachtet und so heiß wie möglich gehalten werden, bis es Zeit war, sie in die Vertiefung in der Mitte der Hütte zu legen.

Ich hörte ein Geräusch, wie wenn feiner Kies gegen eine Fensterscheibe geworfen wird. Ich betete: »Heute rauchen wir Tabak zusammen.« Das Feuer zischte und prasselte. »Heute wirst du meine Füße neu erschaffen.« Der Wind erhob sich wieder, und andere Geräusche erklangen. »Heute wirst du meine Beine neu erschaffen.« Während ich am Feuer schwitzte und die Wirklichkeit der Wesen um mich herum anerkannte, fielen meine Sorgen allmählich von mir ab. »Heute wirst du meinen ganzen Körper neu erschaffen.« Ich rezitierte das »Gebet des ersten Morgens«. Ich konnte spüren, wie die Wesen auf mein Gebet antworteten und mich ermahnten: »Diese Dinge, die du für so wichtig hältst, sind irrelevant. Alles um dich herum ist wirklich! Sieh dir deine Hände an. Sieh dir deinen Körper an! Du lebst! Du bist gesund! Das allein zählt. Laß deine Ängste fahren. Laß deine Sorgen fahren!«

Ein Funken heftete sich auf mein T-Shirt und brannte ein Loch hinein, bevor ich ihn abstreifen konnte. Eine Erinnerung des Feuers, daß ich Holz nachlegen mußte. Als ich damit fertig war, wedelte ich dem Feuer mit Hilfe der Decke Luft zu und ließ es in allen Himmelsrichtungen hell auflodern. Ich kümmerte mich so lange um das Feuer, wobei ich um Hilfe für Homer bat, bis sich die anderen drei zu mir gesellten, bereit, in die Hütte einzutreten.

Das niedrige, runde Bauwerk bestand aus langen Weidenruten, die zusammengeflochten worden und dann getrocknet waren. Bettücher, Leinwand, Decken, geteertes Segeltuch und Plastikplanen waren über die Weidenruten gespannt worden, um die Hitze innen zu halten. Heutzutage behelfen wir uns auch mit modernen Materialien zum Abdecken.

Marilyn, Homer und seine Tochter brachten die Gebetsschnüre, um sie im Innern der Hütte aufzuhängen. Sie waren mit ihren Handtüchern, den Schnüren und Marilyns Koffer mit Sakralgegenständen ans Feuer gekommen. Marilyn hatte Homer angewiesen, schwarze Gebetsschnüre herzustellen, da er von Angst erfüllt sei. Seine Tochter hatte Schnüre in Weiß angefertigt, der Farbe der Liebe und Vergebung, um seiner Angst entgegenzuwirken. Und Marilyn hatte grüne Gebetsschnüre zur Unterstützung der Heilung gemacht.

In der Hütte war eine kleine ovale Tür, durch die wir hineingingen. Wir folgten Marilyn, die im Sonnensinn um die zentrale Feuerstelle herumkroch und sich neben die Tür setzte. Nach Marilyn kam Homers Tochter an die Reihe, gefolgt von Homer, der sich genau gegenüber der Tür niederließ. Das ist der heißeste Platz in der Hütte und zudem der Ehrenplatz. Ich als Hüter des Feuers und Steinträger kam zuletzt herein und kniete mich gleich an der Tür hin. Als Marilyn die Gebetsschnüre an den richtigen Stellen aufgehängt hatte, war es Zeit, ihr eine Schaufel glühender Holzkohlen zu holen.

Auf dem Weg zum Feuer hatte ich ein überwältigendes Empfinden von rings um die Hütte angesammelter Macht und Energie. Ein Teil von mir hatte Angst, aber ich war zu sehr von heiliger Scheu erfüllt, um mich lange fürchten zu können. Ein heißer Wind blies mir von Norden entgegen. Zuerst dachte ich, er käme vom Feuer. Dann merkte ich, daß das Feuer in einer anderen Richtung lag. Ich nahm die Gegenwart des Geisterwindes still zur Kenntnis, während ich Holzkohlen aus dem Feuer holte. Die Kohlen brachte ich in die Schwitzhütte und kniete mich wieder neben der Tür hin.

Marilyn legte Salbei aus Neumexiko auf die Kohlen, der in Flammen aufging. Beißender Rauch erfüllte den Raum. Sie bat uns einzeln, uns selber mit dem Rauch zu segnen, indem wir ihn mit der Hand um unseren Körper herumfächelten. Dann legte sie Zedernholz aus dem Gebiet der Big Mountains auf die Kohlen. Als es verbrannt war, ließ sie einen Zopf Manitoba-Süßgras verglimmen und begann, ihre heilige Pfeife mit Dineh-Tabak zu füllen. Zuerst nahm sie eine Prise Tabak und hielt ihn in den Rauch des Süßgrases, um ihn zu segnen. Daraufhin hielt sie den Tabak nach Westen, während sie zu den Geistern dieser Himmelsrichtung betete, und füllte ihn nach dem Gebet in den Pfeifenkopf. Sie wob verschlungene Gebetsmuster in jede der sieben Himmelsrichtungen. Nachdem sie zu jeder Himmelsrichtung gebetet hatte, gab sie erneut eine Prise Tabak in den Pfeifenkopf.

Die Pfeife ist der heiligste Gegenstand der Lakota. Ihr Gebrauch ist dem christlichen Abendmahl vergleichbar. Wenn die Pfeife bei einer Zeremonie geraucht wird, werden die Gebete, mit denen der Tabak befrachtet wurde, in die Geisterwelt getragen. Marilyn erinnerte uns daran, daß all unsere Gedanken Gebete seien und in die Pfeife eingingen. »Seid wachsam. Seid euch dessen bewußt, was ihr betet. Verrücktheit und Krankheit machen sich unkontrolliert breit in der Welt«, sagte sie. »Bittet um Schutz davor. Schöpfer, halte uns auf den Beinen, und paß auf uns auf. Danke, daß du auf uns herunterschaust und uns aufhebst, wenn wir fallen.«

Unsere Aufmerksamkeit konzentrierte sich auf Homer, da er um Heilung gebeten hatte. Wir richteten alle unsere Gebete und unser Wohlwollen auf ihn, um seiner Bitte um Heilung Nachdruck zu verleihen. Die Gebetsschnüre über uns fingen an, hin und her zu wehen und zu schaukeln. Gewänder in allen Farben der Himmelsrichtungen (Tücher von etwa einem Quadratmeter Größe mit Tabakschnüren an einem Zipfel) hingen majestätisch von der Holzkonstruktion der Hütte herab. Das rote Gewand des Nordens begann zu tanzen, als würde es vom Wind geschüttelt. Dabei regte sich in der Schwitzhütte kein Lüftchen; jede Öffnung bis auf die Tür war abgedeckt worden. Ich konnte die gleiche starke wesenhafte Energie in der Hütte spüren wie die, die ich draußen im heißen Nordwind wahrgenommen hatte. Mit unserer wachsenden Furcht begann sich auch das schwarze Gewand zu bewegen.

Als die Pfeife gefüllt war, trug ich die Kohlen hinaus. Die Energie draußen hatte weiter zugenommen. Ich wußte, daß heute nacht ein Wunder geschehen konnte. Mehr Energie, als ich je zuvor gespürt hatte, war an einem Platz konzentriert. Ich schob die Holzscheite mit der Heugabel beiseite und machte mich bereit, die Steine darunter in die Hütte zu tragen. Die ersten sieben Steine werden mit der heiligen Pfeife gesegnet. Sie repräsentieren die Himmelsrichtungen und werden dementsprechend hingelegt. Ich nahm den ersten Stein aus dem Feuer und staubte ihn mit einem Zedernzweig ab. Ich achtete darauf, daß keine Holzkohlestücke mit auf die Gabel gerieten, bevor ich den Stein in die Hütte trug. Als ich wieder hinausging, um den zweiten Stein zu holen, sah ich aus dem Augenwinkel einen kleinen goldenen Mann. Er war etwa einen Fuß groß und angezogen, hatte jedoch die erstaunlichste Haut, als sei er aus purem Gold. Ich drehte gleich den Kopf, um ihn richtig zu sehen, und fort war er. Ich wandte mich wieder der Heugabel zu und spähte noch einmal aus dem Augenwinkel. Sofort war er da. Wer war das? Später sagte mir Marilyn, es sei einer vom kleinen Volk gewesen, das den Indianern wohlbekannt ist. Ich freute mich, daß ich solch eine Vision hatte haben dürfen, und war dankbar, daß sich dieses Wesen mir gezeigt hatte.

Ich brachte den zweiten Stein hinein und legte ihn in die Vertiefung. Dann den dritten, vierten, fünften und sechsten. Nachdem ich den siebten Stein in der Hütte niedergelegt hatte, stellte ich die Heugabel ab und nahm von Marilyn die heilige Pfeife entgegen. Ich legte sie auf den Erdhügel direkt vor der Tür draußen, der als Altar diente. Von ehrfürchtiger Scheu über all die Energie ringsumher erfüllt, trug ich dann die übrigen Steine in die Hütte. Als alle 28 Steine an ihrem Platz lagen, nahm ich die Heugabel mit nach draußen und zog mich bis auf die Unterwäsche aus.

Beim Hineingehen schloß ich die Tür (Decken, die über einen großen Stock hingen, von einem Strick gehalten, der über die Oberseite gespannt und hinten in der Hütte befestigt war). Innen war es bis auf die Glut der Steine vollkommen dunkel. Schweiß lief in Strömen an meinem Körper herab. Ich paßte genau auf, was mit Homer geschah. Marilyn goß im Dunkeln sieben Schöpfkellen Wasser auf die Steine, und Dampf stieg auf. Wir sangen eines der heiligen Lieder zusammen, dann saßen wir still in der Dunkelheit. Ich spürte, wie alle Gifte aus meinem Körper geschwemmt wurden. Ich konnte spüren, wie ich einige Einflüsse des Geistes von Homers Krankheit wieder ausschied, die ich während der Arbeit mit ihm in mich aufgenommen hatte.

Mitleid und Mitgefühl, die ein Heiler zu entwickeln trachtet, bergen Gefahren in sich. Nach den Überlieferungen, die Marilyn an mich weitergab, nimmt ein Medizinmann oder eine Medizinfrau die Krankheiten der Teilnehmer einer Zeremonie in sich auf, um sie später durch einen Läuterungs- und Reinigungsprozeß wieder auszuscheiden. Manchmal sterben Medizinleute während oder nach einer besonders intensiven Schwitzhütte. Wallace Black Elk beispielsweise bekam nach einer Schwitzhütte einen Herzinfarkt. Ohne daß ich diesen Glauben voll und ganz teile, merke ich doch gelegentlich, wie ich irgendein Gift von der Krankheit eines Patienten absorbiere, insbesondere dann, wenn die Behandlung gut anschlägt und der Patient eine Menge Energie freisetzen kann. Jetzt reinige ich mich mit einer einfachen Zeremonie oder, falls dafür keine Zeit ist, mit einer Übung, die schweißtreibend ist. Wenn ich keine Lust dazu habe, stellen sich häufig unangenehme Kopfschmerzen ein, oder mein Knie fängt an zu schmerzen, oder die Anfänge einer Erkältung machen sich bemerkbar.

In der Schwitzhütte atmete ich tief in Gegenwart der Geister. Ich merkte, wie sie mit jedem Atemzug noch mehr Gift aus mir austrieben. Ich nahm ein Wesen wahr, das mir allmählich vertraut war: meinen Geistergroßvater. Er ist für gewöhnlich der erste, der auf meine Bitten um Weisung und Hilfe reagiert. Seit meiner Zusammenarbeit mit Paul in Wisconsin Mitte der siebziger Jahre hatte ich hin und wieder visionäre Erlebnisse gehabt. Dank Marilyns Hilfe machte ich inzwischen häufiger solche Erfahrungen. Außer meinem Geistergroßvater nahm (und nehme) ich auch öfters die Geister von Archie, Wolf, Coyote und Christus wahr. Geister können in einer stofflichen Form erscheinen und zu einem sprechen. Bei einem Indianer nimmt ein Geist meist die Gestalt eines Tieres wie eines Wolfes oder Coyoten an; bei einem Christen vielleicht eher die Gestalt eines Engels. Der Geist wählt sich eine Gestalt, die für den Menschen, der die Vision hat, kulturell annehmbar ist. Wenn ich sage, daß ich mir während einer Zeremonie Christus bewußt bin, meine ich damit, daß ein Geist gegenwärtig ist, der mir das bedeutet, was ich meiner Erziehung nach unter Christus verstehe. Einem anderen mag derselbe Geist in anderer Form erscheinen. Marilyns Geisthelfer erscheinen in Gestalt von sieben verschiedenen mächtigen Frauen – außer von Weiße-Büffelkalb-Frau und Maismutter erhält Marilyn zum Beispiel Unterstützung von der Jungfrau von Guadalupe und Pele, der Göttin der Vulkane. Manche ihrer Helfer waren vor 200 Jahren noch unbekannt. Entsprechende andere Geister werden damals deren Plätze eingenommen haben.

Ein weißer Schein, der Weißglut der heißen Steine ähnlich, umgab Homer jetzt. Marilyn verkündete, Weiße-Büffelkalb-Frau sei erschienen. Ich konnte weiße Umrisse dieser Wesenheit ausmachen. Sie hüllte Homer in ihr Licht. Durch das Licht hindurch sah ich ihn auf der Erde liegen, die mit Eukalyptusblättern bedeckt war. Großvater stand links hinter mir.

Ich spürte, wie sich Weiße-Büffelkalb-Frau Homer näherte und ihn voller Anteilnahme und Mitleid ausforschte. Das war wichtig für ihn, weil er selbstkritisch und vorurteilsvoll war. Ich schloß mich diesem Geist an und achtete mit geschärfter Wahrnehmung darauf, wie es Homer dabei erging. Ich beobachtete, wie Weiße-Büffelkalb-Frau in seinen Schädel eintrat und die Hirnstrommuster in seinem Kopf neu zu ordnen begann. Sie erlaubte mir, zuzusehen, wie sie seine Hirnwellen wahrnahm – ihr erschienen sie als vielfarbige Felder elektromagnetischer Energie. Sie glättete und ordnete die Wellen, wie eine Weberin am Webstuhl Fäden entwirrt. Seine Angst zerstreute sich. Sie war von ihm genommen und umgelenkt worden. »Ich lehre ihn, sich selbst zu lieben«, sagte Weiße-Büffelkalb-Frau zu mir. Großvater knurrte zustimmend. In einem Zustand gesteigerten Bewußtseins erhielt ich Einsicht darin, wie elektromagnetische Felder alle Formen des Körpers erschaffen.

Ich weiß nicht, wie lange wir dort gesessen hatten, bis Marilyn befahl, die Tür zu öffnen. Zuerst bewegte ich mich unbeholfen in der Dunkelheit und wußte nicht genau, wo ich die Tür suchen sollte. Dreck vermischte sich mit dem Schweiß an meinen Beinen und Armen. Ich fand die Türklappe und stieß sie auf. Ein Teil der Hitze von drinnen entwich in die kühle Nachtluft. Das Feuer brannte noch immer hell. Ich ging hinaus, um die Türklappe festzumachen und noch Wasser hereinzuholen. Die Nacht war nach wie vor erfüllt von Aktivität. Geräusche, Tappen, Rascheln, Pfeifen – alles war lebendig.

Ich hörte Marilyn drinnen beten. »Hau Tunkasila, Wakantankan, dieser Mann hat ein Versprechen abgegeben, und er ist hier, um es einzulösen. Er hat versprochen, auch für andere zu tun, was er kann, und nicht nur für sich selbst. So ist er hergekommen, um für seine und die Gesundheit seiner Familie zu beten. Gewähre ihm und seiner Familie deshalb, Wakantankan, Gesundheit und Glückseligkeit. Sollten noch mehr Krankheiten auftreten in seiner Familie, bitte ich dich, diesen Menschen zu helfen, daß sie wieder glücklich ihren Weg gehen mögen. Darum beten wir zu dir.«

Daraufhin sprachen alle zusammen ein tiefes, melodisches »Hau«.

»Tunkasila, erhöre seine Gebete. Wenn du sie erhörst, wird er dir künftig noch viele Jahre lang auf diese Art danken. Darum beten wir auf diese Weise mit der Pfeife zu dir.«

Wieder sagten alle: »Hau.«
»Sieh freundlich auf uns herab, schenke uns dein Lächeln, denen von uns, die Schmerzen leiden oder krank sind. Segne uns, Tunkasila. Verleihe uns Gesundheit, Glück und ein gutes Leben. Hilf uns, den ›guten roten Weg‹ von Norden nach Süden zu gehen, von der Weisheit bis zum Mitleid. Darum bitten wir dich gerade jetzt, da sich die Blätter färben und auf den Winter vorbereiten, gerade jetzt für Homer und seine Familie. Darum bringen wir dir diese Pfeife dar.«
Jetzt trat ich wieder in die Hütte ein und stimmte mit ein: »Hau.«
Marilyn fuhr fort: »Tunkasila, Wakantankan, hilf, daß all unseren Verwandten ihre täglichen Bedürfnisse erfüllt werden. Sorge für ihr Land, ihr Haus, ihren Lebensunterhalt, ihre Feldfrüchte und alles, womit sie ihre Familien ernähren. Hilf denen von unserem Volk, die nicht so vom Glück begünstigt sind wie wir hier. Hilf uns, denn wir wissen, daß unsere Gebete erhört werden, wenn wir auf diese heilige Weise mit der Pfeife beten. Weiße-Büffelkalb-Frau hat es uns gesagt. Darum bringen wir dir auf diese Weise die Pfeife dar.«
»Hau.«
Einen Augenblick lang herrschte Stille, dann wiederholte Marilyn: »Hau ... hau ... hau ...« für die Geister, die zu ihr sprachen. Dann redete sie erneut, jetzt mit tiefer, respektheischender Stimme. Es war, als spräche ein anderes Wesen aus ihr. »Wenn ihr von ganzem Herzen betet, ihr alle, wird Homer genesen.« Dann erzählte der Geist Homer, er sei ein wunderbarer Mensch und würde allmählich auch die Teile seiner selbst lieben, deren er sich schäme. Zuletzt wollte der Geist von Homer hören, ob er verstanden hatte, daß er gesund sei.
Homer bestätigte es dem Geist, indem er flüsterte: »Ich bin gesund«, um dann lauter zu bekräftigen: »Ich bin gesund.«
»Hau«, sagten wir wieder alle im Chor. Eine Zeitlang saßen wir still da bei geöffneter Tür, durch die etwas von dem Dampf ent-

wich. Dann war es Zeit zum Gebet, und ich schloß die Tür. Marilyn bat mich, den Anfang zu machen. Sie wollte zum Schluß sprechen.

Während der Zeremonie wird die Tür viermal geschlossen. Vier ist eine heilige Zahl. Jede der vier Runden (die auch Türen genannt werden – erste Tür, zweite Tür usw.) ist einer der Himmelsrichtungen gewidmet, wobei stets mit dem Westen begonnen wird. Nach dem zweiten Schließen der Tür beten alle still oder laut. Aufgerufen zum Beten wird im Sonnensinn um die Steinkuhle herum. Ich betete vor allem für Homer, wobei ich die Anwesenheit der Geister spürte, die ich während der ersten Tür gesehen hatte, und ihnen dankte. Ferner betete ich für andere Klienten, mit denen ich arbeitete, und bat um Hilfe und Genesung für sie. Als ich fertig war, kam Homer mit Beten an die Reihe.

Bei Schwitzhütten sind die Leute unglaublich ehrlich. Ich kenne kaum andere Orte, wo so selten gelogen wird. Homer sagte die Wahrheit über seine Ängste. Er hatte Angst vor dem Leben und Angst vor dem Sterben. Er bat um Hilfe. Marilyn half ihm, sein Gebet in Worte zu fassen, und ermahnte ihn, sein Verlangen nach Gesundheit und Hilfe deutlich zu formulieren. Als Homer gebetet hatte, war seine Tochter an der Reihe. Während sie betete, nahm ich wieder Weiße-Büffelkalb-Frau wahr, die Homers Geist bearbeitete und ihm half, in seinen Körper zurückzukehren. Auch weitere Hirnwellenanpassungen waren nötig.

Bei ihren eigenen Gebeten schrie Marilyn plötzlich vor Schmerzen. Sie hatte gerade die Metastase im Rücken gespürt, die sich bei Homer dort entwickelt hatte. Sie betete, daß diese Stelle geheilt werden möge.

Dann befahl sie mir, die Tür zu öffnen. Die Nachtwelt ringsum brandete um die Hütte. Wieder empfand ich die ekstatische Freude und Angst der Geister und Wesenheiten draußen. Das Feuer warf einen rotorangenen Lichtschein in die Hütte und ließ schauerliche Schatten entstehen. Wir sprachen weiter, aber im still-

schweigenden Bewußtsein der tiefgreifenden, machtvollen Prozesse, die im Gange waren.
Ich schloß die Tür zum dritten Mal. Marilyn goß mit ihrer als Adler geschnitzten Kelle Wasser über die Steine. Dampf stieg im Dunkeln auf, wir sangen, und unsere Stimmen erfüllten die Nacht. Der Text des Liedes lautet übersetzt ungefähr so:

Ich sende eine Stimme nach oben.
Mit der Pfeife sende ich eine Stimme nach oben.
Das tue ich, weil ich mit meinen Beziehungen leben will.
Indem ich dies immer wieder sage, bete ich zu Tunkasila.

Glühende Lichter erschienen in der Hütte, als wir in der Lakota-Sprache sangen. Sie waren leuchtend blau und grün. Darin zeigten sich die unbedeutenderen Geister. Ich spürte, wie sich etwas von meiner Leber löste, und atmete es aus auf die Steine. Ich rieb mich mit Eukalyptusblättern ein und bedeckte meine Brust mit ihrem Duft. Einige waren sandig von der Erde unter mir. Mein in Strömen fließender Schweiß vermischte sich mit dem Dreck. Wieder gab Marilyn Anweisung, die Tür zu öffnen, und beendete damit die dritte Runde.
Dann reinigten wir uns mit unseren Handtüchern und rauchten die heilige Pfeife, die Entsprechung der Pfeife, die uns Weiße-Büffelkalb-Frau gebracht hat, damit wir zum Schöpfer beten können und erhört werden. Der Kopf stellt die Erde dar, die weiblichen Energien, der Stiel die männlichen Kräfte des Himmels. Wenn beide zusammengefügt werden, ist die Pfeife funktionsbereit und kann in Aktion treten. Der Tabakrauch trägt die Gebete himmelwärts. Die Pfeife wurde angezündet und im Kreis herum geraucht. Marilyn war die letzte, sie achtete darauf, daß der Tabak auch wirklich aufgeraucht war.
Ich legte die Pfeife auf den Altar draußen und schloß die Tür zur vierten und letzten Runde. Wir begannen mit einem stillen Gebet

für alle diejenigen, die wir zuvor vergessen hatten. Dann sangen wir wieder ein Lied. Marilyn machte von ihrer Adlerknochenflöte und den Adlerfedern Gebrauch, um einen Geist hereinzugeleiten. Ich hatte eine Vision, in der Homer in einem tropischen Land am Strand entlangging, das an Hawaii erinnerte. Er wirkte gesund. Ich hatte meine Freude an den Palmen, die sich im Wind wiegten. Die würzige Meeresluft wiederum tat den biegsamen Bäumen wohl. In diesem Augenblick wußte ich, daß Homer wiederhergestellt war. Ich spürte, daß ihm noch viele Möglichkeiten offenstanden und sich sein Weg zum Guten gewendet hatte. Ich sah einen Adlergeist um das Dach der Schwitzhütte fliegen.

Manchmal wird man zu Beginn eines neuen Weges von Angst überwältigt und flieht wieder in seine Krankheit, wie eine mißbrauchte Frau wieder zu ihrem Mann zurückkehrt, der die einzige Quelle der Liebe ist, die sie kennt.

Auf jeden Fall aber ist der Moment, in dem eine Heilung eingesetzt hat, wahrhaft magisch. Dies war ein solcher Moment. In eben diesem Augenblick waren weder der Schamane noch der Patient wichtig. Es spielte auch keine Rolle, welche Entscheidungen als nächste getroffen werden würden nach der Rückkehr zum Alltagsleben. Der Prozeß überstieg alles, was Menschen ausmacht, und war in diesem Transzendieren ein Segen für uns alle.

Bei geschlossener Tür ist eine Schwitzhütte dunkel und heiß, und es läßt sich kaum bestimmen, wieviel Zeit verstrichen ist. Selbst der Hitzegrad läßt sich nicht feststellen. Wenn uns heiß ist, liegt das nicht allein an der Temperatur. Energie wird in uns zurückgehalten. Das Steinvolk weiß das und steigert die Hitze, um deren Freisetzung zu erleichtern. Wenn die Hitze unangenehm wird, ist es Zeit, im eigenen Innern zu suchen nach der Angst, nach den Giften, die heraus müssen.

In jener Nacht, als mir zu heiß wurde und meine Unruhe wuchs, versuchte ich herauszufinden, welche Energien in mir nach außen drängten. Ich holte langsam und tief Luft und ließ meinen Körper von den Geistern in der Hütte mit Liebe und Zuwendung erfüllen. Dieses Mal erlebte ich mich, während ich auf die Lösung der Energie wartete, noch einmal als den kleinen Jungen, der sich nach der Anerkennung seines Stiefvaters sehnte, von ihm jedoch nur Tadel und den brennenden Schmerz des Gürtels zu spüren bekam. Weiße-Büffelkalb-Frau half mir, den kleinen Jungen in den Schlaf zu wiegen. Großvater legte mir die Hand auf die Schulter.

Ich löste mich von dem Bild Homers, auf das ich mich konzentriert und dem ich mich zugewendet hatte. Ich wußte, daß es ihm gutgehen würde. Statt dessen überließ ich mich nun einer eigenen Vision.

Im Zuge meiner Ausbildung zum Leiter einer Schwitzhüttenzeremonie riet Marilyn mir, auf eine Visionssuche zu gehen. Sie wollte, daß ich mir überlegte, warum ich den Weg des Heilers eingeschlagen hatte. Eine solche Suche half mir ihrer Überzeugung nach, mir darüber klarzuwerden, wer ich war, woher ich kam und warum ich hier war. Nach einer reinigenden Schwitzhütte geleitete sie mich zu einer eigens von ihr ausgewählten Stelle auf einem Hügel, wo ich vier Tage und Nächte lang meditieren sollte. Fahnen und Gebetsschnüre waren im Viereck rings um den Platz aufgestellt worden, und innerhalb dieser Einfriedung sollte ich, mit meiner Pfeife und einer Sternensteppdecke, sitzen und auf eine Vision warten.

Lange Zeit geschah nichts, außer daß ich von Angst erfüllt war. Ich wußte nicht, was ich so lange mit mir anfangen sollte. Mir schien es, als würden vier Tage ewig dauern. Und was war, wenn mich ein Bär oder irgendein anderes fürchterliches Tier von meinem Platz vertrieb? War dann meine Unfähigkeit erwiesen, eine visionäre Erfahrung zu machen?

Ich fing schließlich an zu beten, nur um meine Gedanken zu beruhigen. Es dauerte nicht lange, und ich fiel in einen Trancezustand, in dem ich jegliches Zeitgefühl verlor. Die Vision, die mir nach und nach zuteil wurde, während ich zwischen Trance und Wachbewußtsein hin und her wechselte, war die meines Geistergroßvaters. Ich sah sein Leben, wie es Anfang des 19. Jahrhunderts in Süddakota gewesen sein mußte; eine lange Zeit beobachtete ich ihn von der Krone einer Eiche aus, auf der ich hockte. Er war der Vorfahr meines Vaters.

Wenn Großvater schlief, gingen wir auf sagenhafte Reisen. War er wach, sah ich zu, wie er einen jungen Mann unterrichtete, der, wie ich erfuhr, mein Geisterbruder war – kein Bluts-, sondern ein Seelenverwandter an einem anderen Ort und in einer anderen Zeit. Wie ich merkte, konnte ich mit meinem Bewußtsein in das meines Bruders eindringen. In solchen Augenblicken hatte er das Empfinden, über sein Leben hinauszuwachsen, sich auszudehnen, eine neue Ganzheit zu erleben. Ich war nie weit entfernt, wenn mein Bruder zur Pferdekoppel ging, denn er war ein ausgezeichneter Reiter, und der Gang des Pferdes begeisterte mich. Ich genoß es, ohne Sattel durch die Prärie zu galoppieren. Wir ritten gemeinsam auf die untergehende Sonne zu, und das Pferd wich den Löchern der Präriehunde schneller aus, als wir sie überhaupt sahen.

Langsam erwachte ich wieder aus diesen seltsamen, aber bewegenden Visionen von meiner Herkunft. Ich hatte keine Ahnung, wieviel Zeit vergangen sein mochte. Ich schaute mich auf dem Hügel um und sah die Gebetsschnüre im leichten Abendwind flattern. Ich reckte mich, rauchte meine Pfeife und versenkte mich wieder in meine Vision. Gleich hockte ich wieder auf meinem Eichenast. Ich sah meinen Geisterbruder auf das Haus meines Großvaters zugehen. Schnell verschmolz ich mein Bewußtsein mit seinem – und sah die Dinge mit seinen Augen. Er bekam von meinem Großvater eine Lektion in Geduld erteilt. Dies waren seine Gedanken dabei:

Ich beobachtete Großvater genau. Er stellte sich auf die Zehenspitzen, um die Mähne seines Pferdes zu striegeln. Seine Augen waren die Fenster seiner Seele. Er konnte einen mit einem einzigen Blick vernichten oder auch heranwinken und fest in die Arme schließen.

Die Prärie schwang sich in sanften Wellen aufwärts zu den schwarzen Bergen in der Ferne. Es war die Zeit der Maismutter, und das Gras war braun. Die Donnergeister hatten länger keinen Regen mehr gebracht. Das Land war heiß und trocken. Ein einsamer Adler kreiste über uns. In der Ferne zeichneten sich hitzeflimmernd die Kammlinien der Cañons ab.

Großvater war ein Heiler, ein Mann, zu dem Leute kamen, die krank waren oder in Schwierigkeiten steckten. Er lehrte mich die Kunst des Medizinmannes. Die Ausbildung ging langsam vonstatten, denn Großvater lehrte, daß das Leben lang sei und langsam genossen werden sollte. Manchmal schaute ich stundenlang zu, wie er sein Pferd pflegte, Gebetsschnüre herstellte oder einen heiligen Gegenstand machte. »So lernst du Geduld«, sagte er. »Das ist eine Tugend, die nur wenige junge Männer kennen.«

Die weiche Stimme, mit der er sprach, während er seiner Stute das Fell striegelte, trug mich weit fort. Ich schloß die Augen und lehnte mich zurück an die Mauer seines Steinhauses. Die Wärme der Sonne machte mich noch schläfriger. Vor meinem inneren Auge flog der Adler durch die Wolken, er nutzte jeden Aufwind und segelte mit den Lüften. Großvaters Stimme war weiter zu hören, sie folgte dem Adler durch die Wolken. Plötzlich hockten wir auf dem Rücken des Adlers und flogen durch die Wolken des Himmelslandes, zu dem Loch im Himmel. Durch das Loch würden wir auf die Milchstraße hinauswandern können und zur Hütte des Schöpfers am Ende des Himmelsregenbogens.

Das Land blieb immer tiefer hinter uns zurück, während wir höherstiegen. Der Sonnenhäuptling hatte gerade seine Reise über den Horizont angetreten. Der Tag war noch jung, die Luft kräfti-

gend. Adlers Flügel hoben und senkten sich, hoben und senkten sich, Schlag um Schlag kämpften sie gegen die Luft. Langsam, aber sicher trug er uns empor. Ich hielt mich dicht an Adler fest, aber Großvater ritt aufrecht auf ihm, er umklammerte ihn nur mit den Beinen wie sein Pferd, wenn er in die Prärie hinausgaloppierte. Er trug seine Hirschledergamaschen und sein Fransenhemd, »denn«, so erklärte er, »es wird kalt da oben im Himmelsland. Wir werden so hoch steigen, daß wir auf den Sonnenhäuptling herabschauen, der seine Strahlen über das Land verteilt wie Samenkörner.« Großvater hatte seinen Medizinbeutel um den Hals hängen, einen kleinen, abgetragenen Lederbeutel mit den wenigen Dingen, von denen er annahm, daß er sie vielleicht brauchen könnte.

Ich sah das Loch im Himmel, das sich zu einer Höhle hin öffnete. Adler flog hinein, und wir landeten.

»Vielen Dank für den wundervollen Flug, Bruder Adler«, sagte Großvater förmlich.

»Es war mir eine Freude, euch zu Diensten zu sein«, erwiderte Adler. »Gib einen lauten Pfiff auf deiner Beinflöte von dir, wenn ihr zurückkehren wollt. Jetzt überlasse ich euch meinem Bruder Spinne, der mitgekommen ist. Er wird hinter deinem Ohr mitreisen und die Augen nach Gefahren offenhalten. Denn Spinnen können dich warnen, wenn irgend jemand einen Verrat gegen dich plant oder aus unehrlichem Herzen spricht.«

»Ich werde dir immer dankbar sein, Bruder Adler. Die Hilfe von Spinne nehmen wir gerne an.« Spinne krabbelte von Adler herunter auf Großvaters ausgestreckten Arm. »Willkommen, Bruder. Wir freuen uns über deine Hilfsbereitschaft. Nimm bitte auf meinem Enkel Platz. Er lernt gerade die Wege von Adler und Spinne.« Spinne krabbelte über Großvaters Arm zu mir und hinter mein Ohr; er gab mir flüsternd das Versprechen, mich zu warnen und zu beraten.

Wir gingen eine ziemlich lange Strecke durch die Höhle. Die Wän-

de waren glatt. Zu beiden Seiten des Weges lagen kleine Steine verstreut. Am Ende des Pfades mündete die Höhle in eine andere Welt. Das Laub war saftig grün, und die Büsche waren dick und hatten kleine Blätter. Bäume mit dünner, absplitternder Borke ragten hoch auf. »Du wirst drei Proben bestehen müssen«, sagte Großvater, »und wenn du sie bestanden hast, bekommst du eine Medizin geschenkt. Laß nicht nach in deiner Aufmerksamkeit, und sei wachsam. Du weißt nicht, wann du das Geschenk bekommst.«
Wir kamen zu einer Quelle mit einem Weiher. Nachdem wir sie überquert hatten, stieg unser Pfad sanft empor. Während wir weitergingen, wurden die Bäume immer kleiner und verkrüppelter. Die Blätter waren winzig, die Kronen schief vom Wind. »Sei wachsam«, sagte Spinne. »Ich spüre deine erste Prüfung kommen.«
»Großvater«, sagte ich, »Spinne spürt etwas kommen.«
»Dann geh du allein voraus«, sagte Großvater. »Ich werde im Geiste bei dir sein und schnell kommen, wenn du Hilfe brauchst. Diese Prüfung gilt dir, und du mußt dich ihr stellen.«
Ich holte tief Luft und ging voraus. Ich vertraute auf die Macht des Guten. Was immer mich erwarten mochte, ich würde den Schöpfer, Großvater und meine anderen Helfer rufen, falls ich sie brauchte.
Als ich um die Wegbiegung ging, erschien ein Riese. Er wanderte zwischen den Baumkronen umher, die er überragte. Er war aus Stein. Ich hatte schon von Steinriesen und ihrer Macht gehört. Ich hatte Angst. Er knurrte wie ein Vielfraß, laut und drohend. Mit den Händen schlug er Steine aneinander. Die Felsbrocken zerkrümelten von der Kraft dieser starken Schläge, und unter seinen Füßen bebte die Erde. »Sprich du zuerst«, sagte Spinne, »das nimmt ihm seine Macht.«
»Riese!« sagte ich. »Ich rufe dich an, damit du mir deine Botschaft sagst.«
»Ich bin gekommen, um dich zu vernichten«, sagte der Riese. Sein

unförmiges Steingesicht blieb völlig ausdruckslos. Er schwang einen Stein hoch über den Kopf, den er auf mich schleudern wollte.
»Nur deine Angst kann dich vernichten«, sagte Spinne. »Nur Mut!« Mein Herz pochte wie wild vor Angst. Ich rief den Schöpfer zu Hilfe und bat ihn um die Kraft und den Mut, diese Prüfung zu bestehen. Ein Loch tat sich in der Erde auf, und ich sprang hinein. Der Felsbrocken des Riesen fiel mit lautem Krachen auf die Öffnung und verschloß sie. Ich glitt eine schräge Ebene hinunter und blieb schwankend stehen. Ein Tunnel lag vor mir, und darin hockte ein seltsamer Mann, der eigentümlicherweise mit einem gestickten Hemd bekleidet war. Ob er zum Himmelsvolk gehörte?

Schreckensvoll wurde mir bewußt, daß der seltsame Mann, den mein Geisterbruder sah, ich selber war. Es war äußerst irritierend, mir meiner selbst und des Eindrucks bewußt zu sein, den ich auf einen anderen Menschen machte. Mein besticktes Hemd – das gleiche, das ich auf meiner Visionssuche trug – war 1984 nichts Ungewöhnliches, aber mir war klar, daß es auf jemanden aus einer anderen Zeit außergewöhnlich wirken mußte.

Hinter dem seltsam gekleideten Mann trat ein Coyote hervor.
»O je«, sagte ich. »Wie bist du denn hierhergekommen?«
»Ich bin in die Löcher von Zieseln eingedrungen und habe die Viecher hinter mir her geschleppt«, scherzte Coyote. »He. Freu dich doch über jede Hilfe, die dir zuteil wird.« Dann rülpste er, und ein fauliger Geruch verbreitete sich in dem Tunnel.
»Er hat das Ziesel gefressen, das diesen Gang gescharrt hat«, bemerkte der Fremde mit Naserümpfen.
»Ich habe dem Ziesel die Erleuchtung gebracht. Ich habe seinen Geist ins große Jenseits befördert«, kicherte Coyote.
»Im Augenblick kannst du Coyote trauen«, flüsterte Spinne. »Du mußt dich ja nicht gleich mit ihm anfreunden.«

Wir gingen ein langes Stück durch den Zieseltunnel. Coyote führte planlos; es war dunkel, aber ich merkte, wo die Tunnelwände waren, weil Coyote dauernd dagegenlief. Der Fremde ging hinter mir. Er war ebenfalls unbeholfen und rempelte mich manchmal an, wobei er sich stets entschuldigte.

Endlich sprenkelten Lichtflecken die Tunnelwände. Wir erreichten eine Öffnung, die eine Kurve nach rechts oben beschrieb. Coyote wand sich aus dem fast zu kleinen Ausgangsloch. Auf seinem Weg hinaus furzte er mir ins Gesicht. Großvater wartete da draußen und lachte, während ich mich hinausmühte.

»Tut mir leid, mein Freund«, sagte Coyote. »Das Loch hat ihn ganz schön aus mir herausgequetscht.«

»Vielen Dank, Bruder Coyote«, sagte ich so zeremoniell, wie ich konnte, »daß du mich aus der Gefahr geführt hast. Nicht für den Furz.«

»Keine Ursache.« Er zeigte grinsend die Zähne und trottete davon. Der Fremde saß noch in dem Loch fest.

»Willkommen«, sagte Großvater, »mein anderer Enkel.« Er packte den Fremden an der Hand und zog ihn aus dem Loch heraus.

»Wer ist das, Großvater?«

»Dein Geisterbruder. Er lebt normalerweise in einer anderen Zeit und an einem anderen Ort. Heiß ihn in deiner Vision willkommen, denn du bist heute auch in die seine eingegangen. Dies ist ebenso seine Reise wie deine. Der Riese hatte auch für ihn eine Bedeutung, wie für dich. Er lernt deine Lektionen mit dir.«

Ich sah meinen Geisterbruder an. Er lächelte. »Ich heiße Lewis. Wir sind wahrhaftig Brüder«, sagte er auf altertümliche Weise.

»Das ist ein seltsamer Name. Wie kommt es, daß du so altertümlich reden kannst?«

»In der Traumzeit sprechen wir alle dieselbe Sprache.«

»Kommt, meine Enkel«, rief uns Großvater. »Wir müssen unsere Reise fortsetzen.« Wir standen auf einem kleinen Felsvorsprung. Unter uns waren die Wolken, durch die Adler hindurchgeflogen

war, um zu diesem Land zu gelangen. Zerklüftete Felsen ragten hoch über uns auf; unser Pfad lief auf sie zu. Unter unseren Füßen knirschte Geröll. Ab und zu dämpften die Überreste eines umgestürzten Baums unsere Schritte. Jeder Tritt mußte erst geprüft werden, ob er auch sicher war. Manchmal verschwand der Pfad zwischen großen Felsen. Wir kletterten auf allen vieren an ihnen hinauf, bis wir wieder gehen konnten.

Auf den Felszacken angekommen, hatten wir einen atemberaubenden Blick. Wir konnten in alle Himmelsrichtungen schauen. Nur der Weg, auf dem wir gekommen waren, lag in Wolken verhüllt. Über den Felszacken kennzeichnete eine liebliche Landschaft die Hochebene des Himmelslandes. In der Ferne zeichneten sich undeutlich weitere Felsenberge ab.

Auf einem Felsen saß in einiger Entfernung ein weißhaariger, bärtiger alter Mann und starrte uns gespannt an. Ich schaute weg, und als ich wieder hinsah, war er fort.

»Das ist der Berggeist«, sagte Großvater. »Deine Aufgabe besteht darin, zu ihm zu gehen und ihn um Hilfe zu bitten.«

»Komm«, sagte Lewis, »suchen wir ihn.«

Überall wuchs Salbei. Der süße Duft erfüllte die Luft. Ich blieb stehen, um ein wenig für meinen Medizinbeutel zu pflücken, und als ich mich bückte, sah ich eine Feder. Ich hob sie auf, betrachtete das Spiralmuster am Kiel und staunte darüber, wie sich die Windungen bis zu dem Loch hinunterzogen, an dem die Feder mit dem Vogel verbunden war. Die Feder war braun-weiß getüpfelt und konnte der Größe nach von einem Falken stammen.

»Allein dafür hat sich die Reise schon gelohnt«, sagte Spinne leise.

Wir wanderten zum höchsten Gipfel empor. Ein wunderschöner Bergsee dehnte sich vor uns aus, tiefblau, und auf seiner Oberfläche spiegelte sich der Gipfel. Im Norden hörte der Baumbewuchs auf, da die Berge die Baumgrenze überstiegen. Im Westen lag noch Schnee auf den Gipfeln. Wir setzten uns hin, um auf

Großvater Berg zu warten. Wir schlossen die Augen und öffneten so unser Bewußtsein der Vision von seiner Gegenwart.
»Geist der Berge«, rief ich. »Danke, daß du dich uns gezeigt hast. Wir sind gekommen, um dich zu ehren und dich um deinen Segen zu bitten. Wir sind gekommen, um dich um deinen Beistand bei dem heiligen Werk des Heilens zu bitten. Wir bitten um Stärkung unserer Kraft und unseres Mutes. Du hast die Macht, dich majestätisch über die Wolken zu erheben, den Adlern Horste zu bieten und den Schafen Obdach zu geben. Auf deinen Höhen können nicht einmal Bäume wachsen. Wir sind hier, um an deiner Weisheit teilzuhaben.«
»Ich bin da«, ertönte eine tiefe, donnernde Stimme, die sowohl tröstlich als auch grollend klang. »Ihr habt gut daran getan, meine Hänge hinaufzusteigen. Ich habe für jeden von euch ein Geschenk. Nehmt ein Bröckchen von dem Fels zu euren Füßen. Steckt es in euren Medizinbeutel. Wenn eine Krankheit eine Medizin erfordert, holt den Stein hervor und legt ihn auf die kranke Stelle. Ruft mich, und ich werde kommen.«
»Das will ich tun«, antwortete ich und beugte den Kopf, um den Fels mit meiner Stirn zu berühren. Ich küßte den Stein und dankte für diesen Segen.
Lewis machte es ebenso. »Danke, daß du uns ein Teil von dir geschenkt hast«, sagte er.
»Du hast die größere Aufgabe«, dröhnte der alte Berggeist zur Erwiderung. »Denn in deiner Welt und Zeit glaubt man nicht mehr an Geister. Die anderen werden nicht glauben, wo du gewesen bist und was du gesehen hast. Sie sind vom Geist des Nichts besessen, von dem, was nie existiert hat und nie existieren wird. Deine Aufgabe ist schwieriger, denn sie werden dich nicht zu ehren wissen, wenn du von deinen Visionen zurückkehrst. Du hast Glück, wenn sie nicht ebendiese Steine meines Körpers nach dir werfen.«

»Ich weiß es, Großvater Berg«, sagte er. »Ich werde mein Bestes tun, dich meinem Volk zu bringen.«
»Das mußt du auch«, beharrte der alte Mann, »denn sie sind dabei, ihre Welt mit ihrem Glauben an nichts zu zerstören. Nichts bedeutet ihnen etwas. Zweifel ist ihr Grundkapital. Wenn du hiervon erzählst, werden nur wenige zuhören. Und jetzt erhebt euch und geht.«
Wir standen beide vom Felsboden auf und folgten unseren Spuren bergab. Leichtigkeit hatte sich unser bemächtigt, Freude darüber, mit der Gegenwart des Berggeistes beehrt worden zu sein. Ich mußte daran denken, über was für banale Dinge sich so viele Leute zankten. Hier im Schoß der Berge waren diese Dinge nur Sandkörner auf dem Weg. Die wohlbedachten Worte meines Großvaters fielen mir ein, daß jeder seinen Pfad und seine Mokassins selbst wählt. Großvater sagte, geh immer hinter der heiligen Pfeife her, die Weiße-Büffelkalb-Frau den Menschen gebracht hat. Auf der einen Seite der Pfeife herrscht Haß und auf der anderen Eifersucht. Nur hinter der Pfeife liegt der Pfad der Wahrheit. Auf dem Weg den Berg hinab gelobte ich, dem Pfad hinter der Pfeife der Wahrheit zu folgen.
Plötzlich rannte Lewis beinahe gegen eine einzelne abgestorbene Zeder, die aus den Felsen ragte. Er sprang zurück und prallte gegen mich. »Vorsichtig«, mahnte ich ihn. »Bleib wachsam.«
»Ich habe diesen Baum schon einmal gesehen, auf dem Weg bergauf«, sagte er. »Da hatte er die Form einer Schlange. Sieh ihn dir jetzt an. Jetzt sieht er aus wie eine große gefiederte Schlange. Siehst du den Schnabel und die Federn? Er hat sogar beinahe Flügel, die hinter ihm ausgebreitet sind.«
»Tatsächlich. Er sieht aus, als wolle er losfliegen.«
Ich fuhr mit der Hand über das graue Holz. Der Baum war ganz verwittert und krumm, deutliches Zeichen für die furchtbaren Winde, die hier bliesen. Nachdem wir den Zederngeist um Erlaubnis gebeten hatten, brachen wir kleine Zweige von dem Baum

für unsere Medizin ab und suchten uns dann sorgfältig den Weg zu Großvater zurück. Der leichte Abendwind flüsterte von den verborgenen Mysterien der Berge.

Als wir ihn eingeholt hatten, streckte Großvater uns seine Hände entgegen.

»Der alte Mann der Berge hat mir gesagt, daß ihr beide es wert seid. Ihr habt beide ein reines Herz und lautere Absichten. Beide werdet ihr dem Schöpfer dienen und seid deshalb gesegnet. Ihr habt euch gut gemacht. Ihr erfüllt einen alten Mann mit Stolz.«

Er deutete auf Lewis. »Du wirst bald dem Riesen gegenüberstehen, Enkel, vor dem zu fliehen dir Coyote geholfen hat. Allein.«

»Nein!« schrie Lewis angstvoll auf.

»Der Riese wird eines Tages dein Stiefvater sein. Du mußt dich mit ihm anfreunden. Dann werden die Geister, die dich quälen, weichen.«

»Er spricht die Wahrheit«, sagte Spinne. »Geister des Riesen verfolgen euch beide. Sie wollen euch auf die Felsen unten herunterziehen. Ihr müßt die Sprache des Riesen lernen und euch mit ihm anfreunden. Durch diese Freundschaft werden die Geister erlöst.«

Großvater nickte nach Westen. »Da ist noch eine Sache, Enkel. Bevor du mit ihm zusammentriffst, müßt ihr beide der gefiederten Schlange begegnen. Sie hat euch bereits auf die Probe gestellt, indem sie sich als alte Zeder ausgegeben hat. Wandert nach Südwesten zu ihr nach Hause. Sie erwartet euch.«

»Setzt mich hier ab«, bat Spinne, »denn bei dieser letzten Prüfung braucht ihr meine Hilfe nicht.«

Ich gab Spinne wieder an Großvater zurück. Lewis und ich gingen zusammen den nur schwach erkennbaren Pfad hinunter. Die Dunkelheit legte sich so still über uns wie eine Decke. Wir blickten auf und erbebten im Schatten einer großen Schlange mit Flügeln. Ein langer Zug von Tieren trottete in ihrem Gefolge. Voran ging ein Wolf, dann folgte Coyote, der uns zublinzelte. Hinter ihm kamen

ein Braunbär, ein Schaf, ein Backenhörnchen und alle Vögel des Himmels. Wir knieten uns auf die Erde.
»Wir ehren dich, gefiederte Schlange«, sagte ich. »Wir sind gekommen, um dich um deinen Segen zu bitten und deine Medizin zu erfahren.«
Die Vogelschlange landete und verwandelte sich in einen Mann, als ihre Füße den Boden berührten. »Die Erde zieht mich zu euch«, sagte er. »Ich erscheine euch als einer der euren. Ich habe eure Herzen gefühlt, als ihr mich auf dem Berg gestreichelt habt. Was ich gefühlt habe, war gut. Ihr habt mich sogar noch in der Haltung des Todes geachtet. Das ist notwendig bei einem Heiler. Ich bin gekommen, um euch meine Medizin zu trinken zu geben. Sie hat einen bitteren Geschmack, besitzt aber große Macht. Ihr werdet sehen lernen, was ein Mensch nicht in sich selbst schauen kann.«
Als die gefiederte Schlange zu einem Mann wurde, verwandelte sich ihr regenbogenfarbenes Federkleid in gold- und silbergewirkte Gewänder, die in der Sonne glänzten. Er hielt uns eine Holzschale hin. Lewis nahm die Schale und hob sie zum Schlangengeist empor.
»Ich danke dir für diese Medizin«, sagte er, »und für die Gabe des Sehens. Möge ich von dieser Gabe nur im Dienst des Schöpfers Gebrauch machen.« Mit diesen Worten hob er die Schale an die Lippen und trank. Dann reichte er mir schnell die Schale. Ich tat es ihm nach.
Das Getränk war bitter wie verdorbenes Fleisch. Ich hätte mich beinahe übergeben, als es meine Kehle hinunterlief. Es verbrannte mir den Magen; bald zwang Lewis und mich die Macht der Medizin der gefiederten Schlange auf die Knie. Ich bat den Wolf, der die Prozession anführte, um die Kraft, diese Medizin aushalten zu können. Der Wolf kam und streichelte mir die Stirn.
»Steh auf«, sagte er. »Diese Medizin ist zwar bitter, aber sie wird dich vor der Bitterkeit und Wut beschützen, die andere in ihrem

Herzen hegen. Sie ist so bitter wie das, was Mütter im Schmerz der Wehen von sich geben, ein Weinen, das Freude bringt.« Ich rief mir die Lektion über Ausdauer ins Gedächtnis zurück, die ich in der Schwitzhütte gelernt hatte, erhob mich auf den Knien und begann, mit der Medizin zu singen. Die Worte waren mir fremd, aber der Klang kam mir wieder ins Bewußtsein. Plötzlich war jedes Wort kristallklar. Ich war ein Stein, der in alle Richtungen blicken konnte. Die Welt drehte sich geschwinde um mich herum, während ich meinen Lebenszyklus durchlief. Ich staunte, wie flüchtig das Leben von Mensch und Tier war. Hunderte kamen und gingen, wenn ich nur einmal mit den Augen zwinkerte. Nur die riesigen Mammutbäume schienen für eine meßbare Zeitspanne zu stehen. Gelegentlich hielt mich ein Mann an, und dann sprach ich mit ihm und half ihm, aber er war gleich wieder fort. Nach Jahren oder Jahrhunderten kam vielleicht wieder einer. In diesem Bewußtsein schaute ich unser Leben vor dem Hintergrund der Schöpfung.

»Jetzt bist du auf die Begegnung mit dem Großen Geist des Himmelslandes vorbereitet«, sagte die gefiederte Schlange. »Erhebe dich und folge mir.« Wir folgten, ohne zu wissen, wie sich unsere Füße hoben und senkten. Wir schlossen uns dem Strom der Tiere an, den vielen Pilgern, die dem Großen Geist huldigen wollten. Als wir auf dem obersten Gipfel ankamen, senkte sich die Milchstraße zu uns herab, und wir betraten diese Brücke. Dunkelheit und Sternenlicht umgaben uns. Die gefiederte Schlange hatte uns eine starke Medizin gegeben, die all unsere Ängste zerstreute, eine Brücke aus Sternen zu betreten, denn das taten wir, und sie hielt, und dann wurden wir himmelwärts getragen.

Eine donnernde Begrüßung erschütterte mich bis in die Knochen. Die Worte waren unverständlich, aber es sprach ein so unendlicher Friede aus ihnen, daß ich zu tanzen begann. Die Freude dieser Art von Zwiesprache war nicht in Worte zu fassen. Minuten- oder jahrhundertelang waren wir alle in einem Freundengesang befangen. Und dann, nur allzubald, waren wir schon wieder auf der Milchstraße und stiegen zu dem Berggipfel hinab. Das Echo des Schöpferliedes hallte zu beiden Seiten von uns wider, während wir den sternengesäumten Pfad hinunterschritten. Im Umsehen saßen wir wieder auf dem Geröllhang, und gleich kehrte auch unsere normale Wahrnehmungsfähigkeit zurück. Die gefiederte Schlange machte sich zum Abschied bereit.

»Woraus besteht die Medizin?« fragte ich.

»Aus der Essenz der verborgenen Tränen«, sagte sie. »Wenn sie nie zum Ausdruck kommen, werden sie bitter. Du hast sie zu trinken bekommen, weil ›Gleiches mit Gleichem geheilt wird‹ und du diese Bitterkeit kennen mußt, um damit arbeiten zu können. Jetzt bist du so weit, daß du hervortreten und heilen kannst. Du hast den Himmelsgott gesehen und die Prüfungen bestanden. Nun geh.«

Als wir zu meinem Großvater zurückkamen, nickte Lewis uns beiden zu. »Jetzt bin ich bereit, dem Riesen gegenüberzutreten. Er ist mit meiner Angst gewachsen. Da meine Angst verflogen ist, kann er nur noch eine Mücke sein.« Er umarmte erst mich, dann Großvater und machte sich auf den Weg zu dem Ort, an dem wir den Riesen zuletzt gesehen hatten. Großvater und ich wollten derweil den Adler rufen, der uns ins Land unten zurückbringen sollte.

»Wird er stark genug für den Riesen sein?« fragte ich.

»Er schreitet mutig aus«, erwiderte Großvater. »Der Riese wird inzwischen so geschrumpft sein, daß er ihn nur mit Mühe finden kann.«

Großvater zog seine Adlerknochenflöte hervor, und bald darauf lehnten wir wieder an der Wand seines Steinhauses. Es war nach wie vor heiß, und das Pferd mußte gestriegelt werden. Ich war sicher gewesen, daß wir tagelang fort waren, bis wir zum Haus zurückkamen, wo die Sonne noch am selben Platz im Himmel stand und derselbe Adler noch immer seine trägen Kreise um die Sonnenstrahlen zog. Vielleicht waren nur Sekunden verstrichen. Der warme Wind spielte mit uns, er blies den einen Augenblick stark und den andern schwach und wirbelte herum, wenn es ihm beliebte. Ich erhaschte einen Blick auf einen blauen Funken in der Eiche an der Pferdekoppel, der ruhig auf einem Ast des Baums saß. Ich suchte nach einer Ursache, einer Spiegelung etwa, fand aber keine.

»Großvater«, sagte ich, »der blaue Funke dort. Ist das ein Geist in dem Baum?«

»Das«, sagte er mit einer Stimme, die aus weiter Ferne zu kommen schien, »ist der Geisterbruder, den du auf deiner Reise kennengelernt hast. Er kommt oft her und besucht mich. Jetzt hast du die Ehre, ihn sehen zu dürfen.«

»Und warum kommt er?«

»Er ist traurig dort in seiner Welt. Seine Mutter schämt sich, mit ihm schwanger zu sein, weil sie nicht verheiratet ist. Er trägt ihre Scham wie ein altes Büffelgewand. Er sieht nicht, daß sie ihn trotzdem liebt. Er ist unglücklich, und so kommt er hierher, um uns zu besuchen. In seinen Träumen reden wir miteinander. Er lebt durch dich hier. Du bist sein Geisterbruder, und er ist der deine. Für dich wäre es schwerer, in seine Welt zu gelangen, aber du kannst es versuchen. Seine Welt ist komplizierter als die unsere. Der Schöpfer hat ihnen die Mittel an die Hand gegeben, die Erde zu zerstören, und wartet jetzt ab, was sie tun werden.«

»Was werden sie denn tun, Großvater? Wie können wir heute hier leben, wenn unsere Erde in Gefahr ist, zerstört zu werden?«

Eine Fliege setzte sich auf Großvaters Kopf. Großvater machte sich nicht die Mühe, sie zu verscheuchen. Er wartete geduldig, bis die Fliege von selbst wieder wegflog. »Unsere Erde ist nicht in Gefahr, nur eines ihrer Bilder von der Erde ist es. Lewis wird das Bild wählen, in dem die Erde lebt. Andere werden zu einer Erde überwechseln, die zerstört wird. Das ist ihr Weg, und daraus werden sie lernen und wieder neu beginnen. Das nächste Mal wird es leichter für sie.«

Ich verließ das Bewußtsein meines Geisterbruders und kehrte zu meinem Platz auf dem Baum zurück. Bald, 1953, würde ich in den Schoß meiner Mutter eingehen. Vorerst jedoch wiegte ich mich noch im Wind von Süddakota und träumte vom Vater, der dieses Hügelland durchstreift hatte. Einmal hatte ich ihn im Geiste besucht, aber er hatte nichts von mir gespürt. Dann schwebte ich auf die Badlands zu und tanzte auf den seltsamen Gebilden dort. Als ich zu meiner Wiege im mütterlichen Uterus zurückkehrte, weinte ich vorgeburtliche Tränen um meine Mutter, um ihre Schmerzen und um die Schande, die ich ihr bereitete. Ich hörte die Gedanken aus meiner Zukunft, die mir sagten, ich solle damit aufhören. »Es ist nicht deine Schuld«, sagten sie. »Ich bin du. Schmerzen werden sich einstellen, wie auch jetzt Schmerzen da sind. Es wäre jedoch besser, wenn du die Liebe deiner Mutter empfändest und von den Schuldgefühlen abließest.«
Der Morgen brach an. Marilyn näherte sich, um mich den Hügel hinunterzubegleiten. Ich war verwundert, sie kommen zu sehen – ich war sicher, noch drei Tage vor mir zu haben. Meine Visionssuche hatte mir viel Stoff zum Nachdenken gegeben. Ich hatte meinen Vater und meinen Großvater erlebt, die ich gar nicht persönlich kannte; ich hatte eine Kraftprobe mit meinem archetypischen Riesenstiefvater bestanden; ich war noch einmal im Leib meiner Mutter gewesen.
Wieviel hiervon war »wirklich«? Ich hatte genug angloamerikanisches Blut in meinen Adern, um mir darüber auf dem Weg bergab Gedanken zu machen. Aber dann dachte ich gleich, was es denn für eine Rolle spielte, ob die Vision »wirklich« war oder nicht. Wurde ihre Macht etwa dadurch vermindert? Und welchen Maßstab sollte ich anlegen, um ihren Wirklichkeitsgehalt zu messen? Mir war ganz schwindelig von den Einsichten, die mir gewährt worden waren, und ich mußte lachen. Marilyn stimmte in mein Lachen ein, und ich war wieder genauso hingerissen von der Welt wie 1973 nach der Heilung von Jimmie Left Hand.

Ich schlug die Augen auf und merkte, daß ich noch immer in der Schwitzhütte saß. Marilyn hatte mich gebeten, die Tür zu öffnen. Wir hatten es geschafft.

Nach der Schwitzhütte gingen wir ganz langsam durch die Dunkelheit zu Marilyns Haus. Homer war anfangs so schwach, daß er nicht stehen konnte. Ich gab ihm Halt, und er stützte sich beim Gehen auf mich. Das widerstrebte ihm eigentlich, aber ich empfahl ihm, seinen Stolz doch fahrenzulassen und meine Hilfe ruhig anzunehmen. Er hatte viel durchgemacht; jetzt durfte er sich ruhig auf mich stützen. Ich ging sehr vorsichtig im Dunkeln. Keiner von uns hatte eine Taschenlampe mitgebracht. Mit der Zeit traten wir sicherer auf, und dann schimmerte Licht aus Marilyns Fenstern und beleuchtete den Boden vor uns. Wir erreichten die kiesbestreute Einfahrt und nahmen von da einen betonierten Pfad. Der Wind folgte uns ebenso wie das Rascheln der Bäume.

Drinnen duschte Homer sich. Bald würden wir uns alle zu einem traditionellen Mahl mit Büffelfleisch, mit Blaubeeren, Mais, schmalzgebackenem Brot und einer Suppe aus Kaldaunen und Maismehl versammeln. Aber zunächst mußte ich noch die Pflicht erfüllen, Feuer und Schwitzhütte zu inspizieren, ob alles in Ordnung war. Ich nahm eine Taschenlampe mit, stellte mir jedoch die Aufgabe, ohne sie auszukommen. Zuerst ging ich so leise, daß ich mitten durch einen Schwarm Wachteln hätte laufen können, ohne daß sie auch nur einen Flügel geregt hätten.

Nach kurzer Zeit wurde mir allerdings klar, daß die Geister mich auf jeden Fall sehen würden, wie leise ich auch gehen mochte. Also sprach ich die versammelten Energien laut an. »Vergebt mir meine Angst, denn im Grunde meines Herzens bin ich mitleidsvoll. Danke, daß ihr heute nacht gekommen seid, Homer geheilt habt und mir zum Verständnis meiner Vision verholfen habt. Beschützt mich auf dem Weg zum Feuer, für das ich verantwortlich bin, und auf dem Rückweg.« Ich ging weiter. Die Schreie, die in der Nacht zu hören waren, gingen mir durch und durch. Ich hob einen Fuß und setzte ihn langsam wieder mit meinem vollen Gewicht auf dem unebenen Erdboden auf, ehe ich den nächsten Schritt tat. Im Sternenlicht konnte ich die Umrisse der Äste früh genug erkennen, um ihnen auszuweichen. Schließlich kam ich beim Feuer an. Es war ein zusammengefallener Gluthaufen. Die Hölzer waren fast alle zu rotglühenden Kohlen verbrannt. Wieder sprach ich laut.

»Vielen Dank«, sagte ich. Tränen strömten mir aus den Augen. »Danke für diese Ehre, für euren Schutz, für meine Heilung und für Homers Heilung.«

Ich harkte Holzkohlen und unverbrannte Hölzer zusammen und bedeckte sie mit Erde, so daß sie nur noch ein wenig glimmen konnten und schließlich erloschen. Das leuchtende Rot des Feuerscheins verblaßte zu dem gleichen stumpfen Ziegelrot, das die sinkende Sonne kurz vor dem Untergehen im Kentucky meiner Kindheit gehabt hatte.

Die alte Harke fühlte sich ganz anders an als sonst. In jenem Augenblick hatte sich alles verändert, und nichts konnte in seinen vertrauten Zustand zurückfallen. Ich war verwandelt worden. Ich stand auf der Schwelle vieler gangbarer Wege. Mir war traurig zumute, als ich die Feuerstelle hinter mir ließ; aber man kann nicht nur in der Schwitzhütte leben. Die Probleme würden wiederkehren. Ich würde noch viel lernen müssen, bevor ich selber Zeremonien leiten konnte. Aber in jenem Augenblick fühlte ich mich begnadet, und zu diesem Gefühl konnte ich immer wieder meine Zuflucht nehmen.

Die Menschen brauchen Zeremonien. Es reicht nicht, einfach nur ans Leben oder Heilen zu denken. Die Zeremonie schafft den magischen Rahmen, in dem eine Heilung stattfinden kann. Es spielt keine Rolle, was für eine Zeremonie das ist, solange der Heiler und die Bittsteller daran glauben.

Ich folgte meiner eigenen Spur zu Marilyns Haus zurück. Gegen

Ende des Weges ließ ich mich von den Düften des wunderbaren Essens leiten, statt meine Augen zu gebrauchen. Wunder waren geschehen im Dunkel dieser geistererfüllten Nacht. Jetzt war es Zeit zum Feiern.

8 Das Geschenk der Sonne

Einige Monate nach Homers Heilung nahm Marilyn mich mit zu einer einsamen Quelle in Kalifornien. Das Land ringsum war weit und offen. Ein unerwartetes Tal verbarg die Quelle hinter einer Wand aus Bäumen. Als wir dort angekommen waren, tranken wir begierig von dem klaren Wasser. Über uns bildeten die Äste der Bäume einen Kranz, der den Himmel einrahmte, einen Himmel, der sich in der Ferne bereits rosig färbte.

Wir waren zu der Quelle gekommen, weil Marilyn eine Geschichte erzählen wollte. Die Geschichte mußte an der Quelle erzählt werden. Wir bauten ein Feuer. Die Nacht war erfüllt von den Lagerfeuern des Sternenvolkes. Die Sterne trieben und schaukelten auf dem Bächlein in der Nähe herum und versuchten um die Wette, sich in dem klaren, schnellen Wasser zu halten. Der Mond stieg hinter den Bergen auf, vom Himmelsdachs bis auf ein Viertel abgenagt.

»Jede Geschichte hat ihren Geist«, sagte Marilyn, deren Zöpfe über die Brust bis zur Taille herabfielen. Die Flammen tanzten, sie hatten ihre Freude an Marilyns Stimme. »Geschichten haben eine Vorstellung davon, wo sie am liebsten erzählt werden möchten«, sagte sie. »Ich will dir erzählen, wie die Medizinhütte zu den Menschen kam – die Hütte, deren Leitung ich dich gelehrt habe. Es handelt sich um eine wichtige Geschichte, die du in den kommenden Jahren oft erzählen wirst. Das erste Mal muß sie an einem heiligen Ort erzählt werden. Deshalb habe ich dich zu dieser Medizinquelle mitgenommen. Auch die Tiere hier wollen sie hören, und die Sterne werden ebenfalls lauschen. Dies ist die angemessene Umgebung für die Geschichte.«

Wir lehnten uns zurück an die knorrigen Baumwurzeln, die sich über den Boden und durch die feuchte Erde des Bachufers schlängelten. Grüne Blätter raschelten über uns im Wind, der anschwoll und wieder abflaute wie die Wellen eines sturmgepeitschten Sees.

»Wir fangen mit einem Gebet an.« Marilyn sprach in der alten Sprache und wandte ihr Gesicht nach Westen, wo die Sonne untergegangen war. Sie nahm eine Prise Tabak und hielt sie nach Westen. Die Bäume über ihr schüttelten sich, bereit, zuzuhören.

»Schöpfer«, sagte sie, »der du im Westen sitzt, höre heute nacht unsere Gebete. Wir haben Angst vor der Nacht und der Dunkelheit. Nimm uns diese Ängste von Herz und Seele. Verwandle sie in Gesundheit und Beistand, denn wir sind bemitleidenswert und bitten dich, uns zu leiten. Höre unsere Gebete, während wir uns gemeinsam in die Geschichte deiner Medizinhütte vertiefen.« Als sie geendet hatte, füllte Marilyn den Tabak in den blutroten Tonsteinkopf ihrer Pfeife. Dann nahm sie eine zweite Prise Tabak aus ihrem perlenbestickten Lederbeutel mit Fransen.

»Schöpfer, Großvater, Großmutter, die ihr im Norden sitzt, hört unsere Gebete.« Marilyn hielt den Tabak nach Norden. »Verleiht uns die Kraft, diese Geschichte denen zu bringen, die sie hören müssen. Verleiht uns die Weisheit, diese Geschichte in Ehren zu halten. Helft uns, weisen Gebrauch von ihr zu machen.« Sie drückte die Pfeife an sich und füllte den Tabak in den Pfeifenkopf. Ihre Hände waren stark und doch weich. Sie waren gefurcht mit den Linien eines Menschen, der viel gesehen und noch mehr ertragen hat.

Eine dritte Prise Tabak bot sie dem Osten dar und betete dabei: »Schöpfer, Großvater, der du mit dem Volk der Gefleckten Adler, den Wambligleska, im Osten sitzt, höre unsere Gebete. Gib uns den Blick dafür, wo wir von dieser Geschichte Gebrauch machen, wie wir mit der Geschichte reisen, ihren Geist erkennen und diesen ehren können, indem wir sie erzählen.« Sie füllte den Tabak

in die Pfeife, nahm eine weitere Prise und wandte sich nach Süden.
»Schöpfer«, sagte sie, »Großvater, Großmutter, die ihr mit der Maismutter und dem Hirschgeist im Süden sitzt, hört unsere Gebete. Verleiht uns das Mitgefühl, um diese Geschichte verstehen zu können. Verleiht uns die Liebe, um die Schmerzen anderer zu spüren und ihnen durch diese Geschichte Heilung zu bringen. Hört unsere Gebete, denn unsere Gebete sind zum Wohle aller.«
Sie füllte den Tabak in den Pfeifenkopf. Die nächste Prise hob sie zur Milchstraße empor, dem Weg, der zur Hütte des Schöpfers führt.
»Schöpfer, Wakantankan, der du im Himmel sitzt und auf uns herabschaust, höre unsere Gebete. Zeige uns, wie man mit heiligen Schritten geht. Zeige uns den richtigen Weg, den wir gehen müssen, hinter der heiligen Pfeife. Weder rechts, wo die Eifersucht herrscht, noch links bei dem Haß. Zeige uns den Weg hinter der Pfeife, den wir als Zweibeiner in Ausgewogenheit und Harmonie mit all deinen Wegen gehen können. Wasche uns mit deinem gesegneten Regen von allen Schmerzen rein, wasche alle Unreinheiten von der Erde und von unserem Körper, und läutere unsere Herzen und unseren Geist.« Nachdem sie den Tabak in die Pfeife gefüllt hatte, berührte sie mit einer neuen Prise den Erdboden.
»Mutter, Maka Ina, die du unter uns sitzt, höre unsere Gebete. Erhalte und ernähre uns, denn wir sind deine Kinder. Gib uns die Früchte deines Schoßes, nähre uns mit deinem Fleisch. Gib uns unseren täglichen Mais und unser tägliches Fleisch. Gib uns die Nüsse und Wurzeln deiner Kinder, der Pflanzen. Segne uns alle, die wir auf deiner wunderschönen Haut wandeln.«
Dann hielt sie etwas Tabak zur Mitte des Feuers. »Schöpfer«, sagte sie, »und all meine Verwandten. Der du im Zentrum der Schöpfung sitzt, der du mit all unseren Verwandten im Zentrum sitzt, höre unsere Gebete, denn wir sind eins. Unsere Gebete sind ihre Gebete, und ihre Gebete sind unsere Gebete.«

Jetzt richtete sich Marilyn auf den Knien auf und hielt ihre Pfeife zu den Sternen empor. Eine Träne rollte ihr die Wange herab, als sie ausrief: »Schöpfer, Tatuskanskan, wir haben die Pfeife auf heilige Art gefüllt, auf die Art, die uns Wohpe, Weiße-Büffelkalb-Frau, gelehrt hat. Höre unsere Gebete, denn wir entbieten sie auf diese heilige Art, auf die Weise, die sie uns gelehrt hat.« Ihre Stimme zitterte, als sie fortfuhr: »Ich danke dir, denn ich weiß, daß du unsere Gebete anhören und erhören wirst.«
Sie berührte die Erde mit dem Pfeifenkopf und ließ ihn dort ruhen. »Maka Ina«, sagte sie, »danke für die Kräuter, die du wachsen läßt. Danke für den Tabak und all die heiligen Dinge, die wir verwenden und die von dir kommen. Segne uns, denn du hast es möglich gemacht, daß der Schöpfer uns erhört.«
Sie nahm ihre Pfeife und führte vier große Bewegungen mit dem Pfeifenstiel aus, während sie den Kopf ruhig hielt. Dabei rief sie: »An alle heiligen Wesen, die sich hier versammelt haben. Danke, daß ihr unsere Gebete erhört. Danke, daß ihr uns helft und unsere Gebete über die Milchstraße zur Hütte des Schöpfers tragt.« Marilyn hob die Pfeife noch einmal zum Himmel empor und führte sie dann an die Lippen. Ich nahm ein Stöckchen aus dem Feuer und hielt es hoch, um die Pfeife anzuzünden.
Marilyn sog einige Male an der Pfeife und reichte sie mir. Ich genoß den Duft des Tabakrauchs. Die Gebete, die er mit sich trug, rührten mich in tiefster Seele an. Ich war bereit, mir die Geschichte einzuprägen, die Marilyn erzählen wollte. Ich war zuversichtlich, daß mir die Geschichte bei Bedarf wieder einfallen würde. Ich nahm noch einige Züge, dann gab ich ihr die Pfeife zurück. Auch sie war in tiefen Träumen versunken, als sie den Rauch gen Himmel und zum Feuer hin blies. Im Flammenschein sah ihr Gesicht wie gemeißelt aus. Ein Coyote heulte, ein Zeichen aus der Geisterwelt, daß unsere Gebete empfangen worden waren. Ein Krachen hinter uns schreckte mich auf. Ein abgestorbener Ast war auf die Erde gefallen. Ich atmete langsamer und konzentrierte

mich darauf, mich wieder in den eben erlebten Traumzustand zu versenken.

»Geh nicht einfach über das hinweg, was gerade geschehen ist, denn es ist gut«, sagte Marilyn. »Das tote Gewicht wird abgestoßen, damit der Baum leben kann. Es ist ein Hinweis darauf, daß du von den unerwünschten Bürden, die du mit dir herumschleppst, befreit werden wirst. Die Geister haben deine Gebete erhört. Sie trimmen deinen Geist. Die Natur stößt alles ab, was unnütz ist. Dein Körper stößt die Gifte ab, die sich in ihm bilden, und scheidet sie aus. Dein Körper stößt wie der Baum das ab, was nicht der Erhaltung der Gesundheit dient. Erst jetzt bist du richtig vorbereitet auf die Geschichte.«

Sie rauchte gedankenvoll den Tabak zu Ende und blies den Rauch in die vier Himmelsrichtungen. Der Feuerschein drang in Streifen durch die Rauchwolken, zu bernsteingelbem Licht verwandelt. Der Mond ging unter, und die Erde war so lichtlos wie der Mutterschoß. Marilyn legte ihre Pfeife auf dem improvisierten Altar ab, den sie gebaut hatte, und begann ihre Geschichte.

Es war einmal vor langer Zeit ein junger Mann, der hieß Narbengesicht. Dieser junge Mann hatte keine Verwandten auf der Erde. Alle waren zu den Sandhügeln und der jenseitigen Geisterwelt aufgebrochen. Er besaß nur das, was er auf dem Leibe trug, sonst nichts. Er bekam nur das zu essen, was andere ihm überließen oder gaben, sonst nichts. Er war stark und arbeitete schwer, aber er hatte keine Waffen, um damit zu jagen. Er mußte sie sich leihen und soviel von seiner Beute mit den Besitzern teilen. Oft saß er bei dem alten Tunapai, der die Kranken heilte und Visionen hatte. Er machte Botengänge für den alten Mann und half ihm bei Bedarf. Aber Tunapai hielt Narbengesicht nicht für würdig, das heilige Wissen vom Heilen zu erwerben, und so bekam Narbengesicht nur kleine Brocken davon mit, ähnlich wie beim Essen.

Nun lebte im gleichen Dorf auch eine schöne junge Frau, die alle jungen Männer anbeteten. Jeder junge Mann aus dem Dorf und ebenso viele junge Männer aus den Nachbardörfern wollten sie zur Frau. Jeder bemühte sich, vor dieser Frau mit seiner Eleganz, seiner Geschicklichkeit bei der Jagd und der Nahrungssuche oder mit seiner exquisiten Tanzkunst bei den Zeremonien anzugeben, zu denen sich die Dorfbewohner versammelten. Aber keiner dieser jungen Männer fand Gnade bei der jungen Frau.

Ihre Eltern machten sich allmählich Sorgen um sie. Bald sollte der Rabentanz im Dorf stattfinden, der immer viele junge Männer aus den Nachbardörfern anzog. Ihre Mutter hoffte, sie bei der bevorstehenden Veranstaltung an einen passenden Freier zu verheiraten. Als die Mutter mit der jungen Frau über die Heiratspläne sprach, schüttelte diese nur den Kopf und lehnte das Ansinnen ab. »In der Hütte meiner Eltern habe ich alles, was ich mir nur wünschen könnte«, sagte sie. »Warum sollte ich mich so übereilt davonmachen?«

Die Mutter begann zu argwöhnen, daß die Tochter ihr etwas verheimlichte. Als der Vater von der Jagd heimkehrte, war sich die Mutter dessen gewiß und ziemlich aufgebracht. »Unsere Tochter hat ein heimliches Verhältnis«, weinte sie. »Bestimmt wird sie schwanger und unserer Familie Schande bereiten! Du mußt mit ihr reden.«

Der Vater sprach mit der Tochter über die Besorgnis der Mutter. »Nein«, sagte die junge Frau, »ich habe kein heimliches Verhältnis. Aber heiraten kann ich nicht, und ich will dir erzählen, warum. Eines Tages vor drei Sommern, als ich gerade Beeren sammelte, ist der Sonnenhäuptling an mich herangetreten. Er hat mich erkannt. Ich stand da, unfähig, mich zu regen, und sonnte mich in dem goldenen Licht und der Hitze seines Gesichts. ›Du bist eine gute Frau‹, sagte er. ›Meine Augen ruhen mit Wohlgefallen auf dir. Du darfst nicht heiraten. Du mußt dich für mich aufsparen.‹ Was konnte ich anderes tun, als es ihm zu geloben, Vater?«

Der Vater nickte nachdenklich. »Richtig. Wenn der Sonnenhäuptling spricht, müssen wir zuhören. Darum werden wir kein Wort mehr über das Thema Heirat verlieren. Der Fall ist erledigt.« Er informierte seine Frau, und damit war die Sache vom Tisch. Zumindest würde seine Frau fortan ihn mit Klagen verschonen.

Der Rabentanz wurde abgehalten, und alle Tänzer näherten sich in ihren feinsten Tanzkleidern der jungen Frau. Die besten Tänzer hielten um ihre Hand an, aber sie sagte allen fest entschlossen: »Nein.«

Kurz nach dem Tanz saßen etliche der jungen Männer beieinander und prahlten mit ihren Kräften und ihrem Können, wie es junge Männer zu tun pflegen, bevor sie sich erprobt und die Bitterkeit der eigenen Unzulänglichkeit erfahren haben. Sie waren sich einig, daß keiner Gnade vor den Augen der jungen Frau finden würde. Narbengesicht saß abseits der Gruppe in der Hoffnung, unbemerkt zu bleiben, da er weder elegante Kleidung noch Ansehen besaß, und hörte zu. Einer der jungen Männer sah ihn jedoch und begann ihn zu verspotten.

»Der große Narbengesicht hat bestimmt keine Angst, um die Hand der schönen Maid anzuhalten. Wir haben alle einen Korb bekommen, aber Narbengesicht hat es noch nicht einmal probiert. Ihm mit seiner prächtigen Narbe könnte sie sicher keinen Korb geben. Angesichts eines solchen Schönheitsmals wird sie auf der Stelle dahinschmelzen und ihm das Jawort geben. Stimmt's nicht, Narbengesicht?«

Narbengesicht lächelte und wühlte mit den Zehen im Staub. Er kannte dieses Spiel schon. Aber diesmal wollte er mitspielen. Er besaß mehr Stolz als Reichtümer. Insgeheim war er in die junge Frau verliebt, aber bei seiner niedrigen gesellschaftlichen Stellung und der Narbe, die sein Gesicht verunzierte, hätte er im Traum nicht daran gedacht, um sie anzuhalten. Narbengesicht richtete sich hoch auf. »Dann will ich sie fragen«, sagte er lächelnd. »Warum nicht?« Alles lachte. »Wie du so richtig sagtest:

Wer könnte jemanden ausschlagen, der so gut aussieht wie ich?« Das war so komisch, daß sich einige der jungen Leute bald vor Lachen am Boden kugelten.
Narbengesicht verließ die Gruppe, bevor er noch mehr verspottet wurde, und ging zum Fluß hinunter, wo die Frauen immer Wasser holten. Er verbarg sich im Gebüsch. Er gelobte sich und seinen Geisterführern, die junge Frau um ihre Hand zu bitten, sobald er ihrer ansichtig wurde. Das war er seiner Ehre schuldig.
Er brauchte nicht lange zu warten. Noch ehe die Sonne ihre Reise über das Himmelszelt beendet hatte, kam die junge Frau mit ihrem Gefäß, um Wasser zu holen. Narbengesicht sprang aus dem Gebüsch und erschreckte sie so, daß sie einen Satz rückwärts machte.
»Hab keine Angst«, sagte er. »Meine Absichten sind lauter. Ich möchte dich hier unter freiem Himmel, unter den Augen der Sonne, die alles sieht und hört, bitten, meine Frau zu werden. Ich liebe dich seit Jahren und habe mit angesehen, wie alle anderen dich gefragt haben. Ich hatte nie den Mut, dich auch zu fragen, aber jetzt ist es soweit.«
Die junge Frau verhüllte ihr Gesicht mit ihrem Gewand, wie es Sitte ist, wenn eine solche Frage gestellt wird. Sie betrachtete Narbengesicht verstohlen. Sie hatte wahrhaftig noch nie bemerkt, was für ein schöner Mann er war. Die Narbe hatte sie von seinen vielen guten Eigenschaften abgelenkt. Sie war beeindruckt von seinem Mut. Sie hatte eine Idee.
Sie ließ ihr Gewand wieder sinken und lächelte. »Ich nehme deinen Antrag an«, sagte sie. Jetzt war die Reihe an Narbengesicht, zu erschrecken. »Es stimmt, daß du keinen Besitz hast, aber meine Eltern haben viel und können uns mit dem versorgen, was wir zu Beginn unseres gemeinsamen Lebens brauchen.« Narbengesicht konnte sich kaum zurückhalten, auf und nieder zu hüpfen. »Aber es gibt da ein Problem.«
»Und das wäre?« fragte Narbengesicht beunruhigt. Er fürchtete,

daß das, was so leicht gewonnen worden war, ebensoleicht wieder zerrinnen würde.

»Ich habe dem Sonnenhäuptling versprochen, mich für ihn aufzusparen. Du mußt zur Sonnenstätte reisen und seine Erlaubnis einholen. Seine Zustimmung werde ich daran erkennen, daß die Narbe von deiner Wange verschwindet. Nach deiner Rückkehr werden wir heiraten.«

»A ... a ... aber ich weiß doch gar nicht, wo Sonne wohnt«, stammelte Narbengesicht. »Niemand hat ihn je in seiner Hütte besucht. Wie soll ich ihn finden? Wo soll ich suchen? Wie lange wird es dauern?«

»Das ist deine Sache«, erwiderte die junge Frau. »Aber du bist ja erfindungsreich und klug. Wenn überhaupt jemand diese Aufgabe bewältigen kann, dann du. Ich bin doch sicher eine solche Reise wert«, sagte sie lächelnd. »Außerdem muß sie sein, denn ich kann mein Versprechen gegenüber der Sonne nicht brechen.« Damit bog sie sich zu Narbengesicht hinüber und besiegelte die Abmachung mit einem Kuß. Dann rannte sie davon, ehe Narbengesicht sich wieder sammeln konnte, um noch ein paar Fragen zu stellen. Ihr leeres Wassergefäß lag da, wo sie es abgestellt hatte; Narbengesicht rief ein Kind, es zu ihrer Hütte zurückzubringen.

Narbengesicht gelobte, sich gleich am nächsten Morgen auf den Weg zu machen. Im Dorf konnte er keinen Tag länger bleiben, ohne verhöhnt zu werden. Er mußte den Sonnenhäuptling finden und seine Erlaubnis erwirken, die junge Frau heiraten zu dürfen, oder er konnte nie ins Dorf zurückkehren. Das war seine einzige Chance.

Marilyn machte eine kurze Pause, um einen Schluck Wasser zu trinken. »Du weißt ja, wie das Leben spielt«, sagte sie zu mir. »Wir möchten, daß sich unsere Träume erfüllen, aber das erfordert Opferbereitschaft und Einsatz. Zuerst müssen wir gewisse Bedingungen erfüllen, ehe wir unsere Wünsche erfüllt bekom-

men. Narbengesicht blieb nur die Wahl, seinen Traum zu verwirklichen, sonst nichts. Wer seinen Träumen nicht folgt, ist ein gebrochener Mensch. Er ist von allen Geistern verlassen.
Oft bitten wir um etwas. Wir erfahren, wie wir es bekommen könnten, aber was uns gesagt wird, erscheint uns vollkommen unsinnig und unmöglich; doch wenn wir schon den Mut hatten, um etwas zu bitten, müssen wir auch den Mut haben, die Antwort zu erfahren. Ebenso wie Narbengesicht dürfen wir nicht über diese Antwort lachen, sondern müssen sie ernst nehmen. Was wir gesagt bekommen, ist kein Scherz.« Marilyn nahm den Faden ihrer Geschichte wieder auf.

Narbengesicht ging zu einer Frau, die ihm häufig etwas zu essen gab. Sie war Witwe und hatte Mitleid mit Narbengesicht; aus Dank half er ihr im Haushalt und bei anderen Arbeiten. »Ich gehe auf eine lange Reise«, sagte er zu ihr. »Den Zweck meiner Reise kann ich dir nicht sagen, nur daß sie lange dauern kann. Wenn du Mokassins für mich übrig hättest, möchte ich dich darum bitten. Und wenn du etwas zu essen für mich hättest, könnte ich auch das gebrauchen. Ich muß morgen früh los.«
Die Frau arbeitete die ganze Nacht, denn sie mochte Narbengesicht sehr und wollte ihm helfen. Sie machte ihm sieben Paar Mokassins. Sie trug alle getrockneten Nahrungsmittel zusammen, die sie erübrigen konnte, und steckte sie in einen Beutel, damit Narbengesicht sie mitnehmen konnte. Als sie fertig war, weckte sie Narbengesicht, der vor ihrer Hütte geschlafen hatte, und gab ihm die Geschenke. Sie bezwang ihre Neugier, wohin er reisen wollte, und bat ihn nur, nach seiner Rückkehr zu ihr zu kommen und ihr seine geheimnisvolle Reise zu erklären. Er willigte sofort ein.
Narbengesicht verließ das Dorf und machte sich nach Westen auf. Er wußte, daß der Sonnenhäuptling abends im Westen verschwand, dort mußte also seine Hütte liegen. Wenn er die Großen

Berge erreichte, das Rückgrat der Welt, würde er nach dem Weg fragen.

Er wanderte länger, als er seines Wissens je gewandert war. Die Zeit verwischte sich. Dicker Nebel schien ihm die Sicht zu trüben. Er konnte sich nicht erinnern, etwas gegessen zu haben, aber da die Trockennahrung, die ihm die Witwe mitgegeben hatte, allmählich verschwand, mußte er es wohl getan haben. Er konnte sich auch kaum erinnern, geschlafen zu haben. Als er das Rückgrat der Welt erreichte, war das erste Paar Mokassins verschlissen. Er zog das zweite Paar an und beschloß, Wolf nach dem Weg zu fragen. Manche sagten, Wolf kenne in den Bergen jeden Fingerbreit. Folglich mußte Wolf auch wissen, wo Sonne nachts schlief. Narbengesicht sah hoch oben auf den Bergen Neuschnee und wußte, daß dieser herabkommen und lange vor seiner Heimkehr die Täler bedecken würde. Bei diesem Gedanken fröstelte er.

Narbengesicht ging am Ufer eines Flusses entlang und rief Wolf bei seinem wahren Namen, dem Namen, den ihn Tunapai gelehrt hatte. Schließlich erschien Wolf in einem Dickicht vor ihm. »Bitte!« sagte Wolf. »Nicht so laut! Ich möchte nicht, daß jede Maus und jedes Kaninchen in den Bergen weiß, wo ich bin. Also, Zweibeiner. Du hast mich bei meinem wahren Namen gerufen, deshalb muß ich dir helfen. Was ist dein Begehren?«

»Ich möchte wissen, wo die Hütte des Sonnenhäuptlings ist«, sagte Narbengesicht. »Ich muß dahin, wo Sonne nachts schläft, und ihm eine Frage stellen. Du bist klug, und so will ich dich fragen, wo Sonne nachts schläft.«

»Ich bin tatsächlich klug«, erwiderte Wolf nach einer langen Pause, »aber ich weiß es nicht.« Er strich sich leicht über die Schnurrhaare. »Wenn du mich etwas über das Rückgrat der Welt gefragt hättest – über die Rufe der Tiere, die hier wohnen, oder die Geister, die sich im Tal herumtreiben , hätte ich dir weiterhelfen können. Aber wo Sonne nachts schläft, weiß ich nicht. Eins kann ich dir sagen, nämlich daß er nicht hier schläft, denn ich war

oben auf den Höhen und habe ihn vorüberziehen und in weiter Ferne, meinem Blick unerreichbar, verschwinden sehen. Doch hör einmal. Ich werde dich über diese Berge führen, und auf der anderen Seite kannst du Bär fragen. Bär ist klug und meditiert am längsten von allen Tieren. Wenn überhaupt irgend jemand eine Antwort auf deine Frage weiß, dann Bär.«
Narbengesicht dankte Wolf und folgte dem prächtigen Tier getreulich einen schmalen gewundenen Pfad hinauf, der mit Kiefernnadeln und den Bruchstücken umgestürzter Bäume übersät war. Sie kamen an verbrannten Stubben und anderen Zeichen für das Wirken des Donnergeistes vorbei. Frisches Grün sproß bereits wieder auf dem verbrannten Gelände.

»So ist das Leben«, bemerkte Marilyn. »Was stirbt, wird ersetzt. Und das erste hilfsbereite Wesen, das du fragst, weist dir vielleicht nur den Weg zum nächsten. Wenn du eben losgegangen bist, erscheint dir der Weg zu schwierig. Das ist der Punkt, an dem die meisten Menschen aufgeben und sich neben dem Pfad niederlassen. Narbengesicht mußte all seinen Mut zusammennehmen, um hinter Wolf den Berg hinaufzusteigen. Ein geringerer Mann hätte wahrscheinlich aufgegeben, als Wolf die Antwort nicht wußte, und hätte sich eine leichtere Aufgabe gesucht, die er bewältigen konnte. Viele von uns schöpfen ihre Möglichkeiten nicht voll aus und erfüllen die Aufgaben nicht, die der Schöpfer uns aufgetragen hat.«

Narbengesicht folgte Wolf den ganzen Weg über die Berge hinweg. Schnee bedeckte den Gipfel, und auf dem Gletschereis dort oben achteten sie sorgfältig auf ihre Tritte. Der Westhang des Berges war weniger steil. Die schmalen Felspfade , die sie auf der einen Seite hinaufkletterten, wurden auf der anderen Seite zu breiten Wegen, die sie hinunterrannten. Am Ende des Weges lag an einer saftigen Bergwiese eine Höhle gut versteckt in einer nackten Fels-

wand. »Das ist Bärs Höhle«, sagte Wolf. »Ungefähr um diese Zeit müßte Bär aufwachen. Bestell ihm Grüße zum Frühlingserwachen von Wolf. Aber halte dich vom Innern der Höhle fern; wenn Bär nach einem so langen Schlaf erwacht, verspeist er in der Regel das erste, was ihm vor Augen kommt. Wecke Bär mit diesem Lied auf, und du wirst in Sicherheit sein.«

Wolf lehrte Narbengesicht ein Lied, und als Narbengesicht es zu seiner Zufriedenheit singen konnte, war Wolf plötzlich unter den hohen Bäumen verschwunden, ehe ein Specht zum zweitenmal loshämmerte.

Narbengesicht näherte sich vorsichtig der Höhle und hielt sich dabei dicht an die linke Seite der nackten Felswand. Als er an dem granitenen Eingang angekommen war, begann er das Lied zu singen, das Wolf ihn gelehrt hatte.

Bär, wach auf, Bär, wach auf,
der Himmel ist blau, der Schnee ist fort.
Bär, wach auf, Bär, wach auf,
die Wiese ist grün, und der Frühling ist da.
Bär, wach auf, Bär, wach auf,
die Tiere erwarten dich hier.
Bär, wach auf, Bär, wach auf,
sonst wirst du den Sommer verschlafen!

Narbengesicht hörte, wie sich drinnen etwas regte und brummte. Bär war wach! Er sah zu, wie Bär ins Sonnenlicht hinausstolperte und nach etwas Eßbarem Ausschau hielt. Es war nichts da außer einem Baumschößling, den Bär abriß, zweimal durchkaute und wieder ausspie. Dann rief er nach Wolf. »Wolf ist nicht da«, sagte Narbengesicht schüchtern. »Er hat mich zu dir geschickt, um dich um Rat zu bitten.«

Bär blieb abrupt stehen und brummte: »Er hat ein Zweibein geschickt?« Bärs Augen verengten sich zu schmalen Schlitzen. Er

legte die Ohren an und zeigte die Zähne. »Mach es kurz, Zweibein«, sagte er drohend, »denn ich bin hungrig.«
Narbengesicht erzählte ihm in knappen Worten seine Geschichte und fragte nach dem Weg zur Hütte des Sonnenhäuptlings. Bär wurde immer ruhiger und freundlicher beim Zuhören. »Du hast dich wirklich auf eine große Reise begeben, mein junger Freund«, sagte er nachdenklich. »Ich weiß nicht, wo Sonne wohnt, aber ich habe gehört, daß er jenseits der Großen Wüste wohnt. Jedenfalls macht er sich nachmittags auf den Weg dorthin. In diese Richtung«, sagte Bär und zeigte auf einen Pfad, den Narbengesicht nehmen sollte. Dann mußte Narbengesicht unter seiner Anleitung einen kunstvollen, schmeichelhaften Gruß für seinen Freund, den Dachs, auswendig lernen. »Richte diesen Gruß an Dachs aus, der auf der anderen Seite der Großen Wüste wohnt. Frag Dachs, welcher Weg zur Hütte des Sonnenhäuptlings führt. Wenn es dir überhaupt jemand sagen kann, dann Dachs. Und jetzt geh in Frieden.«
Narbengesicht dankte Bär und betete zum Bärengeist. Er warf sein zweites Paar Mokassins fort und betrat die Große Wüste mit dem dritten Paar. Wieder verwischte sich die Zeit. Nächte verwandelten sich in Tage. Tag und Nacht waren nicht mehr zu unterscheiden. Der Schlaf kam und ging, vielleicht sogar, während er auf den Beinen war. Narbengesicht wußte nicht, wie lange er geschlafen hatte oder gelaufen war. Sein Geist weilte bei den geflügelten Geistern, während sein Körper die Wüste durchquerte. Immer wurde er zu einer Wasserstelle geleitet. Immer gab es gerade genug zu essen für ihn. Als er endlich am Fuß der Berge auf der anderen Seite ankam, hatte er sein fünftes Paar Mokassins verschlissen.
»Wie soll ich Dachs bloß finden?« fragte er sich. Dann fiel ihm ein, daß ihm die Witwe einmal erzählt hatte, Dachs würde nur zu gern hören, was für ein schönes Gesicht er habe. Also setzte sich Narbengesicht an eine Quelle, die ringsum zertrampelt war; daran sah er, daß Tiere hierher zur Tränke kamen. Während er seine

schwieligen Füße im Wasser kühlte, stimmte Narbengesicht das Dachslied an, das die Witwe ihn gelehrt hatte:

Dachs, der du über den Wald herrschst,
Dachs, der du Tag und Nacht umherstreifst,
Dachs, der du über den Wald herrschst,
wer hat das hübscheste Gesicht weit und breit?

Narbengesicht wartete einen Augenblick. Als keine Antwort kam, sang er weiter.

Dachs, der du über den Wald herrschst,
Dachs, der du Tag und Nacht umherstreifst ...

Bevor er noch zu Ende gesungen hatte, erschien Dachs. »Du bist klug, Zweibein, daß du meine große Schönheit besingst. Ich werde dich in meinem Wald dulden. Sag mir, warum du gekommen bist.« Narbengesicht erzählte von neuem seine Geschichte, bestellte diesmal aber noch Bärs Gruß und sagte Dachs, was Bär von ihm berichtet hatte. Dachs strahlte über Bärs Lob. »Bär sagt die Wahrheit. Wenn überhaupt jemand wüßte, wo Sonne nachts schläft, dann ich. Aber ich weiß es nicht. Also weiß es niemand. Auf Wiedersehen.«
»Warte mal! Ist dir je aufgefallen, welche Richtung der Sonnenhäuptling einschlägt?«
»Jeden Nachmittag kreuzt er die Gipfel dieser Berge. Er muß auf der anderen Seite wohnen. Vielfraß lebt dort. Den könntest du fragen. Auf Wiedersehen.«
»Warte mal! Wo dort?«
»Ich habe viel zu tun. Sehr viel. Vielleicht solltest du mir folgen. Ich muß dort drüben hin wegen einer Besorgung. Folge mir über die Berge hinweg.«
Narbengesicht stieß einen tiefen Seufzer aus, dann ging er hinter

Dachs her. Er wurde an seinen Marsch über das Rückgrat der Welt hinter Wolf erinnert. Noch nie hatte er von diesen Bergen gehört, aber sie waren ebenso hoch wie die letzten – und genauso steil. Herrliche Seen erwarteten sie auf dem Gipfel. Dachs wollte dableiben und fischen, aber Narbengesicht mahnte ihn flehentlich zur Eile, da seine Liebste auf ihn warte. Dachs zischte und meckerte über die Frauen, kam jedoch Narbengesichts Bitte nach.

Als sie den Felspfad über die steilsten Hänge der Berge auf der anderen Seite herunterkamen, bedeutete Dachs Narbengesicht stehenzubleiben. »Wir sind hier im Herrschaftsgebiet von Vielfraß. Ich lasse dich allein. Vielfraß regt mich auf. Zudem muß ich endlich meine Besorgungen machen. Mach dir keine Gedanken, wie du Vielfraß finden könntest. Er wird dich finden!« Dachs kicherte nervös und verschwand. Es dauerte nicht lange, und Narbengesicht hörte das tiefe Brummen von Vielfraß.

»Warum kommst du in meinen Wald?« wollte Vielfraß wissen. »Ich habe gesehen, daß der blöde Dachs dich hergebracht hat. Warum hat er das getan? Hat er keinen Respekt vor mir? Wer bist du? Was willst du hier?« Vielfraß hatte sein Fell dick aufgeplustert und machte sein grimmigstes Gesicht.

Narbengesicht erzählte Vielfraß unterwürfig seine Geschichte und bat ihn um Hilfe. Als er geendet hatte, saß Vielfraß lange Zeit still da. Dann erwiderte er: »Ich will dir helfen. Sonne schläft jenseits des Großen Wassers. Ich werde dich ans Ufer bringen. Dort kannst du zusehen, wie Sonne abends in seine Hütte verschwindet. Ich weiß nicht, wie du zu seiner Hütte gelangen kannst, aber du kannst sie wenigstens sehen.«

Narbengesicht war außer sich vor Freude. Er zog sein sechstes Paar Mokassins an und folge Vielfraß dankbar die Vorberge hinab in das große Tal und weiter zum Großen Wasser.

Sonnenhäuptling verschwand gerade in seine Hütte, als sie am Ufer des Großen Wassers ankamen. Narbengesicht schaute ehr-

furchtsvoll zu, wie Sonnenhäuptling in die Tiefe sank. »Wohnt er unter dem Wasser?«
»Nein. Hast du ein Zischen gehört, wie wenn etwas Glühendheißes ins Wasser taucht? Hast du irgendwelchen Dampf gesehen? Der Eingang zu seiner Hütte muß über Wasser liegen. Aber wir können ihn nicht sehen, weil es so weit weg ist.«
»Aber wie soll ich bloß dorthin kommen?« fragte Narbengesicht.
»Ist das mein Problem?« Und schon war das grimmige Tier verschwunden. Es hatte Narbengesicht wie versprochen ans Ufer des Großen Wassers geführt. Jetzt hatte es andere Pflichten.
Narbengesicht war verzweifelt. Er hätte nie gedacht, daß es solche Wassermengen gab. So weit konnte er nicht schwimmen. Sein Gesicht wurde lang, und Tränen stiegen ihm in die Augen. Auf der einen Seite rollten sie in gerader Linie die Wange herunter, auf der anderen im Bogen entlang der Narbe, und sie hinterließen saubere Spuren in seinem staubbedeckten Gesicht. Ohne die Sonne wurde die Luft immer kälter. Er wollte schon aufgeben. Er malte sich aus, wie er dort liegenblieb, bis ihn sein Geist verließ. Er wußte nicht mehr weiter.
Narbengesicht hatte noch nie so gefroren, sich so einsam gefühlt und soviel Angst gehabt. Er begann zu beten. Er betete zum Schöpfer. Er betete zu seinen Schutzgeistern. Er betete zu seinen Hilfsgeistern. Er betete zu allen. Ehe er sich's versah, erschienen plötzlich zwei schöne Schwäne auf dem Wasser. »Woher kommt ihr?« rief er.
»Wir sind deine Hilfsgeister. Wir wären schon viel früher gekommen, wenn du darum gebeten hättest. Aber da du das nicht getan hast, haben wir angenommen, daß du die Reise allein machen wolltest. Jetzt hast du uns gebeten, und da sind wir. Klettere auf unseren Rücken, wir tragen dich über das Große Wasser zur Hütte des Sonnenhäuptlings.«
Narbengesicht war außer sich vor Freude. Die Schwäne waren so weiß, daß sie selbst im Dunkeln leuchteten. Wenn er doch nur frü-

her daran gedacht hätte, die Hilfsgeister um Hilfe zu bitten! Das war eine Lektion, die er nicht so bald vergessen würde.

»Wenn du auch alles andere vergißt, daran wirst du dich auf jeden Fall erinnern«, sagte Marilyn. »Wenn du Hilfe brauchst, mußt du darum bitten. Weißt du noch, daß du zwei Jahre gebraucht hast, bis du um Hilfe bei der Suche nach einem Lehrer gebeten hast? Und dabei habe ich die ganze Zeit über hier in Kalifornien gelebt. Das nächste Mal wirst du hoffentlich nicht so lange warten.«
Sie sah mich durch die Dunkelheit hindurch lange an. »Jeder kommt auf seiner Reise an einen solchen Punkt«, sagte sie. »An keinem geht dieser Augenblick der Verzweiflung vorüber. Wir können nur um die Kraft bitten, uns hindurchzuarbeiten, zu erkennen, wie wir damit fertig werden können, zu erkennen, wie wir die Glaubenskrise lösen können, die immer eintritt.«
Die Schatten lauschten und zuckten im Feuerschein. Flammen züngelten empor, und ab und zu loderten sie hell auf, so daß wir die Anwesenheit des Feuers nicht vergaßen. Alle Wesen in der näheren Umgebung waren hingerissen von der Macht der Geschichte. Ich konnte ihrer aller gemeinsames Bewußtsein, das uns wie die frische, kühle Luft einer ausgedehnten Höhle im Sommer willkommen hieß, in seiner ganzen Tiefe spüren. Marilyn setzte die Geschichte fort, jetzt wieder im Tonfall der Erzählerin:

Narbengesicht kletterte auf die Rücken der beiden Schwäne, und sie trugen ihn über das Große Wasser. Sie flogen weit, weiter, als er sich vorstellen konnte, und landeten schließlich auf einer herrlichen Garteninsel. »Hier wohnt der Sonnenhäuptling«, sagte der eine Schwan. »Es gibt einen Pfad dort über die Felsen. Folge diesem Pfad, soweit er reicht, und du wirst zur Hütte des Sonnenhäuptlings gelangen. Wenn du zurück willst, ruf uns, und wir werden kommen.«
Narbengesicht dankte den Schwänen und sah zu, wie sie in an-

mutigem Flug verschwanden. Bald verschmolzen sie mit dem Himmel und dem Wasser. Große Schildkröten tauchten auf und schwammen hinter den Schwänen her.

Narbengesicht wandte sich um und faßte die Felsen ins Auge, auf denen der Sonnenhäuptling wohnte. Auf dieser Insel konnte keine Traurigkeit aufkommen. Er mußte an die fernen Schneewehen des Winters denken, an die Stunden, die er in einer winzigen Unterkunft darauf gewartet hatte, daß ein Sturm vorüberzog. Die Wärme der Sonne war zu stark, als daß so etwas hier je vorkommen konnte.

Die Berge waren schwindelerregend hoch. Wasserfälle bedeckten ihre dunkelgrünen Wände. Platten aus schwarzem Vulkangestein ragten an hohen Stellen aus dem Grün. Narbengesicht betrat dieses Land voll ehrfürchtiger Scheu. Er machte jeden Schritt auf heilige Art und Weise und betete dabei um Weisung. Als er ein kleines Stück gegangen war, stieß er auf die schönste Kleidung, die er je gesehen hatte. Sie strahlte förmlich, denn das leuchtendweiße, goldgewirkte Tuch gab eigenes Licht ab. Ein wunderbar gearbeiteter Bogen nebst Köcher und Pfeilen lag neben den Kleidern. Die Einlegearbeit war fremdartig und einmalig. Narbengesicht hätte zu gerne den Bogen berührt, die Pfeile befühlt und die Federn gestreichelt. Aber er tat es nicht. Sie gehörten jemandem, und niemand ließ solche erlesenen Dinge liegen, ohne sie sich wieder zu holen. Narbengesicht ging widerstrebend weiter ins Inselinnere.

Er war wieder nur ein paar Steinwürfe weit gegangen und eben um einen großen Felsen gebogen, als er den schönsten Jüngling erblickte, den er je zu Gesicht bekommen hatte. Der junge Mann strahlte. Seine Muskeln waren gut ausgebildet und spielten bei jedem Schritt. Seine Haut hatte die Farbe von Bronze. Narbengesicht beugte sein Knie, denn er war sicher, einen Gott zu sehen.

»Willkommen«, sagte der Jüngling. »Wir bekommen hier nicht allzu viele Sterbliche zu sehen. Ich freue mich, daß du gekommen

bist. Hast du zufällig meine Kleider, meinen Bogen und meine Pfeile dort hinten auf dem Pfad gesehen?«

Narbengesicht erhob sich und antwortete: »Natürlich. So etwas Schönes habe ich noch nie gesehen. Das ist die passende Kleidung für einen Gott wie dich.«

»Warum hast du sie nicht aufgehoben?«

»Sie gehörten ja nicht mir. Und soviel Schönheit konnte doch nicht einfach weggeworfen worden sein.«

»Dann hast du die Prüfung bestanden!« rief der Jüngling. »Du bist hier willkommen. Wann immer Sterbliche nahen, lassen wir etwas liegen, um ihre Ehrlichkeit auf die Probe zu stellen. Wenn sie ehrlich sind, sind sie willkommen. Nur wenige kommen, und noch wenigere bestehen die Prüfung. Ich heiße Morgenstern, und Sonne ist mein Vater. Meine Mutter ist Mond. Mein Vater ist jeden Tag unterwegs, aber ich werde dich mit meiner Mutter bekannt machen. Sie wird sich freuen, dich kennenzulernen, denn sie liebt Sterbliche und nimmt die wenigen, die es bis hierher schaffen, freundlich auf.«

Narbengesicht folgte Morgenstern den Pfad entlang zur Hütte des Sonnenhäuptlings. Er staunte, als er die Hütte sah. Sie war halb rot und halb schwarz. Sterne schimmerten auf der schwarzen Seite; die Milchstraße war dort zu sehen. Es war ein gewaltiger Anblick. Als sie eintraten, begrüßte Morgenstern seine Mutter und stellte ihr Narbengesicht vor. Mond lud ihn ein, sich wie zu Hause zu fühlen, und die drei verbrachten einen Tag damit, sich über Erdangelegenheiten und Narbengesichts Dorf zu unterhalten. Als es Zeit für Sonnes Heimkehr war, gebot Mond Narbengesicht, rasch unter ein paar Pelzgewänder zu kriechen. Sie drückte ihn zu Boden und warf die Pelze über ihn. »Mein Mann gerät leicht in Zorn«, sagte sie. »Er wird dich akzeptieren, wenn er von dir hört, aber ein plötzlicher Wutanfall genügt, und du verbrennst zu Asche. Bleib darunter, bis er sich beruhigt hat.«

Narbengesicht wartete unter den Gewändern, voller Angst, er könnte in der sengenden Hitze schmelzen, bevor er seinen Auftrag ausgeführt hatte. Er betete zu seinen Schutzgeistern um Hilfe. Sonne brauste herein; Narbengesicht zuckte zusammen bei dem jähen Hitzeschwall und begann unter den Gewändern heftig zu schwitzen.

»Ich rieche ein Zweibein von der Erde! Was hat das zu bedeuten? Warum ist er hier in meiner Hütte?«

Mond und Morgenstern beschwichtigten Sonne gleich und erklärten ihm, daß Narbengesicht die Ehrlichkeitsprüfung bestanden hatte und in ihrem Heim willkommen geheißen worden war. Sonnes Zorn verflog, die Hitze nahm ab, und als keine Gefahr mehr bestand, bat Mond Narbengesicht, unter den Gewändern hervorzukommen.

Das tat Narbengesicht, und dann kniete er vor Sonne nieder und bat um seinen Segen. Sonne erhob sich majestätisch vor Narbengesicht, gab ihm seinen Segen und bat ihn, dazubleiben, zu jagen und Morgenstern ein Gefährte zu sein. Narbengesicht nahm die Einladung dankbar an, dann entfernte er sich zitternd, froh, noch am Leben zu sein.

Jeden Tag gingen Narbengesicht und Morgenstern nun auf die Jagd. Die Tiere der Insel waren zahlreich und sehr verschiedenartig, ein jedes war eine eigene Herausforderung für den Jäger. Sie jagten den ganzen Sommer hindurch, aber es wurde nie Herbst. Endlich wurde Narbengesicht klar, daß es auch nie Herbst werden würde – nicht auf dieser Insel. Mond kochte ihre Beute und veranstaltete jeden Abend ein Freudenfest. Sie erzählte Narbengesicht mit mütterlicher Dankbarkeit, daß Morgenstern nie mehr so glücklich gewesen sei, seit seine Brüder getötet wurden. Narbengesicht wunderte sich, wie das hatte geschehen können, war jedoch so klug, nicht nachzufragen. Er fragte sich auch, wann er wohl die Gelegenheit bekäme, Sonne um den Gefallen zu bitten. Er sehnte sich, Herbst und Winter wieder zu erleben, obgleich er früher oft über diese Jahreszeiten geklagt hatte. Vorerst träumte er von seiner Angebeteten daheim und genoß die Zeit mit Morgenstern.

Eines Tages, bevor sie auf die Jagd gingen, erzählte Mond Narbengesicht, wie ihre anderen Kinder gestorben waren. Am See hatten grausame Vögel gelebt. Denen waren ihre Söhne einmal zu nahe gekommen und aufgefressen worden. Mond fürchtete um das Leben von Morgenstern, denn er hatte das Alter erreicht, in dem auch die anderen neugierig geworden, zu den Vögeln vorgedrungen und umgekommen waren. Sie flehte Narbengesicht an, Morgenstern nicht ans Ufer des Sees zu lassen, denn die Vögel seien flink und würden ihn verschlingen, noch ehe er einen Pfeil abschießen könnte. Narbengesicht versprach, auf Morgenstern aufzupassen und ihn vor Schaden zu bewahren.

Später an jenem Morgen forderte Morgenstern Narbengesicht zu einem Wettlauf zum Ufer des Sees auf, wo sie schauen könnten, was für seltsame Geschöpfe dort zu jagen seien. Narbengesicht rief Morgenstern zurück, aber der war schon losgerannt und tat so, als höre er nichts. Narbengesicht blieb keine andere Wahl, als hinter Morgenstern herzurennen. Natürlich gewann Morgenstern den Wettlauf. Als er sich umdrehte, um Narbengesicht zu verspotten, erhoben sich drei große Vögel vom Wasser. Es waren die größten Vögel, die Narbengesicht je gesehen hatte, und sie sahen aus wie Eidechsen mit Flügeln. Sie reckten die schreckenerregenden Schnäbel nach Morgenstern.

Narbengesicht nahm einen Pfeil und betete zum Schöpfer, Wind zu schicken, der ihn geschwinde ins Ziel tragen würde. Er betete von ganzem Herzen, als er den Pfeil anlegte, die Sehne spannte und abdrückte. Ohne diesem Pfeil auch nur einen Blick zu gönnen, zog er gleich den nächsten und schoß und dann noch einen. Drei Pfeile sausten fast gleichzeitig zu den Vögeln hin. Drei Pfeile durchbohrten ihre Kehlen und töteten sie. Das Brausen des Windes war gewaltig.

Narbengesicht fiel dankbar und erschöpft zu Boden. Er dankte

Wind und dem Schöpfer von ganzem Herzen. Morgenstern war zuerst so verblüfft, daß er nicht verstand, was vorging. Als er es schließlich begriff, rannte er zu Narbengesicht, entschuldigte sich für seine Dummheit und dankte ihm, daß er ihm das Leben gerettet hatte. Gemeinsam beteten sie zum Schöpfer und zu Wind und dankten ihnen für ihr Leben. Dann machten sie sich an die Arbeit und schnitten den Vögeln die Köpfe ab, um sie mit nach Hause zu nehmen und Mond zu zeigen. Sie sollte sich nie wieder Sorgen machen.

Die Köpfe hinter sich herzuziehen dauerte seine Zeit, denn sie waren so groß wie Bären. Noch bevor sie an der Hüttentür angelangt waren, hörte Mond sie kommen. Sie rannte hinaus, um zu sehen, was solche Aufregung verursachte. Bescheiden erzählte Narbengesicht die Geschichte. Morgenstern schmückte sie aus und pries Narbengesichts Mut und Frömmigkeit. Mond umarmte Narbengesicht voller Dankbarkeit. »Jetzt ist mein Sohn wirklich außer Gefahr. Wenn sein Vater heute abend nach Hause kommt, werde ich ihm die Geschichte erzählen, und dann wird er dir jeden Wunsch erfüllen.«

Die nächsten paar Stunden wurden Narbengesicht sehr lang. Er sammelte all seinen Mut, um das zu erbitten, was ihm wirklich am Herzen lag. Als Sonne heimkehrte, erstattete Mond ihm Bericht. Sonne befragte Narbengesicht selber, um Gewißheit zu haben, und inspizierte die Köpfe der großen Vögel. Als er wieder zu Narbengesicht trat, sagte er: »Wir sind wahrhaftig in deiner Schuld. Du darfst erbitten, was du dir wünschst, wie meine Frau dir schon gesagt hat, und es soll dir gewährt werden.«

Narbengesicht erzählte von der jungen Frau, die er heiraten wollte. Er erzählte von seiner Reise zur Hütte der Sonne. Er gab wieder, was seine zukünftige Braut ihm über die Narbe auf seiner Wange gesagt hatte. Er bat Sonne, die Narbe zu entfernen als Beweis dafür, daß er die Ehe segnete und die junge Frau von ihrem Gelübde erlöste, so daß sie Narbengesicht heiraten konnte.

Sonne hörte gut zu und nickte. »Ich kenne die junge Frau. Sie ist ein feiner Mensch und voller Tugend. Sie wird dir eine gute Frau sein. Ich gebe euch meinen Segen.« Sonne nahm eine Ockermedizin und rieb sie in die Narbe auf Narbengesichts Wange. »Wenn diese Medizin eingezogen ist, wird die Narbe verschwunden sein. Dies ist ein Zeichen für meinen Segen.«

Sonne gab Narbengesicht noch viele andere Geschenke. Er lehrte ihn die Sonnenmedizin und machte ihm die Schwitzhütte zum Geschenk, die er den Menschen bringen sollte. »Wenn die Steine heiß sind und in die Hütte gebracht werden, wirst du meine Gegenwart spüren, denn ich bin die Quelle allen Feuers und aller Wärme. Meine Hitze wird deine Leute heilen. Sie wird dafür sorgen, daß ihre Krankheiten und die bösen Geister, die sie im Körper haben, ausgeschwitzt werden, und wird sie wieder gesund machen. Mein Hochzeitsgeschenk an dich ist die Heilkraft der Sonne.«

Sonne belehrte ihn auch über andere Arzneien, Pflanzen und Zeremonien, die sein Volk gesunden lassen würden. Als Narbengesicht alles gelernt hatte, was er aufnehmen konnte, meinte Sonne, jetzt sei er startbereit für die Rückreise zu seinem Volk. Er bekam die kostbarste Kleidung, die je auf Erden gesehen wurde, und dazu ein einfaches braunes Gewand, um es darüberzuziehen. Narbengesicht rief seine Helfer, winkte Sonne, Mond und Morgenstern noch einmal zum Abschied und wurde von den Schwänen zu einem Hügel oberhalb seines Dorfes zurückgetragen. Dort saß er im Dunkeln und wartete darauf, die Wärme von Sonne über sich zu spüren, wenn dieser große Geist seine tägliche Reise über den Himmel begann.

Als der Tag anbrach, bemerkten die Leute den dickgekleideten Fremden auf dem Hügel oberhalb ihres Dorfes. Er saß den ganzen Morgen dort in einem braunen Umhang, und das trotz der Hitze, die so groß war, daß die Hüttenplanen hochgerollt worden waren, damit Luft hindurchstreichen konnte. Als Mittag vorbei war, konnte der Häuptling seine Neugier nicht länger bezwingen. Er bat ein paar junge Männer, zu dem Fremden zu gehen und ihn zum Essen und Trinken einzuladen. Als die jungen Männer bei dem Fremden ankamen und ihn baten, sein Übergewand auszuziehen, wurden sie geblendet von seiner Kleidung. Dann erkannten sie Narbengesicht und bemerkten, daß seine Narbe fort war. »Was ist geschehen?« riefen einige wie aus einem Munde.

»Ich will dem Häuptling meine Geschichte erzählen«, erwiderte Narbengesicht, »und alle werden zuhören können.« Eine Prozession folgte ihm den Hügel hinunter zur Hütte des Häuptlings. Narbengesicht bat darum, Tunapai, der Witwe, sowie der schönen jungen Frau und ihren Eltern Ehrenplätze in der Hütte des Häuptlings zu geben. Als das besorgt war, ließen sich alle nieder und lauschten wie gebannt Narbengesichts Geschichte. Die Hochzeit wurde ausgerichtet, und das ganze Dorf feierte eine ganze Woche lang. Nach und nach unterwies Narbengesicht die Leute in der Medizin, die er von Sonne gelernt hatte. Schwitzhütten wurden errichtet, und die Leute lernten, ihre Krankheiten auszuschwitzen. Narbengesicht und seine Frau lebten lange und gut und hatten viele Enkelkinder. Als sie schon über 90 Sommer lang gelebt hatten, brachen sie eines Nachts im Schlaf gemeinsam zu den Sandhügeln und der jenseitigen Geisterwelt auf. Alle freuten sich für sie, und eine große Feier wurde abgehalten für die beiden, die so gut und so lange gelebt hatten. So kam die Schwitzhütte zu den Menschen.

Das Feuer war heruntergebrannt. Die Holzkohle glühte mit dunklen Augen. Marilyn gab Tabak auf das Feuer zu Ehren sowohl der Geister, die sich versammelt hatten, um die Geschichte zu hören, als auch Narbengesichts, der, wie Marilyn sagte, immer dabei war, wenn die Geschichte erzählt wurde.

»Lerne aus dieser Geschichte. Vergiß weder das Geschenk der Schwitzhütte noch den Grund, warum sie uns gegeben wurde. Vergiß auch nicht, daß jede Reise in der Mitte immer am schwersten ist. Du mußt deine Umgebung um Hilfe bitten, wenn es nötig ist. Sollte dein Problem dadurch noch nicht gelöst werden, wende dich um Hilfe und Wegweisung an die Geister. Blick zum Himmel, blick zur Erde, und nimm die Hilfe des Schöpfers an. Auf diese Weise stellst du deine Aufrichtigkeit unter Beweis und gibst Aufschluß über deine Absichten, und dann werden dich die Geister belohnen. Du wirst große Gaben bekommen, die du mit jedermann teilen mußt.«

Ich dankte Marilyn, als die Flammen mit einem letzten Aufflackern erloschen. Während ich die Sterne der Nacht betrachtete, mußte ich viel an Narbengesicht denken, bis ich endlich ins Land des Schlafes einging. Dort besuchte ich das Land von Sonne, sah die Häupter der großen Vögel und holte mir Rat bei Morgenstern, der mich, als er sicher sein konnte, daß seine Empfehlungen Gehör gefunden hatten, aufweckte.

Marilyn unterstützte meinen Plan, Anfang 1985 nach Santa Fe überzusiedeln. Ellen und ich lebten schon über zwei Jahre getrennt, hatten aber noch keine Zeit gefunden, uns juristisch scheiden zu lassen. Eine Zeitlang hatten wir uns relativ gut verstanden. Wir hatten sogar gemeinsam ein paar Geburtspsychologie-Workshops abgehalten. Die Spannungen zwischen uns nahmen wieder zu, als zweierlei passierte: Sie brach mit dem Geliebten, den sie seit zwei Jahren hatte, und ich nahm eine neue Beziehung auf.

Es war nicht nur Zeit, die legale Verbindung zwischen mir und Ellen aufzulösen, sondern auch ein guter Zeitpunkt, umzuziehen, da ich zwischen zwei Projekten steckte. Ich hatte meine postdoktorale Ausbildung abgeschlossen und war jetzt zugelassener klinischer Psychologe und Ambulanzarzt. Freunde hatten mir erklärt, daß ein gewisser Abstand zwischen den Eltern oft besser für die Kinder ist, wobei sie Sommer und Ferien bei dem einen Elternteil und die Schulzeit bei dem anderen verbringen können.

Neumexiko hatte auch in anderer Hinsicht seinen Reiz. Seit 1981 hatte ich in Albuquerque regelmäßig Ausbildungskurse für Psychologen und Hebammen abgehalten; meinem Empfinden nach hatte ich genug Kontakte dort, auf die ich eine Praxis gründen konnte. Und ich flog bereits einmal im Monat als psychologischer Berater dorthin, kümmerte mich um Klienten und überwachte die Psychologen, die ich lehrte. Außerdem wollte ich einige Dineh-Älteste besuchen, die eine Tagesfahrt von Santa Fe entfernt lebten, wie ich gehört hatte. Der Übergang zu einem völlig neuen Lebensstil erschien mir wünschenswert, und ich hatte auch das Bedürfnis, meine kalifornische Vergangenheit hinter mir zu lassen. Manchmal hat so ein Umzug nicht nur eine räumliche, sondern auch eine symbolische und psychische Bedeutung.

Ein Bekannter machte mich bei einem meiner Vorträge auf einen Dineh-Ältesten namens Hosteen Begay aufmerksam. Hosteen lebte in einem Erdhaus im Dineh-Reservat im Nordosten Arizonas, gleich südlich der Grenze zum Bundesstaat Utah. Die Straße dorthin bestand in zwei stark ausgefahrenen Fahrspuren in der trockenen, sandigen Erde. Um mit dem Wagen bis zu seinem Grundstück zu gelangen, mußte man die Zahlenkombination eines Vorhängeschlosses an einem Tor quer über die vom Highway abzweigende Straße kennen. Sie war nicht schwer zu behalten – es handelte sich um das Jahr des Aufstandes der Pueblo-Indianer, als sich die Hopi gegen ihre spanischen Eroberer erhoben.

Hosteens Erdhaus hatte schon mindestens neun Generationen überdauert; manchmal wurden noch Zimmer angebaut, ein andermal welche abgerissen. Bei meinem letzten Aufenthalt dort war etwa dreißig Meter vom Hauptgebäude entfernt ein zweites kleines Erdhaus für eine Zeremonie gebaut worden. Beide Häuser standen am Rande einer ausgewaschenen Wasserrinne, die nach irgendeiner unglücklichen, längst vergessenen Seele Hanging Woman Wash genannt wurde und gelegentlich Hochwasser führte, das vom Hang herunterbrauste. Das Haupthaus war vorn mit einem Vorhängeschloß verschlossen, aber hinten offen und sehr reparaturbedürftig. Daneben war ein Sommerhäuschen aus Espenholzstämmen. Es war mit grünen Astbögen aus Espe überdacht, und der Eingang lag auf der Ostseite.

Am Südende der Sommerhütte stand Hosteens Bett; die Matratze ruhte auf Kiefernhölzern. Ein viereckiges Stück von einem alten Duschvorhang, das zu schimmeln anfing, war zwischen den Balken oben gespannt worden, damit kein Regen aufs Bett tropfte. Zwei dicke Holzstangen hingen an Seilen von der Decke. Darüber waren Schafsfelle und ordentlich gefaltete Decken drapiert. Auf der Nordostseite der Hütte war eine Feuerstelle aus Sandstein und Lehm. Manchmal unterhielt Hosteen Begay den ganzen Tag lang ein Feuer, um warm zu bleiben. Zwischen Bett und Feuerstelle stand ein wackeliger Tisch. Dicke Kiefernstubben dienten als Sitzgelegenheiten. Fest an die Westwand der Hütte genagelte Holzkisten enthielten Hausrat wie Töpfe und Pfannen sowie Dosennahrung, Küchengerät, Spachtel und eine Fliegenklatsche. Nicht weit davon entfernt hatte Hosteen einen alten Holzherd aufgestellt, auf dem er seinen Kaffee zu kochen pflegte. Gleich daneben lehnte sein Mausergewehr, immer in Reichweite, aber es sah nie so aus, als sei es benutzt worden.

Hosteen besaß – ähnlich wie Nelson und Archie – eine bemerkenswerte menschliche Wärme. Darüber hinaus war er auch ein bißchen wie Coyote. Er benahm sich gern abscheulich. Anderen machte er es leicht, über die eigenen Schwächen zu lachen, denn selbst wenn er einen neckte, hatte man stets das Gefühl, ihm am Herzen zu liegen. Einmal hatte er mich nach meiner Familie gefragt und mußte sich dann einen ellenlangen Bericht von meiner Trennung anhören, womit er nicht gerechnet hatte. Daraufhin sah er mich einen Augenblick schief von der Seite an und bemerkte lakonisch: »Wenn du dir einfach die Eier abschneiden ließest wie ein Schafsbock, wärst du viel glücklicher.«

Hosteen war nicht nur Schamane, sondern auch Schäfer. Er fuhr regelmäßig den Zaun entlang der Asphaltstraße ab und reparierte alle Löcher, durch die sich seine Schafe unter Umständen hindurchzwängen konnten. Er hielt auch ein paar Hühner. Unter Beteiligung eines Huhns geschah auch eine der lustigsten Begebenheiten, die ich je gesehen habe. Hosteen und ich saßen vor seinem Erdhaus und tranken den dicken, schwarzen, süßen Kaffee, den er mit Vorliebe den ganzen Tag vor sich hin köcheln ließ. Sein Gewehr war wie immer geladen und lehnte an der Wand. Seine Hühner waren normalerweise eingepfercht, um sie vor den Coyoten zu schützen, aber an Tagen, wo Besucher da waren, ließ er sie frei im Garten herumlaufen.

Es dauerte nicht lange, und wir sahen einen Coyoten in den Garten schwanken. Wir mußten lachen, und Hosteen wunderte sich laut, ob das Raubtier vielleicht über die Stadt Gallup gestolpert sei, wo den ganzen Tag lang getrunken wird, denn dieser Coyote lief im Zickzack, fiel immer wieder hin und konnte kaum auf allen vieren stehen. Keiner von uns bemerkte, wie dicht er an eines der Hühner herankam, bis er dieses Huhn, »wamm!«, erwischt hatte. Jetzt war Coyote nicht mehr betrunken. Er schoß davon wie der Blitz, das Mittagessen in den Fängen. Keiner von uns hatte Zeit, das Gewehr zu ergreifen, und wir lachten ohnehin so sehr, daß wir nicht hätten zielen können.

Hosteen Begay erzählte mir: »Der dümmste Coyote, dem das halbe Hirn weggeblasen worden ist, hat immer noch mehr Verstand als der schlaueste Fuchs.« Wer je Coyoten in freier Wildbahn beobachtet hat, weiß, daß das stimmt. Sie sind trickreiche Gauner. Wenn ein Coyote das, was er haben will, nicht dadurch bekommt, daß er einen zum Lachen bringt, legt er einen rein. Mir fiel ein, daß Nelson mich immer ermahnt hatte, Coyoten zu ehren, und das erzählte ich Hosteen. »Dann solltest du eine Geschichte hören, die sich die Dinehs über den Coyoten erzählen«, entgegnete er.

Damals, zur Zeit des Ersten Mannes und der Ersten Frau, war alles Feuer der Welt oben auf dem Feuerberg und wurde von Feuermann unter Kontrolle gehalten. Coyote, der ein rechter Coyote war, war es leid, immer zu frieren, und noch mehr war er es leid, kalten Braten zu essen. Also suchte er sich als rechter Coyote ein paar Vögel, von denen er glaubte, daß er sie überlisten könnte, so daß sie ihm Feuer holen würden.
»Ich will euch was sagen. Ihr armen Kerle friert auch, stimmt's?« Die Vögel hatten noch nicht herausgefunden, wie sie über den Winter nach Süden fliegen könnten. Das war vor dieser Zeit. »Ja, ja«, erwiderten sie folglich, »wir frieren auch.«
»Ich will euch sagen, was wir machen. Ihr braucht bloß dieses Stöckchen zum Gipfel des Feuerberges mitzunehmen, etwas Feuer damit einzufangen und zurückzukommen. Bringt ihr mir dieses eine Mal Feuer, werde ich euch in Zukunft mit Freuden davon abgeben, was ihr haben wollt, und wann immer ihr es wünscht.«
Die Vögel waren so dumm, in den Handel einzuwilligen, und taten, wie Coyote sie geheißen hatte. Aber Coyote hatte ihnen verschwiegen, daß dort Ungeheuer waren, die den Feuerberg bewachten. Zwei Ungeheuer mit riesigen Augen, die sich nie schlossen. Gerade, als die kleinen Vögel etwas Feuer stehlen wollten, bäumten sich die Ungeheuer auf und sengten ihnen die Schwanzfedern ab. Voller Entsetzen flogen sie heim.
Coyote sagte verärgert zu ihnen: »Hölle und Teufel! Muß ich denn alles selber machen?« Die Vögel ließen die Köpfe hängen und schämten sich, aber er konnte sie mit nichts mehr dazu bringen, wieder zu dem Berg zu fliegen und den Ungeheuern zu begegnen. Also ging Coyote zum Ozean und sammelte ein paar schöne Muscheln am Strand. Er wußte, daß man das Rauschen des Wassers hören konnte, wenn man diese Muscheln ans Ohr hielt; man konnte sogar die Kühle des Wassers spüren und den Kuß der Meeresbrise. Coyote kehrte zu den Bergen am Fuß des Feuerberges zu-

rück und band sich ein paar Stöcke an den Schwanz. Dann rannte er den Feuerberg hinauf. Aber im Gegensatz zu anderen Tieren, die das auch schon einmal probiert hatten, machte Coyote eine Menge Lärm beim Laufen, so daß die Ungeheuer ihn unweigerlich kommen hören mußten.
Sie riefen: »He! Wer macht da solchen Lärm? Bist du blöde?«
»Ich bin's, Coyote! Ja, manche Leute halten mich für ziemlich blöde.« Die Ungeheuer waren sich einig, daß er das sein mußte, und schärften ihre Krallen an den Felsen. »Ich selbst glaube aber, daß ich einfach spendabler bin, als mir guttut. Hört mal, ich will nichts von euch. Ich will kein Feuer, falls ihr das denkt. Tatsache ist, daß ich gerade mit ein paar Vogelfreunden geredet habe, die mir erzählt haben, sie hätten die einsamsten zwei Ungeheuer, die ihnen je begegnet sind, hier oben auf dem Berg gesehen. Deshalb habe ich euch ein Geschenk mitgebracht. Und während ihr euch daran erfreut, darf ich mich vielleicht hierherstellen mit dem Rücken zum Feuer und mir die Pobacken wärmen.«

Hosteen Begay lachte leise in sich hinein, während er diese Geschichte erzählte. Bei den Dineh gibt es seit Urzeiten Witze über die Hinterbacken, manche davon so abgedroschen, daß man sich wundert, wieso sie überhaupt noch jemand komisch findet. Ich habe ein ganzes Zimmer voller Dineh über solche Witze lachen sehen.

Die Ungeheuer kamen zu dem Schluß, daß Coyotes Angebot nichts schaden konnte. Außerdem bewachten sie das Feuer hier oben schon seit Anbeginn der Schöpfung, und davon waren sie müde. Alles, was Feuermann je tat, war schlafen, da er davon ausging, daß die Ungeheuer in ihrem Grimm ausreichten, um sein kostbares Feuer zu hüten. Niemandem war je eingefallen, den Ungeheuern ein Geschenk mitzubringen. Sie dachten, es müsse schön sein, einmal zu hören, wie ein Ozean rauscht, und eine fri-

sche Meeresbrise im Gesicht zu spüren. So nahmen sie denn Coyotes Geschenk an und vertrieben sich ausgezeichnet die Zeit mit den Muscheln.

Coyote stand unterdessen mit dem Rücken zum Feuer. Das Feuer loderte donnernd aus dem Berg heraus und züngelte nach den Stöcken, die an Coyotes Schwanz gebunden waren. Ehe die Ungeheuer ihn aufhalten konnten, rannte er schon mit brennendem Schwanz den Berg hinunter.

Feuermann wachte auf und sah, was geschehen war. Er zog seine Feuerpfeile hervor und ließ sie fliegen. Aber Coyote stürmte holterdipolter im Zickzack bergab und tat, was ein rechter Coyote tut, wenn er entkommen will. Und er schaffte es! Feuermann gab seinen Versuch auf, Coyote zu töten, als er sah, daß dieser den ganzen Berg in Brand steckte. Er kümmerte sich nicht mehr um Coyote. Er sah, daß die Menschen und Tiere, die unten am Berg lebten, für das Feuer zahlen mußten, und das befriedigte ihn.

Die Moral von der Geschichte ist natürlich die, daß jede große Macht ihren Preis hat. Aber nebenbei erfuhr ich doch auch, daß ich, wenn ich es wagte, wie Coyote vorzugehen, vielleicht Feuer von den Göttern stehlen konnte.

Einem unheilbar kranken Menschen in die Seele zu blicken und die dort verborgenen Heilkräfte zu finden hat eine gewisse Ähnlichkeit mit dem Feuerstehlen bei den Göttern. Manchmal sind es genau die Mechanismen, mit deren Hilfe wir eine Krankheit bewältigen können, die uns am Ende krank machen. Die Menschen entwickeln Gewohnheiten, die ein wahrer Nährboden für Krankheiten sein können. Da solche Gewohnheiten im Krankheitsfall zu helfen scheinen, widerstrebt es uns zutiefst, sie zu ändern. Oft helfen uns diese Gewohnheiten nur, mit andernfalls unerträglichen Emotionen umzugehen und fertig zu werden.

Wenn ein Heiler sich wie Coyote an gewohnheitsmäßigen »Abwehrmechanismen« (den Ungeheuern, die das Feuer hüten) vor-

beistehlen kann, findet er unter Umständen etwas, das dem Heilungsprozeß förderlich sein könnte.
Es war kein Zufall, daß meine Lehrjahre, zuerst bei Marilyn und dann bei Hosteen, die Jahre waren, in denen ich am dringendsten selbst Heilung brauchte. Hosteen Begay wußte, wie es war, seine Familie zu verlieren. Seine Frau war schon vor Jahren gestorben. Seine Kinder waren erst nach Phoenix, dann nach Los Angeles gezogen. Sie wurden moderne Navajos. Seine Enkeltochter, die er nie gesehen hatte, war sogar beim Film. Er war stolz darauf; andere seines Clans hatten sie im Fernsehen gesehen und ihm genauestens Bericht erstattet. Für seine Enkel und Urenkel war Hosteen Begay fast eine Sagengestalt aus einer anderen Welt, mit der sie wenig anzufangen wußten. Ich machte mir Gedanken darüber, daß meine Kinder ähnliche Empfindungen mir gegenüber entwickeln könnten, aber auch noch ohne solche romantische Überhöhung.
In den Monaten, die ich in Santa Fe lebte, verbrachte ich jeweils fünf Tage von 14 in Berkeley, um bei meinen Kindern zu sein. (Ich arbeitete auch weiter mit Marilyn, wenn ich in Kalifornien war.) In Berkeley hatte ich ein kleines Apartment, wo wir uns treffen konnten. Ein paarmal kamen meine Kinder in den Schulferien nach Neumexiko, aber sie wurden älter und hingen immer mehr an ihrem Freundeskreis, und das Reisen sagte ihnen nicht besonders zu. Meine Freunde lagen falsch mit ihrer Meinung, die Situation, die ich geschaffen hatte, wäre für alle von Vorteil; jedenfalls gefiel sie den Kindern nicht.
Es gab noch andere Probleme. Die wachsenden Spannungen zwischen mir und Ellen zwangen meine Kinder, Partei zu ergreifen. In ihren Augen war ich der unzuverlässigere Elternteil, weil ich in Neumexiko umherzog, indianisches Heilen lernte und halbtags in Albuquerque praktizierte, während ihre Mutter eine feste Praxis in Berkeley hatte. Die Kinder entfremdeten sich mir, um nicht in den Konflikt hineingezogen zu werden.

Einmal brachte ich Hosteen Begay ein Foto von meinem Sohn mit. Es war schon einige Jahre alt und zeigte uns, wie wir auf den Stufen vor einem Café saßen. Er war noch so jung, daß ihm einige Zähne fehlten, was sein Lächeln verriet. Hosteen blickte kaum auf, als ich in sein Erdhaus trat. Abrupt endete das Summen einer Fliege. Ich legte ihm mein Bild hin, und er betrachtete es aufmerksam. Dann schüttelte er den Kopf, als wolle er sagen: »Nein.« Ich nahm vor ihm auf einem der Kiefernstubben Platz.

»Den Jungen wirst du an die Mutter verlieren«, sagte er. »Du bist nicht stark genug, um ihn zu befreien. Je mehr du es versuchst, um so mehr wird er leiden. Was immer du tust, es wird die Sache verschlimmern. Du solltest ihn ziehen lassen. Er wird zu dir kommen, wenn er älter ist, sofern du das Rechte tust. Mehr kannst du nicht tun.«

Gegen Ende des Sommers 1985 kehrte ich nach Berkeley zurück, um in der Nähe meiner Kinder zu sein. Ich wäre zwar lieber in Neumexiko geblieben, wußte jedoch, daß es so besser für sie war. Ich kam zurück, um mit einigen Freunden zusammen eine Modellklinik für chronische Erkrankungen zu gründen. Wir wollten sowohl traditionelle Volks- als auch Schulmedizin – oder beides kombiniert – praktizieren, je nachdem, was für den einzelnen Patienten am besten war. Wir hatten vor, dort die Prinzipien anzuwenden, die ich bei der Behandlung von Patienten mit chronischen Krankheiten, die allmählich zur Invalidität führten, anzuwenden gelernt hatte.

Wisconsin. Die herbstliche Schönheit hügeliger, abgeernteter Felder. Zwei Jahre lang hatte ich inmitten dieser Hügellandschaft gelebt, ein junger Mann, der nach dem Sinn des Lebens suchte. 1986 kehrte ich hierher zurück, um nur 40 Meilen von dem Haus entfernt, in dem ich mit einer Familie gelebt hatte, die ich nicht mehr die meine nennen konnte, eine Zeremonie abzuhalten. Ich war nach Wisconsin gerufen worden, um meine erste Schwitzhütte zu leiten. Man hatte um meine Hilfe gebeten. In gewisser Weise war diese Schwitzhütte so etwas wie meine Abschlußprüfung.

Ich wurde zu einem Haus aus Stein und Holz gefahren. Fünfzehn Leute hatten sich für die Schwitzhütte zusammengefunden. Es handelte sich um einen Kreis von Freunden, die sich regelmäßig trafen, um gemeinsam neue Erfahrungen zu machen. Sie hatten sich bei Jean Houstons *Mystery School* kennengelernt und sich nach Abschluß des Kurses weiter getroffen. Am Freitag abend erzählte ich ihnen vom Geschenk der Sonne. Ich erzählte die Geschichte zu Ehren meiner Lehrerin, deren Geist ich unter uns spürte, wie er stolz zuschaute. Ich sprach im stillen mit ihr und dankte ihr für die Ausbildung, die sie mir hatte zuteil werden lassen. Ich war ihr dankbar, und ich war bereit, das zu tun, wozu ich berufen war.

In der Nacht erhob sich ein Wind und trieb den Regen so stürmisch an die Fenster, daß es klang wie Maschinengewehrfeuer. Der nächste Morgen war herrlich und kalt. Rauhreif bedeckte den Boden. Die Wasserschläuche waren eingefroren. Ich ging, mit zwei Pullovern und Mantel bekleidet, nach draußen und fröstelte trotzdem. Es dauerte eine Weile, bis mein Blut sich an den Oktober in Wisconsin gewöhnt hatte. Die Sonne stand noch zu niedrig am Himmel, als daß ich ihre Wärme hätte spüren können. Mein Atem bildete weiße Wölkchen in der kalten Luft. Auch meine Füße waren kalt; ein einziges Paar Socken und Tennisschuhe reichten für dieses Wetter nicht aus.

Ich hatte die Hütte, die meine Freunde gebaut hatten, noch nicht gesehen. Die Bauanleitung hatte ich ihnen telefonisch durchgegeben. Ich hatte betont, daß es im Grunde vollkommen ausreichte, wenn sie selbst die Hütte, die sie errichteten, schön fanden. Ich sprach zu einer riesigen Eiche am Haus und erzählte ihr von meiner Absicht, die Schwitzhütte zu leiten. Da der Winter bald kam, hatte sie schon fast alle Blätter verloren, ihre Stimme. Sie konnte ihre Zustimmung nur durch ein Seufzen kundtun, gab mir jedoch zu verstehen, daß mich als Neuling der Geist jener Gegend leiten würde. Jede Zeremonie, die wir um der Liebe willen abhielten, würde geachtet werden, hörte ich. Die Erde war dort schon viel zu lange ignoriert worden. Die Eiche versprach, mir in meiner Unerfahrenheit beizustehen.

Die Sonne war kaum sichtbar über dem Horizont. Pferde standen ruhig vor dem Stall, als ich zu der Hütte ging. Ich kam an einem Swimmingpool vorbei, ging durch das hintere Gartentor und war auf einmal in einem Zauberwald aus Kiefern und Ahornbäumen. Der Waldboden war mit Nadeln und Zapfen bedeckt. Ahornblätter segelten lautlos zu Boden, als ich vorüberging. Ich hörte die Hüttenerbauer bei der Arbeit, noch bevor ich das Bauwerk auf einer kleinen Lichtung inmitten des Waldes entdeckte. Es war wunderbar, ebenso schön wie die anderen, die ich kannte, und genauso stabil. Ich wurde zur Tür auf der Ostseite geführt. Durch die Kiefern hindurch konnte ich die Sonne emporsteigen sehen.

Ich prüfte den Platz, der zum Aufheizen der Steine vorgesehen worden war. Die Öffnung im Blätterdach des Waldes war groß genug, um auffliegende Funken durchzulassen. Wir stutzten noch ein paar Äste und legten einen Kreis aus Steinen um die Feuerstelle. Helfer waren bestimmt worden, um Kleinholz und Scheite aus der Scheune zu holen. Man hatte Felssteine aus Minnesota mitgebracht, aber sie waren wegen ihres hohen Quarzgehaltes gefährlich, weil sie beim Erhitzen explodieren können. Wir suchten im Wald nach einheimischen Steinen und fanden ein paar Steinhaufen unter Bäumen, aus denen wir die passenden Steine aussuchen konnten. Sie hatten die richtige Größe, um die Hitze zu halten, ohne zu explodieren. Wir packten alle mit an und trugen sie zum Feuerplatz.

Im Haus rief ich alle zusammen, um Gebetsschnüre herzustellen. Einer hatte schon einmal Gebetsschnüre gemacht und erbot sich, den anderen zu helfen, falls sie Hilfe brauchten. Nach dem Wetter des Vorabends zu urteilen, mußten wir Schnüre in Weiß und

Schwarz haben, um die Donnergeister zu ehren. Die Wettervorhersage hatte auf Kälte und Regen gelautet. Der Tag war kalt, dabei jedoch strahlend und sonnig. Ich wählte noch vier weitere Farben aus, wobei wir von jeder Farbe 101 Schnüre brauchten: Grün für das Heilen, Gelb für die Wachsamkeit, Rot für Mut und Ausdauer und Blau zu Ehren des Himmels und des Sternenvolkes.
Ich selbst ging mit einem Helfer aus Norddakota zusammen zur Schwitzhütte zurück. Wir bauten aus dem Kleinholz ein Feuertipi und stopften Kiefernnadeln und trockenes Laub darunter. Als das Tipi fertig war, lud ich die Frau, die um die Schwitzhütte gebeten und sie errichten lassen hatte, ein, das Feuer anzuzünden. Ihre ersten Versuche, das Tipi aus Zweigen vom Rand her zu entzünden, schlugen fehl, aber als ihr aus Versehen ein Streichholz in die Mitte fiel, flammte das Feuer auf und brannte bald lichterloh. Alles lachte. Das Feuer brannte vom Südosten her, aus der Richtung des Mitleids und der Wachsamkeit. »Ein mildes, wunderbares Schwitzen«, verkündete ich allen. »Das hat uns das Feuer gesagt.« Die fast schlafenden Bäume gaben die Nachricht von der Schwitzhütte flüsternd durch das ganze Tal weiter an die Bäume auf den jenseitigen Hängen. Bald wußten alle Landstriche in Wisconsin von unserem Vorhaben.
Nachdem das Feuer für die Steine brannte, setzten wir uns davor, sprachen mit ihm und meditierten. Es bedurfte kaum unserer unmittelbaren Aufmerksamkeit. Zwei Stunden nach dem Entzünden versammelte ich die Gruppe mit den Gebetsschnüren und brachte sie zur Hütte. Es war immer noch sehr kalt. Ich führte sie im Sonnensinn in die Hütte. Farnblätter bedeckten den Boden. Ich hängte die Gebetsschnüre und Gewänder an die Decke. Meine Helferin brachte eine Schaufel Holzkohlenglut herein. Ich legte Salbei auf die Glut. Die Schaufel wurde im Kreis herumgereicht, und jeder segnete sich mit dem Rauch. Ich war umgeben von fünfzehn erwartungsvollen, hoffnungsfrohen, ernsten Gesichtern und konnte beginnen.

Die Schaufel mit der Glut vor mir, hielt ich Tabak in den Rauch, segnete ihn und stimmte die Gebete an. Jeweils eine Prise für die sieben Himmelsrichtungen wanderte in die Pfeife. Als die Pfeife gefüllt war, begann meine Helferin, die Steine hereinzutragen. Sie waren groß und weiß. Der erste sang uns etwas vor, als er in die Mitte der Feuerstelle gelegt wurde. Jeder Stein sang bei seinem Eintreffen ein eigenes Lied. Über unseren Köpfen tanzten die Gewänder zum vielstimmigen Gesang der Steine, und die schwarzweißen Gebetsschnüre schaukelten hin und her. Nach der Ankunft des letzten Steins berührte ich die Steine mit dem Eimer Wasser und betete dabei, daß es sich in Medizin zu unserer Heilung verwandeln möge. Meine Helferin kam in die Hütte und schloß die Tür hinter sich.

Im Dunkeln schöpfte ich sieben Kellen Wasser über das Steinvolk, um die Reinigungszeremonie einzuleiten. Wir sangen das Lied der vier Himmelsrichtungen. Das Feuer hatte die Wahrheit gesagt. Die Hitze war relativ mild, so daß wir einige Zeit bei geschlossener Tür drinnen bleiben konnten. Ich spürte den Christusgeist im Innern der Hütte, der jeden von uns schützen und heilen würde. Während Marilyn vorwiegend mit weiblichen Geistern arbeitet, ist mein eigener Haupthelfer ein männlicher Geist, der mir allerdings einmal sagte, in Wahrheit sei er keins von beidem oder beides zugleich. Er sagte, ich hätte ihm männliche Gestalt gegeben, weil ich es so am angenehmsten fände.

Mein normales Bewußtsein war gewichen. Ein Geist gab mir in der Dunkelheit ein, was ich sagen sollte. Worte drangen in mein Bewußtsein und wurden ausgesprochen. Ich wurde zu Handlungen angeleitet. Was mir gesagt wurde, tat ich. Das ist das Wesen des Schamanismus – die Eingebungen des Augenblicks haben Vorrang vor der Überlieferung. Ich prüfte Herz und Geist der Versammelten. Bis auf ein paar waren sie alle weit offen. Zwei der Anwesenden verließen die Schwitzhütte, bevor sie zu Ende war. Wir saßen schweigend in Hitze und Dunkelheit. Außerhalb der

Hütte mochte die Zeit weitergehen, und unsere Uhren würden getreulich messen, wie sie verrann, falls jemand sich die Mühe gemacht hatte, bei Beginn einen Blick darauf zu werfen. Innen herrschte zeitlose Stille, und gelbe, leuchtende Geisteraugen beobachteten, wie wir schwitzten. Sie nahmen in der Hitze, in den Falten der Gewänder, in den Winkeln der Himmelsrichtungen und auf dem Antlitz der Steine Gestalt an und schauten zu, und ich spürte ihre Billigung.

Die kalten Augen der Krähe, der wachsame Blick des Dachses, der durchdringende Blick des Falken, alles war in der Hütte zu finden. Unter diesen Beobachtern war einer, den ich schon kannte – ein munterer alter Indianer, Hunderte von Jahren alt. Er hatte durch den Wind von uns gehört. Unser Gesang hatte ihn herbeigerufen. Er verkörperte das Land, die Ahnen, die Geister der Männer und Frauen, die Tausende von Jahren mitten unter Birke, Ahorn und Kiefer gelebt hatten. Seine Miene war streng. Er war an Entweihung gewöhnt und suchte nach unseren Fehlern. Als er sie fand, lächelte er. Wir waren Amateure, das sah er gleich. Aber wir waren mit Herz, Geist und Seele bei der Sache, und wir wandten uns voller Hochachtung an ihn und baten auf heilige Weise um seinen Segen. Es wurde uns gestattet, fortzufahren. Er nahm mit seinen Brüdern, den Tieren, mitten unter uns Platz. Er nahm uns nicht allzu bereitwillig an, war aber doch ganz erfreut. Wie lange es her war, seit die europäischen Neuankömmlinge oder auch die Einheimischen dieser Gegend ihn geehrt hatten! Etwas später sollte die Grundstückseigentümerin darum beten, das angrenzende Land kaufen zu können, um es zu schützen und vor der Parzellierung zu bewahren. Ich glaube, der alte Indianer hörte dieses Herzensgebet. Ein Jahr später konnte sie das Land kaufen und unter Schutz stellen.

Das zustimmende Nicken des alten Großvaters bedeutete mir viel. Ich hatte auf dem Boden dieses Landes gelebt, ein junger Mann voller Träume und Konflikte. Jetzt war ich als älterer und hoffentlich weiserer Mensch zu einem bestimmten Zweck wiedergekehrt. Ich hatte Zustimmung gefunden – ebenso wie die Leute um mich herum. Manche halten Schwitzhütten ab, um »Indianer« zu spielen, aber uns sah der Großvater des Landes an, daß wir zum Beten gekommen waren. Wir wurden trotz unserer Fehler und Unerfahrenheit akzeptiert und gesegnet. Was mit Liebe und einem frommen Herzen getan wird, wird angenommen, wie unvollkommen es auch sein mag, denn Liebe ist Vollkommenheit. Ohne Liebe und Andacht taugt selbst eine perfekte Schwitzhütte, bei der alle überlieferten Bräuche eingehalten werden, nichts. Mit der Liebe steht und fällt alles.

Jemand ging nach der ersten Türöffnung. Als die zweite Runde begann und im Kreis herum gebetet wurde, trat ich in einen neuen Bewußtseinszustand ein. Ich war plötzlich wieder da, wo ich den Geist des Berges getroffen hatte. Jetzt sprachen die Geister dort zu mir. Zum Abschluß des Betens übermittelte ich Botschaften von diesen Geistern. Ein Waschbär wandte sich an einen Mann. Ein Adler mit leuchtendblauen Augen wies mich an, einer Frau zu sagen, sie solle die Gipfel suchen, aber darauf achten, ein Dach über dem Kopf zu behalten. Eine andere Frau war in Trauer. Drei von denen, die sie verloren hatte, wiesen mich an, ihr zu sagen, sie solle sie in drei Kiefern suchen. Sie wären dort, um sie zu trösten. Sie wären jetzt da, am Hang eines schneebedeckten Hügels. Es kamen noch andere Botschaften. Ein junger Mann betete darum, daß er von seinen Bauchschmerzen befreit werden möge. Er versuchte, all seine Energie in die Erde zu leiten, um die Schmerzen loszuwerden. Der Geist sagte mir, das würde ihn umbringen. Seine Schmerzen würden erst abklingen, wenn er aufhörte, all seine Energie wegzugeben. Die Schmerzen würden etwas von seiner Energie in ihm festhalten und seien alles, was ihn noch vom Tod trennte. Der Geist sprach durch mich und sagte ihm, die Erde könne für sich selbst sorgen. Sie brauche und wünsche die Energie des jungen Mannes nicht. Tatsächlich besitze sie mehr als genügend eigene Energie, und er solle sich bei ihr bedienen. Diese Anweisungen waren zwingend und direkt. Ein weißer Schein glomm über dem Kopf des Mannes auf und spiegelte sich auf seiner Haut wider. Der Geist gebot ihm, um Leben zu bitten. Er wolle seine Gebete um den Tod nicht erhören.

Als ich meine Gebete beendet hatte, bat ein Zweiter darum, gehen zu dürfen. Er hatte ein kurzes, stilles Gebet gesprochen. Während er betete, hatte ich eine unfruchtbare Landschaft gesehen. Ich konnte sehen, woran er krankte. Seine Zellen waren erschöpft. Ich bot ihm an, er könne doch bei geöffneter Tür noch bleiben, aber er lehnte ab. Ich hatte gehofft, er würde wenigstens so lange bleiben, daß er von der Medizin trinken konnte, die bald im Kreis herumgehen würde. Angesichts seiner spürbaren Erschöpfung und unterdrückten Wut füllte sich mein Herz mit Traurigkeit. Die Ursache konnte ich nicht ergründen. Ich betete, ein anderer möge sich seiner annehmen können.

Später einmal sah ich ihn mehrere Schalen Speiseeis essen und hörte, er habe ständig Durst und litte häufig unter Muskelkrämpfen. Ich drang in ihn, sich untersuchen zu lassen. Bei diesen Symptomen und seinem Gewicht liege der Verdacht auf Diabetes nahe. Daraufhin wurde er wütend, aber er ging immerhin, als er wieder zu Hause war, zu seiner Ärztin. Sie stellte fest, daß er zuckerkrank war. Durch ihre Behandlung geht es ihm inzwischen besser.

Die Medizin wurde in einer Schöpfkelle im Kreis herumgereicht. Jeder nahm einen Schluck. Dann ließen wir die Kelle erneut herumgehen und gossen uns damit Wasser über den Kopf, um das Kronenchakra zu öffnen. Jetzt waren wir zur dritten Runde bereit. Meine Helferin schloß die Tür, und ich benetzte das Steinvolk wieder mit Wasser. Dies war unsere Reinigungsrunde, die uns auf das Rauchen der heiligen Pfeife vorbereiten sollte. Dann würden unsere Gebete erhört werden. Wir sangen wieder. Unsere Stimmen waren laut und kraftvoll und reichten bis in den Himmel hinauf. Schweiß rann uns vom Körper, und die Hitze blieb gleichmäßig. Die dritte Tür dauerte lange. Der Mann, der hatte sterben wollen, rief schließlich, die Tür möge geöffnet werden. Sie wurde geöffnet, und kühle Luft strömte herein.

Wir saßen andachtsvoll beieinander im schwangeren Leib unserer Erdmutter. Sie würde uns aus ihrem Schoß entlassen wie Kinder, geläutert und gesegnet. Wir reinigten unsere Hände und Gesichter, um die Pfeife zu rauchen. Meine Helferin nahm den ersten Zug und reichte die Pfeife weiter. Als sie bei mir ankam, rauchte ich den Tabak zu Ende, betete und ließ die Pfeife von meiner Helferin wieder auf den Altar legen. Jetzt waren wir bereit für die letzte Tür.

Ich spürte in der Dunkelheit, wie sich ein großer Friede über die Hütte legte. Ich bat alle, daran zu denken, daß ihre Gebete bereits erhört worden waren und es ihnen gutgehe. Sie waren geläutert worden. Jetzt konnten sie ungehindert für alle beten, die sie vergessen hatten, und spüren, wie der Geist sich auf uns senkte. Ich erkannte den Christusgeist wieder. Mehrere Leute weinten leise. Das Trommeln setzte erneut ein, wir sangen das dritte und letzte Lied, und dann saßen wir noch ein Weilchen still im Dunkeln, bevor die Tür aufgemacht wurde und wir die Schwitzhütte verließen.

9 Aids und der Geist einer Krankheit

Das Jahr 1987 begann in Berkeley unter sonnigem Himmel, aber mit einem stetigen Wind, der schaumgekrönte Meereswellen unter die Golden Gate Bridge und über die ganze Bucht trieb. Ich war im Morgengrauen aufgewacht und an einem verlassenen Pier an der Berkeley-Marina spazierengegangen. Vielleicht wirkte er auch nur verlassen. In der kühlen Brise und zu dieser frühen Stunde schien es mir jedenfalls, als hätte ich den Pier so ziemlich für mich allein.

Es gab aber trotzdem noch Anzeichen für Leben. Stromlinienförmige Düsenjäger der Marine hielten in Begleitung eines Schwarms unbeholfener Hubschrauber ein Manöver über dem wildbewegten Wasser ab. Einige tausend Meter höher hinterließen Frachtflugzeuge auf dem Weg nach Hawaii und in den Fernen Osten weiße Kondensstreifen am Himmel. Ein paar Meter weit weg dümpelte eine Motorjacht; ich beobachtete, wie ihr Kapitän an Bord sprang. Der Schwung ließ das Fiberglasboot gegen die alten Autoreifen schaukeln, die von der Kaimauer herabhingen. Innerhalb einer halben Minute hatte er die Leinen losgemacht und von Berkeleys Gestade abgelegt. Ich winkte ihm nach, und er ließ zur Antwort das Schiffshorn ertönen. Dann fuhr er aus dem geschützten Hafenbecken in weitem Bogen aufs offene Meer hinaus.

Am Vorabend hatten sich Tausende von Nachtschwärmern an der Bucht von San Francisco getummelt. Der Feiertag hatte das Arbeitsleben zum Stillstand gebracht. Die Bürogebäude an den Landebrücken waren immer noch leer und dunkel, und die Straßen unten waren übersät mit Konfetti aus zerkleinerten Kalendern, Terminplanern und alten Computerausdrucken.

Langsam ging ich am Wasser entlang, an den flatternden Fahnen fest vertäuter Segelboote vorbei. Große Felsbrocken säumten an diesem Teil der Marina das Ufer. Ein nett aussehender älterer Mann saß auf einem Felsen in der Nähe. Als ich an ihm vorbeiging, erwog ich, ihn anzusprechen, unterließ es aber doch; ich war hergekommen, um allein meinen Gedanken nachzuhängen.

Ich fand einen großen flachen Felsen, der so weit vom Uferweg entfernt war, daß ich meine Ruhe hatte. Ich holte meine kleine Pfeife und eine Zigarre hervor und legte sie mit ein paar Kristallen und anderen heiligen Gegenständen auf dem Stück Bärenfell aus, das ich mitgebracht hatte. Ich brauchte dringend den Rat der Geister. Im Schutz meiner hohlen Hand strich ich ein Streichholz an und versuchte, eine Kerze anzuzünden.

Der Neujahrsmorgen war für mich immer eine Zeit zur Besinnung. Das Jahr 1986 hatte mir das Beste und das Schlimmste zugleich beschert. Unser Zentrum zur ganzheitlich-orientierten Behandlung chronischer Erkrankungen mit Zweigstellen in Berkeley und San Francisco lief sehr gut. Wir hatten Krebspatienten, denen es jetzt besserging, und einige erholten sich sogar sichtlich. Beachtliche Erfolge hatten wir bei rheumatischer Arthritis, Lupus und ähnlichen Hautkrankheiten erzielt, aber auch bei allgemeineren Beschwerden wie Depressionen und Asthma. Und unsere Aidspatienten entwickelten sich viel besser als erwartet.

Andererseits steckte unser Unternehmen, das wir »Zentrum zur Wiedererlangung der Gesundheit« genannt hatten, auch in schweren finanziellen Schwierigkeiten. Gerade der Erfolg des Therapieangebots erwies sich als ein Bumerang. Als wir von der Aidsgemeinde entdeckt und willkommen geheißen wurden und immer mehr Aidspatienten unsere Wartezimmer füllten, blieben entsprechend viele andere Patienten weg. Trotz der vielen Aufklärungsprogramme, die darüber informierten, daß Aids nicht durch flüchtige Kontakte mit einem Infizierten übertragen wird, schreckten die Leute vor Aidskranken zurück. Selbst bei der liberalen, gebildeten Klientel hielten sich unglückselige Vorurteile, bestand eine Aversion dagegen, mit Aidskranken zusammen in einem Wartezimmer zu sitzen, eine Reaktion, die aus medizinischer Sicht völlig haltlos war.

Der zunehmende Rückgang aller anderen Patienten grub unserer Klinik das Wasser ab, denn viele unserer Aidspatienten verloren ihren Versicherungsschutz und waren danach nicht mehr in der Lage, für unsere Dienste zu bezahlen. Sie wurden von der Gesellschaft einfach fallengelassen. Ich hinwiederum konnte sie nicht abweisen. Wir machten ebensowenig den Versuch, Geld bei denen einzutreiben, die zahlungsunfähig waren, noch versagten wir ihnen unsere Hilfe. Unser Buchhalter gab es schließlich auf, sich deshalb mit mir anzulegen, und wir anderen taten einfach weiterhin unsere Arbeit, so gut es ging. Nur unseren Gläubigern ging allmählich die Geduld aus, sie hatten wenig Sympathien für die altruistischen Beweggründe hinter unserer unmöglichen Praxis.

Die Patienten, denen wir halfen, und ein wundervolles Mitarbeiterteam hielten mich aufrecht. Einige waren nur Teilzeitkräfte, aber alle mußten bezahlt werden. An diesem Neujahrsmorgen waren die Geldsorgen seltsamerweise von mir abgefallen, ich war fast wie benommen, als hätte der leichte Nebel, der von der Bucht herüberzog, meine Angst und Unruhe gedämpft. Im Augenblick schliefen meine Gläubiger wohl noch alle oder konnten mich zumindest nicht erreichen.

Nach wiederholten fruchtlosen Versuchen, die Kerze anzuzünden, gab ich es auf; der Wind war einfach zu stark. Ich durfte eben nur Leichtentflammbares wie Salbei oder Tabak entzünden. Das nächste Streichholz schützte ich mit meinem ganzen Körper und brachte es so fertig, ein paar Zweiglein Salbei anzuzünden. Ich fächelte mir den Rauch über den Körper. Der Duft gab mir wieder ein Gefühl des Wohlbehagens, trieb mir aber auch Tränen in die Augen, denn ich konnte meine Qual und Trauer nicht länger zurückhalten. Ich sang das Lied der vier Himmelsrichtungen. Zusammengekauert, um den Wind abzuhalten, strich ich ein Streichholz nach dem anderen an, bis ich endlich die Zigarre anzünden konnte. Ich sog kräftig an dem Rauchstock, damit die Glut nicht wieder erlosch, und sang ein Lied der Anrufung und Verehrung für Archie.

Auch er trug zu meinem Kummer bei. Vor einem Jahr war bei ihm – er lebte immer noch in Ohio – eine leichte Herzerkrankung festgestellt worden. Am Telefon hatte er mir erzählt, welche Medikamente ihm sein Hausarzt verschrieben hatte. Die Medikamente schienen mir nicht das Richtige zu sein gegen seine Beschwerden, außerdem wußte ich, daß sie bei einem Mann in Archies Alter gefährliche Nebenwirkungen haben können. Ich beschwor ihn, auf meine Kosten einen Herzspezialisten in Cincinnati aufzusuchen, den ich kannte. Aber Archie wollte nicht, um die Gefühle seines Hausarztes nicht dadurch zu verletzen, daß er noch einen zweiten Arzt konsultierte. Binnen eines Monats war er tot – wahrscheinlich infolge einer tödlichen, durch die Medikamente verursachten Herzrhythmusstörung.

Obwohl ich tief um ihn trauerte, war Archie in gewisser Weise noch bei mir. Ich spürte, wie sein Geist zu mir kam, wenn ich meine Zeremonien durchführte.

Es lag eine bittere und demütigende Ironie darin, daß ich Archie nicht vor dem Tod durch eine Fehlbehandlung der Schulmedizin zu bewahren vermocht hatte, während ich gleichzeitig in meiner Klinik an einigen spektakulären Erfolgen durch alternative Heilungsmethoden teilhatte. Aber ich wußte, daß Archie stolz auf das war, was ich machte. Es war nur schade, daß sich unsere Erfolge nicht in einer besseren Finanzlage niederschlugen. Ich stellte mir vor, daß Dr. Barbour, mein früherer Chef an der Klinik in Wisconsin, jetzt sagen würde: »Ich hab's Ihnen ja gesagt« – nämlich daß ich es eines Tages bereuen würde, dem so wenig Gehör zu schenken, was Managementexperten über einen gesunden Praxisbetrieb sagten. Er hatte recht. Ich hielt zwar immer noch nicht viel von der leistungsorientierten Behandlungspraxis in Wisconsin, aber wenn ich sie eingehender studiert hätte, hätte ich vielleicht etwas lernen können, das mir in meiner gegenwärtigen finanziellen Krise nützlich sein und weiterhelfen konnte.

Bei uns reichte die Zeit nicht hin und nicht her für alle Patienten, die während einer Arbeitswoche zu uns kamen. Und ich hielt mich natürlich, wie könnte es anders sein, nur allzuoft zu lange mit einzelnen Patienten auf und war dann abends zu müde, um mir noch Gedanken um das Geschäftliche zu machen. Kurz vor Weihnachten war ich auf mein neuestes Problem gestoßen. Ich benötigte etwas aus dem Aktenschrank. Die Sekretärin war in Urlaub, also schloß ich mir den Schrank selbst auf. Berge von unausgefüllten Versicherungsanträgen fielen mir von einem hohen Brett herunter auf den Kopf. Viele von den Versicherungsansprüchen waren bereits verfallen. Ich sah nun, woher unsere finanziellen Schwierigkeiten kamen. Die Patienten ohne Krankenversicherung konnten wir getrost vergessen – wir hatten nicht einmal die Versicherungsgesellschaften zur Kasse gebeten, die hätten zahlen müssen!

Meine angebliche Freundin Dakota, der ich die Herrschaft über den gesamten finanziellen Bereich des Unternehmens übertragen hatte, hatte mich angelogen. Sie hatte Gelder unterschlagen. Unser Buchhalter deckte auf, daß Dakota sich für turnusmäßige freie Tage zwecks Aufbesserung ihres Gehaltes selbst einen Scheck spendiert hatte. Es tauchten weitere unerklärliche Zahlungen zu ihren Gunsten auf, so daß ich mein Bild von der Frau vollkommen revidieren mußte. Dann erreichte uns die Nachricht, ihr gehe es blendend, und sie sei in Mexiko. Sie hatte ihre Abreise offenbar seit Monaten vorgeplant. Als ihr Abreisedatum näher rückte, hatte

sie sich nicht mehr die Mühe gemacht, Versicherungsformulare auszufüllen, sondern sie einfach irgendwo in den Schrank gestopft, wo sie außer Sicht waren.
Was macht man, wenn man von einem Menschen, dem man vertraut hat, betrogen wird, wie erholt man sich von dem Schlag und macht weiter? Meine unvollendete Assistenzzeit als Allgemeinmediziner hing mir jetzt nach – mir fehlte der entsprechende Abschluß, um mir als praktischer Arzt eine Stelle zu suchen. Ich spielte mit dem Gedanken, diesen Abschluß nachzuholen, aber das war unmöglich, ohne die Klinik zuzumachen. Ich überlegte auch, ob ich als Psychologe arbeiten sollte, aber das Gehalt wäre zu niedrig gewesen, als daß ich den Kredit, den ich auf meinen Namen aufgenommen hatte, um die Klinik in Gang zu bringen, hätte abzahlen können. Wenn meine Gläubiger kein Erbarmen mit mir hatten, konnte ich die Klinikschulden nur durch einen Konkurs tilgen, und dazu war ich noch nicht bereit.
Als ich an diesem Morgen am Meer saß, war ich am Boden zerstört und wollte unbedingt hören, was die Geister dazu zu sagen hatten. Ich war nicht glücklich mit der Tretmühle, in der ich mich abplagte, nur um das nötige Geld zusammenzubekommen, was ich für die laufenden Kosten der Klinik brauchte. An manchen Wochen kam so wenig Geld herein, daß für mich kein Gehalt mehr übrigblieb. Eine Veränderung war für mich immer nur schwer vorstellbar – wenn ich durchhielt, dachte ich, würde es mit Sicherheit besser. Aber an diesem Morgen hatte ich durch meine meditative Gemütslage so viel Abstand, daß mir klar wurde, daß der Erfolg keineswegs gesichert war. Wir konnten ebensogut einen Fehlschlag erleiden und mußten dann dichtmachen.
Allmählich spürte ich Archies Anwesenheit. Ich konnte ihn trotz glimmender Zigarre und salziger Seeluft riechen und war froh, daß er bei mir war. Ich brachte den vier Winden, den Himmelsgeistern, Mutter Erde und all meinen Verwandten Tabak dar und füllte den Kopf meiner Pfeife. Die Gischt der Wellen, die gegen

die Felsen klatschten, erschwerten das Pfeifeanzünden noch mehr als das Zigarreanzünden; die Streichhölzer gingen mir aus, und ich mußte zu meinem »geheiligten« Gasfeuerzeug greifen. Ich bot den Rauch dankbar dar und betete um eine Vision vom Volk der Gefleckten Adler, was ich als nächstes mit meinem Leben anfangen würde. War es möglich, innerhalb der Grenzen des medizinischen Systems geistiges Heilen zu praktizieren und davon zu leben?

An jenem Morgen saß ich am Strand und rauchte andachtsvoll die Zigarre, wie Archie und ich es so viele Male getan hatten. Ich verlor zu viele Schlachten. Ich spürte, daß meine verbitterte Exfrau meine Kinder gegen mich aufwiegeln wollte. Der Vorfall mit Dakota konnte meine Praxis kaputtmachen. Während ich die Zigarre rauchte, überkam mich allmählich ein Gefühl des Friedens. Die Zeit würde vergehen; etwas würde sich verändern.

Ich entspannte mich zwar einigermaßen, aber die Geister waren mir an jenem Tag keine große Hilfe. Oder die Hilfe, die sie mir anboten, entsprach nicht meinen Erwartungen, so daß ich sie nicht annahm: Sie sprachen mir keinen Mut zu, was die Klinik betraf. Ich kam zu dem Schluß, daß ich nicht gut zu ihnen durchkam. Vielleicht war es wie eine schlechte Telefonverbindung, und der Nieselregen störte unser Gespräch. Da bemerkte ich, daß der alte Mann, den ich zuvor auf dem Felsen hatte sitzen sehen, herübergekommen war und neben mir stand. »Ein herrlicher Tag, nicht wahr?« sagte er, als ich mich umwandte und ihn ansah.

Es sah kaum danach aus, als würde der Tag das, was allgemein als herrlich bezeichnet wird – eher ein für die Bucht von San Francisco typischer Tag, der in Reiseprospekten meist beschönigend als »nebelverhangen« bezeichnet wird. Aber dieser Morgen mit seiner windumtosten Schönheit bildete tatsächlich eine gute Entsprechung zu meiner wehmütigen Stimmung. Und so antwortete ich: »Im Augenblick finde auch ich ihn herrlich.«

»Solche Tage sind wichtig, nicht wahr? Um uns daran zu erinnern, wie segensreich Sonnenlicht sein kann. Wenn wir keine Traurigkeit kennen würden, wie sollten wir da merken, wenn uns etwas freut?«

Ich war etwas überrascht, hier draußen auf den gischtfeuchten Felsen jemandem zu begegnen, der ebenso wehmütig wie ich gestimmt war. Überrascht und neugierig geworden. Wir unterhielten uns noch ein wenig länger. Er wollte gern wissen, was es mit den Gegenständen, die ich vor mir ausgebreitet hatte, auf sich hätte, und ich erklärte es ihm, während ich sie einsammelte. Es war eins jener Gespräche mit einem Fremden, bei dem man innere Geheimnisse austauscht und erforscht, auch wenn gar nichts Besonderes gesagt wird. Er sprach davon, wie sehr ihm Regentage halfen, seine Verluste mit Würde zu tragen; sie halfen ihm, loszulassen.

Ich verließ ihn in seltsam erhobener Stimmung. Ein paar Schritte weiter dachte ich: »Warum es dabei belassen? Warum nicht nachfragen, woher dieser Mann kommt?« Ich machte auf dem Absatz kehrt, aber der Mann war verschwunden.

Hinter ihm war das Meer, und vor und neben ihm Felsen. Es gab nichts, wohin ein Mensch hätte gehen können, jedenfalls nicht in den dreißig Sekunden, die es dauerte, bis ich mich wieder umdrehte. Hatte ich mit einem Geist gesprochen? Was hatte er mir sagen wollen? Daß ich loslassen sollte? Jetzt denke ich, daß es so war, aber damals wußte ich es nicht. Ich glaubte, keine andere Wahl zu haben als die, mit der finanziell schwer angeschlagenen Klinik und der unmöglichen Arbeitsroutine in Berkeley weiterzumachen.

Ich bin davon überzeugt, daß Krankheiten einen Geist haben. Man lernt den Geist kennen, wenn man eine Zeitlang damit umgeht. Leichtere Erkrankungen sprechen gut und schnell auf eine Behandlung (der verschiedensten Art) an, aber schwere Erkrankungen sind hartnäckig; ihre Behandlung erfordert mehr Zeit,

Aufmerksamkeit und Können. Ich habe Tausende von Stunden mit Aidspatienten verbracht und habe den Geist des Virus hautnah kennengelernt. Vielleicht hat mich der Geist der Depression, der 1987 über mich kam, besonders für die Arbeit mit Aidspatienten sensibilisiert, denn der Geist von Aids ist seinem Wesen nach Verzweiflung.

Viele werden den einen oder anderen Aidskranken kennen, der eine Kämpfernatur ist und nicht verzweifelt. Ich möchte klarstellen, daß ich hier vom Geist des Aids spreche und nicht von den Menschen, die er heimgesucht hat. Der Geist heftet sich auf unterschiedliche Art an die verschiedenen Persönlichkeiten. Die Bewohner von Quebec sagen über unbekannte wilde Tiere: *Que c'est que se mange en hiver* – was frißt es im Winter? Finde es heraus, und das wilde Tier kommt dir nicht mehr mysteriös vor. Ebenso müssen wir, um das Wesen des Geistes von Aids zu begreifen, Stunden mit seinen Opfern verbringen; wir müssen uns an das Virus heranpirschen und seine Gewohnheiten und Methoden studieren.

Eine meiner Aidspatientinnen war Kelly, eine ehemalige Opernsängerin Ende Vierzig aus Chicago, die den Weg in unsere Praxis in San Francisco fand, weil unser Name sie beeindruckte: das »Zentrum zur Wiedererlangung der Gesundheit«. Als Symbol hatten wir einen Kreis aus sieben Tränen gewählt, der die sieben Heilertypen der Cherokee-Medizin darstellte. Bei den Cherokee arbeiten die Medizinmänner und -frauen stets in Siebenerteams zusammen, wobei jeder im Team auf etwas anderes spezialisiert ist. Ein leichter Fall wird im allgemeinen von einem einzigen Heiler behandelt. Handelt es sich um eine etwas schwerere Erkrankung, macht sich ein Team von drei bis vier Heilern an die Arbeit. Die schwersten Fälle werden von allen sieben behandelt.

Wir waren ebenfalls ein Team von sieben Ärzten. Jeder von uns betrachtete den jeweiligen Fall zwar auch aus allopathischer Sicht, aber wir hatten aufgrund unserer unterschiedlichen Ausbildung doch sehr verschiedene Denkansätze. Sehr verschieden und einander ergänzend. Wir praktizierten Homöopathie, chinesische Medizin, tibetisch-buddhistische Heilverfahren, Hypnose und Psychotherapie, Chiropraktik, bedienten uns aber auch der Diagnostik und Geräte der Schulmedizin. Meine eigene Spezialität war natürlich die medizinische Sicht- und Behandlungsweise der indianischen Tradition.

Kelly war an dem Wochenende vor ihrem ersten Termin bei uns furchtbar krank gewesen. Es war wohl das schlimmste Wochenende seit Beginn ihrer Erkrankung. Aber die Schmerzen, die sie litt, konnten ihrer heldenhaften Persönlichkeit nichts anhaben. »Ich bin eine Märtyrerin«, sagte sie. »Aids ist der Christus. Ich hänge am Kreuz und leide mit dem Mann, der durch meine Glieder angenagelt ist.« Durch die Glasfenster des Sprechzimmers konnte ich sehen, daß der Himmel grau und verhangen war, so daß der Tag farbloser wirkte als sonst. Das Wetter in San Francisco ist trügerisch. Es kann still und friedlich sein, um dann auf einmal in einen Sturm umzuschlagen, der über die Stadt fegt. Wie bei einer aidsbedingten Infektion, die den Betreffenden an die Grenzen seiner Leidensfähigkeit bringt.

»Wie macht sich Ihr Leiden bemerkbar, Kelly?«

Kelly blickte auf. »Ich habe brennende Schmerzen am ganzen Körper.« Sie erhob sich, ging auf und ab und sagte: »Ich brauche dringend etwas, irgend etwas, das diesen dauernden Schmerzen ein Ende setzt. Vielleicht den Tod. Oder Betäubungsmittel. Oder etwas, mit dem Sie mich heilen können.« Kelly hatte sichtlich einmal die Leibesfülle besessen, die ihrer Persönlichkeit entsprach. Jetzt siechte sie dahin.

»Ich will versuchen, Ihnen zu helfen, aber ich kann Ihnen nicht versprechen, daß sich etwas ändern wird. Ich kann Ihnen nur versprechen, alles in meiner Macht Stehende zu tun. Wie lange wissen Sie schon, daß Sie krank sind? Seit wann wissen Sie, daß Sie das Virus haben? Erzählen Sie mal von Anfang an. Erzäh-

len Sie mir von Ihrem Leben und allem, was Ihnen widerfahren ist.«
Kelly setzte sich wieder hin und holte eine Zigarette aus ihrer Tasche. Ich wollte ihr sagen, daß sie in meinem Sprechzimmer nicht rauchen dürfte, hatte aber angesichts ihrer Qualen nicht das Herz dazu. »Doktor«, sagte sie, »ich habe das Virus von meinem Freund Thomas. Er war Alkoholiker und muß sich bei einer Prostituierten angesteckt haben.«
»Sie sprechen von ihm in der Vergangenheit. Ist Thomas gestorben?«
»Ja«, sagte sie, zog ihr Taschentuch hervor und tupfte sich die Augen trocken. »Ich muß immer noch weinen, wenn ich seinen Namen höre. Als wenn sein Name ›Trauer‹ lautete. Trauer erfüllte uns beide, ihn und mich.«
Ich nickte ihr zu, sie solle weiterreden.
»Trauer über das Leben, das wir vertan hatten, über das, wie es eigentlich hätte sein können. Die Trauer einer ganzen Generation darüber, daß wir meinten, die Welt in Händen zu halten, als wir jung waren und unseren Eltern sagten, unser Leben würde anders verlaufen. Wir würden glücklich und zufrieden sein, und unsere Träume würden sich erfüllen.«
Es begann in Strömen zu regnen.
»Dann ließen sich nach und nach die ersten Freunde scheiden«, sagte sie. »Es gab Selbstmorde, Krebs, viele starben jung. Jetzt wird unsere Generation von ihrer ganz persönlichen Pest heimgesucht. Mit der ich mich natürlich infizieren mußte, nur um ebenfalls leiden zu können.«
»Sie klingen ziemlich verbittert.«
»Bin ich auch. Meine ganze Generation ist verbittert. Wir sind inzwischen genauso kaputt und verbittert wie unsere Eltern; der Traum hat sich zerschlagen. Ich suche seit zwei Jahren nach etwas, das mich heilen könnte. Ich bin sogar mehrmals nach Washington, D. C., zur Behandlung gefahren, ich habe sämtliche vi-

rentötenden Medikamente durchprobiert und trotzdem nichts gefunden, was auch nur das Mindeste geändert hätte.«

Ich hörte zu, während Kelly davon erzählte, daß sie wieder gesund werden wollte; der Wind peitschte den Regen gegen die Fenster. Der Himmel wurde immer dunkler.

»Ich habe Kinder«, flüsterte sie. Es bereitete ihr fast zu große Qualen, diese einfache Tatsache auszusprechen. »Beide auf dem College. Sie meinen, daß diese Krankheit eine Schande ist, und sie verachten mich dafür.«

Ich dachte an meine eigenen Kinder. Ich hatte Angst, daß auch sie lernen würden, mir ohne Achtung zu begegnen. »Ihre Kinder müssen auch Trauer empfinden«, sagte ich. »Sie sind alt genug für diese Empfindung. Welchen Kummer haben sie denn sonst schon erlebt?« Kelly beantwortete meine Frage. Als ich über ihre Erwiderung nachdachte, merkte ich, daß ich die gleiche Frage mir selbst hätte stellen können.

In meiner Jugend hatte auch ich gemeint, die Welt erobern zu können. Meine Träume hatten sich ebenso zerschlagen wie Kellys. Sobald wir geschieden waren, gingen Ellen und ich nicht mehr höflich miteinander um. Sie konnte nicht begreifen, warum ich die indianische Heilkunst studierte. In ihren Augen war die Zeit, die ich mit Heilern verbrachte, schlicht und einfach verschwendet. Sie wollte nicht, daß ich die Kinder zu Zeremonien mitnahm oder sie mit indianischen Geschichten »verwirrte«. Wenn ich kam, um die Kinder abzuholen, brach sie oft vor ihnen einen Streit mit mir vom Zaun, und wenn ich sie zurückbrachte, löcherte sie sie, ihr genauestens zu berichten, was wir gemacht hatten. Die Kinder wollten sich natürlich aus dem Konflikt heraushalten. Das ging am besten, wie sie entdeckten, wenn sie weniger Zeit mit mir verbrachten.

Ich sah ein, daß ihr Problem damit gelöst war, aber mir zerriß es das Herz. Und ich machte mir Sorgen darüber, was sie von ihrer Mutter alles lernen mochten – ich konnte mir nicht vorstellen, daß

Ellen aufhörte, über mich herzuziehen, wenn ich nicht anwesend war. Meine Tochter war älter und konnte sich schon ein vernünftigeres Urteil über uns beide bilden. Aber mein Sohn war noch klein und leichter zu beeindrucken, und Hosteen Begays Ermahnung, ihn loszulassen, lag mir schwer auf der Seele.

Ein Jahr zuvor bei meinem letzten Besuch hatte Hosteen Begay am Tisch gesessen und Steine sortiert. Er wußte nicht, wie alt er genau war, aber seine Erinnerungen gingen mindestens 83 Jahre weit zurück, und er hätte gut neunzig sein können. Er trug ein ausgeblichenes kariertes Hemd und ausgelatschte alte Mokassins, die nur am obersten Loch zusammengeschnürt waren. Trotz seines Alters war seine Haut unter dem weißen Haar glatt. Seine Augen lächelten, wie immer.

Ich bat ihn um seinen Rat bezüglich einer Frau, mit der ich mich traf. Ich wünschte mir von ganzem Herzen eine Gefährtin. Schon während meiner Ehe hatte ich lange, einsame Jahre hinter mich gebracht, und ich dachte, in einer neuen Beziehung könnte ich endlich die Intimität und Nähe erfahren, nach der ich mich so sehr sehnte. Selbstverständlich hätte ich jedem davon abgeraten, sich aus solchen Gründen Hals über Kopf in eine neue Beziehung zu stürzen. Jede überstürzte Heirat mußte unweigerlich die Konflikte, die der Sehnsucht nach einer Ehe zugrunde lagen, verschärfen. Ich mußte erst in mein Inneres schauen und diese Konflikte ausräumen, bevor ich an eine wirklich liebevolle Beziehung denken konnte. Aber ich sah die Dinge meist nicht so klar, wenn ich selbst betroffen war.

Hosteen Begay setzte seine Brille auf und sah mir direkt in die Augen. Erst lächelte er, dann lachte er los. Meine Ohren wurden heiß, und ich errötete. »Es muß der *bellagana* in dir sein«, sagte Hosteen immer noch lachend, aber voller Mitgefühl. *Bellagana* heißt in der Dineh-Sprache »Weißer«. »Denn ich bezweifle, daß du auf mich hören wirst. Du mußt aufhören, nach Liebe zu suchen. Wenn die Geister wollen, daß du Liebe erfährst, werden sie

sie dir bringen. Du mußt dein Leben deiner Arbeit und deinen Kindern widmen; auch wenn du deine Kinder auf diese Weise nicht unbedingt zurückgewinnst, wirst du doch wenigstens im Frieden mit dir selbst sein. Drück mir die Hand. Drück mir die Hand, damit ich deine Entschlossenheit spüren kann.«

Er stand auf und nahm meine Hände in die seinen. Wir schüttelten uns die Hände nicht richtig, vielmehr hielt er meine Hand fest und betrachtete mich aufmerksam. »Du wirst dich nicht ändern. Du hast zwar eine Menge gelernt, aber auf diesem einen Gebiet bleibst du lieber dumm.«

»Aber ich brauche doch eine Gefährtin, Großvater«, sagte ich, »meine andere Hälfte.«

Hosteen Begay ließ schließlich meine Hand los. Er nahm die Brille ab. »Du hast zu viele Hollywoodfilme gesehen von der Sorte, in denen meine Enkelin mitspielt.« Dann ging er zum Herd und zündete ihn an. Er goß Kaffee in einen rußgeschwärzten alten Topf und stellte ihn auf die Flamme.

Für ihn war die Angelegenheit damit beendet. Mir hingegen reichte es noch nicht. »Ist es nicht recht, daß Mann und Frau auf diese Weise zusammenkommen? Ist es nicht das, was uns die Ältesten mit den alten Geschichten und Liedern lehren?«

»Nur junge Männer sprechen mit soviel Dummheit und sowenig Weisheit.« Er lächelte mich freundlich an. Der Kaffee fing an zu kochen. »Mach dir bloß nicht die Mühe, mir zu antworten«, sagte er. »Ich werde bald gehen, noch bevor du die Weisheit in meinen Worten erkennst. Du wirst wie ein verrückter Teenager weiter nach diesem Etwas suchen, das du Liebe nennst, bis es dich in den Arsch beißt. Dann wirst du vielleicht erwachsen.«

Nach zwei Wochen ging es Kelly allmählich etwas besser. Sie hatte begonnen, ihre Innenwelt zu erforschen, und die bitteren Kräuter, die mein japanischer Kollege ihr verordnet hatte, taten ihr gut. Sie nahm an Bewegungskursen teil und genoß endlich wieder die

Freude körperlicher Aktivität. Sie hatte sich selbst den Freibrief gegeben, weder in ihre triste Wohnung in Chicago noch in ihren ungeliebten Beruf zurückzukehren. Da ihre ungewisse gesundheitliche Verfassung ihr das Auftreten in der Oper unmöglich machte, hatte sie eine Bürotätigkeit aufgenommen.

Im Gespräch mit mir wurde Kelly schließlich bewußt, daß der Geist Teds, ihres ersten Mannes, sie immer noch verfolgte. Ted war wie Thomas Alkoholiker gewesen. Obwohl er schon zwanzig Jahre tot war, erfüllte er Kelly nach wie vor mit Entsetzen. Während des letzten Jahres seiner Alkoholsucht war Ted, so Kelly, schon nicht mehr Herr seiner selbst. Kelly rief sich das böswillige Wesen ins Gedächtnis zurück, das von ihm Besitz ergriffen hatte, ein häßliches grünes Geschöpf, die gewalttätige, sadistische Ausgeburt der Bars und Gossen, in denen er sich aufzuhalten pflegte. Ein Monster aus den Alpträumen der süchtigen Millionen unserer Gesellschaft. Kelly hatte im Grunde mit einem Gewalttäter zusammengelebt. Er hatte sowohl Kelly als auch ihre Tocher bedroht und mißbraucht. Manchmal war er für kurze Augenblicke normal gewesen, und dann hatte Kelly einen flüchtigen Blick auf den Mann erhaschen können, den sie liebte, aber für gewöhnlich war er hinter trüben Monsteraugen gefangen, den Mund über den faulenden Zähnen fest geschlossen.

Einmal hatte Kelly Ted dabei erwischt, wie er in seine Schuhe pinkelte. Das war eine Kampfansage an die Welt – »Ich verachte sogar den Erdboden, auf dem ich herumlaufe.« Er war impotent. Er trug fast immer nur Boxershorts, sonst nichts. Er hatte die größte Leber, die je im Autopsieraum des kleinen Ortskrankenhauses seziert wurde.

»Ted hat mehr mit meiner Aidserkrankung zu tun als Thomas, von dem ich das Virus habe«, sagte Kelly. »Ted beziehungsweise der böswillige Geist, der in ihm wohnte, war durch und durch schlecht, durch und durch böse, er war der eigentliche Geist von Aids, obwohl er vor der Entdeckung der Krankheit gestorben ist.

Vielleicht sind die Viren im Vergleich zu ihm unschuldige Geschöpfchen. Vielleicht füllen sie nur die Leere aus, die Ted in mir zurückgelassen hat.«
»Können Sie mir diesen Geist beschreiben? Wie ist er in Sie hineingekommen?«
»Ich vermute mal, daß meine Schutzengel gerade Urlaub hatten.«
»Böse Geister kommen nicht, wenn sie nicht eingeladen werden.«
Kelly zog wieder an ihrer Zigarette und nickte. »Der Geist des Bösen, von dem Ted beherrscht wurde, ist nach seinem Tod gleich auf mich übergegangen. Vielleicht wollte ich seine Gesellschaft. Vielleicht dachte ich, ich hätte es nicht besser verdient.« Sie stieß den Rauch mit einem schweren Seufzer aus. »Dieser böse Geist ist auf jeden Fall nicht der christliche Teufel. So klug ist er nicht. Er ist auch nicht so arglistig. Aber die Tür war offen für ihn.«
»Wer ist er denn?«
»Schwer zu sagen. Er hat zu viele Gesichter. Eins ist sicher: Er plant nicht besonders gut und ist nicht besonders bewußt, er ist das reine, unbewußte Böse. Das ziellose Böse. Einfach nur eine alkoholisierte, böswillige Ansammlung von zielloser Energie.«
Diese symbolischen Bilder entsprangen nicht bloß Kellys Erziehung. Sie waren durch lebendige Erfahrungen begründet. Ich fand das, was sie sagte, erstaunlich, denn der Geist, den sie beschrieb, glich haargenau dem bösen Geist Iktomi – einem Wesen aus dem Lakota-Pantheon, das eine gewisse Ähnlichkeit mit dem christlichen Teufel hat. Iktomis Macht entspringt hauptsächlich der Fehlinformation. Er verleitet die Leute dazu, das Falsche zu glauben und dann danach zu leben. Für Iktomi wäre es ein Erfolg, wenn er eine Frau wie Kelly dazu bringen könnte, zu glauben, daß sie nichts Besseres verdient hat als einen Ehemann, der Alkoholiker ist, und einen Mann wie Ted davon zu überzeugen, daß er vom Leben nur Trübsal zu erwarten hat.
»Und jetzt hat dieser böse Geist seine Klauen in Sie geschlagen«,

sagte ich, »und will Sie auch herabziehen. Wissen Sie, wie ich das meine? Ihr Geist ist auch schon ein wenig bösartig. Wie Teds Geist. Diese böse Energie kämpft um die Kontrolle über Sie und will Sie verzehren.« Das war hart für Kelly. Sie begann zu weinen, doch dann nickte sie zustimmend.

Meine Sekretärin klopfte an und brachte mir eine Tasse Kaffee. Das war ein Wink für mich, daß die Sitzung bereits zu lange dauerte. Während ich, in Kellys Ausführungen versunken, den Kaffee trank, fragte ich mich, über wie viele Leute Iktomi mittels dieser Erkrankung schon Macht gewonnen haben mochte. Wie viele hatte er wohl schon davon überzeugt, daß ihre Krankheit notwendig, verdient und unentrinnbar war?

Der Alkoholiker, dachte ich im stillen, ist ein Symbol unserer Gesellschaft. Was bedeutet es, ein Alkoholiker zu sein? Was bedeutet es, mit dem Aidsvirus infiziert zu sein? Um eine Gesellschaft wirklich verstehen zu können, muß man all ihre kranken Bürger in eine Reihe stellen und fragen: Wer sind diese Leute? Woher kommen sie? Warum sind sie hier? Wer diese Fragen beantwortet, wird den Geist eines Zeitalters begreifen.

Im Mai 1987 verließ ich Kalifornien für eine Woche. Ich war eingeladen worden, in Zagreb, damals noch Jugoslawien, einen Workshop über geistiges Heilen abzuhalten. Meine Unkosten wurden von den Organisatoren der Konferenz getragen, und es war für mich die seltene Gelegenheit, Gleichgesinnte aus aller Welt kennenzulernen.

Nachdem ich meine Eröffnungsrede gehalten hatte, stand ein junger Mann im Publikum auf und bat inbrünstig und bescheiden um Hilfe für seinen Vater, der im Krankenhaus lag. Der Vater hatte ein Aneurysma, eine krankhafte Erweiterung der Oberarmarterie infolge einer Blutgefäßschwäche. Die Erkrankung kann zu plötzlichem Blutverlust mit Todesfolge führen. Die Gefäßchirurgen hatten vorgeschlagen, den Arm zu amputieren, um zu verhindern, daß sich Blut in den Brustkorb ergoß. Der Sohn war davon überzeugt, daß wir als Gruppe seinem Vater helfen könnten. Ich bat ihn, nach der Mittagspause wiederzukommen und für ein entsprechendes Ritual verschiedene Gegenstände seines Vaters mitzubringen, die dieser täglich benutzt hatte.

Der Sohn kehrte mit seinem Bruder und ein paar persönlichen Talismanen seines Vaters zurück – einem Schlüsselring, einer Brieftasche und dem Foto ihrer verstorbenen Mutter. Ich leitete das Ritual mit dem Lied der vier Himmelsrichtungen ein und bat die Geister des Westens, Nordens, Ostens und Südens darum, unserem Kreis Beachtung zu schenken. Dann beteten wir. Ich ließ rauchenden Salbei in einer Meerohrmuschel im Raum herumgehen, damit sich jeder segnen konnte.

Der Sohn stand in meiner Nähe mitten im Raum und sagte, was er sich von dem Ritual erhoffte. Dann beschrieb er seine Liebe zum Vater, sprach von seinen Kindheitserinnerungen, von wunderbaren Geschenken, die er von seinem Vater bekommen hatte, und von bedeutungsvollen gemeinsamen Erlebnissen. Sein Bruder erzählte von ihrem derzeitigen Verhältnis, von der starken Liebe des Vaters zur Familie und von ihrer aller tiefempfundenen Hoffnung, daß er wieder genesen möge.

Als sie fertig waren, bat ich alle Anwesenden, ein paar Worte zu sagen, entweder über den kranken Vater oder über den eigenen. Ich bat nachdrücklich darum, einfach und direkt zu sprechen. Als alle etwas gesagt hatten, stimmte ich das Gebet für den Mann an. Jeder fügte mit seinen Worten etwas zu diesem Gebet hinzu, bis es mit den Worten der beiden Brüder beendet war.

Ich füllte die heilige Pfeife mit Tabak. Dann rauchten die beiden Brüder und ich zum Wohle des Vaters. Ich rief die Geister an, die in unseren Kreis gekommen waren. Ich bat sie, wenn es ihnen möglich sei und allen zum Besten gereiche, sich zum Krankenhaus zu begeben und nachzusehen, was da zu machen sei. Daraufhin hatte ich deutlich den Mann und zwei Geister zu beiden

Seiten des schmalen Krankenhausbettes vor Augen. Das Zimmer war weiß und keimfrei. Die Geister erklärten, dieser mißliche Zustand sei die Nebenwirkung einer früheren Lebensentscheidung und sie seien nicht sicher, inwieweit eine Wiederherstellung möglich sei. Der Vater müsse eine frühere Entscheidung rückgängig machen, wobei sie ihm gern helfen würden, aber sie könnten nichts versprechen.

Das übermittelte ich der Gruppe, und dann stimmten wir zum Abschluß des Rituals noch ein Gebetslied an. Am nächsten Tag erfuhr ich, daß die Ärzte des Mannes plötzlich eine andere Diagnose gestellt hatten. Sie sagten, die Gefäßerweiterung sei doch erheblich kleiner, als ursprünglich angenommen, und stelle deshalb kein solches Problem mehr dar. Zwei Tage nach dem Ritual wurde der Mann aus dem Krankenhaus entlassen; er sollte sich vier Wochen später zur Nachuntersuchung einfinden.

Das Wunder wurde auf eine materielle Weise so umgedeutet, daß die Ärzte es sich nicht rational erklären konnten. Viele Wunder werden derart in dieser Zeit und Kultur in physisch erklärbare Ereignisse übertragen. Von einer Heilung konnten die Ärzte nicht sprechen, aber sie konnten eine Fehldiagnose zugeben. Sie gestanden einen möglichen Fehler ein und ließen den Patienten ziehen.

Die gesammelte Kraft aller im Raum Anwesenden, der lautere Wunsch der beiden Brüder und die Macht der beiden Geister waren zusammen ausschlaggebend für das wunderbare Ergebnis. Alle hatten einen Vater, den sie liebten und über den sie sprechen konnten. Ich selbst konnte mir das Geschehen ebensowenig als Verdienst anrechnen wie wir uns als Gruppe. Auch die Geister hatten selbst nicht gewußt, ob sie erfolgreich eingreifen konnten. Unsere Gruppe hatte respektvoll und ohne Anmaßung um das Gewünschte gebeten in dem Wissen, daß das gewünschte Ergebnis nicht unbedingt zum Besten des Betreffenden sein muß. Das Verdienst an diesem Wunder kommt einer anderen Dimension zu, die als eine Art Umwandler wirkte, damit sich unsere Gebete und Wünsche in einem physischen Ereignis niederschlagen konnten. Gebete und Zeremonien haben eine Magie und Macht, die nicht abzustreiten ist. Ich bin davon überzeugt, daß der Jugoslawe aufgrund unseres Rituals geheilt wurde. Im Ritual sprechen wir unstoffliche Energien an, die uns umgeben, uns nähren, schützen, beleben und unterweisen. Es ist die einfachste Möglichkeit, in aller Form um Hilfe bei unseren Schwierigkeiten zu bitten.

Kurz nach meiner Rückkehr nach San Francisco war Kelly bereit für ein eigenes Ritual. Sie war sechs Wochen lang zweimal pro Woche in die Klinik gekommen. Leute in einer so schlimmen Situation wie sie können leichter in eine Zeremonie eingeführt werden als andere – zwölf Sitzungen sind zwar nicht viel, aber Kelly war schnell von Begriff. Ihr Leben am Theater hatte sie darauf vorbereitet, für Rituale und Zeremonien aufgeschlossen zu sein. Sie hatte während meiner Abwesenheit eine Puppe von Ted angefertigt, die als Hülle für die üble Energie dienen sollte, von der er bis zu seinem Tod erfüllt war, der gleichen Energie, die ihrem Empfinden nach auch für ihre Aidserkrankung verantwortlich war. Die Puppe war aus Schaumstoff und in grünen Filz gekleidet. Orangefarbene Fäden hingen an den Seiten des Styroporkopfes herab. Ein schrumpliges, vertrocknetes Stück Pfefferschote gab eine perfekte Schnapsnase ab. Die Arme bestanden aus gewundenen, knorrigen Zweigen. Die rechte Hand umklammerte das Werbefoto einer Flasche Whiskey und ein Kokainflakon; die linke hielt ein scharfes Messer. Zwei schwarze Schachteln dienten als Füße. Wir trugen die Puppe in einem Schuhkarton nach China Beach.

Wir gingen die langen, steilen Treppen zum Sandstrand hinunter, während die Flutwellen an uns vorbei stetig zur Oakland Bay Bridge rollten. Felsgestein übersäte den Strand, aber es stammte nicht aus einheimischen geologischen Gesteinsschichten; die Brocken waren einst Ballast gewesen und im 19. Jahrhundert von

Segelschiffen am Meeresufer abgeladen worden. Jedesmal, wenn ich an diesen Strand kam, hatte die Flut wieder neue Steine herangespült und alte fortgerissen. Sie boten ein immer wieder neues Bild.

»Wie kann man bloß behaupten, Steine hätten kein Leben!« bemerkte ich ein wenig befangen. Ich war nicht gewohnt, Zeremonien mit so versierten Theatermenschen wie Kelly abzuhalten. »Diese Steine tanzen allnächtlich, und die starken Wellen bringen sie zum Singen.« Ein sandiger Platz unter einigen überhängenden Klippen schien mir für unser Ritual geeignet zu sein, und so führte ich Kelly dorthin. Drei große Felsbrocken hatten sich in der vorigen Nacht für Kelly, mich und die Puppe Ted im Kreis aufgestellt. Ich baute aus vier großen und vier kleinen Felsbrocken eine Mauer, um die Flammen zweier kleiner Kerzen vor dem Wind zu schützen. Ich entzündete die Kerzen, als Kelly sich niederließ. Die nackte Felswand hinter uns bildete den Hintergrund für unser Werk. Eine Möwe schoß durch die Lüfte, und ihr hoher Schrei gellte uns in den Ohren. Ich mußte an ein paar Fotos von Indianern der Gegend denken, die einst die Bucht bevölkert und die Wälder ringsherum bewohnt hatten. »Hau«, hörte ich sie sagen.

Kelly nickte automatisch.

Bald darauf trat ich in einen Ritual-Bewußtseinszustand ein, in eine Ebene unter der Oberfläche des Normalbewußtseins, einen tieferen Seinszustand, der nicht in meiner eigenen Persönlichkeit wurzelt. Es ist ein Zustand der ekstatischen Vereinigung mit der Natur, der am besten in Dichtung und Gesang zum Ausdruck kommt, weil er sich der Alltagssprache entzieht. In diesem Bewußtseinszustand sprachen die Felssteine wirklich. Das Meer rief mich, und ich verstand seinen melodischen Rhythmus ebenso, wie ich plötzlich die Schreie der Seemöwe verstand. Ich nahm die heiligen Kristalle aus meinem Ritualbeutel und legte sie zu den Kerzen. Mein großer heilender Quarzkristall steckte aufrecht im Sand.

In diesem ekstatischen Zustand wußte ich instinktiv, wie ich die Kristalle und die Kerzen anordnen mußte. Ich wickelte meine Pfeife aus und bereitete auf dem Sand einen Altar dafür. Ich tat etwas Salbei in meine Meerohrmuschel. Nachdem ich es angezündet hatte, reichte ich Kelly die Muschel. Während sie sich mit dem Rauch segnete, klang ein Lied in mir auf. Es war ein Klagelied von der Art, wie es die Alten sangen, wenn jemand gestorben war. Es war ein leises Lied, sehr sanft und mitleiderregend traurig. Ich hörte es mir eine oder zwei Minuten lang an, bis mir auffiel, daß Kelly offenbar im gleichen Takt nickte. Ich begann, es mitzusummen. Noch heute weiß ich die Melodie. Als Kelly mir die Muschel zurückgab, reinigte ich den roten Tonsteinkopf und den nerzfell- und perlenbesetzten Stiel der Pfeife mit dem heiligen Rauch. Dann legte ich die Pfeife so auf den Altar nieder, daß der Kopf nach Norden wies.

Ich streute aus Maismehl einen Kreis um uns herum und fing an zu beten. Ich rief den Schöpfer und die Großväter und Großmütter an, die Erde und den Himmel, das Meer und die Felsen und den Geist unseres Platzes. Ich rief jede der sieben Himmelsrichtungen beim Namen. Ich gab den Zweck unseres Hierseins bekannt: »Schöpfer, wir sind hier, um für Kelly zu beten. Wir sind hergekommen, um wegen dieser Energie zu beten, die sie seit zwanzig Jahren mit sich herumträgt. Sie will sie nicht länger haben. Wir beten darum, daß sie Kelly verläßt und in die Hülle schlüpft, die sie dafür gemacht hat. Wir möchten ihr mit Würde begegnen, wir wünschen ihr, daß sie ans Licht gebracht wird, und wir bitten um Schutz vor diesem Geist, denn er ist mächtig.«

Die Schuhe der Puppe bewegten sich auf einmal. Ehe ich mich's versah, saß ein Mann bei uns im Kreis. Er sah so wirklich aus wie Kelly oder ich, aber seine äußere Erscheinung war anders. Er trug nur einen Lendenschurz, doch war auch noch ein Tuch um seine Stirn gewunden, und sein langes schwarzes Haar wehte im Wind. Bei seinem Erscheinen hatte seine Miene nur Haß und Wut ausgestrahlt. Zuerst hatte ich solche Angst, daß ich so tat, als sähe ich die Gestalt gar nicht. Ich wußte nicht, wie ich uns schützen sollte. Dann fiel mir das Lied ein, das ich gerade gehört hatte. Ich wußte, daß ich dieses Lied singen mußte, damit der Geist verschwand. Ich stimmte das Lied so an, wie ich es vernommen hatte. Kelly fiel ein, und der Geist stand auf. Meine Augen waren halb geschlossen, doch ich beobachtete ihn indirekt aus den Augenwinkeln; Marilyn hatte mich gelehrt, wie man Geister am besten beobachtet. Er stand da, dann ging er von uns weg aufs Meer zu. »Danke, daß du gekommen bist, Geist«, sagte ich. Wieder durchlief mich eine Welle der Angst.

»Schöpfer!« rief ich. »Großväter und Großmütter! Beschützt uns. Maismutter, Weiße-Büffel-Frau, Söhne des Windes, beschützt uns.« Ich streute Maismehl auf die Puppe, auf Kellys und meinen Scheitel und schließlich noch einmal um uns herum, um den Kreis nachzuzeichnen. »Wir wissen, daß die Macht des Lichts die Macht der Dunkelheit überwiegt. Schöpfer, beschütze uns, und hilf uns, diese Energie umzuwandeln. Geleite sie zum Licht und setz sie frei.«

»Wiohpeyata«, betete ich weiter, »Geist des Westwindes, der du in deiner schwarzen Decke im Westen sitzt, hilf uns in unserer Angst vor diesem Geist, vor Aids, vor Alkohol und Drogen. Hilf uns, unsere Ängste zu würdigen und die Botschaft zu hören, die unsere Ängste uns mitteilen.«

Indem ich meine Bärenkrallenrassel schüttelte, fuhr ich fort: »Waziyata, Nordwind, der du in deiner roten Decke im Norden sitzt, verleihe uns Kraft und Ausdauer. Gib uns die Kraft, mit diesem Alkoholgeist zu sprechen und seine Geschenke nicht anzunehmen. Gib uns den Mut, unseren Standpunkt zu behaupten, und die Kraft, mit heiligen Schritten voranzugehen. Hilf uns, den guten roten Weg hinter der heiligen Pfeife zu gehen. Laß uns weder in Mißgunst noch in Haß verfallen.« Der Geist war stehengeblieben und hörte zu; er sah jetzt schrecklich aus, wie er da am Saum von Meer und Himmel stand. Eine Seemöwe schien geradewegs durch ihn hindurchzufliegen.

»Wiohiyanpata, Ostwind, der du bei der aufgehenden Sonne und dem Volk der Gefleckten Adler sitzt, hilf uns, klar zu sehen.« Der Mann verblaßte allmählich, und jetzt konnte ich die Schatten von vier Gestalten erkennen, die sich kaum von der Gischt der Wellen abhoben. »Wir flehen um eine Vision«, rief ich, »eine Vision des Wohlergehens für Kelly hier. Sie ist hergekommen, weil sie krank ist und wieder gesund werden möchte. Sie bittet euch um Hilfe, um eine Vision. Helft uns, daß wir sehen, wie wir mit dem Geist dieser Krankheit umgehen können.«

»Itokagata, Südwind, der du, in deine weiße Decke eingewickelt, bei Weiße-Büffelkalb-Frau sitzt, schenk uns Liebe und Mitleid füreinander.«

Kelly hörte aufmerksam zu. »Helft mir, sagte sie leise, »und all denen in meinem Leben, die vom Alkoholgeist verzehrt worden sind.«

»Wakantankan, der du über uns beim Sternenvolk sitzt, beschütze uns, denn in deinen Augen sind wir bemitleidenswert. Beschütze uns vor diesen bösen Geistern, vor Aids, vor Alkohol- und Drogensucht.« Ich wäre gern aufgestanden und hinausgegangen, um zu sehen, ob die Geister wirklich verschwunden waren, aber meine Angst lähmte mich. Ich empfand mich als einigermaßen beschützt, wenn ich mich absolut still verhielt und betete. Ich konnte böse Energie überall um uns herum spüren, sie lauerte in den Schatten, sprang über die Wellen und flog mit den Möwen mit. Sie bedrohte Kelly und mich noch immer, aber nicht mehr so unmittelbar wie vorher.

»Mutter Erde, lächle uns an, die du unter uns sitzt. Hilf uns, daß wir uns in deinen Armen behütet fühlen, denn du bist unsere Mutter. Hilf uns, daß wir uns genährt und geliebt fühlen, hilf uns, deine heilenden Kräfte zu spüren, denn darum betet Kelly. Sie möchte gesund werden.« Ich nahm wahr, daß die Geister, die Kelly bedrängten, in einiger Entfernung standen – Ted, ihr erster Mann, der vom Bösen verzehrt worden war; Thomas, ihr letzter Mann, der an Aids gestorben war und sie angesteckt hatte; Selbstmord, der darauf lauerte, daß Kelly zu ihm kam, und etwas, das ich nur die Bosheit selbst nennen konnte und das hoch aufragend hinter den anderen stand und im Wind hin und her wehte. War das Iktomi? Oder das Wesen, das die Christen Satan nennen? Instinktiv entzündete ich noch mehr Salbei, um den Gestank dieser Geister zu vertreiben, der noch viel stärker war als der normale Geruch nach toten Fischen und Tang an diesem Strand.

»Tunkasila, segne uns, der du mit all unseren Verwandten inmitten unserer Herzen sitzt. Hilf uns, zu erkennen, daß wir mit aller Schöpfung eins sind.«

Kelly schien Schmerzen zu leiden. »Hilf uns, uns eins zu fühlen mit den Felsen, dem Wasser, den Krabbeltieren, den Gefiederten. Hilf uns, uns eins zu fühlen mit den Vierbeinern. Zu erkennen, daß wir die Brüder des Steinvolkes sind und die Schwestern aller Schöpfung. Laß uns all den heiligen Wesen danken.« Ich betete noch eine Weile, dann hörte ich auf und bat Kelly, ihr Gebet zu sprechen. Sie bat um Einsicht, aber ich wußte, daß das gar nicht nötig war. Geister können uns heilen, ob wir sie verstehen oder nicht, wenn wir nur anerkennen, daß sie da sind, und ihnen keine Fragen stellen, denn Fragen sind Zweifel. Ich hörte Kelly kaum. Ich sah Hosteen Begay. Er lächelte und sagte mir, alles würde gut werden. Er mußte es eigentlich wissen, denn er war selbst schon fast ein Jahr in der Geisterwelt.

Kelly beendete ihr Gebet. Dann sangen wir ein Lied zu Ehren der Geister, die Zeuge unseres Rituals gewesen waren und an ihm teilgenommen hatten. Ich hatte nicht vorgehabt, heute auf etwas so Massives wie eine Heilung zu drängen, aber ich konnte spüren, wie sich Energie aufbaute, während wir sangen. Singen scheint die Macht der Geisterwelt zu bündeln, wie eine Lupe die Macht der Sonnenstrahlen konzentrieren und einen Brand auslösen kann. Und wenn Kelly etwas konnte, dann singen. Die Schönheit ihrer Altstimme war zwar für das Ritual unerheblich, aber der Wohlklang war einfach wunderbar; ich habe auch schon Leute mit normalen Stimmen wunderschön singen hören, wenn sie in aller Aufrichtigkeit sangen. Kelly besaß diese Aufrichtigkeit und hatte außerdem ein übermächtiges Verlangen, gesund zu werden, was ihrer außergewöhnlichen Stimme noch mehr Energie und Macht verlieh.

Als wir fertig waren, wandte ich mich an das Wesen, das jetzt in Kellys Puppe wohnte. »Geist all dessen, was in Kellys Leben übel gewesen ist. Böse Geister, die ihr von Ted Besitz ergriffen habt, als er im Sterben lag, als sein Geist schon von seinem Körper gewichen war. Wir sind hier, um zu euch zu sprechen. Wir sind hier mit Kelly, die euch jetzt bittet, ihren Körper zu verlassen und alle Krankheiten mitzunehmen, die ihr verursacht habt. Sie hat euch über zwanzig Jahre lang beherbergt, und jetzt beten wir, daß ihr von ihr geht. Wir bitten das Sternenvolk, euch über die Milchstraße zur Hütte des Schöpfers zu geleiten, damit ihr wieder eins werden könnt mit dem Schöpfer und gereinigt und geläutert werdet. Kelly, all ihre Helfer und alle heiligen Wesen fordern euch auf, euch davonzumachen. Hebt euch hinweg!«

Die letzten Worte rief ich laut aus, dann bat ich Kelly, den Geist anzusprechen und ihm ihren Wunsch und Willen unmißverständlich klarzumachen. Mit ruhiger, fester Stimme, als sei sie noch das unbekümmerte junge Ding, das sie nach eigenen Angaben war, bevor sie Ted kennengelernt hatte, gebot sie dem Geist, sie zu verlassen.

Ein Windstoß fuhr durch unseren Kreis. Die Kerzenflammen flackerten, erloschen jedoch nicht. Die Meereswellen brandeten dichter an uns heran. Inzwischen war es Nachmittag geworden; der Himmel war noch immer von stahlgrauen Wolken verhangen, die vom Meer herangetrieben wurden. Wir konnten die Steine am Meeresgrund unter den Wellen rollen hören. Es fing an zu regnen.

Ich bat Kelly, ein Lied zu singen, das ihre Gefühle den Geistern gegenüber zum Ausdruck brachte. Ihre Opernstimme klang himmlisch über dem Wellenrauschen; allmählich hüllte Nebel uns und unseren Ritualkreis vollkommen ein. Ein Ozeanriese in der Nähe ließ mehrmals in größeren Abständen sein Nebelhorn ertönen und gab damit im richtigen Takt einen lustigen Kontrapunkt zu ihrem Gesang ab. Alles war still, als Kelly endete.

Ich schüttelte meine Rassel und begann ein Loblied auf die Geister zu singen. Als das Lied zu Ende war, beteten wir noch einmal. Ein Gebet für jede Himmelsrichtung und eine Prise Tabak für jedes Gebet, bis der Tonsteinkopf voll war. Dann rauchten wir die Pfeife. Wir baten den heiligen Rauch, unsere Gebete himmelwärts zu tragen, über die Milchstraße zur Hütte des Schöpfers.

Während der Rauch zum Himmel aufstieg, füllte spürbare Erleichterung den Raum zwischen uns. Ich beendete unser Ritual, indem ich mit einem Kristall die aufgestaute Energie in Kelly freizusetzen half; ich fuhr damit an ihren Energielinien entlang und leitete Energie zu den blockierten Stellen. Dann opferten wir die Puppe, die sie gemacht hatte, dem Meer.

Im Gehen sammelten wir allen Abfall vom Strand ein, den wir finden konnten. Als wir an der Treppe ankamen, hatten wir eine reichliche Ausbeute von Aluminiumdosen und Bierflaschen. Kelly kämpfte sich mühsam die Stufen hinauf und schnaufte dabei so stark, daß ich befürchtete, sie würde aus Luftmangel umfallen, bevor sie oben war. Aber sie strahlte, als wir dort ankamen, und plauderte fröhlich auf dem Weg zum Wagen.

Teds Geist hatte Kellys Seele unterjocht. Kelly war jahrelang nicht in ihrem Körper zu Hause gewesen, so daß dieser für Virusinfektionen anfällig wurde. Durch die Strandzeremonie hatte sie sich von Teds Einfluß befreit. Noch am selben Abend rief die Tochter an und wollte sich mit der Mutter aussöhnen; sie bat Kelly um Vergebung. Daraufhin sprachen sie zum ersten Mal über den Mißbrauch, den Ted mit ihnen beiden getrieben hatte, und über

Kellys Reue, daß sie ihre Tochter nicht besser zu schützen gewußt hatte. Das Eis war gebrochen.

Die ersten New-Age-Anhänger wie Louise Hay stellten Krankheiten als eine Art von Fabelwesen dar, indem sie zum Beispiel behaupteten, Krebs sei eine Art und Weise, wie der Körper eine unheilvolle Vorstellung verarbeite, Mononukleose (Drüsenfieber) eine andere. Solche Aussagen sind zu stark vereinfachend. Sie lassen den Geist des einzelnen unberücksichtigt – Krankheiten entstehen aus der Beziehung zwischen dem Geist einer Krankheit und dem Geist des betreffenden Menschen.

Immerhin bergen sie auch einen Körnchen Wahrheit. Krankheiten *können* symbolischen Charakter haben, müssen aber nicht. Sie haben für zwei Menschen selten die gleiche Bedeutung. Mein Kindheitsasthma, von dem ich erzählt habe, hatte etwas mit meiner Scham zu tun, unehelich geboren zu sein. Ich spürte, wie peinlich das meiner Mutter war und welche Schuldgefühle sie deswegen hatte, und wußte, daß ich irgendwie dafür verantwortlich war. Ich meinte, nicht das Recht zum Atmen zu haben, und diese Vorstellung drückte mein Körper schließlich physisch aus. Aber zu viele meiner Aidspatienten interpretierten die Ideen von Frau Hay und anderen so, als wären sie an ihrer Erkrankung selbst schuld. Meine Patienten sagten mir oft dem Sinn nach folgendes: »Ich habe gelesen, daß Aids XYZ bedeutet, und XYZ ist schlecht, also bin ich schlecht, und folglich habe ich Aids verdient.« Und so wird eine Idee, die eigentlich eine nützliche Einsicht hätte bieten können, zu einem Hindernis für die Heilung. Wenn Aids für alle Infizierten immer das gleiche bedeutete, wäre es nicht so schwer zu behandeln.

Inwiefern wird dann aber überhaupt etwas Spirituelles durch eine Virusinfektion zum Ausdruck gebracht? Hier ein Beispiel, wie ein Virus wirkt: Es schlummert in der Plasmahaut der Zelle, bis sich die betreffende Zelle nicht länger regenerieren und erhalten

kann. Wenn sich die Verhältnisse im Innern der Zelle verschlechtern, erwacht das Virus – es benimmt sich wie ein winziger Raubfisch und beseitigt die Trümmer der Zelle. Während dieses Vorgangs vermehrt es sich. Das Nebenprodukt ist die Infektion.
Spielen auch andere als nur körperliche Faktoren eine Rolle bei einer Virusinfektion? Eine hohe Anzahl von geschädigten Zellen ist geradezu eine Einladung an ein Virus, eine Säuberungsaktion durchzuführen. Und so wird die Vermehrung eines der vielen Viren in Gang gesetzt, die etwas mit Krebs, Aids und anderen Erkrankungen zu tun haben. Und was für Leute haben eine hohe Anzahl von geschädigten Zellen?
Hosteen Begay hat mir einmal gesagt, wenn auch nicht in medizinischen Begriffen, daß ein Mensch mit einem angeschlagenen Geist Krankheiten und Infektionen einlädt. Ein Gefühl geistiger Leere, Depressionen und Zweifel schaffen die Voraussetzungen, die den inneren Verfall einer Zelle begünstigen. Eine Frau wie Kelly, die glaubt, sie müßte das Böse auf sich nehmen, das ihren Mann umgebracht hat, ist für Krankheiten anfällig. Wenn die Psyche zweifelt, wird die Zelle träge. Daraus kann sich eine Krankheit ergeben.
Heilung erfordert die Beteiligung der Seele. Die biologische Heilung vollzieht sich zwar langsamer als die Heilung der Seele, setzt jedoch mit Sicherheit ein. Hosteen Begay hat mich gelehrt, daß der Körper nicht gesund bleiben kann, wenn der Mensch keine Erfüllung erfährt, kein Gefühl der Verbundenheit kennt und keinen Glauben hat. Menschen brauchen die Beziehung zur Erde und zu den Geistern, wenn sie gesund sein wollen. Die Wiederherstellung dieser Beziehungen führt zum scheinbaren Wunder der Heilung. Wenn Gott tot ist, beginnen auch die Zellen abzusterben. Wenn die Seele leer ist, wird auch die Zelle zur leeren Hülle. Hosteen Begay kam während der Zeremonie, die ich für Kelly abhielt, aus der Geisterwelt, um mich an seine Weisheit zu erinnern.

Zu Beginn ihrer Zeremonie hoffte ich, Kelly würde es am Ende etwas bessergehen. Das haben Zeremonien oft bewirkt – und es ist schon viel. Aber da Kelly von ganzem Herzen bei dieser Zeremonie war und die Geister bereit waren, ihr zu helfen, vollzog sich eine noch tiefgreifendere Veränderung.

Ich habe nicht den Fehler begangen, den viele Heiler machen, und Kellys Medikamente sofort abgesetzt. Ich habe sie nur etwas geringer dosiert. Eine rituelle Heilung fordert den betroffenen Menschen auf einer emotionalen Ebene; das Hochgefühl, das ihn hinterher häufig überkommt, kann bewirken, daß die Symptome für mehrere Tage vollkommen abklingen, um dann mit einem Schlag zurückzukehren. Krankheiten nehmen zu und ab. Sie haben einen Rhythmus wie andere Lebensvorgänge auch.

Auch Kelly erlitt nach unserer Zeremonie Rückfälle. Aber sie glaubte voller Hingabe an ihre Heilung und ist zum Zeitpunkt der Entstehung dieses Buches noch immer am Leben. Ist sie geheilt? Noch nicht, nicht vollständig, aber daß sie ihr Leben noch neun Jahre fortsetzen konnte, ist für sich genommen schon ein Wunder. Die Schulmedizin geht davon aus, daß alle Aidskranken sterben. Das ist auch der einzige Grund, warum der Einsatz von Azidothymidin und anderen neuen Aidsmedikamenten erlaubt ist, die hochgiftig und in den USA nicht einmal für die Krebsbehandlung zugelassen sind. Sie können HIV-Infizierten helfen, aber oft treten mit der Zeit immer mehr Nebenwirkungen auf, bis es schließlich zu einer Wirkungsverkettung und Komplikationen kommt, durch die das ein Ende nimmt, was als Aids begann. Brave Aidskranke nehmen ihre Medikamente und sterben langsam, aber sicher.

Wie aber steht es mit widerspenstigen Aidspatienten? Mit widerspenstig meine ich die unkonventionellen Patienten, denen ich begegnet bin, wie zum Beispiel Kelly oder einen Australier, den eine Pneumozyotose-Pneumonie an den Rand des Todes brachte und der durch reine Willensanstrengung wieder gesund wurde und inzwischen seit Jahren geblieben ist. Und das sind längst noch nicht alle. Jetzt ist eine Genveränderung entdeckt worden, durch die HIV-infizierte Menschen weiterleben können, ohne daß die Krankheit bei ihnen ausbricht. Können die Gebete von vielen die Gene von wenigen beeinflussen?

Dann gibt es noch diejenigen, deren Wut jeden Behandlungsversuch zunichte macht. Die Arbeit mit Aidskranken hat einige vor Wut schäumende Patienten in meine Praxis geführt. Ihre Wut war verständlich angesichts des politischen Klimas, in dem diese Krankheit abgehandelt wird, aber sie machte mir eine Therapie nahezu unmöglich. Wut ist nicht die Art von Energie, die einer Heilung förderlich ist. Ich weiß, daß es Aktivisten gibt, die den Leuten einreden, sie sollten wütend werden über Aids, weil sie glauben, die Wut würde den Kampfgeist der Betroffenen wecken, aber nach meinen Erfahrungen wendet sich diese Art von Wut unweigerlich nach innen; zornige Patienten jedoch, die sich selbst die Schuld an einer Krankheit geben, werden ihr Leiden nur verlängern. Eine passive Einstellung zum Kranksein hilft natürlich auch nicht weiter. Ausschlaggebend ist das feste Vertrauen in die Möglichkeit einer Heilung, und Vertrauen ist weder passiv noch aggressiv.

Ein Patient namens Theodore hat mich durch sein Beispiel viel gelehrt. Seine opportunistisch-pathogenen Infektionen waren zuerst im Darm ausgebrochen, und außerdem hatte er einen Anfall von Pneumozystose-Pneumonie nach dem anderen. Er litt furchtbar und war infolge chronischer Diarrhö und Unterernährung dem Tode nahe. Er erzählte mir von Dr. Imanuel Revici in Manhattan, der Patienten mit einer umstrittenen Phospholipid-Therapie behandelte. Ich sagte Theodore, wenn er glaube, diese Therapie würde ihm helfen, sei sie einen Versuch wert.

Kurz danach unternahm Theodore die ungewisse Pilgerreise nach New York zu Dr. Revici. Er nahm vorsichtshalber eine ganze Flasche seines durchfallhemmenden Mittels, und dann packten ihn seine Freunde in ein Flugzeug. Nach seiner Ankunft wußte er beim ersten Blick auf Dr. Revici, daß dieser gütige 93jährige Rumäne ihm helfen würde. Revici sagte zu ihm: »Keine Sorge, mein Lieber, Sie werden wieder gesund. Nur keine Sorge.«

Wie sehr dies doch an die tröstlichen Worte eines Schamanen erinnert! Revici meinte, daß Theodores Gebete schon erhört worden waren. Er würde wieder gesund werden. Theodore vertraute Revici vollkommen. Er blieb drei Wochen in New York und ging jeden Tag zu ihm. Seine Diarrhö besserte sich zusehends. Die Lungenparasiten verschwanden. Im Wartezimmer, in dem viele Gespräche geführt wurden, unterhielt er sich mit anderen. Manchmal mußte er, wie andere Patienten auch, fünf Stunden warten, bis er zum Arzt konnte. Neuankömmlinge auf Krankentragen und in Rollstühlen wurden mit Geschichten von Wunderheilungen begrüßt. Theodore erzählte, die Lebensgeister dieser Patienten wären schon im Wartezimmer wieder gestiegen, einfach nur durch die Atmosphäre dort.

Die Phospholipid-Injektionen und Tropfen zum Einnehmen waren ein flüssiges Sakrament; das Zeremonielle daran zog so viele Gläubige in Dr. Revicis Praxis. Ein steriler Plastikbecher wurde für einen Revici-Patienten zu etwas so Heiligem wie der Gral. Die staatlichen Aufsichtsbehörden und das New Yorker Gesundheitsamt versuchten, Dr. Revici die Ausgabe der Lipide zu verbieten, aber dadurch wurde die Medizin für seine Anhänger noch machtvoller. Die anstrengende Reise, die Patienten wie Theodore unternehmen mußten, um an die Lipide zu kommen, war auch dazu angetan, jedweder Skepsis entgegenzuwirken.

Und wie wäre die Behandlung objektiv zu beurteilen? Ich für mein Teil zweifle, daß die Lipide überhaupt eine biomedizinische Wirkung hatten, aber das tat ihrer heiligen Macht keinen Abbruch. Wenn wir etwas Heiliges zu uns nehmen, wird im Körper eine Art von Magie wirksam. Und letztlich war Magie das, was Revici austeilte.

Ja, die Biomedizin verlangt weiterhin eine sogenannte objektive Einschätzung, aber wie könnten wir Revicis Methode experimentell testen? Würde ein kontrollierter Doppelblindversuch die Atmosphäre in Revicis Wartezimmer und die gütige Art des alten Herrn berücksichtigen? Würden andere, wenn sie die Lipide verabreichten, ebensolche Zuversicht, Bestimmtheit und solches Mitgefühl ausstrahlen? Wahrscheinlich würde ein objektiver Wissenschaftler in weißem Kittel die heiligen Tropfen ausgeben. Wir müssen berücksichtigen, daß die äußeren Umstände entscheidend für die Wirksamkeit sind und der Glaube eine wichtige Rolle bei jeder Heilbehandlung spielt. Ich vermute, daß diejenigen, die von einer Therapie überzeugt sind, immer bessere Ergebnisse erzielen werden als ihre neutralen Gegenspieler.

Der Placeboeffekt ist heilig und kraftvoll. Vor kurzem habe ich an einem Essen teilgenommen, zu dem die Hersteller eines neuen Mittels gegen Depressionen eingeladen hatten. Die vorgeführten Dias langweilten eine Frau an meinem Tisch, bis eins kam, in dem das Antidepressivum mit einem Placebo verglichen wurde. »Großer Gott«, sagte sie, »bei fünfzig Prozent der Patienten, die Placebos nehmen, bessert sich das Befinden!« Die einzige anwesende Person, die kein professionelles Interesse an dem Vortrag hatte, reagierte angemessen auf etwas, das wir übrigen schon so oft gehört hatten, daß es an uns vorbeiging. Die Tatsache, daß sich das Befinden der Hälfte der Patienten aufgrund ihres Vertrauens in die Behandlung verbesserte, war viel interessanter als die Erfolge des neuen Medikaments.

Die Anreise, das Wartezimmer, der gnomenhafte alte Mann und die Zeremonie der Lipidverabreichung waren untrennbarer Bestandteil von Revicis Behandlung. Es ist unmöglich, einen Mann von seiner Medizin zu trennen. Er ist die Hauptfigur in einem Spiel, bei dem die Zuschauer mitwirken im Verlauf der Zeit und selbst den Schluß schreiben.

Theodore schien geheilt zu sein, als er aus New York zurückkam.

Ich war zugegen, als sein Verfall eingeläutet wurde. Da er sich so gut entwickelt hatte, überredeten ihn örtliche Revici-Anhänger dazu, öffentlich für diese Therapie einzutreten. Theodore erzählte also pflichtschuldigst seine Geschichte vor einem Publikum, darunter viele Ärzte. Daraufhin attackierte einer der anwesenden Ärzte die Grundfesten von Theodores Wiederherstellung mit der ganzen Autorität eines Halbgotts in Weiß. Er behauptete, es könne sich nur um ein vorübergehendes Abklingen der Symptome handeln. Er habe solche kurzfristigen Besserungen schon erlebt, und bestimmt würden Theodores T-Zellen bald wieder abnehmen. Der Arzt sagte voraus, um Thanksgiving herum würde Theodore einen Rückfall erleiden.

Ich sah mit an, wie Theodore diesen Arzt zu widerlegen versuchte. Aber jedes Wort des Mannes hatte ihn ins Herz getroffen. An Thanksgiving war er wieder krank; Weihnachten war er tot.

Die Voraussage hatte sich als korrekt erwiesen, aber nicht unbedingt aus dem Grund, den die Ärzte angaben. Ich kenne andere, die wie durch ein Wunder geheilt wurden und denen es immer noch gutgeht. Sie halten sich von den ungläubigen Thomassen der Medizinerkreise und Medien fern. Sie bewahren sich das Vertrauen in ihre Heilung durch mönchische Zurückgezogenheit und hüten das Geheimnis sorgsam.

Die meisten derer, die ich kenne, die eine Wunderheilung erfahren haben, sprechen nicht gern darüber. Es scheint ein Gefühl vorzuherrschen, als würde das Darüberreden die Kraft der Heilbehandlung vermindern. Und ich glaube, da ist etwas dran. Ich wurde einmal gebeten, eine Liste von Leuten zu erstellen, die eine Wunderheilung erlebt hatten und einverstanden wären, sich von der Zeitschrift *Life* interviewen und fotografieren zu lassen. Keiner derjenigen meiner Patienten, die eine ziemlich spektakuläre Heilung erfahren hatten, erklärte sich dazu bereit. Und mit Recht, wie ich im stillen dachte. Nur solche, die von mittelschweren Leiden geheilt worden waren wie rheumatischer Arthritis, Lupus, Depressionen und ähnlichem, hatten nichts dagegen, an die Öffentlichkeit zu treten. *Life* ließ von dieser Artikelidee ab. Bescheidene Wunder sind kein guter Stoff, wenn sie auch für das Leben der Betroffenen ebenso bedeutend sind wie die großen.

Vielleicht sind Verschwiegenheit und Bescheidenheit Grundvoraussetzungen zur Erhaltung einer wiedererlangten Gesundheit. Ich habe mich immer gefragt, ob der tödliche Rückfall des Comedy-Stars Gilda Radner (sie starb an Eierstockkrebs) nicht dadurch bedingt war, daß sie in Talkshows für alternative Heilmethoden eintrat. Ihre Absicht, eine Heilbehandlung, die bei ihr Erfolg gehabt hatte, einer breiteren Öffentlichkeit zugänglich zu machen, war bewunderswert, aber die Geister verzeihen offenbar allzu vieles Reden und Spekulieren nicht. Daß ich mitbekommen hatte, wie Theodores Gesundheit durch ein zweifelndes – wenn auch keineswegs feindlich gesonnenes – Publikum ruiniert wurde, lieferte mir immerhin eine Erklärung dafür. Die Mühe, sich seinen Glauben zu bewahren, kann durch die schneidenden Bemerkungen der vielen Skeptiker, die in den Reihen der Allgemeinheit anzutreffen sind, durchaus vereitelt werden.

Nach meinen eigenen Beobachtungen und Erfahrungen werden zwanzig Prozent aller Patienten mit schweren Erkrankungen – ganz unabhängig davon, welcher Behandlung sie sich unterziehen – auf lange Sicht gesund, nicht zuletzt, weil sie unerschütterlich an ihre Heilung und an sich selbst glauben. Ich habe ferner beobachtet, daß es vollen Dreivierteln der Patienten zu Anfang einer Behandlung bessergeht, während es danach mit den meisten bergab geht. Nach einem Jahr sind nur die standhaften zwanzig Prozent noch übrig. Diese Standhaften sind nur eine Randgruppe. Sie sind schwer zu überprüfen, da sie von der medizinischen Statistik nicht erfaßt werden, denn ihre Überzeugung zieht sie woandershin. Zum Beispiel zu einer ländlichen alten Mississippi-Choctaw-Schamanin. Oder in die Kliniken Nordmexikos. Oder zu tibetischen Lamas. Diese zwanzig Prozent motivieren die Anhänger der Alternativmmedizin, unterstützen sie und bewirken, daß sie manchmal sogar die Mehrheit bekehren wollen. Und die achtzig Prozent, die wie erwartet verfallen und schließlich sterben, sind für die Mehrzahl der Ärzte der nötige Beweis, die Alternativmediziner zu verfolgen und sie als Scharlatane und Quacksalber zu verunglimpfen.

Wieso werden die zwanzig Prozent gesund? Ihr Erfolgsgeheimnis ist nach meinen Erfahrungen das Vertrauen. Dieses Vertrauen ist ein vorbehaltloser, tiefer Glaube, der keinen Raum für Zweifel oder Skepsis läßt. Und da genügt es nicht, zu sagen: »Ich glaube, das funktioniert«, sondern es muß vertrauensvoll heißen: »Ich *weiß*, daß es funktioniert.«

Rituale helfen den Menschen, Vertrauen zu gewinnen. Durch die starke sinnliche Ausstrahlung, die rituelle Gebete, Gesänge und Tänze haben, vergessen wir für eine Weile unsere Skepsis gegenüber der Welt. Wir erinnern uns wieder daran, daß wir zur Erde gehören wie die Hasen und Rehe. Selbst unsere Bewegungen, unsere Schritte, ehren die Erde. Im Ritual erweist die Erde ihrerseits auch uns Ehre. Wir werden von einer Macht verwandelt, die nicht aus uns kommt, von einer Energie, die uns über uns selbst hinausträgt, uns versteht und uns in ihren Segen einhüllt. Wenn wir in Harmonie mit der Erde sind, sind unsere Zellen in unserem Innern in Harmonie. Harmonie ist die Musik der Heilung.

Disharmonie bewirkt Zellverfall, Virusinfektionen und Krankheiten – Aids, Krebs usw. Noch nie sind wir so weit entfernt gewesen von der Harmonie der Natur wie heute. Hosteen Begay hielt Beton für den Fluch der *bellagana*, weil er so viele von uns daran hindert, während des Tages die Erde zu berühren. Streß, Trauer und Gram können durch die Erde neutralisiert oder absorbiert werden, aber nur, wenn wir mit ihr in Berührung sind. Wenn wir die Verbindung zur Erde verloren haben, sind wir nicht mehr geerdet und müssen schutzlos die Blitze ertragen, die gegen uns geschleudert werden.

Aidskranke suchten unser Zentrum zur Wiedererlangung der Gesundheit wegen unseres Angebots an traditionellen, alternativen und allopathischen Heilverfahren auf und wegen unserer Bereitschaft, die Therapie auf den Patienten zuzuschneiden und alles zu respektieren, wovon die Patienten glaubten, es würde ihnen helfen. Infolge unklarer Versicherungsverhältnisse, die immer noch einer grundsätzlichen Klärung bedürfen, ging den meisten meiner neuen Aidspatienten bald das Geld aus. Ich brachte es nicht über mich, ihnen die Behandlung zu verweigern, wenn das passierte. In meiner Verzweiflung verlangte ich schließlich für die medizinische Begutachtung eines jeden neuen Patienten eine Anfangsgebühr von 400 bis 750 Dollar.

Wir erstellten eine ziemlich umfassende Diagnose, so daß die Gebühr durchaus unserer Leistung entsprach. Sie mußte vor dem ersten Termin bar bezahlt werden. Damals schien das der vernünftigste Weg zu sein, die Zahl nicht versicherter neuer Patienten in unserer Klinik einzudämmen. Aber wie so viele Notmaßnahmen, um Geld aufzutreiben, war auch dieser Plan zum Scheitern verurteilt. Wäre ich dem guten roten Weg gefolgt, wäre nichts Schlimmes passiert. Aber meine Angst versperrte mir den Blick auf die vielen Alternativen, die ich erst in der Rückschau wahrnahm. Was wäre zum Beispiel gewesen, wenn ich die Klinik der Stadt überlassen hätte? Ich hätte unseren Patienten anbieten können, einen Verwaltungsrat zu wählen, der mich einstellen konnte, falls man meine Arbeit schätzte, oder mich feuern konnte, falls nicht. Vielleicht hatte ich mich von Iktomi mit Blindheit gegenüber anderen Möglichkeiten schlagen lassen, da ich für die Schulden geradestehen mußte, wenn die Klinik dichtmachte.

Die Gebühr für das Gutachten versetzte einen neuen Patienten in helle Wut. Dieser Mann, Russell, wollte sich einer alternativen Behandlung unterziehen, die damals »in« war und zu der unter anderem eine Reihe von Injektionen mit einem Typhusimpfstoff gehörte. Der Typhusimpfstoff war ursprünglich einmal, als es noch keine Antibiotika gab, gegen Syphilis eingesetzt worden, und man dachte, er könne im Kampf gegen Aids helfen, weil er das Immunsystem stimulierte. Damals glaubten viele Patienten, Aids sei eine Abart der Syphilis, so daß ihnen eine solche Behandlung ganz besonders geraten erschien.

Das Problem dabei sei, erklärte ich Russell, daß nicht jeder für den Impfstoff in Frage käme. Er könnte denjenigen, deren Krankheit schon zu weit fortgeschritten sei, schaden. Ich konnte doch kein Medikament verabreichen, das zwar die Krankheit heilte, den Patienten jedoch umbrachte. Ich versicherte ihm, wir würden ihm andere Behandlungsmöglichkeiten anbieten, falls er für die gewünschte Therapie nicht geeignet war. Russell erwiderte, er sei sicher, daß ich mit dem Impfstoff und der Anfangsgebühr lediglich die Schwulen ausnehmen wollte, da ich selber kein Homo sei.

»Ich mache das gleiche Anfangsgutachten bei allen Schwerkranken, nicht nur bei Aidspatienten. Ich muß Ihre Krankengeschichte kennen. Ich möchte eine gründliche Untersuchung machen, Ihre neuesten Laborwerte sehen, eine psychosoziale Einschätzung vornehmen und Ihren Ernährungsplan genau überprüfen. Dies ist ein Zentrum zur ganzheitlichen Behandlung chronischer Erkrankungen, keine Aids-Klinik und auch keine Impfstelle.«

Am Ende wurde Russell sein geheiligter Typhusimpfstoff verweigert. Dem psychosozialen Gutachten war zu entnehmen, daß er schon seit langem an Aids-Demenz und einer tieferen Persönlichkeitsstörung litt. Diese Geistesschwäche war vermutlich auch teilweise für sein Mißtrauen gegen mich verantwortlich. Als ich ihm höflich mitteilte, ich könne ihm den Impfstoff nicht verabreichen, verklagte er mich prompt bei einem Bagatellgericht und forderte seine 450 Dollar Gebühr zurück und darüber hinaus 1000 Dollar wegen eines angeblichen »psychischen Traumas«.

Viel schlimmer als die Geldsumme war die negative Publicity, die wir durch dieses schwebende Gerichtsverfahren in der Schwulenpresse erlangten. Ein paar couragierte Patienten schrieben Briefe an die Schwulenzeitungen, in denen sie unsere Arbeit lobten, aber für alle anderen war ich auf einmal ein rechter Bösewicht.

Es ist ein unglücklicher Zug des menschlichen Denkens allgemein und meines im besonderen, daß eine unangenehme Erfahrung schwerer wiegt als 99 gute. Obwohl ich vielen Aidskranken hatte helfen können, von denen etliche heute noch leben, war ich nach dem Vorfall mit Russell ausgelaugt und hatte keine Lust mehr, mich für die Aufrechterhaltung der Praxis abzurackern. Was immer ich den Aidspatienten von San Francisco auch Gutes getan haben mochte, mein Werk war damit getan. Vor dem Gerichtstermin beriet ich mich mit einem Rechtsanwalt. Er empfahl mir, mich nach Beilegung des Falles in das Unvermeidliche zu fügen, die Klinik zu schließen und Konkurs anzumelden. Ich hatte ohnehin nicht einmal mehr das Geld, ihn zu bezahlen, geschweige denn die Klinik offenzuhalten. Er nahm sich meiner gratis an, weil ich seine Frau von Lupus geheilt hatte.

Weihnachten 1987 beschloß ich, nach Tucson umzuziehen. Ich hatte eine Stelle an der Universität von Arizona angeboten bekommen. Ich kratzte alles Geld, das noch übrig war, zusammen, um einen kleinen Lastwagen zu mieten, und bereitete den Umzug für den 2. Januar vor, den Tag, an dem genügend Freunde frei hatten, um mir beim Packen zu helfen. Strömender Regen sorgte dafür, daß ich am 1. Januar im Haus blieb, Kartons vollpackte und das Mobiliar umzugsfertig machte. Am frühen Morgen des 2. Januar ging ich zur Mietwagenzentrale und holte meinen LKW ab. Als der Abend anbrach, war alles eingeladen.

Im Februar kam ich wegen der Gerichtssache noch einmal nach San Francisco zurück. Ich begann, meinen Fall dem Richter darzulegen, der im Hauptberuf als Anwalt für die Rechte der Homosexuellen eintrat und nur einmal pro Woche halbtags als Richter tätig war. Er schnitt mir das Wort ab. »Wie lange hat Russell noch zu leben?«

»Wahrscheinlich noch maximal ein Jahr.«

»Dann geben Sie ihm sein Geld zurück. Für einen Arzt sind 450 Dollar ein Klacks. Geben Sie es ihm zurück. Keine Schadenersatzansprüche.« Damit war der Fall erledigt.

Einen Tag später stellte mein Anwalt in meinem Auftrag Antrag auf Konkurseröffnung. Er versicherte mir, das sei die korrekte Vorgehensweise. Ich war mir da nicht so sicher, aber mir blieb keine andere Wahl.

Im März fand meine Konkursverhandlung statt. Die Sache hätte nicht einfacher sein können. Ich besaß kein Vermögen, da ich alles ausgegeben und selbst kein Gehalt mehr bezogen hatte, als es mit der Klinik zu Ende ging. Der Richter bat mich, dem Gericht zu erzählen, wie es bei mir zu dieser Mittellosigkeit gekommen sei. Ich schilderte ihm, wie ich versucht hatte, trotz zahlungsunfähiger Patienten, einer Sekretärin, die Geld veruntreute, und Gläubigern, die keine flexible Zahlweise akzeptieren wollten, eine Praxis in Gang zu halten – und nur, weil ich Arzt war, für wohlhabend gehalten wurde. Zum Schluß erzählte ich ihm noch von der schlechten Publicity, die uns Russells Klage vor Gericht eingetragen hatte. Der Richter dankte mir, und die Anhörung war vorbei. Sie hatte von Anfang bis Ende nicht einmal eine Stunde gedauert.

Jetzt blieb mir nichts anderes mehr übrig als loszulassen, wie mir der Geist, der mir vor gut einem Jahr an der Berkeley-Marina erschienen war, geraten hatte.

10 Die Visionssuche

In mancher Hinsicht hatte ich einen Tiefpunkt erreicht. Ich mußte in Arizona ein neues Leben bei geringem Einkommen anfangen. Zum Glück lebte mein Freund Alex aus Wisconsin inzwischen eine Stunde von Tucson entfernt – er hatte der Universität Geld gestiftet, um meine Forschungsposition dort zu ermöglichen. Ich sollte die unglaubliche Gelegenheit bekommen, eine Art von Arbeit voranzutreiben, mit der ich eigentlich schon seit 1980 befaßt war: die Entwicklung von Computermodellen, mit deren Hilfe sich der zukünftige Gesundheits- und Krankheitszustand bei einzelnen Patienten voraussagen ließ. Diese Modelle gründeten sich auf die Chaos-Theorie aus der Mathematik. Obgleich ich ziemlich arm war, fühlte ich mich durch die neuen Möglichkeiten reich.

Natürlich gab ich mich manchmal meinem Zorn darüber hin, daß ich die Klinik schließen mußte. Ich schämte mich, daß ich Konkurs hatte anmelden müssen, und es machte mir Kummer, daß ich – psychologisch wie auch geografisch – so weit von meinen Kindern entfernt war.

Zugleich aber war meine neue Tätigkeit in Arizona eine große Erleichterung, nachdem ich ein Jahr lang unter dem unablässigen Druck gestanden hatte, den stets kurz vor dem Bankrott stehenden Klinikbetrieb aufrechtzuerhalten. Vor mir lagen drei der produktivsten Jahre meines Lebens. Ich arbeitete für das Indianische Forschungs- und Ausbildungszentrum der Universität von Arizona an laufenden Untersuchungen über die Häufigkeit von Alkoholismus und Diabetes unter der indianischen Bevölkerung. Ich verbrachte die Vormittage an der Universität, hörte Vorlesungen, durchstöberte die Bibliothek und bemühte mich mit diversen Schreiben um Zuschüsse für Forschungsprojekte. Nachmittags kümmerte ich mich um Klienten. Die Abende gehörten mir, und dann schrieb oder lernte ich. Ich hatte genügend Zeit, um mehrere neue eigene Studien fertigzustellen: Voraussagen über den Verlauf einer Geburt mittels Computermodell; die Drehung von Babys in Steißlage durch Hypnose; die Auswirkungen von Alkoholgenuß in Verbindung mit Streß sowie anderen Stoffen während der Schwangerschaft.

Ich wohnte in der Nähe des Tahono-O'odham-Reservats. Mit der Zeit freundete ich mich mit Heilern vom Reservat und mit einem Informatikprofessor der Universität an. Er hieß Sanjay und kam aus Delhi, und er hatte bald mehr Interesse am Heilen als an seiner normalen Tätigkeit, die darin bestand, Programme für die Datenbankverwaltung eines humangenetischen Forschungsprojekts zu schreiben. An Wochenenden nahmen meine neuen Freunde und ich oft an Schwitzhütten und Zeremonien innerhalb und außerhalb der Reservate Arizonas teil.

Außerdem wirkte ich an der Leitung einer gemeinnützigen Hilfsorganisation in Tucson mit, die solche Zeremonien und andere Formen der indianischen Medizin unterstützen sollte, damit auch Mittellose davon profitieren konnten. Heilungen können für einen durchschnittlichen Reservatsbewohner unerschwinglich sein, und manche traditionellen Zeremonien liefen schon Gefahr auszusterben, weil niemand sie sich leisten konnte. Unsere Organisation stellte armen Familien bei Bedarf das nötige Geld für eine traditionelle Heilungszeremonie zur Verfügung.

Wie in einem früheren Kapitel bereits kurz erwähnt, verursacht die Ausrichtung einer Zeremonie erhebliche Unkosten. Der Medizinmann bzw. die Medizinfrau muß bezahlt und darüber hinaus mehrere Tage vor und nach der Zeremonie verköstigt und untergebracht werden. Familienangehörige oder Helfer, die der Medizinmann oder die Medizinfrau mitbringt, müssen ebenfalls versorgt werden. Und alle, die an der Zeremonie teilnehmen, bekommen etwas zu essen. Ferner muß ein Tipi gebaut, gemietet oder gekauft werden, in dem die Zeremonie abgehalten werden kann, vielleicht auch noch eine Schwitzhütte. Häufig schreibt die Tradition vor, daß für alle, die kommen, Geschenke eingekauft werden müssen – teure Geschenke für den Heiler und die bedeutendsten Gäste. Dafür kam unsere Hilfsorganisation im allgemeinen auf.

In Arizona arbeitete ich auch an einem neuartigen Experiment mit, das sich an dem fachübergreifenden ganzheitlichen Modell unserer Klinik in San Francisco orientierte. Diesmal waren die indianischen Heiler der örtlichen Reservate meine Mitarbeiter. Ich mietete ein Haus draußen in der Wüste, in dem Klienten wohnen konnten, wenn sie zwecks konzentrierter Arbeit aus Tucson dorthin kamen. Durch die Zusammenarbeit mit diesen Medizinmännern und -frauen lernte ich ständig neue Verfahren kennen. Ich arbeitete gemeinsam mit einem Yaqui- und einem Tahono-O'odham-Medizinmann, ferner mit einem physiotherapeutischen Heiler der Apachen und einem Schamanen der Lakota. Einer der größten Schocks meines Lebens war für mich die Nachricht, dieser sanfte Lakota-Mann hätte wegen Mordes an seiner Frau im Gefängnis gesessen. Von ihm lernte ich, daß erhabene und niedrige Elemente in einer Persönlichkeit nebeneinander existieren können. Bei ihm lag der Fall ähnlich wie bei Dr. Jekyll und Mr. Hyde, nur daß hier der Katalysator für die Verwandlung Alkohol war.

Ich war glücklich und zufrieden mit dem, was ich Ende der achtziger Jahre machte. Ich half anderen Menschen. Ich leitete mehrere Zeremonien, bei denen die Geister einige Wunderheilungen vollbrachten. Der Preis, den ich für mein beschaulicheres Leben zahlen mußte, war das niedrige Einkommen. Infolge meiner unvollständigen Facharztzeiten bezahlte mir die Universität nicht viel. Für die Leitung der gemeinnützigen Hilfsorganisation bekam ich nur einen kleinen Zuschuß zum Lebensunterhalt. Die Forschungsmittel, die ich erhielt, beinhalteten manchmal auch einen kleinen Betrag für mich, meistens aber nicht. Allmählich bekam ich deutlich zu spüren, wie mich meine durch eigene Schuld unabgeschlossene Facharztausbildung einschränkte.

Meine Kinder hatten keine Nachsicht mit mir und meinem mageren Einkommen. Sie waren es erheblich besser gewöhnt. Nach dem Konkurs hatte ich kaum noch die Mittel, um meine Kinder materiell zu unterstützen. Ich weiß noch, daß ich sie in einem Jahr einmal zu meinem Geburtstag in ein Restaurant einlud, in dem es zur »Happy Hour« am frühen Abend Gratismahlzeiten gab und ich uns alle zum Preis von ein paar Dosen Bier freihalten konnte. Mein Sohn fragte mich damals verärgert: »Wann wirst du eigentlich endlich erwachsen? Wann tust du endlich mal was, worauf ich stolz sein kann?« Meine Arbeit als Heiler war in seinen Augen nichts, worauf er stolz sein konnte. Bald kam er nur noch widerstrebend zu mir in die Wüste.

Doch die Wüste beanspruchte allmählich meine ganze Freizeit. Lynch, der Yaqui-Medizinmann, mit dem ich befreundet war, lehrte mich die Weise der Wüste. Von ihm lernte ich verschiedene Wüstenzeremonien der Yaqui, wie man heilige Plätze aussucht und nachts auf die Pirsch geht.

Dieser bewundernswerte Mann schlägt sich immer noch mühsam durch, in Sun City, Arizona, außerhalb von Casa Grande. Lynch hat zwanzig Jahre lang in der US-Army gedient. Er lebt im Ruhestand und arbeitet nebenbei im örtlichen Postamt. In Vietnam war er Tunnelratte, das heißt, er mußte die Tunnellabyrinthe abkämmen, die die Vietkong gegraben hatten, und alles, was da unten sein mochte, ob Soldaten oder versteckte Sprengsätze, herausholen. Das war eine schreckliche, lebensgefährliche Aufgabe, aber Lynch überlebte – durch die Gnade Gottes, wie er mir sagte. Er hatte sein ganzes Yaqui-Können zum Überleben eingesetzt. An einem flauen Gefühl in der Magengrube konnte er merken, wann ein Tunnel gefährlich war und wann sicher. Er witterte Gefahren förmlich. Er hörte es, wenn eine versteckte Sprengladung kurz vor der Explosion stand. Und seine Hände zuckten, wenn Vietkong in den Gängen vor ihm darauf lauerten, ihn umzubringen.

Jetzt bedient sich Lynch ebendieser Fähigkeiten, um zu lehren, wie man sich spirituell weiterentwickeln kann. Er nahm uns, die wir den Vorzug hatten, ihn zu kennen, mit in die Wüste, um uns beizubringen, was er wußte. Wir zogen nachts hinaus, im Dunkeln. Als erstes versteckte er unsere Schuhe. »Weiße wollen immer Schuhe tragen in der Wüste«, sagte er, »aber ich lasse sie nicht. Man kann nicht mit der Wüste reden, wenn man Schuhe anhat.«

Lynch pflegte Stadtmenschen weit in die Wüste der Tahono-O'odham hinaus mitzunehmen. Er sagte ihnen, er wolle eine »Willkommen-in-der-Wüste«-Zeremonie abhalten, und bestand darauf, daß jeder die Schuhe ausziehen und hinten auf dem Lastwagen abstellen müsse, bis die kurze Zeremonie beendet sei. Während alles eifrig an der Zeremonie teilnahm, fuhr seine Frau mit dem Wagen davon.

Dann war das Geschrei groß, und Lynch tat so, als wüßte er von nichts. »Du würdest es nicht für möglich halten, Lewis, wie verstört diese Leute waren. Die Leute sorgen sich sehr um ihre Schuhe. Ich sagte dann immer: ›Na sowas, dann gehen wir wohl besser los. Es gibt nur einen Ort, den sie kennt, wo sie uns treffen kann; wenn wir jetzt aufbrechen, können wir am Morgen dort sein und bekommen die Schuhe zurück.‹ Woraufhin sie sagten: ›Aber wir brauchen die Schuhe doch!‹ ›Wozu denn?‹ fragte ich sie dann und bekam stets zur Antwort: ›Damit uns die Schlangen nicht beißen.‹ Und weißt du, was ich ihnen darauf antwortete?«

»Schuhe können euch nicht vor Schlangen schützen«, sagte ich und ahmte ihn nach. »Nur Gott kann uns vor Schlangen beschützen.«

»Du hast zuviel Zeit mit einem Verrückten in der Wüste verbracht, mein Freund.«
Ich lernte von dem Verrückten, barfuß in der Wüste zu gehen. Ich lernte mit den Tieren und Insekten zu sprechen, die ich dort antraf. Ich lernte – sehr respektvoll – mit Skorpionen, Gilamonstern und Klapperschlangen zu sprechen. Lynch kannte Lieder und Mantras, mit denen man diesen Tieren ankündigen konnte, daß man da war und vorbeigehen wollte, und durchkam. Er hatte keine Angst vor diesen Geschöpfen. Wieso auch nach Vietnam? Ich habe die Wand aus Schmerz, die diesen Teil seiner Erfahrungen hermetisch abschirmte, nie durchdringen können. Er mochte nicht im einzelnen erzählen, was dort geschehen war, aber ich erfuhr genug, um zu wissen, daß er Entsetzlicheres erlebt hatte, als die Wüste mir je bieten konnte.
Ich glaube, das war es, was mich immer weiter vorantrieb mit Lynch – ich wußte, daß alles, was wir zusammen machen würden, zahm war im Vergleich zu dem, was er schon durchgemacht hatte. Ich gebe allerdings zu, daß ich die halbe Zeit über entsetzliche Angst hatte. Lynch konnte mich in grenzenlose Angst versetzen. Aber ich ging mit ihm durch dick und dünn. Ich trat manchmal auf spitze Steine oder Kaktusstacheln, lernte jedoch schnell, ein Gespür dafür zu entwickeln, wohin ich den Fuß als nächstes setzen mußte. »Der Mensch ist sich selbst der ärgste Feind«, sagte Lynch gerne. »Verglichen mit Menschen, sind Schlangen nette Wesen.«

Die indianische Medizin wird auf dem amerikanischen Kontinent schon seit mindestens 10 000 Jahren praktiziert. Als die Europäer ankamen, fanden sie sehr gesunde Völker vor. Fremde Seuchen und Epidemien änderten das bald, aber sie änderten nichts an der Wirksamkeit der indianischen Medizin bei Krankheiten und chronischen Leiden.
Die indianische Medizin hat immer betont, daß sich seelische

Vorgänge in der Außenwelt spiegeln. Ein Feuer brennt auf dem Berg. Ein Mensch leidet Höllenqualen. Ein Bewußtsein überkommt ihn, das die Höllenqualen vertreibt – Regen fällt und löscht das Feuer. Diese Vorgänge werden im Zusammenhang gesehen. Feuer und Regen liefern unmittelbare Aufschlüsse über das Innenleben des betreffenden Menschen.

Diese Denkweise dürfte einem modernen westlichen Menschen schwerfallen, der mit vielen anderen zusammen auf engstem Raum lebt. Ein Feuer brennt, aber nicht auf einem Berg, sondern in New York City. Welche Botschaft übermittelt es wem? Dennoch habe ich festgestellt, daß die indianische Medizin bei Menschen aus unterschiedlichstem Milieu wirkt, ob sie nun in Städten oder in der Sonora-Wüste von Arizona leben. Ich habe inzwischen ein Gespür dafür, wie die chronischen Krankheiten unserer modernen Gesellschaft durch Behandlungsmethoden der Ureinwohner Nordamerikas geheilt werden können.

Seit alters setzen diese Behandlungsmethoden eine persönliche und gesellschaftliche Transformation voraus, um heilkräftig zu sein. Das Wohlbefinden ist wiederhergestellt, wenn sich Körper, Geist, Seele und menschliche Gemeinschaft in Harmonie befinden. Denn zwischen physischem, emotionalem und spirituellem Unwohlsein trennt die indianische Medizin nicht. Es handelt sich vielmehr um verschiedene Ebenen eines zentralen Problems, das sich auflöst, sofern man aufrichtig danach verlangt und sich respektvoll an die Geister wendet.

So unterschiedlich, wie die Stämme sind, so unterschiedlich sind auch die Geschichten. Ich bin vorwiegend entsprechend der Lakota- und Cherokee-Tradition im Heilen ausgebildet worden, aber die entscheidenden Grundelemente der indianischen Heiltradition sind trotz der Stammesunterschiede immer gleich – aus indianischer Sicht ist der leidende Mensch zugleich Körper, Geist und Seele, gehört er sowohl einem sozialen als auch einem ökologischen System an, ist er eine Zelle im Leib Gottes.

Manche Zeremonien und Therapien sind verlorengegangen. Aber viele haben durch ununterbrochene Ausübung oder zumindest in der Erinnerung der Allerältesten überlebt. Ich habe bereits von den Schwitzhütten erzählt, die ich abgehalten habe, von der hypnotischen Wirkung des Geschichtenerzählens und von anderen Zeremonien, bei denen ich dabei war. Ich habe darüber hinaus noch Zeremonien zur Geisteraustreibung sowie physiotherapeutische Heiltechniken erlernt und weiß, wie man zu Geistern spricht, Kräuter sammelt und Diagnosen stellt.

Ich weiß eine Menge, aber je mehr ich weiß, um so mehr sehe ich, was ich noch lernen muß. In den kommenden Jahren hoffe ich, die Yuwipi-Zeremonie erlernen zu können und mein Verständnis vom Sonnentanz (einem Ritual, das alljährlich zur Ehre des Schöpfers und der Sonne zu Beginn des Sommers abgehalten wird) zu vertiefen. Das ist einiges von dem, was bei meiner eigenen Suche noch ansteht. Ich werde weiterhin in der traditionellen Weise auf Visionssuche gehen und bei der Arbeit mit anderen von den Mitteln Gebrauch machen, die ich inzwischen kenne und für nützlich befunden habe. Mein Motto lautet: »Wenn es hilft, ist es gute Medizin.«

Die heutige Medizin ist zu einer reinen Apparate- und Medikamentenmedizin verkommen, und es ist eine Schande, aber kein Wunder, daß sie Zeremonien nicht als Behandlungsmöglichkeit gelten läßt; unglaublich ist allerdings, daß die moderne Psychotherapie ebenfalls nichts davon wissen will, obwohl die Psyche übermächtig auf Rituale reagiert. (Menschen sprechen so stark auf alles Rituelle an, daß manche Klienten selbst aus ihrer wöchentlichen Gesprächstherapie ein Ritual machen und auf einem immer gleichen Ablauf bestehen, was die Wahl ihres Sitzplatzes betrifft, den Beginn der Sitzung, die Wortwahl usw. Ich meine allerdings Rituale, die bewußt und absichtlich vollzogen werden.)

Zeremonielle Behandlungsmethoden sind die machtvollsten, die ich je kennengelernt habe. Immer wieder habe ich erlebt, daß ich mich wochenlang mit einem Patienten zusammen bemüht habe, bestimmte Umstände oder ein physisches Symptom zu ändern, und keinen Erfolg hatte. Wenn wir dann jedoch gemeinsam ein Ritual durchführten, trat bei einem bis dahin unveränderten Leiden buchstäblich über Nacht eine Änderung ein. Wäre das nur einmal geschehen, hätte ich gedacht, das Ritual hätte sicher zufällig genau zu dem Zeitpunkt stattgefunden, an dem das Symptom von selbst abklang. Aber es ist zu oft passiert, als daß es so leicht abgetan werden könnte.

In Arizona ging ich schließlich noch über das hinaus, was ich von anderen gelernt hatte: Ich entwickelte einen eigenen Stil. Ich nahm Klienten zu ihren Terminen mit ins Freie. Dann begann ich, in diese Sitzungen die formalen Elemente der Zeremonie einzubauen, wie ich sie kannte. Nicht lange, und das Ritual war integraler Bestandteil meiner medizinischen Praxis. Ich bediente mich seiner vom ersten Termin an, statt so lange zu warten, bis die konventionelleren Behandlungsmethoden versagt hatten.

Im Umgang mit Klienten, die an einer körperlichen Krankheit litten, lernte ich, daß der Heilungsprozeß oft erst nach einer intensiven Zusammenarbeit einsetzt. Schamanen machen es seit Urzeiten so. Es kann eine Stunde dauern oder eine Woche. Normalerweise begab sich der oder die Kranke zu dem Schamanen und lebte eine Zeitlang bei ihm (oder der Schamane reiste seinerseits zu dem Patienten und blieb bei ihm). Schamanen machten keinen Terminplan mit ihren Patienten. Sie sagten nicht, der oder die Betreffende sollte einmal pro Woche für eine Stunde zu ihnen kommen. Schamanen befaßten sich mit dem jeweiligen Menschen so lange, bis er entweder gesund oder nichts mehr zu machen war.

Nachdem ich mehrere Male mit Lynch zusammen die Wüste erkundet hatte, wollte ich dieses Abenteuer gern in den Behandlungsplan meiner ärztlichen Tätigkeit mit aufnehmen. Lynch war ein bereitwilliger Verbündeter, und so führten wir gemeinsam

nach und nach eine Reihe von Leuten, die darum baten, zu solchen Unternehmungen in die Wüste. Oft kam etwas Bemerkenswertes dabei heraus.
Während meines Aufenthalts in Arizona führte ich insgesamt 116 Patienten zu derartigen Heilungserfahrungen mit traditionellen Medizinmännern und -frauen. Unsere Patienten waren zwischen zwanzig und 79 Jahre alt, die meisten allerdings Mitte Dreißig. Ich war im allgemeinen der Haupttherapeut, der alles koordinierte, und erstellte jeweils einen Therapieplan, der genau auf den Entwicklungsstand des Patienten zugeschnitten war, um sie dann langsam zu einer Auffassung hinzuführen, bei der die indianische Medizin wirksam sein konnte.
Die Patienten kamen mit Beschwerden, die sie selbst als mittelschwer einstuften. Da Krankenversicherungen kaum jemals die Kosten der Behandlung oder der indianischen Heiler, die konsultiert wurden, übernahmen, war keiner dabei, der nicht höchst motiviert gewesen wäre, gesund zu werden. Alle unsere Patienten, die zu einer intensiven Therapie kamen, waren schon lange in ärztlicher Behandlung gewesen, wenn sie uns aufsuchten, meistens ohne Erfolg.
Unsere Patienten litten an Asthma, starken Rückenschmerzen, Krebs, chronischem Ermüdungssyndrom, Diabetes, Bluthochdruck, Depressionen, manischer Depression, neurologischen Störungen (einschließlich Myasthenie), zwanghaften Verhaltensstörungen, Unfruchtbarkeit, gynäkologischen Problemen und Schwangerschaftskomplikationen. 56 Patienten gaben an, nach der Behandlung völlig genesen zu sein – und sie waren es fünf Jahre später immer noch.
Diese Arbeit war dadurch möglich, daß ich endlich die Freiheit hatte, mich über einen längeren Zeitraum um einen Klienten zu kümmern. Durch die Wechselfälle des Lebens, die ich in den vergangenen Jahren erlebt hatte, hatte ich jetzt reichlich Zeit. Und da ich das Programm selbst entwickelt hatte, drängte mich auch kein

Buchhalter oder Geschäftsführer, mehr Patienten in kürzerer Zeit abzufertigen. Ich war erstaunt, um wieviel schneller die Genesung voranschreitet bei intensiver Arbeit mit den Patienten. Ein kranker Mensch braucht offenbar einen kräftigen Schubs, um sich in Bewegung zu setzen. Die Rituale, die wir abhielten, gaben unseren Patienten diesen Schubs und setzten eine Verwandlung in Gang, die ihre Heiler, dessen konnten sie gewiß sein, unterstützen würden.

Die Visionssuche war immer ein wichtiger Bestandteil der indianischen »Therapie« – sie ist eigentlich eher ein Mittel zur tiefschürfenden Selbsterforschung, deren verwandelnde Kraft, wie ich bei der Zusammenarbeit mit Marilyn feststellte, durchaus therapeutische Qualitäten hat. Vor der Visionssuche reinigt sich der oder die Betreffende durch Fasten und Schwitzen und bereitet sich auf eine Gipfelbesteigung vor. Dort auf dem Gipfel bleibt er oder sie dann bis zu vier Tagen allein ohne Nahrung oder ein Obdach und wartet drauf, daß sich eine Vision einstellt. Die Vision hat stets einen ganz persönlichen Bezug (obgleich sie manchmal auch Hinweise für eine größere gesellschaftliche Gruppe enthält). Visionen sind ein Geschenk der Geister und dienen als Leitfaden für die persönliche Entwicklung; außerdem begünstigen sie eine Heilung.

Am Beispiel von Lanny will ich einmal veranschaulichen, was mit einer solchen Visionssuche erreicht werden kann. Lanny war eine Frau, die ich auf der Durchreise durch Denver dreimal für jeweils ein bis zwei Stunden getroffen hatte. (Ich flog oft über Denver zu irgendwelchen Workshops, die ich landesweit in verschiedenen Zentren abhielt.) Dort besprachen wir ihre Probleme, und dann beschloß sie, zu deren Lösung in die Wüste zu kommen.

Rituale dienen dazu, ein spirituelles Bewußtsein für eine bestimmte Zielsetzung zu schaffen. Lanny hatte eindeutig ein Ziel, als sie im Sommer 1989 zu mir kam. Sie war 35 Jahre alt, litt seit

Jahren unter schwerer Endometriose und hatte, vermutlich in Zusammenhang damit, vor kurzem Ovarialkarzinome entwickelt, die sich in ihrem Becken an sechs Stellen ausbreiteten. Endometriose ist eine Erkrankung im Becken, bei der die Gebärmutterschleimhaut gutartige Wucherungen bildet, die nach außen in die Beckenhöhle wachsen. Da das Endometrium, die Gebärmutterschleimhaut, den gleichen monatlichen Veränderungen wie der Uterus unterliegt, »blutet« es bei der Menstruation in die Beckenhöhle aus. Schmerzen und andere Beschwerden sind die Folge. Lanny hatte schon mit erheblichem Kostenaufwand verschiedene Therapien ausprobiert, aber ohne Erfolg. Sie war Mutter eines Kindes und mit einem Banker verheiratet. Sie wollte eine Woche lang mit mir an ihrer Genesung arbeiten und dazu alles tun, was möglich war. Ich sagte ihr, sie könne in meiner Nähe in der Wüste vor Tucson Unterkunft beziehen. Dann würde sie nicht abgelenkt. Sie wäre mit der Wüste und den Geräuschen all der zahmen und wilden Tiere dieser Gegend allein.

Zwei Pferde waren auf dem Stück Land eingepfercht, das wir für die Heilung vorgesehen hatten. In Arizona gibt es Pferde in Hülle und Fülle, denn ihr Unterhalt kostet nicht viel – nicht zuletzt deshalb, weil sie ganzjährig draußen bleiben können, was die Kosten stark reduziert. Ich war froh, über diese Tiere verfügen zu können, auf denen wir dann in das angrenzende offene Gelände ritten. Mein Hausgenosse zog außerdem Wölfe auf, um sie später auszuwildern. Zwei davon waren ganz zahm, fast freundlich. Daß diese Tiere da waren, war bei Heilungsritualen besonders hilfreich, da die Klienten so mit der Natur in Berührung blieben.

Am selben Tag, an dem Lanny in Arizona angekommen war und sich in ihrem Zimmer eingerichtet hatte, hörte ich mir noch einmal ihre Geschichte an und stellte ein homöopathisches Mittel her, das ihr durch die Woche helfen sollte. Lanny hatte außer dem Krebs noch andere bösartige Sachen erlebt. Sie war das Kind einer Mutter, die sie nicht wollte. Ihr Vater war Alkoholiker. Die

Mutter hatte sie während der ersten zwei Wochen ihres Lebens nicht angefaßt, sondern sie ganz Krankenschwestern und den Großeltern überlassen. Zum Glück waren die Großeltern sehr nett. Bei ihnen fand sie den Trost und die Zuwendung, die ihr zu Hause versagt blieben.

Während der ganzen Kindheit wurde sie von ihrer Mutter verachtet und lächerlich gemacht. Sosehr sie sich auch bemühte, konnte sie es ihrer Mutter doch nie recht machen oder deren Beifall erringen. Mit sechs Jahren wurde Lanny von ihrem älteren Bruder Nick sexuell belästigt. Die Mutter glaubte ihr nicht, als sie ihr davon erzählte, und ließ es stillschweigend zu, daß er sie weiterhin mißbrauchte. Die Großeltern konnten Lanny in dieser Situation nicht schützen, und der Vater war zu oft betrunken, um überhaupt etwas davon mitzubekommen. Lanny lernte schnell, ihren Mitteilungsdrang, was ihre Gefühle betraf, zu unterdrücken. Ihre Gefühle wurden weder anerkannt, noch waren sie erwünscht.

Lanny heiratete schließlich einen Mann, mit dem sie vom Regen in die Traufe kam, hatte ein Kind, machte eine traumatische Scheidung durch und wurde erneut sexuell belästigt. Aus ihren Lebenserfahrungen heraus mißtraute sie anderen Menschen und besonders Männern. Sie hatte sich angewöhnt, sich selbst als etwas zu betrachten, was unwert, gemein und abstoßend war. Sie meinte kein Recht zu haben, ihre Bedürfnisse zu befriedigen. Sie glaubte kein Recht zu haben, sich zu beklagen. Ihr Krebs schien eindeutig ein Nebenprodukt dieser vielen negativen Erfahrungen zu sein. In letzter Zeit hatte sich ihr Leben allerdings verändert – durch die liebevolle Ergebenheit ihres jetzigen Ehemanns war sie schließlich zu der Überzeugung gelangt, das Leben sei doch lebenswert. Er hatte sie dazu bewogen, um ihr Leben zu kämpfen.

Ich begann, Lanny auf die reinigende Schwitzhütte vorzubereiten, die ihrer Visionssuche vorausgehen sollte. Wir traten in den Medizinkreis ein, in dem Reisen ihren Anfang nehmen. Die Sonne ging gerade unter. Ich legte die heiligen Gegenstände aus meinem Medizinbeutel hin. Ich sang das Lied der vier Himmelsrichtungen. Nachdem ich die Pfeife gefüllt hatte, beteten wir zu jeder der Himmelsrichtungen. Meine Arbeit bestand darin, jeden Zweifel an ihrer Genesung bei ihr auszuräumen und eine Brücke zu schlagen zwischen ihren von der heutigen Zeit geprägten Erwartungen und der indianischen Tradition. Auch gegen eigene Zweifel mußte ich ankämpfen – ich hatte zu Anfang wenig Hoffnung, was ihr Leiden anging.

Als ich mit meinen Gebeten fertig war, bat ich Lanny zu beten. Es war ihr peinlich, und sie hatte Hemmungen, da sie seit ihrer Schulzeit auf einer katholischen Mädchenschule nicht mehr gebetet hatte. Aber ihre Gefühle und ihr Verlangen kamen im Gebet unmißverständlich zum Ausdruck. Ich wußte, daß die Geister ihr Gebet erhören würden, und sagte ihr das. Die Wölfe und die Pferde sowie andere Nachttiere, die sich außerhalb des Feuerscheins versteckt hielten, sahen uns aufmerksam zu.

Ich leitete ihre Trance ein. Ich wies sie an, langsam und tief zu atmen, und sprach ihre Gliedmaßen und Muskeln einzeln an, um ihr zu helfen, sich vollkommen zu entspannen. Dann erzählte ich ihr die Lakota-Geschichte von den heiligen Wesen. Sie wußte bereits von der bevorstehenden Schwitzhütte und hatte Angst vor der Macht und der Hitze. Ich begann sofort, sie dafür vorzubereiten.

Wir werden uns jetzt mit bestimmten Charakteristika der Schwitzhüttenzeremonie befassen. Ich möchte, daß Sie es einfach genießen, sich zu entspannen und auszuruhen, und dabei hören, was ich Ihnen erzähle, ohne angestrengt darüber nachzudenken. Ich will Ihnen vom Anfang erzählen, von Inyan, dem Fels, der zuerst hier war, vor allem anderen. Sie werden Inyan, den Fels, kennenlernen, wenn er mit den heißen Steinen zusammen die Hütte betritt. Ein Teil von ihm kommt mit der Hitze, um uns wohlzutun.

Auch Han existierte damals, aber Han ist eher eine Abwesenheit als eine Wesenheit. Han ist die Dunkelheit, und sie umgab Inyan

am Anfang. Die Dunkelheit ist die richtige Umgebung für Geister, und deshalb wird es dunkel sein in der Schwitzhütte. Wir werden die Tür schließen, um Han zu ehren und für die Geister einen Platz zu schaffen, an dem sie sich wohl und gut aufgenommen fühlen. Inyan sehnte sich nach Gesellschaft. Er war einsam. Er wollte ein Wesen bei sich haben, mit dem er in Beziehung treten konnte. Nicht Han, sie war zu gestaltlos, zu formlos, um ihn zufriedenzustellen – er wollte etwas, das er berühren konnte. Er beriet sich mit Skan, dem Schöpfer, und erhielt die Erlaubnis, zu kreißen und zu gebären. Wie Sie sehen, beginnt eine Veränderung immer mit Unzufriedenheit, selbst am Anbeginn der Welt. Sie sind nicht mehr mit Ihrem Krebs einverstanden – Sie verdienen etwas Besseres. Inyan mühte sich lange und schwer mit der Geburt. Er verlor eine Menge Blut, das blaue Blut, das Fels ausblutet. Schließlich wurde Maka geboren, die Erde, die den Fels fast überall bedeckt, bis auf manche Berge, wo wir immer noch Inyan sehen können; bis auf das Meer, wo Inyans Blut fließt.
Sie haben ja selber geboren, nicht wahr? Sie kennen die Schmerzen des Felses, als er die Erde gebar. In der Schwitzhütte werden Sie das Blut Inyans trinken. Es wird verwandelt sein. Es wird Medizin für Sie geworden sein. Es wird wakan *sein, geheiligt oder geweiht von den drei heiligen Wesen in der Hütte: Inyan, den wir in die Hütte tragen, damit er uns Wärme spendet, Maka, auf der wir sitzen werden und aus der wir unsere Hütte erbaut haben, und Han, die uns umhüllen wird.*

Lanny begann sich zu entspannen. Sie atmete allmählich regelmäßiger und langsam.

Ein altes Lakota-Sprichwort lautet, daß Männer mit allem zufrieden sind. Sie sitzen ums Feuer herum und essen, reden oder schlafen. Die Frauen sind es, die immer etwas zu verbessern trachten und ihren Kindern eine bessere Welt schaffen wollen. So war es

auch bei Maka und Inyan. Maka wollte gleich etwas ändern. Ihr gefiel es nicht, daß es immer dunkel war. Sie wollte sich selbst sehen können. Wie sollte sie wissen, ob sie schön oder häßlich war, wenn sie sich gar nicht sehen konnte?
Maka brachte die Angelegenheit vor Inyan. Er wußte keinen Rat. Er sah keine Möglichkeit, wie dieses Dilemma zu lösen war. Wie sollte er auch, wenn die Welt unaufhörlich dunkel war? Also wandten sich Inyan und Maka an Skan und baten ihn um Hilfe. Das war der Anfang des Betens, mit dem wir Hilfe erbitten von einer höheren Macht, wenn unsere Probleme unsere Fähigkeiten übersteigen.
Skan erhörte ihre Gebete und schuf aus der Dunkelheit das Licht. Han teilte sich in sich selbst (das Dunkel) und einen Gefährten, Anp (das Licht). Skan bat Han, sich für eine Weile vor Maka zu vestecken, bis diese sich an Anp gewöhnt hatte. Mit Anps Hilfe betrachtete Maka sich selbst. Jetzt wußte sie, wie sie aussah – und fand sich furchtbar häßlich. Aus diesem Grund wird Anp übrigens aus der Schwitzhütte herausgehalten. Niemand soll sich häßlich finden.
Maka fragte Skan, ob sie das Wasser, das blaue Blut ihres Gefährten, nehmen und sich damit schmücken dürfe. Dieser Gedanke gefiel Skan, und er segnete das Wasser. Also nahm Maka das Wasser und legte es sich auf die Haut wie herrliches Geschmeide, wodurch die Seen, Flüsse, Bäche und Teiche entstanden. Das machte Maka glücklich, und da waren Inyan und Skan auch glücklich. Jedenfalls eine Zeitlang. Bald hatte Maka wieder etwas anderes, mit dem sie unzufrieden war.

»Vielleicht ist es bei Ihnen zu Hause auch so«, sagte ich. »Vielleicht verbessern Sie immer irgend etwas, während Ihr Mann froh wäre, wenn alles so bliebe, wie es ist.«
Lanny lachte still in sich hinein und fiel in immer tiefere Trance.

Maka beklagte sich bei Skan, es sei immer alles unverändert. Und ihr sei kalt. Sie wolle Abwechslung, und sie wolle es warm haben. Sie flehte Skan an, etwas zu erschaffen, das sie wärmen und Anps blendendes Licht abmildern würde. Skan sann darüber nach und beschloß am Ende, einen wärmenden Geist zu erschaffen, der im Himmel sitzen sollte. Also machte Skan aus Fels, Erde, Wasser und sich selbst Wi, den wir heute Sonne nennen. Skan gab Wi einen Platz am Himmel, und gleich war es warm auf der Erde. Eine Zeitlang war Maka zufrieden.

Aber nach einiger Zeit war sie wieder unglücklich. Die dauernde Hitze war unbehaglich. Skan ordnete an, daß Wi allen materiellen Dingen einen Schatten geben müsse, um eine angenehme Lichtvielfalt zu schaffen; das war ein schöner Gedanke, aber Maka reichte es so noch nicht. »Bring Han wieder zurück«, bettelte sie. »Gib mir eine Zeit ohne die Hitze der Sonne. Gib mir Zeit in der Dunkelheit, so daß ich mich vom Licht und von der Hitze erholen kann.«

Skan sann darüber nach und meinte, daß es gut sei. Die zweite Zeit wurde erschaffen. Bis dahin hatten sie in der ersten Zeit gelebt, die ewig und unveränderlich war. Skan ordnete an, daß die zweite Zeit aus einem regelmäßigen Wechsel von Han und Wi bestehen solle. Da er es diesmal gleich richtig machen wollte, fragte Skan Maka, welche Dauer der beiden ihr jeweils gefallen würde. Ein vollständiger Zyklus sollte Tag heißen. Wenn der Tag herum war, sollte Wi unterhalb der Welt ruhen und Han zurückkehren lassen. Anp sollte jeden Morgen vorauseilen und Wis Wiederkehr ankündigen. Deshalb ist das Licht immer vor dem Sonnenaufgang da. Maka äußerte, so gefiele es ihr sehr gut. Der Frieden war wiederhergestellt.

Bei der Schwitzhütte wird Wi durch die Hitze der Steine hereinkommen. Wi scheint auf die Bäume, die seine Hitze in sich aufnehmen. Wir fällen die Bäume und übertragen die Energie der Sonne durch das Feuer auf die Steine. Das Feuer kommt von Wi.

Wenn wir das Feuer entzündet haben, weilt Wi unter uns. Wir werden das Feuer zur Zeit Hans, der Dunkelheit, anzünden. Auf diese Weise ehren wir beide Geister.
Diese vier sind Wakantankan, das große Geheimnis. Sie sind vier und doch eins. Dies können sie nicht einmal selber verstehen, denn Wakantankan bleibt ein Rätsel. In der Schwitzhütte werden wir zu Wakantankan beten. Sie könnten sagen, daß Ihr Krebs für Sie ein Wakantankan ist, da er Ihnen ein großes Rätsel ist. Aber wir werden fragen, was es Geheimnisvolles auf sich hat mit Ihrem Krebs. Sie brauchen nicht zu wissen, was Sie tun müssen, damit er verschwindet. Das wird Ihnen offenbart werden. Aber Sie müssen es dann tun, denn einer Botschaft, die auf geheiligte Weise ankommt, muß man gehorchen. Sonst wären Sie für die Geister ein unerfreulicher Anblick. Sie sollten also festen Willens sein, zu tun, was Ihnen gesagt wird, wenn Sie die Anweisungen bekommen.

Als ich meine Geschichte beendet hatte, geleitete ich Lanny auf eine Trancereise in ihre Eierstöcke hinein, damit sie in Erfahrung bringen konnte, was den Krebs verursacht hatte. Ich führte Bilder an, mit deren Hilfe sie entdecken konnte, wie ihre Beckenhöhle von innen aussah. Wir wanderten wie die Sonne an ihrem Beckengewölbe entlang, stellten fest, wo es schmerzte und was geheilt werden mußte. Sie war sehr still und zeigte mir nur an, daß sie mit der Erforschung einer Stelle fertig war und weiterziehen wollte, indem sie sich mit dem Finger über den Unterleib fuhr.
Skan erschafft alles in einer bestimmten Absicht. Wir können nicht darum bitten, daß der Krebs weggenommen werden möge, solange wir nicht wissen, welchem Zweck er diente, und Wakantankan ohne die Hilfe des Krebses Ehre erweisen können.

In den Büchern von David K. Reynolds stieß ich auf die Morita-Therapie, die mir gleich als reizvolle Möglichkeit erschien, eine Brücke zwischen der indianischen Medizin und den heutigen

Weltanschauungen zu schlagen. Die Morita-Therapie ist Anfang des Jahrhunderts von einem japanischen Psychiater entwickelt worden und ein direkter Ableger der Shinto-Religion.
Morita glaubte fest daran, daß die Störungen bei Patienten in den Außenschichten ihres Wesens auftreten, dort, wo die Persönlichkeit in Wechselbeziehung zur Welt tritt. Seiner Auffassung nach findet man, wenn man die Persönlichkeit nur tief genug erforscht, zu Frieden und Harmonie statt Angst und Verwirrung. Nach einem Besuch bei Freud in Wien kehrte Morita mit der Überzeugung nach Hause zurück, daß Freuds Theorie umgestülpt werden müsse. Außerdem war er der Meinung, der Wiener Arzt sei blind gegenüber der Rolle der Gesellschaft im Krankheitsfall.
Die Morita-Therapie verlangt, daß sich die Patienten in ein eigens dafür eingerichtetes Krankenhaus begeben. In der ersten Therapiewoche wird ihnen strenge Bettruhe verordnet; erheben dürfen sich die Patienten nur, um zur Toilette zu gehen und um ihre Mahlzeiten einzunehmen. Die Patienten schreiben ein Tagebuch, das der Therapeut liest. In der zweiten Therapiewoche wird ihnen eine leichte Arbeit zugewiesen, bei der sie sich von der Bettruhe erholen können und Gelegenheit haben, die Bedeutung des Dienens praktisch zu erfahren. In der dritten Woche müssen sie anstrengendere körperliche Arbeit verrichten; außerdem finden mehrere erzieherische Gruppentreffen statt. Diese setzen sich bis in die vierte Woche fort, in der die Patienten auf die Rückkehr ins Alltagsleben vorbereitet werden.
Was mich besonders faszinierte, war, daß Morita solchen Wert auf anfängliche Abgeschiedenheit legt und ihr als Voraussetzung für eine Heilung zentrale Bedeutung zumißt. Unser eigenes Behandlungsprogramm orientierte sich sowohl an der Morita- als auch an der indianischen Philosophie, und ich hoffte, daß die kulturell offenen Amerikaner und Europäer davon profitieren konnten. Meine Arbeit mit Lanny zeigt, wie das Programm angelegt ist. Inzwischen nenne ich es »Heilungsintensivkurs«.

Die Klienten blieben im allgemeinen sieben Tage, manchmal auch länger. Ein paar Klienten waren kürzere Zeit da, weil sie entweder nur mal hineinschnuppern wollten oder keine so schweren Gesundheitsprobleme hatten. Bei ernsten Erkrankungen schien ein Minimum von sieben Tagen geraten. Der erste Programmabschnitt bestand in Bettruhe ohne jede Ablenkung.

Ich bat die Patienten, sich nichts zum Lesen mitzubringen, weder Zeitungen noch Zeitschriften, noch Bücher. Auch Telefonieren war nicht gestattet, ebensowenig jede andere Verbindung zur Außenwelt. Es durfte außerdem weder Radio noch Walkman gehört und nicht ferngesehen werden. Infolgedessen waren die Patienten stundenlang mit sich und ihrem Tagebuch allein; dadurch konnten Einsichten in ihnen aufkeimen, die sonst von der Betriebsamkeit des Lebens davon abgehalten worden wären, die Schwelle zum Bewußtsein zu überschreiten. Sich den aufgestellten Regeln zu unterwerfen fiel einigen Klienten erstaunlich schwer, ein Anzeichen dafür, wie sehr ihre Erkrankungen nach Zerstreuung verlangten.

Während dieser Zeit wurden den Klienten zwei bis sieben Therapiestunden zugestanden. Dann las ich ihre Tagebücher, befragte sie zu dem, was sie aufgeschrieben hatten, ging die Kunstwerke mit ihnen durch, die sie auf Anweisung gemacht hatten, und sprach mit ihnen über ihre Erfahrungen und ihren Lernprozeß. Ich machte auch von Hypnose und anderen Techniken wie Imagination, Visualisation, Biofeedback und Körperarbeit Gebrauch und führte gelegentlich eher konventionelle psychotherapeutische Gespräche. Ich verhalf Klienten zum Eintritt in einen Trancezustand, begleitete sie (manchmal im Laufschritt!) auf ihren Trancereisen. Ferner regte ich Klienten dazu an, heilige Gegenstände anzufertigen und ihre Träume oder ihre Erfahrungen in der Trance zu zeichnen. Ich machte sie mit der indianischen Vorstellungswelt, mit Schutzschilden und Totems bekannt und mit den Ritualen und Zeremonien, die ich vorhatte.

In der vierten oder fünften Nacht reinigten sich die Klienten durch eine Schwitzhütte, um dann, falls sie kräftig genug waren, vom sechsten oder siebten Abend an eine Nacht allein auf dem Gipfel eines nahegelegenen Berges zu verbringen und »nach einer Vision zu rufen.«
Wenn sie nach der ersten Woche noch länger bleiben konnten, forderte ich die Klienten auf, kleinere Wanderungen oder Spaziergänge zu machen oder leichte körperliche Arbeiten zu verrichten. Morita ist der Auffassung, daß körperliche Betätigung der Ruhe des Geistes förderlich ist. War die erste Therapiewoche der Selbstentdeckung gewidmet, so ging es in der zweiten darum, durch das Dienen zu Erkenntnissen zu kommen.
Zum Schluß mußten sich die Klienten auf die Rückkehr in die Alltagswelt vorbereiten. Ich lehrte sie Strategien zur Streßbewältigung und gab ihnen einen Einblick in das Denken der Indianer und die Philosophie Moritas, auf die sie bei zukünftigen Problemen zurückgreifen konnten. Schwerpunkt war und blieb stets die Selbstbesinnung und Selbstfindung, und zudem wurden die Klienten zum Beten ermutigt in der Art, wie es ihnen am besten gefiel. Die Klienten lernten, das Beten als Stärkung für sich zu empfinden und sich mit ihren Problemen hilfesuchend an die Geister zu wenden.
Psychologische Beratung, Psychotherapie und spirituelle Übung sind ähnliche Prozesse. Es gibt keinen Weg, der für alle Menschen der einzig richtige wäre. Wenn jemand einen bestimmten Weg findet, der ihm am besten geeignet erscheint, sollte man dem tiefe Achtung entgegenbringen. Spirituelle Praktiken können ebenso wie eine Psychotherapie das Wachstum hemmen, wenn dogmatischer Gehorsam gegenüber einem bestimmten System gefordert wird. Die meisten meiner Klienten hingen asiatischen oder Naturreligionen an (was sie auch zur Visionssuche hinzog), aber auch die Christen und Juden, die zu mir kamen, gaben an, die Erfahrung sei für sie von großer Bedeutung gewesen. Und viele fal-

len, wie Lanny bald herausfinden sollte, in die Verehrungsformen ihrer Kindheit zurück.
Nach Beendigung des Intensivkurses in Arizona blieben manche Leute noch, um mit Lynch und mir einen »Survival Trek« in die Wüste zu unternehmen oder einen ähnlich dramatischen Übergangsritus zu absolvieren.

Am Morgen ihres zweiten Tages in Arizona begannen Lanny und ich mit Körperarbeit. Indianische Körpertherapien schließen häufig sehr kräftige Massagen blockierter Zonen ein. Verhärtetes Gewebe trägt zur Krankheitsentstehung bei. Ist das Muskel- und Zellgewebe wieder weicher geworden, kann sich die Heilung leichter einstellen. Die Apachenfrau, die mir diese Technik einst beibrachte, nannte sie einmal »Apachenfolter«. Wir mußten beide darüber lachen, aber der scherzhafte Name trifft durchaus zu: Diese Art von kräftiger Tiefenmassage setzt wie eine Schwitzhütte Gifte frei, die im Körper angestaut worden sind. Der Vorgang der Freisetzung kann vorübergehend Schmerzen bereiten.
Lanny legte sich hin. Ich begann mit dem Becken. Während ich die Pressurpunkte massierte und Energien lockerte, bat ich Lanny, sich Vorstellungsbilder bewußtzumachen, die aus ihrem Becken aufstiegen. Lanny sah sofort ihren Bruder bildlich vor sich, wie er sie belästigte. Diese Bilder waren auch bei früheren Sitzungen Anfang des Jahres aufgetaucht. Ihr Schmerz kam aus tieferen Schichten. Als ich ihren Schenkel bearbeitete, in dem der Nierenmeridian der chinesischen Medizin liegt, hatte sie vor Augen, wie sie von ihrer Mutter geschlagen wurde. Der Schmerz ließ nach, als sie diese Situationen beschrieb. Sie erzählte, daß sie cinmal von der Schule, wo sie geschlagen worden war, nach Hause gekommen war und gleich auch von der Mutter geschlagen wurde, weil sie in der Schule Ärger hatte.
Danach mußte Lanny stilliegen und sich entspannen. Ich schloß sie an ein Biofeedbackgerät an, damit ich ihren Entspannungspro-

zeß verfolgen konnte. Als sie sich gelockert hatte, langsamer atmete und in Trance fiel, setzte ich meine Geschichte vom Vortag fort.

Skan teilte jedem der vier heiligen Wesen sein Gebiet und seinen Herrschaftsbereich zu. Den ganzen Tag lang mußten sie in ihrem Herrschaftsgebiet verbringen und hatten im Grunde nichts zu tun. Sie langweilten sich. Sie waren einsam. Also gab Skan einem jeden von ihnen die Macht, sich nach eigenem Gefallen einen Gefährten oder eine Gefährtin zu erschaffen.
Wi schuf eine Scheibe wie er selbst, nur lieblicher, und nannte sie Han-wi, Sonne der Dunkelheit. Er machte Han-wi weniger hell als sich selbst, so daß er sie gut betrachten konnte, und verlieh ihr die Herrschaft über die Nacht.
Maka schuf ein verlockendes, verführerisches Wesen von großer Schönheit namens Unk; dann übertrug Maka all ihre eigenen bösen Gefühle auf Unk. Maka leistete zu gute Arbeit. Unk war so schön, daß Maka eifersüchtig auf sie wurde. Sie stritten sich heftig, und dann warf Maka Unk ins Wasser und beschloß, ohne eine Gefährtin auszukommen. Aber Maka hatte bereits ein gefährliches Beispiel dafür gegeben, wie man sich der eigenen bösen Gefühle entledigt und sie dann bei jemand anderem sucht.
Skan schuf sich Tate, den Wind, als Gefährten. Tate ist gestaltlos wie Skan. Tate sollte Skans Botschaften zu allen tragen, denen es not tat, sie zu hören. Lauschen Sie also auf den Wind, denn darin hören Sie die Stimme des Schöpfers.

Lanny regte sich. Wie aus weiter Ferne murmelte sie in ihrer Trance, sie hätte Angst vor dem Wind. Sie hätte immer befürchtet, der Wind würde ihr Dinge erzählen, die sie nicht hören wollte. Sie wußte eigentlich nichts vom Wind, wurde jedoch immer von Unruhe ergriffen, wenn sie ihn hörte, und zog sich ins Haus zurück, wenn er zu kräftig blies.

»Versuchen Sie, dem Wind zuzuhören, während Sie hier sind«, beschwor ich sie. »Lassen Sie sich zur Abwechslung mal etwas von Tate ins Ohr flüstern. Er wird Ihnen das sagen, was Sie über Ihren Krebs wissen müssen.«

Lanny ließ sich vom Sausen des Windes draußen zum Haus ihrer Mutter tragen, die seit drei Jahren tot war. Sie sah sich im Schlafzimmer der Mutter stehen und spürte die Wut, die sie nie zum Ausdruck gebracht hatte. Sie hörte den Wind wispern: »Vergib dir selbst.«

Sie sah die Qualen ihrer Mutter. Sie hatte ihre Mutter immer als dumme, geistlose Alkoholikerin betrachtet. Tate gebot ihr, tiefer zu schauen. Dort unter der Oberfläche war ein Strom von Schmerzen. Unter der Oberfläche waren die Dämonen, denen sich die Mutter nie hatte stellen können. Diese Dämonen raubten der Mutter allen Lebenswillen und töteten sie allmählich.

Die Worte »sei still« kamen Lanny in den Sinn. Ihre Mutter hatte sie immer damit angefahren und dabei verlangt, daß sie »still« war, wenn sie geschlagen wurde. »Aber diese ›Stille‹ ist anders«, sagte Lanny.

»Ihre Mutter wollte eigentlich Gehorsam und nicht so sehr Stille. Vielleicht ist das, was Ihr Becken sich ersehnt, *wahre* Stille, ein völlig neuer, nie erlebter innerer Frieden.«

Lanny weinte leise bei dieser Erkenntnis. Das Biofeedbackgerät zeigte eine tiefgreifende physiologische Veränderung an. Ich ermutigte Lanny dazu, sich weiterhin Tate zu überlassen. »Lassen Sie sich von ihm die Augen öffnen für das, was Sie sehen müssen.« Lanny sah sich, wie sie sich den Tod der Mutter nicht eingestehen wollte, voller Schuldgefühle über die Wut, die sie empfand. Der Wind bat sie, die Schuldgefühle auszuatmen. Tate würde sich darum kümmern – er würde sie in die vier Himmelsrichtungen tragen und über den Himmel verstreuen.

Später abends hielten wir am Feuer eine Zeremonie ab. Die Nacht war pechschwarz. Ich sang ein heiliges Lied. Ein mächtiger Geist kam aus dem Südwesten. Lanny erkannte ihn als Jungfrau Maria. Es war ihr unangenehm, einen Geist der katholischen Kirche zu sehen, aus der sie ausgetreten war. Marias strahlenden Glanz jedoch empfand sie auf seltsame Weise als erhebend. Als Kind war Maria für Lanny ein großer Trost gewesen. Die Jungfrau Maria sagte, sie sei immer noch für Lanny da, Lanny könne sie jederzeit anrufen, mit jedem Namen, den sie ihr geben wolle. Ganz gleich, wie Lanny sie auch nennen wolle, sollte sie nie vergessen, daß sie ihr den Frieden gebracht hatte, als sie noch ein Kind war. Sie würde kommen. Lanny beschrieb schluchzend, wie sie sich an die Beine des Marienstandbildes in ihrer katholischen Schule geklammert hatte. Sie hatte dieser Maria immer von den vielen Grausamkeiten erzählt, die in ihrem Namen an Kindern begangen wurden.

Wir rauchten die Pfeife. Lanny betete für das innere Kind, das sie war. Die Gegenwart der Jungfrau Maria dauerte noch an, und alle Tiere im Umkreis waren still.

Am dritten Tag las ich in Lannys Tagebuch.

Alex ist Kettenraucher. Jeden Morgen begrüßt mich der beißende Geruch von Zigarettenkippen.

Ich stehe an der Spüle in der Ecke. Hinter mir sitzt Alex am Tisch. Die Worte, die wir sagen, hängen ebenso lange in der Luft wie der Gestank seiner Zigaretten. Ich weiß, daß ich ihn verlassen muß.

Ich hebe die leeren Flaschen von der vorigen Nacht auf. Ich spüle das Geschirr, um bei einer einfachen Tätigkeit wieder zu mir selbst zu kommen. Ich trockne es ab und stelle es in meine handgemachten Küchenschränke aus Zypressenholz. Es wird schwer sein, sie zurückzulassen. Ich hatte sie liebevoll fertiggestellt, als das Märchen von unserer ewig währenden Ehe noch Gültigkeit besaß. In der Wandverkleidung aus Naturstein neben den Schrän-

ken klafft ein gähnendes Loch für ein Gewürzregal, das nie gebaut werden wird; das ist ein zutreffenderes Abbild unserer Beziehung. Ich sage Alex, daß ich ihn verlasse. Ich sage es ihm klar und deutlich, so daß keine Zweifel aufkommen können. Ich hoffe, das, was ich sage, dringt ihm in sein vernebeltes Hirn. Während ich es ihm sage, schließen sich seine Hände um meinen Hals. Er drückt etwas fester zu. Ich greife voller Entsetzen nach einem halb abgewaschenen Teller. Was ist bloß mit diesen Händen geschehen, die mich einmal so zart liebkosten?

Ich bin sechs. Nick ist in mein Zimmer gekommen. Er zieht den Reißverschluß an seiner Hose auf, holt etwas Langes, Schlaffes heraus und sagt mir, ich soll daran lecken. Ist das nicht seine Stimme, die mir sagt, es würde wie Eiskrem schmecken? Höre ich da nicht Alex sagen, ich solle mich hinknien und es in die Hand nehmen?

Ich bin auf den Knien. Nicks Hände graben sich in meine Schultern. Mein Mund ist voll. Er stinkt. Er keucht: »Fester, fester.« Fester was? Seine Hände halten meinen Kopf und meinen Mund fest an dem, was inzwischen groß und geschwollen ist. »Fester. Es schmeckt wie Eiskrem.« Aber es schmeckt nicht, wie er sagt, kein bißchen.

Ich erinnere mich, wie Alex am Küchentisch sitzt, in grünen Shorts, ohne Unterwäsche. Sein Penis hängt aus einem Hosenbein heraus – weich und schlapp. Ich gehe in mein Zimmer und schließe die Tür ab. Noch vor dem Abendesen will ich weg sein. Das Entsetzen verebbt und fließt davon. Ich sehe, daß mein Krebs von all dem Mißbrauchtwerden kommt. Die Endometriose hat mir den Sex mit Alex erspart, als ich ihn nicht mehr ertragen konnte.

Ich erinnere mich an Dinge, an die ich jahrelang nicht gedacht habe. Wie ich mich an die Jungfrau in der Schule geklammert und ihr vorgeweint habe, was Nick getan hat, ihr vorgeweint habe von Mamis Prügel, ihr vorgeweint habe von der Nonne, die mir mit

dem Lineal auf die Hände schlägt. Ihr gesagt habe, daß sie meine einzige Freundin ist.
Letzte Nacht habe ich um Freude und Humor und Fröhlichkeit gebetet. Und ich bete für meinen neuen Ehemann. Meinen wirklichen Mann. einen Mann, dem ich vertrauen kann.

Der dritte Tag Körperarbeit mit Lanny war ihrem Magen gewidmet. Ich fing mit ihren Beinen an. Bilder von ihren Großeltern entstanden vor ihrem geistigen Auge –, besonders von der Großmutter. Lanny schlief für ihr Leben gern im Haus der Großeltern. Die Großmutter starb, als Lanny zwanzig war, ein großer Schock für Lanny. Ihre Großmutter war immer eine Quelle der Kraft und des Trostes für sie gewesen. Ich massierte Stellen an den Beinen, am Becken und im Rücken, um Blockierungen aufzulösen. In der Visualisation reiste sie zu einem Haus, das von den Geistern ihrer Ahnen bewohnt wurde, die ihr das erzählten, was sie von der Vergangenheit wissen sollte. Sie lernte ihren Großonkel Ulysses kennen, einen netten, jovialen griechischen Einwanderer. Sie lernte die Eltern ihres Vaters kennen, die schon vor ihrer Geburt gestorben waren.
Ich nahm die Gegenwart eines freundlichen alten Mannes und einer Frau wahr. Später teilte mir Lanny mit, Ulysses und seine Schwester seien dagewesen, und ob ich sie wohl bemerkt hätte.

Die indianische Kultur ist reich an Erfahrung, Geschichten und Überlieferungen, aber arm an erklärender Theorie. Allerdings ist die Theorie unauffällig in den Lehrgeschichten und Zeremonien verpackt. Rituale untermauern diese verborgene Theorie, ohne eine ausdrückliche Erklärung zu erfordern. Die indianische Vorstellung von der Geisterwelt, von Regression und Reinkarnation unterscheidet sich oft stark von der, die sich heute in der westlichen Kultur entwickelt.
Es ist allgemein üblich, einen Medizinmann oder eine Medizin-

frau aufzusuchen und sich »in Schlaf versetzen« zu lassen, um sich in einer anderen Zeit und an einem anderen Ort wiederzufinden. Man kann bei Verwandten oder anderen Wesen erscheinen. Ob es diese Art von Trance immer gegeben hat, läßt sich schwer sagen; ich vermute es jedoch angesichts alter Geschichten, in denen von Reisen in die Vergangenheit oder Zukunft oder in die Geisterwelt die Rede ist. Auf einen Kreislauf der Wiedergeburten weisen diese Geschichten nicht hin. Die amerikanischen Indianer sterben nicht, um in einem neuen Körper wiedergeboren zu werden. Wir sterben und gehen in die Geisterwelt ein, wo wir ebenfalls Geister werden.

Infolgedessen ist die Philosophie vom Karma und der Läuterung der Seele in vielen Leben hintereinander unserem Denken fremd. Wir haben nur das eine Leben, in dem wir uns als Menschen weiterentwickeln können; aber auch die Geister entwickeln sich in ihren Welten weiter. Geister haben eigene Probleme bis hin zu häuslichen Zwistigkeiten.

Wenn wir in die Vergangenheit oder Zukunft eintreten oder in die Geisterwelt reisen, begegnen wir Geistern. Wir schlüpfen unter Umständen in den Schädel von jemand anderem oder in den Körper eines Tieres und erleben die Gedanken, Handlungen und Gefühle der Betreffenden. Hinterher sagen wir allerdings nicht: »Ich habe im vorigen Leben im siebzehnten Jahrhundert gelebt und war ein Bär« oder: »Ich habe in Arizona mit Geronimo gekämpft.« Das ist viel zu linear gedacht aus indianischer Weltsicht. Wir nehmen vielmehr an einer Erfahrung teil. »Ich war bei einem Bären. Mein Geist verschmolz mit dem seinen und hat eine Zeitlang seine irdische Hülle mit ihm geteilt.« Und wo war das? »Dort hinten.« Man zeigt in eine unbestimmte Ferne und meint damit die Geisterwelt. Wo ist denn die Geisterwelt? »Überall und nirgends.«

Die Geisterwelt ist um uns herum und in der Ferne. Sie ist unser Reiseziel, wenn wir in uns selbst schauen. Mit ihr sind wir während unserer Visionssuche konfrontiert. Sie nimmt uns auf, wenn wir träumen, und manchmal sehen wir sie auch im Wachen. Amerikanische Indianer (soweit ihre Kultur noch intakt ist) stehen unablässig mit Geistern in Verbindung. Oft sehen sie Geister in physischer Gestalt, und sie haben Geistergehilfen und -führer, Macht- und Totemtiere sowie Pflanzen und Steine, die sprechen und ihnen sowohl im täglichen Leben als auch bei Zeremonien helfen können.

Das ist vielleicht der Grund dafür, daß Indianer häufig mit Kindern verglichen werden. Wie schade, daß moderne Amerikaner gezwungen sind, ihre Kindlichkeit abzulegen, und später viel Zeit, Energie und Geld daran wenden müssen, Hypnose- und Regressionstechniken zu erlernen, um wieder mit der Geisterwelt in Berührung zu kommen. Wir alle haben unsere Erfahrungen gemacht mit Bäumen, die mit uns gesprochen haben, Gewässern, die für uns gemurmelt haben, Vögeln, die uns etwas vorgesungen haben, und Steinen, die für uns geklungen haben. Sie sind alle mit uns verwandt und überbringen uns wichtige Botschaften vom Schöpfer.

Der Schöpfer und seine Geister können auch durch Medien zu uns sprechen. Als ich noch ein Kind war und in Südostkentucky lebte, gab es sowohl Cherokee-Schamanen als auch christliche Fundamentalisten, die als Medien für Geisterstimmen dienten. Bei religiösen Ritualen sprachen die Geister durch den Schamanen oder Geistlichen. Ein Christ nennt einen Geist Engel, aber das ist auch der einzige Unterschied. Ein Angehöriger einer Kirchengemeinde redet unter Umständen in Zungen, wälzt sich am Boden oder zeigt anderswie, daß er von körperlosen Wesen besessen ist, die oft sogar guten Rat spenden und der Gemeinde bei Alltagsproblemen beistehen.

Schaffen wir die Gestalten, die Geister annehmen können, entsprechend unserer Weltanschauung? Es scheint so. Indianer gestalten sie im Einklang mit dem, was sie rinsum in der Natur vorfinden. Hindus schaffen phantasiereiche Gestalten wie die Göttin mit den zehn Häuptern und elf Paar Armen oder den elefantenköpfigen Gott. Christliche Engel sind meistens als Menschen mit Flügeln dargestellt. Christus ging in Menschengestalt umher. Wir schaffen uns Formen, die uns behagen, und lassen eine Pforte in unserem Bewußtsein offen, durch die der Geist in diese Form schlüpfen kann.

Medizinmännern und -frauen geht es in erster Linie um das spirituelle Wohlbefinden. Sie halten zuversichtlich an der Überzeugung fest, daß der Klient genesen wird, und bestärken damit auch den Klienten in der Hoffnung, gesund zu werden. Wie Paulus im 1. Brief an die Korinther sagt, wissen sie, daß Glaube, Hoffnung und Liebe die wichtigsten Gaben des Geistes sind. Haben nicht unzählige Studien erwiesen, daß Hoffnung beim Umgang mit Krankheit und Leiden lebenswichtig, vielleicht sogar ausschlaggebend für das physische und emotionale Wohlbefinden ist, obwohl sie in der konventionellen medizinischen Praxis kaum Berücksichtigung oder Bestärkung erfährt?

Die Medizinmänner und -frauen, bei denen ich gelernt habe, sahen es stets als ihre Aufgabe an, das spirituelle Wohlergehen wiederherzustellen. Sie glaubten daran, daß sich dann auch schnell wieder das physische und emotionale Wohlbefinden einstellen würde. Zu diesem Zweck waren sie unablässig dafür tätig, den Kranken zu einer Zukunftsvision zu verhelfen. Man muß sich eine Zukunft erst bildlich vorstellen, um Zukunft haben zu können. Die Fähigkeit, sich eine Zukunft auszumalen, weckt Hoffnung und damit die Gewißheit, daß das, was gewünscht oder erstrebt wird, auch erreichbar ist. Der Medizinmann oder die Medizinfrau lenkt die Aufmerksamkeit des kranken Menschen auf den Schöpfer, die Quelle aller Hoffnung; das Ziel ist die Wiederherstellung der Beziehung des betreffenden Menschen zum Schöpfer.

Der nächste Morgen war kalt und hell. Eine Regenfront hing über den Rincon Mountains. In meiner Sorge, es könnte regnen, stellte ich schnell Gebetsschnüre für die Donnergeister her und bat diese, den Regen doch zurückzuhalten, bis wir die Schwitzhütte abgedeckt hatten und das Feuer loderte. Ich weckte Lanny, und wir deckten die Hütte in aller Eile ab – zuerst mit Laken, dann mit Decken und zuletzt mit Persenning. Wir stellten schwarzweiße Fähnchen mit Kirschbaumstöcken auf den Altar zu Ehren der Donnergeister. Ich sagte Lanny, wir würden uns später wieder treffen und die Schwitzhütte würde am Abend stattfinden.

Ich verlangte von den Klienten nicht nur, ohne die Zerstreuungen der modernen Welt auszukommen, sondern versuchte auch, sie aus dem Würgegriff der Zeit zu lösen, der ihr Leben bestimmte, genauer gesagt, sie von Gedanken an Termine und andere Verpflichtungen zu befreien. Ich bat die Klienten, keine Uhren mitzubringen. Ich sagte ihnen, daß ich nie zur selben Tageszeit zu ihnen kommen würde. Es gehörte mit zur Behandlung, die Leute dazu anzuregen, sich der Erfahrung von Abgeschiedenheit und Besinnung zu öffnen, statt kontrollierend einzugreifen, indem sie die verrinnenden Stunden zählten. Viele Leute, insbesondere Städter wie Lanny, fanden es äußerst schwierig, »zeitlos« zu sein. Als ich an diesem Nachmittag später eintraf, als sie erwartet hatte, war sie vollkommen aufgebracht.

Sie schrie mich gleich an: »Wie konnten Sie mich nur heute so allein lassen, obwohl Sie wissen, wieviel Angst ich vor Ihrer blöden Schwitzhütte habe!« Der Raum verdunkelte sich und wurde merklich kälter, während sie fortfuhr. Lanny bleckte die Zähne. Sie gab ein tiefes, böses Knurren von sich. Ich fragte mich beunruhigt, was über sie gekommen sein mochte.

Angstvoll streute ich Maismehl im Kreis um mich herum, um das Böse abzuwehren, und zündete eine Kerze an. Die Erde ist die Maismutter; Maismehl war folglich eine mächtige Kraft des Guten. Die Kerze brachte die Kraft des Lichtes und des Verständnisses mit sich, die den Mächten der Verwirrung und Dunkelheit entgegenwirken. Lanny bedachte mich während meiner Vorbereitungen unablässig mit einer Schimpfkanonade. Als ich fertig war, ging ich das Problem ohne Umschweife an. Ich sagte ruhig: »Was würden Sie in diesem Augenblick gern tun?«

»Ich möchte aufspringen und Ihnen die Haut vom Gesicht reißen!«

»Stellen Sie sich das bildlich vor, Lanny. Wie wäre es wohl, wenn Sie meine Haut unter den Fingernägeln hätten und mein Blut an Ihren Fingern? Lassen Sie sich einen Moment Zeit, und atmen Sie entsprechend.«

Lanny fing an zu weinen. Die Kerze tropfte. Beim Ausatmen gab sie etwas von der eingeschlossenen Energie frei. Der Raum wurde etwas heller. Lannys Stimme klang gepreßt und ängstlich, als sie weitersprach. »Manchmal gehe ich so auf meine eigene Tochter los. Wie meine Mutter früher auf mich. Es ist, als wäre ich besessen.«

»Vielleicht sind Sie das auch.«

Daraufhin ging ihr Weinen in Schluchzen über; ihr ganzer Körper wurde erschüttert, so schwer war ihr Kummer. Ich hielt sie einen Augenblick lang in den Armen, um sie zu beruhigen. Dann erzählte ich ihr, welche Vorstellung die Lakota vom Bösen haben und davon, wie es von uns Besitz ergreift. Unzufriedenheit weckt den Wunsch nach Veränderung, den Schaffensdrang. Wenn etwas gemeinsam erschaffen wird, unter der Beteiligung und dem Beifall aller betroffenen Wesen und Geister, ist es gut. Durch das Gebet versichern wir uns der Hilfe der Geister; wir müssen genau auf ihre Antworten achten, wenn wir ihre Mitarbeit wünschen.

Wie jeder, der schon einmal in einer Sitzung war, weiß, dauert es seine Zeit, bis eine Zusammenarbeit zustande kommt. Wenn ich will, daß Sie meinem Projekt zustimmen, auch wenn es nicht gut für Sie ist, muß ich Ihre Schwächen herausfinden und dort einhaken. So macht es Iktomi. Iktomi besitzt nicht die Macht, Ihren

Willen vollkommen zu umgehen – er kann Sie nur dazu überlisten, in seine Pläne einzuwilligen.
Ich begann, Lanny von Wakinyan zu erzählen, den Donnergeistern, die noch vor kurzer Zeit mit Regen drohten.

Die Gefährten, die Inyan sich schuf, waren die Donnergeister. Ihre Gestalt ist so schrecklich, daß sie sich mit einer Wolke verhüllen müssen, da die Leute sonst schon bei ihrem bloßen Anblick verrückt würden. Sie haben jedoch lautere Absichten. Sie sind hier, um die Welt von Schmutz zu reinigen. Sie sind hier, um Dämonen wegzuspülen wie die, die Ihre Mutter vernichtet haben. Wie die, die Sie vernichten wollen.
Sie kommen von Westen her, bringen Leben, spenden Regen und senden Blitze. Die Alten sagen, Blitze würden nie in eine Zeder einschlagen, weil die Zeder das Symbol des ewigen Lebens ist. Die Leute pflegten sich bei einem Gewitter unter Zedern in Sicherheit zu bringen. Ich weiß allerdings nicht, ob das bei Leuten funktioniert, die daran zweifeln. Vielleicht geht es nur bei denen, die wahrhaft wissen, daß es stimmt.
In der Schwitzhütte werden wir Zedernholz auf die Steine werfen. Wir werden die Hütte mit dem lieblichen Duft des Zedernholzes füllen, sobald sie gereinigt ist. Wir werden Wakinyan, die Donnergeister, um Läuterung während der Schwitzhütte bitten. Sie kommen aus dem Westen. Aus der Richtung, in die wir blicken müssen, wenn wir Hilfe brauchen in unserer Angst.
Iktomi ist der Sohn von Inyan und Wakinyan. Er ist nicht stolz darauf, von Fels und Donner abzustammen, im Gegensatz zu seinem Bruder Ksa, der Weisheit. Beide haben eine kuriose Gestalt. Ihr Anblick reizt zum Lachen. Aber Ksa fühlt sich geehrt durch das Lachen, während Iktomi geschworen hat, alle die zu demütigen, die über ihn lachen.
Wohpe, die Weiße-Büffelkalb-Frau, ist immer in der Schwitzhütte zugegen. Ihre Eigenschaften sind Liebe, Mitleid und Vergebung.

Sie kommt aus dem Süden. Wenn Sie Schönheit und Liebe wollen, müssen Sie zu ihr schauen. Ich glaube, der Geist, den Sie Maria nennen, ist der Geist, den ich die Weiße-Büffelkalb-Frau nenne. Versuchen Sie, sich selbst mit ihren Augen zu sehen. Wenn es gelingt, werden Sie sich als ein schönes Geschöpf sehen, das geliebt, gehegt und geschätzt wird.
Ich wollte Ihnen das alles erzählen, damit Sie erkennen, wie heilig die Schwitzhütte ist. All diese heiligen Wesen werden bei uns in der Hütte sein. Sie werden zwischen uns wandeln. Wenn Sie sich fürchten, rufen Sie Maria an. Sie wird dasein, wenn Sie sie bitten, zu kommen. Maria wird Ihre Gebete hören und beantworten.

In jener Nacht wollten wir in der Schwitzhütte für Lannys Heilung beten. Als wir vor dem Entzünden des Feuers beteten, kamen Fledermäuse aus dem Osten angeflogen. Ich erzählte Lanny von der Fledermausmedizin, von der Fähigkeit der Fledermaus, das Unsichtbare zu sehen. Eine Eule kam aus dem Westen. Ich erzählte Lanny von der Eulenmedizin; Eulen sind Boten zwischen der physischen und der Geisterwelt.
Das Wesen der Geistermedizin liegt in der Betrachtung der Geistnatur in ihrer wahren Form. Welches ist das Wesen der Fledermaus, in dem sie sich von allen anderen Tieren unterscheidet? Was ist einzigartig an der Eule? So erhalten wir einen Hinweis, wie wir die Fledermaus- oder die Eulenmedizin anwenden können.
Dic indianische Medizin kennt keine feststehenden Definitionen. In der konventionellen Biomedizin werden Lehrbücher verfaßt, in denen Krankheiten und deren Behandlung genauestens definiert sind. Wenn Fragen auftreten, können diese Bücher zu Rate gezogen werden und eine klare Entscheidung erleichtern. Bei der indianischen Medizin hingegen entwickelt jeder Ausübende ein eigenes Gespür dafür, wie er solche Begriffe wie »Fledermaus-

medizin« oder »Eulenmedizin« definieren will. Im Grunde tun Biomediziner auch nichts anderes, wenn auch meist unbewußt.

Das Wesen der Fledermaus ist nach meiner Auffassung die Blindsicht. Die Fledermaus benutzt Ultraschall, um durch das Sichtbare hindurchzuschauen. Fledermäuse können hinter das blicken, was die tieferliegende Wahrheit verdeckt. Eulen streifen nachts umher. Sie können ihren Kopf ganz nach hinten umdrehen und in alle Richtungen blicken. Durch ihren vertrauten Umgang mit den unsichtbaren Mächten der Nacht gelten sie als Boten aus dem »Jenseits«, die zwischen den Geistern und den Lebenden vermitteln.

Ich widmete den Norden dem Wolfsvolk. Ich berufe mich bei einer Zeremonie auf die Wolfsmedizin, wenn ich meine, daß zusätzliche Energie vonnöten ist. Den Weg der Wölfe habe ich durch die Beobachtung der Zöglinge meines Hausgenossen kennengelernt. Wölfe sind treue, hingebungsvolle Rudeltiere, die Konflikten aus dem Weg gehen, es sei denn, diese Möglichkeit besteht nicht – dann kämpfen sie grimmig. Für jede Art von Medizin gibt es ein eigenes Anrufungslied, das die Aufmerksamkeit des entsprechenden Tiergeistes erregt. Ich sang dem Wolfsgeist sein Lied, bot ihm Tabak und andere Gaben dar und bat um seine Hilfe und seinen Segen.

Der Süden war dem Coyotenvolk gewidmet, dessen Angehörige bereits für uns sangen.

Unsere selbstgebaute Wüstenhütte war klein und hutzelig, sie bestand aus Zweigen des hier heimischen Grünholzes. Ihr niedriges Gewölbe war mit Decken und Segeltuch abgedeckt, die wir am Morgen über das Gerüst geworfen hatten, um sie trocken zu halten und die Wärme der Wüstenlavasteine zu speichern. Ein helles Feuer brannte. Der Himmel war düster und wolkenverhangen, der Mond nicht zu sehen. Es kam kein Gewitter; statt dessen begannen schließlich feine Schneeflocken zu fallen. Der Wind blies kräftig. Es war kalt in einiger Entfernung vom Feuer. Wenn das

Feuer die Steine genügend aufgeheizt hatte, würden wir zum großen Geheimnis beten und Wakantankan bitten, eine Frage zu beantworten, mit der die moderne Medizin nicht zu Rande kam. Wir rauchten für das Feuer und sprachen zu den Geistern, die sich bereits zu dem Zweck, dem diese Schwitzhütte gewidmet war, versammelt hatten. Dann setzte das Schneetreiben ein. Zuerst waren es nur leichte Schneeflöckchen, die herniederschwebten; es dauerte jedoch nicht lange, und es fing heftig zu schneien an. Der Geist des Winters brachte uns sein feinstes Geschenk. Noch ehe die Nacht um war, bedeckte eine 25 Zentimeter dicke Schneedecke die Wüste – eine Seltenheit in Arizona.

Zwei Freunde von Lanny aus Denver hatten sich zu uns gesellt. Sanjay war mein Feuerhüter. Ich machte ihn mit einer Tradition vertraut, so wie auch ich damit vertraut gemacht worden war. Niemand wollte das Feuer verlassen, das er entfacht hatte. Wir waren wie gebannt von der kristallenen Schönheit des Schnees. Er bedeckte unsere Jacken und überpuderte unsere Haare. Ab und zu heulten Wölfe und Coyoten. Die Pferde kamen näher, voller Neugier, was wir da machten.

Sanjay trug die Holzkohlen in die Hütte. Ich verbrannte Salbei, um böse Einflüsse zu vertreiben, die wir vielleicht mit hereingebracht hatten. Wir segneten erst uns und dann die Pfeife. Ich machte die Pfeife fertig, indem ich Kopf und Stiel zusammenschob. Ich betete zu jeder der Himmelsrichtungen, wobei ich jeweils eine Prise Tabak nahm und sie darbot. Langsam füllte sich die Pfeife. Als das geschehen war, wurden die Steine hereingetragen. Sanjay schloß die Tür und blieb bei uns. Ich dankte allen Anwesenden für ihr Kommen. Gemeinsam dankten wir den Donnergeistern für den Schnee und stimmten die Lieder für die erste Tür an.

Bei der zweiten Runde bekam Lanny die Gelegenheit, zu beten. Ihre Gebete waren klar und stark. Sie bat darum, daß ihr Krebs geheilt werden möge. Sie bat den Norden um die Kraft, sich direkt mit ihrer Krankheit auseinanderzusetzen. Sie betete für ihren Mann und ihr Kind. Sie bat die Geister, ihr zu helfen, das Übel in ihrem Innern auszutreiben, und ihrem Mann, sich an die neue Frau zu gewöhnen, die sie werden würde. Ihre Gebete waren besonnen und aufrichtig.

Nach der dritten Tür fand die Pfeife Einlaß. Wir rauchten und wußten, daß Lannys Gebete erhört worden waren. Mein Geistergroßvater kam und wiegte Lanny in seinen Armen. Nach der vierten Runde krochen wir hinaus in den Schnee und hielten uns noch eine Weile am Feuer auf, bevor wir die Wärme des Hauses aufsuchten.

In Lannys Tagebuch stand folgendes über die Schwitzhütte:

Das Steinvolk. Wie soll ich das jähe Wiedererkennen beschreiben? Ich, wie ich voller Ehrfurcht die Sonne aus der Tiefe der Erde beobachte. Ich, klein und unbedeutend, im Licht der rotglühenden Steine zu Hause ... all die Schichten von Unklarheit in meinem Leben. Die ganze graue Masse meines Gehirns in die Wände eingeprägt, damit ich sie sehen kann.

Ich ließ mich von der milden Hitze des Steinvolkes schmelzen. Ließ sie mein Innerstes versengen. Ich ließ die Schichten aus Schmerzen und blockierten Erinnerungen dahinschmelzen wie flüssiges Salz, das an den Wänden der Hütte herabrinnt. Ich war das schmelzende Salz. Ich löste mich auf, verlor mit jedem Augenblick das Bewußtsein. Plötzlich ordnete jemand an, die Tür zu öffnen ...

Verstand dumpf, warum ich Natrium muriaticum von Lewis bekam. Meersalz. Das Salz der Erde. Das Salz meiner Wunden. Der Kummer meiner Seele. Das waren einige der Bilder, von denen er sprach.

Endlich dem Steinvolk begegnen. Harter, schimmernder, grauweißer Granit. Vetter der Salzhöhlen, die wir Anfang dieser Woche sahen. Es ist nichts für dich, langsam und gnadenlos von der

Regenzeit der Wüste aufgezehrt zu werden. Eher schon ist die intensive Kraft des Feuers etwas für dich. Bitte leih mir etwas von deinem Feuer und deiner Hitze. Berggranit, weißt du, wie sehr du meine Sehnsüchte geweckt hast?
Eine riesige Klapperschlange erschien zu meiner Rechten. Sie saß auf dem Sand, das Haupt dicht an meinem Kopf. Zuerst wollte ich mich aus der Hütte entfernen, aber ihre Augen hielten mich in ihrem Bann. Sie lächelte, obwohl sie züngelte. Sie war sehr stark. Ihr Haupt ruhte auf meiner Schulter, und ihre Klapper massierte mir den Fuß.
»Welche Botschaft bringst du mir?« fragte ich die Schlange.
»Hab keine Angst davor, machtvoll zu sein«, sagte sie. »Du kannst meine Medizin zu deiner Heilung verwenden. Mein Gift wird das Schlechte zerstören und nur das Gute übriglassen.«
Geist der Klapperschlange, ich grüße dich. Erfülle mich, Steinvolk, mit Feuer und Hitze; mit so viel Feuer, daß der Granit meiner Hartherzigkeit zerspringt. Dann kann ich vielleicht wieder gesund werden ...

»Sie ist eine Menge Schmerz losgeworden während der Schwitzhütte«, sagte mir mein Geistergroßvater. »Kein Wunder, daß es so heiß war. Was hattest du denn erwartet? Wenn sie ihren Schmerz mit der Erde und dem Steinvolk in der Mitte der Kuhle teilen sollen – natürlich wird es dann heiß.«

Am nächsten Tag half Sanjay Lanny dabei, einen Schutzschild anzufertigen, der alle Bilder der Schwitzhütte und ihrer Trancereise enthielt. Sanjay bat sie, sich vorzustellen, wie ihr die heiligen Wesen dabei halfen, das auszuwählen, was abgebildet werden sollte. Er sagte ihr, daß diese ihr zu Hilfe eilen würden, wenn sie sie riefe. Lanny malte die Klapperschlange und das Steinvolk unter einem schützenden Baldachin aus dem blauen Gewand der Jungfrau Maria.

Bei einem Heilungsintensivkurs fordere ich die Klienten dazu auf, ihre Ängste und inneren emotionalen Prozesse in Form von Puppen, Schilden, anderen Gegenständen oder Gemälden darzustellen. Diese Gegenstände mit ihrer emotionalen Fracht, zu der sich die Macht des Glaubens und Vertrauens während der zeremoniellen Vorgänge gesellt, sind heilig und für die bevorstehende Visionssuche von Nutzen. Ich erinnere die Klienten immer wieder daran, daß diese Kunstobjekte nicht zum Verkauf bestimmt sind und nicht bewertet werden müssen. Die Mittel und Endprodukte sind weit weniger wichtig als die Absicht, diese Kunstprodukte zur Kommunikation mit dem Schöpfer einzusetzen. Persönliche sakrale Kunstprodukte sind ungeachtet ihres Erscheinungsbildes stets vollkommen, weil sie für den Betreffenden eine spirituelle Erfahrung ausdrücken.

Wenn wir ein heiliges Objekt schaffen wollen, müssen wir versuchen, mit Herz und Sinn bei der Sache zu sein. Wenn die Dineh ein heiliges Gewand herstellen, halten sie die Schafe, deren Pelz für die Wolle gebraucht wird, getrennt von den übrigen. Die Schafe bekommen spezielles Futter, das auf einem eigenen Stück Land mit besonderer Aufmerksamkeit und mit Gebeten angebaut wird. Lanny erhielt durch die Zeit, die sie mit der Herstellung ihres Schutzschildes verbrachte, Gelegenheit, noch einmal über ihre Einsichten aus der Schwitzhütte der vergangenen Nacht nachzudenken.

Wir sprachen über diese Einsichten, und dann setzten wir die Körperarbeit fort. Lanny legte sich auf den Rücken. Ich begann mit ihrem Becken und widmete mich besonders dem oberen hinteren Beckenrand. Dieser Bereich beschwor Erinnerungen an die Belästigungen ihres Bruders herauf. Lanny erinnerte sich, wie er sich immer wieder von hinten angeschlichen und ihre Brüste betatscht hatte, kaum daß sie sich entwickelt hatten. Ihre Mutter hatte sich immer abgewandt und so getan, als merkte sie nichts davon. Lanny wußte, daß ihr Bruder es tat, um die Mutter zu einer

Reaktion zu bewegen, um auszuprobieren, wie weit er gehen konnte, ohne zur Rede gestellt zu werden. Bei einem anderen Beckenbereich kam die Erinnerung an ihren Bruder und sich selbst als Sechzehnjährige in einem Motelzimmer hoch. Die Eltern waren mit Verwandten zum Essen ausgegangen. Er machte sie betrunken und wollte sie dann zum Geschlechtsverkehr zwingen. Sie wehrte sich so vehement, daß er schließlich aufgab.

»Das sind die Erinnerungen, die Ihr Becken quälen«, sagte ich. Während ich diese Zonen massierte, bat ich sie, auf der emotionalen Ebene ein Gespür für das zu entwickeln, was auf der physischen Ebene in ihrem Körper eingeschlossen war, und es dann langsam mit jedem Atemzug herauszulassen, Tates Atem langsam durch ihren Körper strömen und diese Erinnerungen vertreiben zu lassen, so daß sie nicht mehr schaden konnten.

Danach ging ich zu ihren Schenkeln über. Erinnerungen an ihren ersten Mann stiegen in ihr auf. Sie hatte ihn lange, bevor sie es endlich tat, verlassen wollen. Häufige Blasenentzündungen waren die Folge der geschlechtlichen Beziehungen, in die sie sich ergab, ohne sie zu wollen. Es fiel ihr leichter, mit ihm zu schlafen, als mit ihm zu streiten. Ich bearbeitete den Nierenmeridian besonders ausgiebig, was ihr beidseitig weh tat. Sowie die Erinnerungen an diese frühere Beziehung in ihr Bewußtsein drangen, ließ der Schmerz nach. Ich half ihr, diese Erinnerungen freizusetzen und ihren Körper wissen zu lassen, daß er sich nicht mehr gegen jenen Ehemann zu verhärten brauchte. Er war ja längst fort.

So ging es weiter die Beine hinunter zu den Füßen. Wieder war die Meridianlinie der Nieren (entlang der Innenseite der Unterschenkel) die empfindlichste. Ich rieb die Reflexzonenpunkte an den Füßen. Bevor wir mit dem Rücken weitermachten, legten wir eine kurze Pause ein.

Lannys Wut über den Bruder kam immer stärker heraus, während ich mich mit ihrer Wirbelsäule befaßte. Ich gab ihr wieder Empfehlungen, wie sie sie freisetzen und umwandeln konnte, da es keinen Grund mehr gab, an diesem Schmerz festzuhalten. Wir bewegten uns langsam die Arme entlang. Spuren des Hasses ihrer Mutter hatten sich in ihren Trizepsmuskeln angesammelt. Abschließend bat ich sie, sich umzudrehen, damit ich ihren Nacken massieren und richten konnte, und beendete die Sitzung mit einigen kraniosakralen Massagetechniken.

Am nächsten Abend versammelten wir uns um das Feuer. Zuerst stimmten wir Lieder und Gebete an und baten das Sternenvolk, uns bei Lannys Heilung beizustehen. Sternkristalle waren am Vorabend auf den Altar der Schwitzhütte gelegt worden. Jetzt nahmen wir diese Kristalle und riefen deren Energie an, in ihren Körper einzugehen und die Reinigung zu vollenden. Ich sang und bewegte den Kristall in die Richtung, die er nehmen wollte. Ich folgte seinen Anweisungen, sog Energie heraus, führte auch wieder etwas Energie zu, nahm die Dunkelheit auf und spie sie auf den Boden. Als wir fertig waren, rauchten wir die Pfeife und sangen Weihnachtslieder, die Lanny als kleines Mädchen gelernt hatte. Im Verlauf der Zeremonie sprachen wir vom Selbstzerstörungstrieb des Bruders und davon, daß er sich offenbar darauf vorbereitete zu sterben. Der Krebs hielt einen Teil von ihm in ihr am Leben. Sie sah ein, daß sie ihn freigeben mußte; teils hielt ihr Körper ihn noch, teils stieß er ihn ab. Sie klammerte sich aus Furcht daran – auch aus einer Angst heraus, niemand sonst würde sie je lieben können.

Wir sprachen über das Gefühl, daß ihr Bruder immer noch ihr Becken heimsuchte. Sie betrachtete Nick als die Ursache ihrer Endometriose, ihres Krebsleidens, ihrer Schmerzen. Die Endometriose war etwas Übles, das ihr gegen ihren Willen eingepflanzt worden war, ein Gewaltakt, den Nick körperlich begangen hatte. Ich machte ihr Vorschläge, wie sie sich entspannen und in einen anderen Bewußtseinszustand eintreten konnte. Das Feuer brannte hell. Ich sagte ihr, daß ich ein Lied singen würde, um die Geister herbeizurufen. Ich sang das Lied der vier Himmelsrichtungen und endete mit einem besonderen Gesang, mit dem ich die Geister darum bat, die Schmerzen in Gesundheit und Beistand umzuwandeln. Während ich sang, spielte ich die Trommel.

Wir besuchten den Teil ihrer selbst, der an dem Bruder festhalten wollte, und ich bat sie, einmal festzustellen, wie alt dieser Teil von ihr war. »Nehmen Sie diesen Teil Ihrer selbst an die Hand, und sagen Sie ihm, Sie wären immer da für ihn. Was immer er zu verlieren fürchtet, sagen Sie ihm, daß er es von Ihnen erhalten wird. Sie sind immer da für diesen kindlichen Teil Ihrer selbst.«

Dann bat ich Lanny, ihre Kindheit zu visualisieren und all die Jahre mit einem anderen Elternpaar noch einmal zu erleben – den eigenen Eltern, nachdem sie von den Geistern um uns herum geheilt worden waren, nachdem sie ganz werden und ihr Bestes an ihre Kinder weitergeben konnten. Jedes Jahr stand ihr klarer vor Augen. Ich bat sie, sich in der Zeit vorzubewegen und dabei genau auf bedeutende Ereignisse zu achten. Als Lanny beim Alter von acht Jahren steckenblieb, geleiteten ihre Helfer sie hindurch, und danach visualisierte sie sich fortschreitend bis ins Erwachsenenalter.

Ein Lied beendete die Visualisation. Wir füllten die Pfeife mit Tabak und brachten den Geistern für die Hilfe, die sie geleistet hatten, und dem Sternenvolk für die Heilkraft, die es von oben geschickt hatte, unseren Dank dar.

Am sechsten Tag war Lanny zur Visionssuche bereit. Lynch und ich nahmen sie in meinem getreuen alten Land-Cruiser mit hinaus in die Wüste. Nachdem wir alles zusammengepackt hatten, was im Ritual gebraucht wurde, begannen wir den Cañon hinaufzuklettern. Die Januarsonne war trotz des Schnees vor zwei Tagen heiß. Erd- und Steinbrocken erschwerten das Klettern. Zu unserem Ziel, einem einsamen hohen abgestorbenen Kandelaberkaktus auf einem Berg in der Nähe, führte kein Pfad hinauf.

Dieser riesige Kaktus hatte Lanny im Traum gerufen. Ich hatte ihn noch nie gesehen, aber als Lanny uns von ihrem Traumbild erzählte, fiel Lynch dieser Ort ein, und nun brachte er uns dorthin. Er lag am Ende eines Cañons. Die Landschaft entsprach genau dem, was Lanny geträumt hatte – mit Feigenkakteen übersäte Berge und ringsum nackte Felswände. Zwei Falken kreisten träge über uns. Wir zwängten uns zwischen den Feigenkakteen hindurch, die mit ihren Stacheln über uns herzogen. Einige von ihnen waren Torhüter , und wir mußten uns vorsichtig einen Weg um sie herum bahnen, um an ihren ausgestreckten Gliedern vorbeizukommen.

Wir hielten nach einer Höhle in der Nähe des Kandelaberkaktus Ausschau, in der Lanny die ganze Nacht sitzen und darauf warten konnte, daß sich ihre Vision offenbarte. Der Himmel war saphirblau, wolkenlos und strahlend. Wi, die Sonne, wärmte uns mit seiner Hitze, während Skan, der Schöpfer, von oben auf uns herabsah. Wir stiegen über einen alten Stacheldrahtzaun. Er lief weiter über den Berg und mündete in eine trockene Erosionsrinne, wo er von früheren Wasserfluten zu nutzlosem Gewirr aufgehäuft worden war. Kleine Wüstenzaunkönige sangen in den Grünholzbäumen, die den trockenen Wasserlauf bergab säumten. Die Wüste sah heute nicht anders aus, als sie vor hundert Jahren ausgesehen hätte.

In der Wüste verlangsamt sich die Zeit. Dreißig Jahre vergehen, und ein Kandelaberkaktus ist noch immer ein kurzer, gedrungener junger Sproß. Erst nach siebzig Jahren wachsen ihm Arme. Die heiligen Wesen sind immer erreichbar in der Wüstenstille, sie lauschen auf unsere Gebete, um sie zu beantworten. Sie sind durch unsere Grausamkeit und unsere Nichtachtung heiliger Geister aus den Städten vertrieben worden. Wir müssen die Zivilisation hinter uns lassen, wenn wir mit ihnen kommunizieren wollen.

Packrattengänge begleiteten unseren Pfad. Unter unseren Füßen knirschten die morschen Faserteile des toten Kandelaberkaktus.

Seine Überreste standen wie ein Gerippe auf dem Berg vor uns. Eines seiner abgebrochenen Glieder schwang leise im Wind hin und her.
»Horchen Sie auf Tate«, sagte ich Lanny. »Der Wind wird Ihnen erzählen, wie Sie genesen können. Er ist der Gefährte des Schöpfers. Er trägt die Botschaften des Schöpfers zu Ihnen.« Ein Windstoß erfaßte das baumelnde Glied, das wie ein Gehenkter aussah, und warf seinen Schatten ein paar Meter tiefer bergab. Über kurz oder lang würde der Wind den herabhängenden Arm abreißen und auf den Wüstenboden fallen lassen, wo er verrotten würde.
»Die Erde erschafft und zerstört«, sagte ich. »Die gleiche Energie, die Ihren Tumor gemacht hat, wird ihn auch wieder entfernen. Ksa, der Geist der Weisheit, wird heute zu Ihnen sprechen. Vielleicht wird er auf Tates Schwingen reiten. Seien Sie wachsam, denn er kommt unter Umständen dann, wenn Sie ihn am wenigsten erwarten.«
Wir erreichten den Grat und gingen darauf entlang auf den einsamen Kandelaberkaktus zu. Links zog sich die schmale Rinne des Cañons hin. Rechts lag das weite Tal. Als wir beim Kaktus ankamen, sahen wir von dort aus die steinernen Reste einer alten Siedlung. Der Kaktus hatte uns hierhergerufen, damit wir sie sehen konnten – von anderen Stellen des Cañons aus waren sie nicht zu sehen. Ksa wisperte, das sei der Platz für unsere Zeremonie. Wir kletterten den Hang hinunter und rutschten dabei gelegentlich auf dem lockeren Sand aus. Einmal packte ein Feigenkaktus meinen Stiefel und hinterließ mir als Geschenk seine Stacheln. Wir stiegen erneut über ein Knäuel Stacheldrahtzaun in einer Erosionsrinne am Fuß des Hügels und gingen dann wieder bergauf, auf unsere Intuition vertrauend, die uns hoffentlich zu den jetzt unsichtbaren Ruinen weiter oben führen würde.
Als wir dort ankamen, war Wi bis zur Mitte seines Himmelslaufes gelangt. Bei den Ruinen fanden wir einen Tafelfelsen, der eine Höhle bildete. Hier wollten wir uns niederlassen und unser Ritual

vorbereiten. Ein Wasserfall war nach Süden hin sichtbar, von einem Bach gespeist, den eine große Pappel und ein paar kleinere Bäume verdeckten. Aus ihrem Schatten traten Rehe, deren weiße Spiegel in der Sonne blitzten. Wir zählten vierzehn von ihnen, bis sie im Dickicht flußabwärts verschwanden.

Ich baute ein kleines Tipifeuer aus Ästchen und Zweigen und entzündete es. Ich verbrannte Salbei, um uns zu reinigen. Der Rauch blieb in unseren Kleidern und Haaren hängen wie Wolken am Berg. Lanny war sehr erregt. Kleine Muskeln in ihren Wangen zuckten unregelmäßig. Ich sang das Lied der vier Himmelsrichtungen und bat die vier Gegenden der Erde um Hilfe. Diese Worte sorgten dafür, daß Lanny ihre Mitte fand. Die Erde hörte uns. Der Boden unter uns vibrierte im Einklang mit dem Gesang. Die Sonne schien heller, und der Himmel erblaute noch mehr. Als das Lied zu Ende war, betete ich laut zum Schöpfer und bat um Hilfe für Lanny, Lynch und mich. Wir mußten alle auf unsere Weise geheilt werden, wie Menschen immer.

Lanny hatte den Schild, den sie gemacht hatte, bei sich, und Gebetsschnüre. Die Schwitzhütte war der erste Schritt zu Lannys Läuterung gewesen, und das Fasten, das sie heute begann, der zweite. Bei Anbruch der Dämmerung würden Lynch und ich Lanny ohne Essen und Trinken allein lassen unter diesem Tafelfelsen, und sie würde auf ihre Vision warten.

Am Abend kletterten Lynch und ich den Felsen aus Vulkangestein hinauf, der die Rückseite des Berges bildete, und setzten die nackten Füße sorgfältig auf die richtigen Stellen. Dieser Berg war eindeutig ein Ort der Macht. Wir entdeckten einen anderen Weg zu der kleinen Felshöhle, während wir einer vollkommen makellosen Sanddüne folgten. Wildpferde stapften durch die trockene Rinne hinter uns. In diesem alten Flußbett konnten sie von Phoenix bis zur mexikanischen Grenze laufen. Nach Regenfällen füllte sich das Bett wahrscheinlich bis zu drei Meter hoch mit Wasser. Lynch und ich waren auf Abenteuersuche. Als wir den Gipfel des

Berges überschritten, standen wir Auge in Auge einem Wüstenreh gegenüber. Das Reh erschrak so sehr bei unserem Anblick, daß es sogleich erstarrte. Ich wollte es streicheln, aber Lynch machte mir ein Zeichen, das seinzulassen. Wir setzten uns ein paar Meter von dem Tier entfernt nieder und warteten darauf, daß es wieder soweit zu sich kam, um zu fliehen. Das dauerte etwa fünfzehn Minuten. Es war ein langsames Reh.

Wir kämpften uns den Berg wieder hinunter. Was wir dann sahen, setzte sogar uns in Erstaunen. Lanny hatte den Eingang der Höhle verlassen und saß vor einem großen Felsen ungefähr zwei Meter von der größten Klapperschlange entfernt, die ich je gesehen hatte. Der Mond ging auf. Die Klapperschlange rasselte mit dem Schwanz. Lynch und ich erstarrten. Sie wollte nicht, daß wir näher kamen. Wir stahlen uns weiter den Berg hinab und arbeiteten uns bis auf vier Meter an die Schlange heran. Jedesmal, wenn wir uns jetzt bewegten, fing sie an zu rasseln. Da wußten wir, daß wir uns nicht mehr vom Fleck rühren durften.

Ich glaube nicht, daß Lanny unsere Anwesenheit überhaupt bemerkt hatte. Sie hatte ihr Schild mit den Bildern der Klapperschlange, des Steinvolkes und der Jungfrau Maria, um sich zu schützen. Lynch und ich saßen die halbe Nacht dabei, während das Drama seinen Lauf nahm. Wir waren reine Beobachter. Die Schlange war wegen Lanny gekommen. Uns blieb keine andere Wahl, als sitzen zu bleiben und abzuwarten.

Bis zum Morgengrauen blieb alles unverändert. Als schließlich die Sonne aufging, glitt die Schlange nach Westen davon. Sobald sie fort war, standen wir alle auf und reckten uns. Mit dem Höhersteigen der Sonne am Firmament schwand dic ganze Macht der Nacht dahin. Die Nacht barg die Macht der Geisterwelt. Am Tag, der für die Stunden unseres Wachbewußtseins da war, konnten wir alles unter den Teppich fegen, was nicht mit unserer normalen Sicht der Dinge übereinstimmte. In der Nacht jedoch wurde die Wahrheit gesprochen.

Lanny kehrte am nächsten Tag nach Hause zurück mit Anweisungen, wie sie ihre täglichen Meditationen fortsetzen sollte, und mit einem Termin bei dem Therapeuten, der sie an uns verwiesen hatte; außerdem hatte sie Steine von dem Tafelfelsen in der Wüste mitgenommen, die sie daran erinnern sollten, wo sie gewesen war.

Zwei Wochen später suchte sie ihren Gynäkologen auf. Er hielt sie stundenlang in seinem Sprechzimmer fest und suchte nach ihrem Krebs wie ein frustrierter Goldgräber, der den Sand eines Flußbettes durchsiebt, den andere längst leergewaschen haben. Am darauffolgenden Tag verbrachte sie acht Stunden im Krankenhaus, wo er sie weiter untersuchte. Er fand nur gesundes Gewebe und nicht einmal mehr die Endometriose. Mit seinem Zweifel hätte er leicht das gesunde Gewebe zerstören können, wäre Lanny schwach geworden. Aber sie war stark. Sechs Monate nach unserer Behandlung rief sie mich an und berichtete mir, der Tumor sei spurlos aus ihrem Körper verschwunden. Heute, sieben Jahre danach, geht es Lanny immer noch gut. Nur die Geister konnten ein solches Wunder vollbringen.

11 Coyote-Medizin

In Mexiko wird klar unterschieden zwischen den Abkömmlingen der spanischen Eroberer und den Eingeborenen. Sie gelten ihrer Rasse nach als ebenso verschieden wie die Schwarzen und Weißen in Alabama. Ich fand es hochinteressant, als ich während meines Aufenthalts in Tucson erfuhr, daß ein mexikanisches Halbblut *Coyote* genannt wird. Das gab mir zu denken.

Auch Lannys Klapperschlange gab mir zu denken. Ihre Hauptbotschaft war für Lanny bestimmt, aber auch für mich hatte sie eine kurze und prägnante Mitteilung. Immerhin waren Lynch und ich von ihr die ganze Nacht als Zuschauer festgehalten worden. Sie hatte viel Wichtiges mitzuteilen gehabt, und es würde mich nicht wundern, wenn auch Lynch in jener Nacht einiges erfahren hätte.

Gegen Morgen war die Schlange verschwunden, und wir hatten unsere schmerzenden Glieder ausgestreckt. Ich legte meine Ritualgegenstände in der richtigen heiligen Weise aus und begann, für Lanny zu beten. Die Klapperschlange kam zurück. Ich brach den Gesang ab und stand auf in der Annahme, die Schlange würde sich dadurch vielleicht verscheuchen lassen. Ich befand mich bereits in einem veränderten Bewußtseinszustand, sonst hätte ich gar nicht erst den Mut zum Aufstehen gehabt.

Ich hörte die Stimme der Schlange in meinem Kopf. »Hör auf, mich zu scheuchen«, sagte sie. »Du hast Besseres zu tun. Wovor hast du Angst? Vor der Welt der Medizin? Das ist aber deine Welt. Du sollst das, was du *hier* gelernt hast, *dort* anwenden. Warum scheuchst du eine dumme Klapperschlange in der Wüste? Such

lieber deine Schuhe und beende deine Ausbildung.« Und weg war die Schlange.
Ich setzte mich wieder hin. Dort im Eingang der Höhle konnte ich das Meer riechen und den unverwechselbaren Duft von Archies Zigarre. Bald konnte ich die Wellen förmlich sehen und die Schreie der Möwen hören, die Futter von den Touristen am Pier in San Francisco erbettelten. Ich war im Geiste wieder in der Stadt, in der ich zuletzt gelebt hatte, an meiner vom Unglück verfolgten Klinik, bei dem, was ich für meinen letzten Versuch gehalten hatte, Schulmediziner zu werden.
Jetzt mußte ich mir eingestehen, daß mein derzeitiger Lebensweg nie vollkommen befriedigend sein würde. Da ich kein Vollblutindianer und nicht innerhalb der unverfälschten Kultur in einem Reservat aufgewachsen war, würde ich immer gewissen Ressentiments und dem Mißtrauen von Vollblutklienten ausgesetzt sein. Ich war in einer frustrierenden Zwickmühle; während ich mich nach Ansicht eines Schamanen wie Hosteen Begay zu sehr wie ein *Bellagana* verhielt, wirkte ich auf andere Krankenhausärzte eher wie ein zweiter Hosteen.
Die Botschaft der Schlange aber war klar und deutlich. Letztlich war es der Weg der modernen Medizin, für den ich auf meine ganz besondere Weise bestimmt war. Meine besondere Weise deshalb, weil ich anderen auf dem wissenschaftlichen Weg Einblick in die schamanischen Methoden geben konnte. Ich konnte unter Umständen dazu beitragen, daß wieder etwas von der Kunst des Heilens in die wissenschaftliche Medizin einfloß – vielleicht sogar wieder der Geist seine zentrale Rolle beim Heilen bekam. Vielleicht konnte nur ein Coyote-Arzt – ein halbblütiger Mischlingsarzt – die beiden Kulturen vereinen.

Ich fragte mich, welche Botschaft die Schlange für Lanny gehabt hatte. Ich wußte, daß sie stundenlang miteinander kommuniziert hatten und daß wahrscheinlich vieles von dem, was sich zwischen ihnen abgespielt hatte, nicht in Worte zu fassen war. Ich bat sie trotzdem, zu versuchen, es mir zu beschreiben, falls sie nichts dagegen hatte.

Vor ihrer Visionssuche war Lanny darauf vorbereitet worden, daß Begegnungen mit Tieren eine spezielle Bedeutung für sie haben konnten. Als sich die Schlange der Stelle näherte, wo sie saß, war sie starr vor Entsetzen gewesen. Sie überwandt schließlich ihre Angst, indem sie der Schlange direkt in die schönen Augen starrte. Dabei merkte sie, daß die Schlange ebenso von ihr fasziniert war wie sie von der Schlange. Der Schlangengeist fiel ihr ein, der zwei Tage zuvor in der Schwitzhütte zu ihr gekommen war, und sie rief diesen Geist an, ihr Trost und Kraft zu geben.

Als ihre Angst schwand, wurde Lanny klar, daß die Schlange ihr die Möglichkeit eröffnete, sich mit ihrer Mutter auseinanderzusetzen. Ihr war diese Frau oft als furchteinflößendes Ungeheuer erschienen, das ihr unnötig weh tat. Im Geiste sah sie nun, wie die Klapperschlange ihre Mutter mit ihrem Schlangenblick in ihren Bann schlug. Dann umschlang die Schlange die Frau und legte sich in mehreren Ringen eng um sie herum wie die Natter um den Äskulapstab. Die Mutter begann zu schrumpfen, sie wurde immer kleiner und harmloser. Plötzlich trat ihr Geist aus der Haut heraus, strahlend und schön. Die sterbliche Hülle hatte sich in nichts aufgelöst. Lanny umarmte den strahlenden Geist der Mutter, und sie sprachen beide Worte der Vergebung und Liebe.

»Jetzt, da du dich deiner Angst gestellt hast«, sagte die Klapperschlange zu Lanny, »kannst du mich stets zu deiner Läuterung herbeirufen. Wenn du wieder Angst vor deiner Mutter bekommst, rufe mich beim Namen. Dann werde ich hinter dir stehen. Dcine Mutter wird mein Rasseln hören und den Rückzug antreten. Du hast Kraft und Mut bewiesen, mich zu finden. Deshalb bin ich deine Verbündete.«

Eine Giftschlange ist ein starkes Bild, das sowohl Gefahr als auch Heilung ausdrückt – der Äskulapstab, den Lanny in ihrer Vision schaute, ist ein archetypisches Symbol für das Heilen. Das Symbol weist darauf hin, daß der Heilungsprozeß sowohl gefährlich als auch schmerzvoll sein kann, denn Macht ist von Gefahren und Schmerzen begleitet. Ich erzählte Lanny von einer Klapperschlangenzeremonie, die ich von dem letzten noch lebenden Schamanen des Mojave-Stammes in Südkalifornien gelernt hatte. Als dieser alte Mann ein kleiner Junge war, führten die Mojave die Zeremonie jedes Frühjahr aus, um die tödlichen Giftschlangen der Gegend für das kommende Jahr zu beschwichtigen. Soweit ich weiß, bin ich der letzte lebende Mensch, der diese Zeremonie kennt, denn der Mann, von dem ich sie gelernt habe, ist inzwischen gestorben.

Er erzählte mir, wie die Männer des Dorfes eine tiefe Grube aushoben, aus der eine Schlange nicht mehr entkommen konnte. Anschließend gingen sie auf Klapperschlangenfang und warfen die Schlangen in die Grube. Dann legten die Männer schreckliche Masken und Kostüme an. Jeder Mann trug einen Schild und einen Speer. Auf ein Zeichen des Schamanen hin rannten sie zur Grube, schrien, so laut sie konnten, und schwangen ihre Speere. Der Schamane pflegte sie im letzten Augenblick zurückzuhalten. »Klapperschlangen!« rief er dann. »Böses soll nicht mit Bösem vergolten werden. Wir könnten euch jetzt töten, wenn wir wollten.« Nach diesen Worten heulten die Männer alle auf und stießen gellende Schreie aus.

Der Schamane fuhr fort: »Wir werden euch nicht töten. Aber ihr müßt uns im Gegenzug etwas versprechen. Daß dieses Jahr keine Kinder mehr getötet werden. Daß keine Frau mehr auf dem Weg zur Wasserstelle am Fluß getötet wird. Daß keine Krieger mehr auf ihrem Weg in die Schlacht getötet werden. Wenn ihr in dieses Versprechen einwilligt, könnt ihr in Frieden ziehen. Wenn nicht, werden wir euch auf der Stelle töten!« Danach blieben die Männer respektvoll hinter dem Schamanen stehen, während er die Schlangen freiließ.

Ich fände diese Art des Umgangs mit dem Bösen sehr vernünftig und wollte es einmal selbst so machen, sagte ich zu Lanny. Besonders schön fand ich, daß die Zeremonie jeweils nur für ein Jahr gültig war; die Mojave glaubten nicht, daß eine einfache Schlange nach einem Jahr noch wußte, was sie tun und was sie lassen sollte. Die Zeremonie hatte auch eine wichtige metaphorische Bedeutung, indem sie sich mit dem befaßte, wovor wir am meisten Angst haben, und sich damit anfreundete. Sie forderte ein persönliches Opfer oder Geschenk an das, was gefürchtet wurde, und die Bereitschaft, anzunehmen, was immer der angsteinflößende Feind zu bieten hatte. Ich beschloß, das nächste Mal, wenn ich mit einer Gruppe von Leuten ein Retreat abhielt, diese Zeremonie mit ihnen durchzuführen.

Das erste Mal versuchte ich es bei einem Workshop über geistiges Heilen. Aber die Teilnehmer waren meines Erachtens zu gehemmt, um genug in die Zeremonie einzubringen, daß sie eine gewisse Macht erlangte. Sechs Monate später machte ich bei einer ähnlichen Gruppe einen zweiten Versuch. Diesmal hielt ich alle Teilnehmer die ganze Nacht hindurch wach und führte die Zeremonie kurz vor dem Morgengrauen aus. Statt Schlangen warfen wir Puppen und Talismane in die Grube. Diese heiligen Gegenstände, die wir zuvor angefertigt hatten, sollten unsere drückendsten Probleme repräsentieren. Nachdem wir die ganze Nacht gesungen und getanzt hatten, war vor Erschöpfung keiner mehr in der Lage, sich einer Trance zu verweigern, als es dämmerte. Die Zeremonie war sehr machtvoll und hatte eine magische Wirkung auf uns alle.

Nach meiner intensiven Arbeit mit so vielen einzelnen Menschen wie Lanny kann ich ein paar allgemeine Bemerkungen machen. Die Überwindung der aus dem täglichen Leben resultierenden Zerstreutheit und Trägheit scheint für eine schnelle Heilung maßgeblich zu sein. Nicht nur die Isolierung des Klienten, sondern auch die konzentrierten Bemühungen des Heilers sind ausschlaggebend dafür, wie rasch und in welchem Ausmaß eine Heilung erfolgt. Mit den in konventionellen Kreisen als intensive Psychotherapie eingestuften Sitzungen ein- oder zweimal wöchentlich ist nicht allen Menschen gut gedient – ich habe feststellen können, daß drei Achtstundentage oft viel mehr bringen als über 24 Wochen gestreckte einstündige Sitzungen.

Ein konzentriertes Vorgehen scheint gewisse Heilungskatalysatoren zu aktivieren. (Ein Katalysator ist ein Stoff, der eine Reaktion bei geringem Energieeinsatz ermöglicht; zum Beispiel schmilzt Eisen im menschlichen Körper aufgrund von bestimmten Katalysatoren schon bei 36,7 °C, während es dazu außerhalb des Körpers eine sehr viel höhere Temperatur benötigt.) Das Gebet ist ein Heilungskatalysator. Auch eine liebevolle Beziehung kann solch ein Katalysator sein. Ebenso kann ein Ritual als Katalysator dienen.

Der Ort für ein Ritual muß ebenso sorgfältig gewählt sein wie der für eine Satellitenantenne. Der Erfolg eines Rituals hängt zum Teil von seinen Beziehungen zu den Elementen in seiner Umgebung ab – von Erde, Himmel, Wind, Fels, Wasser und Feuer. Ein Ritual muß richtig angelegt sein im Verhältnis zu den vier Himmelsrichtungen, den vier Winden, zum Sonnenauf- und -untergang und zur Lage von Wasserläufen und -flächen in der Nähe.

Wenn ein Ritual Erfolg haben soll, muß sein Zweck eindeutig angegeben werden. Ich beginne ein Ritual, indem ich klar und deutlich ausspreche, um was ich bitte. Ich teile den anwesenden Geistern und Elementarwesen mit, warum ich zu dem betreffenden Platz gekommen bin, was ich vorhabe und was ich erreichen will. Ich bemühe mich, den Geistern des Ortes, an dem das Ritual stattfinden soll, mit Respekt zu begegnen. Alle Sinne müssen geschärft sein für die Umgebung und die Kommunikation, die sich zwischen den Teilnehmern und den Pflanzen, Steinen und Tieren ringsum ergibt.

Ein Gebet sollte so selbstverständlich vorgebracht werden, wie eine Henne ein Ei legt. Ich erinnere mich noch an ein Ritual, dessen Zeuge ich war, bei dem eine Frau, die offenbar unter unerträglichen privaten Spannungen litt, für den Weltfrieden, das Leben in der Sowjetunion und die israelische Friedenspolitik betete. Ich glaube nicht, daß Hosteen Begay, der das Ritual leitete, überhaupt wußte, was die Sowjetunion war. Er verstand die Gebete der Frau gar nicht. In diesem Punkt sind die Geister genauso. Sie reagieren auf alles, was einfach und direkt gesagt wird, aber nicht auf Abstraktionen. Man muß laut um Hilfe bitten bei ganz bestimmten konkreten Problemen, sonst kann die Hilfe nicht gewährt werden. Statt für die Beendigung aller Kriege hätte die Frau lieber für die Beendigung des Streites zwischen sich und anderen beten sollen. Sie hätte auch für das Stück Land beten können, auf dem sie lebte. Sie hätte für die Gesundheit der Tiere beten können, die auf diesem Land lebten, und dafür, daß sie sich zahlreich vermehrten. Aber wie hätte irgendein Geist der Frau den Weltfrieden zusagen können? Eine so globale Erfahrung wird durch die Gebete aller Menschen auf Erden bewirkt, nicht durch das Gebet eines einzelnen. Wenn eine gemeinsame, übereinstimmende Erfahrung die Folge von Gebeten ist (und daran glauben die amerikanischen Indianer), ist eine globale Erfahrung die Folge globaler Gebete, und wir müssen einsehen, daß die Gebete eines einzelnen nicht die Gebete aller anderen ersetzen können.

Wenn wir uns mit dem Ritual befassen, müssen wir es als Verwandlungsprozeß betrachten. Durch seine Kraft verändert sich das Gefüge des Kosmos, wird alles Entsetzliche, das vom Bösen ausgeht, ausgelöscht. Wie sich diese Verwandlung vollzieht, bleibt ein Geheimnis. Der Prozeß selbst läßt sich nicht erklären und beschreiben – wir müssen ihn einfach glauben. Wir machen die Erfahrung, ohne sie uns erklären zu können – wir nehmen daran teil. Die Erfahrung hat Vorrang vor dem rationalen Denken.

Rituale lassen uns wieder daran glauben, daß Gebete erhört werden. Wir kommen aus unserem Glauben heraus zum Ritual und

werden wieder bestärkt in unserem Glauben, wenn unsere Gebete erhört werden. Doug Boyd erzählt in seinem Buch *Rolling Thunder*, daß dieser Medizinmann nie ein Heilungsritual ansetzte, wenn ihn die Absicht, in der sein Patient die Zeremonie abhalten wollte, nicht befriedigte. Diese Absicht mußte Rolling Thunder würdig und sinnvoll erscheinen. Einfach nur genesen zu wollen reichte nicht aus. Der Patient mußte einen höheren Wert im Sinn haben, wenn er gesund werden wollte. Erst die Erfüllung dieses höheren Zieles wurde zum Gegenstand des Rituals.
Bei der Schwitzhüttenzeremonie der Lakota erinnert der Leiter die Teilnehmer, nachdem die heilige Pfeife geraucht wurde, daran, daß ihre Gebete *bereits erhört sind.* Er sagt nicht, daß ihre Gebete vielleicht kein Gehör fänden oder daß sie abwarten müßten, ob sie erhört würden. Er betont ausdrücklich, daß die Gebete bereits *erhört sind.* Das kann er wegen des feierlichen Abkommens, das durch Weiße-Büffelkalb-Frau zwischen dem Schöpfer und den Menschen geschlossen wurde. Aufgrund ihres Geschenkes, der heiligen Pfeife, und des Versprechens, das sie im Namen des Schöpfers abgegeben hat, sind die Gebete, sobald die Pfeife gefüllt und auf die traditionelle, heilige Weise geraucht wurde, erhört.

Hilfe kommt denen zu, die darum bitten. Das hatte mich Marilyn gelehrt, und es war eine Lektion, die ich bei der Arbeit mit meinen eigenen Patienten immer wieder lernte. Bei ihnen kam es immer dann zum Durchbruch, wenn sie aufrichtig um Hilfe baten. Jetzt brauchte ich selber Hilfe. Lannys Klapperschlange hatte meine eigene größte Angst aufgedeckt – die Angst vor der Rückkehr zur Schulmedizin. Denn ich wußte, daß ich erst meine Facharztzeit ordnungsgemäß beenden mußte, wenn die Rückkehr sinnvoll sein sollte.
Diesen unvermeidlichen Schritt tat ich nicht sogleich. Zuerst nahm ich eine weniger bedrohliche Postdoktoranden-For-

schungsstelle am Institut für öffentliche Gesundheit an der Universität von Kalifornien in Berkeley an. Dort veröffentlichte ich meine wissenschaftlichen Schriften über meine Arbeit mit Aidspatienten und über das Computermodell von Gesundheit und Krankheit. Die Freiheit, meine akademischen Leidenschaften weiterverfolgen zu können, war ein seltener Genuß. Ich belegte sogar aus reinem Vergnügen ein paar mathematische Vorlesungen über Stochastik und Reihentheorie. Es machte mir auch Freude, wieder in der Nähe meiner Kinder zu sein. Aber ich wußte, daß dieser Aufschub nicht lange währen würde – die Facharztzeit rückte immer näher.

Warum schrak ich nur davor zurück? Seit meinem Aufenthalt im St.-Basil's-Krankenhaus waren immerhin schon acht Jahre vergangen. Und ich wurde nicht jünger. Mit zunehmendem Alter war ich jedoch hoffentlich auch reifer geworden. Etwas, das mir früher große Schwierigkeiten gemacht hatte, war inzwischen kein solches Problem mehr – ich konnte mittlerweile besser meinen Mund halten, wenn nötig. Ich hatte gelernt, meinen leidenschaftlichen Idealismus konstruktiv in die Tat umzusetzen oder mich in mein Schicksal zu ergeben, ganz wie es in dem berühmt gewordenen Gebet der Anonymen Alkoholiker heißt: »das zu verändern, was zu ändern ist, und das zu akzeptieren, was nicht zu ändern ist«.

Aber besaß ich überhaupt die Kraft, um die Facharztzeit durchzustehen? Und vor allem: Würde ich es auch allein schaffen? Ich hatte aus mehreren kurzen, unerfreulichen Beziehungen gelernt, daß Hosteen recht hatte mit seiner Bemerkung, der Zeitpunkt in meinem Leben sei nicht eben günstig für Liebesbeziehungen. Ich hatte es aufgegeben, nach einer Lebensgefährtin Ausschau zu halten, war jedoch nicht sicher, ob ich mein Schicksal ohne Partnerin meistern konnte. Was sollte ich also tun?

Ich betete um Hilfe. Und sie kam aus einer völlig unerwarteten Ecke. Im Juli 1990, ein Jahr, nachdem ich Lanny behandelt hatte, nahm ich eine Einladung an, auf der jährlichen Konferenz des Verbandes der Humanistischen Psychologie (AHP), die in jenem Jahr an der Universität von Vermont stattfand, einen Workshop abzuhalten. Bei diesem Workshop ging es um die praktische Integration der Spiritualität in die Psychotherapie. Eine der Teilnehmerinnen war eine Person, von der ich seitdem glaube, daß es mir bestimmt war, sie zu treffen.

Ich traf einen Tag vor Beginn des Workshops in Burlington, Vermont, ein. Ich war zu einer Ältestenversammlung im Sun-Ray-Zentrum im benachbarten Bristol eingeladen. Sie wurde von einer Cherokee-Frau namens Dyanni Yawahoo geleitet. Jeder Älteste sprach zu den Versammelten. Zu meinem Leidwesen wurde auch ich aufgerufen – dabei fühlte ich mich wirklich noch nicht alt! Nach einem Essen, zu dem jeder etwas beigesteuert hatte, versammelten wir uns um sieben kleine Feuer, in deren Mitte ein großes Feuer brannte. Dyanni leitete eine machtvolle Zeremonie: Ihr Gesang und die Trommelbegleitung dazu waren unglaublich stark.

Hinterher saß ich dicht am Feuer. Die Wälder Vermonts ringsumher lagen in vollkommener Dunkelheit. Von der gegenüberliegenden Seite des Feuers kam eine Frau auf mich zu. Ich konnte mich nicht erinnern, sie beim Essen oder bei der Zeremonie gesehen zu haben. Sie hatte etwas Engelhaftes an sich. Sie sah mich voller Zuneigung und mit großer Liebe an; ich war wie gebannt. Sie sprach kein Wort, sah aber in mich hinein, als wollte sie mir etwas zeigen. Trauer und Einsamkeit überkamen mich. Erinnerungen von all meinen Mißerfolgen in der Liebe, all meinen persönlichen Niederlagen überfluteten mich. Bald strömten mir Tränen übers Gesicht. Selbst hier unter meinen Freunden, die in der indianischen Geisteswelt zu Hause waren, war ich herzzerreißend allein. Als ich aufblickte, war die Frau verschwunden. Ich suchte sie in der Gruppe, konnte sie jedoch nicht finden.

Ich gewann meine Fassung zurück, aber die Traurigkeit blieb. Ich ging und suchte mir eine Mitfahrgelegenheit zu meinem Quartier auf dem Universitätsgelände zurück. Eine Frau namens Sherry stellte sich mir vor und lud mich für später abends zu einer Schwitzhütte bei sich zu Hause ein. Ich sagte zu. Als ich wieder in meinem Zimmer war, zog ich mich eilends um, weil mich gleich jemand mitnehmen wollte hinaus aufs Land, wo die Schwitzhütte stattfinden sollte. Aber dann überfiel mich wieder die Traurigkeit meiner Vision am Feuer, so daß ich, als man mich abholen kam, nur dankte und die Leute allein losschickte. Ich schaltete das Licht aus und schlief gleich ein, ohne mich auszuziehen.

Zum Workshop am nächsten Tag kam eine Frau, die sofort Eindruck auf mich machte, noch bevor wir miteinander gesprochen hatten. Sie kam geradewegs in den Workshopraum hereinspaziert, warf einen Blick auf mich und ging gleich wieder hinaus. Einige Minuten später kam sie erneut herein, jetzt doch etwas zweifelnd. Ich fragte sie, was los sei. Sie sagte, sie hätte geglaubt, im falschen Raum zu sein – sie sei Hebamme und kenne meinen Namen von den vielen Forschungsstudien, die ich über Geburt und Geburtshilfe veröffentlicht hatte. Sie hieß Morgaine. Sie hatte mit einem erheblich älteren Mann gerechnet. Sie konnte natürlich nicht wissen, daß ich die erste dieser Studien schon im Alter von 21 Jahren veröffentlicht hatte.

Nach dem Workshop blieb Morgaine noch ein Weilchen, um mit mir über meine Geburtsforschungen zu sprechen. Als sie beiläufig eine alte Knieverletzung erwähnte, die ihr immer noch Kummer machte, erbot ich mich, das Knie auf Apachenart zu behandeln – ich wollte sie noch nicht gehen lassen. Ich bat sie, mich mit dem Auto in die Stadt mitzunehmen. Es endete damit, daß wir in Burlington zusammen zu Mittag aßen. Wir unterhielten uns stundenlang über unsere Erfahrungen in den Entbindungsfabriken Amerikas, und da wir solches Wohlgefallen aneinander hatten, schweiften wir zu allen möglichen anderen Themen ab. Hinterher verabredeten wir uns für den nächsten Tag. Morgaine nahm mich zu ihrem Lieblingsstrand am Lake Champlain mit. Champ, die sagenumwobene örtliche Seeschlange, tauchte nie auf, aber ich bezweifle auch, daß wir sie bemerkt hätten, selbst wenn sie erschienen wäre. Als die Sonne über den Adirondack-Bergen auf der anderen Seite des Sees unterging, überraschte ich uns beide damit, daß ich Morgaine küßte. Das war der Anfang unserer Liebesbeziehung.

Morgaine fuhr mich zum Flughafen, als ich abreisen mußte, und sie ging so weit, mir zu sagen, daß sie unsere Begegnung für schicksalhaft hielt. An dem betreffenden Morgen hätte sie noch mit ihrer Freundin Sherry gesprochen und sei von ihr zu einer Schwitzhütte eingeladen worden. Es wäre ihre erste Schwitzhütte gewesen, aber sie hätte abgesagt. Wir waren tatsächlich zur selben Schwitzhütte eingeladen worden!

Morgaine war vor zwei Jahren Sherrys Hebamme gewesen. Die zwei Montae, die unserer Begegnung vorausgingen, hatte sie in Einsamkeit verbracht und um den Verlust ihrer einzigen Schwester Catherine getrauert. Sherry hatte gemeint, eine Schwitzhütte könne ihr guttun. Sie war enttäuscht gewesen, daß keiner von uns beiden kam, merkte jedoch auf, als sie hörte, daß wir uns am folgenden Tag kennengelernt hatten. Morgaine und ich seien füreinander bestimmt, verkündete sie. Morgaine lachte darüber und fand es ein bißchen unreif. Ihre Freundinnen würden immer versuchen, sie »an den Mann zu bringen«.

Catherine war kurz nach der Geburt ihrer Tochter Sarah an den toxischen Schocksyndrom gestorben, das durch tödliche Streptokokken verursacht wird. Die Erkrankung hat traurige Berühmtheit erlangt, als sie zum Tod von Jim Henson führte, dem Schöpfer der »Muppets«. Viel später untersuchten Morgaine und ich unter Mithilfe eines Forschungsassistenten das Auftreten von Streptokokkentoxikose bei jungen Müttern nach der Entbindung. Sie kommt zwar selten vor, verläuft aber fast immer tödlich. Die

bösartigeren Bakterienstämme sind so giftig, daß bis heute noch keine Frau eine Wochenbettinfektion dieser Art überlebt hat. Ein solcher Bakterienstamm nahm auch Cathy das Leben.
Morgaine war Cathys Hebamme gewesen. Sie litt schwer unter den Gerüchten, die bei Fachleuten und Laien über den Tod ihrer Schwester kursierten. Ihre privaten und beruflichen Verluste waren bitter. Leider herrscht erschreckende Unkenntnis bei Ärzten und anderen Personen des Gesundheitssektors, was die Toxikose betrifft.
Tragischerweise sollte ich im darauffolgenden Jahr einen sehr ähnlichen Fall von Streptokokkentoxikose bei einer jungen Mutter in der Notaufnahme erleben. Die Frau lachte und scherzte noch mit uns, als sie eingeliefert wurde, und anderthalb Stunden später war sie tot. Sie hat mir die Augen geöffnet, wie hilflos wir angesichts dieser Krankheit noch immer sind. Die Abwehrkraft einer jungen Mutter im Kindbett ist durch die Schwangerschaft ohnehin schon geschwächt – und selbst ein vollkommen gesunder junger Mensch kann binnen zehn Stunden an einer solchen Infektion sterben.
Drei Wochen vor Cathys Tod mußte Morgaine der Schwester, die sich Sorgen über ihren zu großen Arbeitsstreß machte, versprechen, sich auf etwas umzustellen, was nichts mit Geburtshilfe zu tun hatte. Daraufhin zeigte Morgaine ihr die Broschüre von der Psychologiekonferenz. Morgaine fand es merkwürdig, daß sie die Unterlagen überhaupt zugeschickt bekommen hatte, da es sich gewiß nicht um Hebammenliteratur handelte, aber als sie die Broschüre durchblätterte, sah sie meinen Namen und las von dem Workshop unter meiner Leitung. Cathy bestand darauf, was sonst gar nicht ihre Art war, daß Morgaine ihr versprach, sich durch nichts von einer Teilnahme abhalten zu lassen.
Am Morgen des Workshopbeginns hatte Morgaine keinerlei Absicht, das Haus zu verlassen. Die Stimme der Schwester weckte sie, die sie immer wieder an ihr Versprechen erinnerte, »hinzuge-

hen«. Noch ehe sie richtig wach war, wußte Morgaine, daß es sich um den Workshop der Psychologiekonferenz handelte. Sie setzte sich im Bett auf mit dem deutlichen Gefühl, daß ihre Schwester anwesend war. Widerstrebend und wie von unsichtbaren Fäden gezogen machte sie sich eilends auf den Weg zur Universität, um das Versprechen, das sie der Schwester gegeben hatte, einzulösen.

Am Flughafen war ich hin- und hergerissen. Ich wünschte mir zutiefst, Morgaine bald wiederzusehen, aber der Gedanke, daß auch diese Beziehung wieder scheitern könnte, schreckte mich. Doch bevor wir Abschied nahmen, erwähnte ich, daß ich im Oktober noch einmal zu einer Medizinerkonferenz nach New York City käme. Vielleicht könne sie auch dorthin kommen, um sich mit mir zu treffen, schlug ich zaghaft vor. Sie sagte, sie wolle es sich überlegen.

Kaum war ich wieder in Kalifornien, telefonierten Morgaine und ich allabendlich miteinander wie ein paar Teenager. Es dauerte nicht lange, und sie überraschte mich mit der Frage, ob ich sie wiedersehen wollte, wenn sie eine Woche Urlaub in San Francisco machen würde. Was ich nicht wußte, war, daß dies der erste Urlaub für sie war; sie hatte sich noch nie Ferien vom Beruf oder von ihren Kindern gegönnt. Erst später ging mir auf, welch großen Einsatz sie für das Wiedersehen brachte, und war dankbar dafür. Aber selbst ohne diese Erkenntnis verliebte ich mich heftig in sie. Ich hatte ein wenig Angst davor, meinen rettungslosen Hang zur Romantik endlich auszuleben. Doch kaum sah ich Morgaine wieder, verflog diese Angst sofort. Es war die schönste Zeit meines Lebens. Während wir gemeinsam aus essen gingen oder lange Spaziergänge durch die Straßen San Franciscos mit ihren viktorianischen Häusern im Zuckerbäckerstil unternahmen, offenbarten wir uns gegenseitig unsere Zukunftsträume. Ich rang immer noch mit mir, was ich als nächstes tun sollte. Eine erneute Assistenzarztzeit behagte mir gar nicht, und so hatte ich mich weiterhin um Forschungsstipendien für Postdoktoranden und Jobs an der psychologischen Fakultät beworben. Ich wollte wirklich zur Schulmedizin zurückkehren, wußte jedoch nicht recht, wie ich das anfangen sollte. Morgaine war überzeugt, daß ich es konnte. In ihren Augen gab es nur eine Lösung für mein Problem, und die war nicht weiter schwer – ich mußte meine Assistenzarztzeit absolvieren und beenden, was ich begonnen hatte. Das war ganz im Sinne von Lannys Schlange.

Morgaine war letztlich diejenige, die dafür sorgte, daß ich es überhaupt für machbar hielt. Sie sagte mir, daß sie mir gern helfen und mir die nötige Unterstützung geben würde, um durchzuhalten. Ich glaube, wenn wir uns klargemacht hätten, welchem Druck eine neue Beziehung durch eine solche Assistenzarztzeit ausgesetzt ist, hätten wir uns nicht in dieses unglaubliche Abenteuer gestürzt, aber wir waren sicher, daß die Liebe alles überwinden würde. Gestärkt durch Morgaines Angebot, mir beizustehen, begann ich schließlich, medizinische und wissenschaftliche Fachzeitschriften nach Angeboten durchzusehen, und füllte Bewerbungsbögen aus.

Einen Tag bevor Morgaine San Francisco wieder verließ, machten wir zusammen einen Ausflug. Ich wollte ihr die Redwoods von Kalifornien zeigen. Wir verirrten uns hoffnungslos, fuhren jedoch weiter in dem seligen Gefühl, beieinander zu sein. Am Ende waren wir an der Küste im Point-Reyes-Naturpark, wo ich viele Jahre zuvor als Medizinstudent einmal eine glückliche Zeit verbracht hatte. Wir hielten auf dem Gipfel eines Berges mit Ausblick über das Meer. Wir wollten beide unsere Beziehung durch eine Zeremonie segnen. Nachdem ich meine Sachen ausgebreitet und das Lied der vier Himmelsrichtungen angestimmt hatte, konnte ich wieder Archies Zigarre riechen. Aber es waren noch andere Wesen da.

Die Sonne strahlte sehr hell, und der Rauch unseres kleinen Feuers zog in das hohe Gebüsch neben uns. Aus dem Licht und dem

Rauch tauchte eine Gestalt auf, die ich erkannte. Es war der Geist der Frau, die am Feuer der Ältestenversammlung in Vermont zu mir gekommen war. Der Geist sprach zu mir, und ich wußte, daß es Morgaines Schwester Cathy war. Sie nähme jetzt Abschied, sagte sie, da sie Morgaine in guten Händen wisse. Ich sollte Morgaine sagen, Cathy sei glücklich dort, wo sie war, und daß ihre Aufgaben und ihr Aufenthaltsort weit weg lägen. Sie wünschte, daß ich Morgaine versicherte, sie würde eines Tages zur Ruhe kommen und sich nicht mehr über ihren Tod grämen. Dann war sie fort, aber sie hinterließ ein spürbares Gefühl von schwesterlicher Liebe zu Morgaine.
Wir blieben lange dort sitzen und schauten zu, wie die Sonne über dem Pazifischen Ozean unterging und sich der Himmel rötete. Ich beschrieb Morgaine meine Vision. Sie war erstaunt, wie genau ich Cathys stille, gefaßte, überaus freundliche Art im einzelnen schildern konnte. Ich entschuldigte mich, als ich Cathys Aussehen beschrieb, weil sie Morgaine überhaupt nicht glich und ich daher als sicher annahm, diesen Aspekt ihres Geistes nicht klar wahrgenommen zu haben. Aber Morgaine bestätigte mir, daß Cathy genauso ausgesehen hätte, wie ich gesagt hatte.

Ein Jahr nachdem ich Morgaine kennengelernt hatte, begann ich wieder eine Assistenzarztzeit in Ganzheitsmedizin. Einen Monat danach fuhr ich nach Santa Fe, um einen Workshop zu leiten. Coyoten, wohin man auch blickte rings um den Marktplatz – Coyoten-Restaurants, Coyoten-Standbilder mit Schals um den Hals und Postkarten von Coyoten im Smoking, die bei Mondschein Tango tanzten. Offensichtlich war ich nicht der einzige, der Bedarf an Coyoten-Energie hatte. Die ganze Gesellschaft lechzte nach etwas von dem mageren alten Viech. Ich dachte an die Rollen, die ich in der menschlichen Komödie offenbar zu spielen hatte, und das waren die traditionellen Coyoten-Rollen dessen, der immer überlebt, des listigen Gauners und Clowns.

Die Rolle von Coyote als Clown war am häufigsten auf Cartoons und Bildern in Santa Fe vertreten. Der Clown ist ein guter Archetyp für unsere allzu ernste Gesellschaft. Coyoten besitzen ein paar Eigenschaften, die wir längst geleugnet und verdrängt haben, weil sie uns peinlich sind: eine freimütige Tiernatur und einen urtümlichen Sinn für Humor. Und sie sind schlau, genauso schlau wie wir; schließlich würde ein dummes Tier in der heutigen Zeit nie unsere durch das Überangebot einer mediengesättigten Kultur schon überforderte Aufmerksamkeit derart fesseln.

Ob Clown oder listiger Gauner, Coyote bringt sich durch seinen Scharfsinn in jeder Rolle leicht in Schwierigkeiten. Wie die meisten modernen Amerikaner läßt sich auch Coyote gern von seiner Begeisterung über die eigene Klugheit wider besseres Wissen mitreißen – wie in der Geschichte von Coyote und der Höhleneule. Aber bisweilen brauchen wir in unserem Leben die Eigenschaften des listigen Gauners. Bisweilen ist es angebracht, im Angesicht von etwas, über das wir offenbar keine Kontrolle haben, schlau und verschlagen zu sein.

Zum Beispiel dann, wenn wir uns verändern wollen. Veränderungen werden manchmal erst durch einen Schock eingeleitet, durch einen plötzlichen Einbruch im Lebensalltag. Zu Beginn einer Behandlung weiß ein Schamane ebensowenig wie ein Arzt genau, was einen kranken Menschen heilen wird. Er vertraut einfach darauf, daß es der oder die Kranke auf einer tieferen Bewußtseinsebene »weiß«, hat aber keinen Zugang zu diesem Wissen. Manchmal bringt der Schamane seinen Klienten psychisch aus dem Gleichgewicht, damit er, bildlich gesprochen, im Fallen nach etwas greift, nach irgend etwas, das den Sturz aufhält. Sobald er etwas ergriffen hat, hat der Schamane etwas, mit dem er arbeiten kann, auf das er ein Heilungserlebnis gründen kann.

Danach fügen sich für den Patienten die Teile seines Lebens zu einem anderen Bild zusammen, und dann sieht das Leben irgendwie anders aus. Oft genügt es, daß die Welt »in einem neuen

Licht« erscheint, um den Heilungsprozeß in Gang zu setzen. Meist müssen wir erst aufgeschreckt werden, um unsere Sichtweise verändern zu können. Manchmal ist Coyote genau der listige Gauner, den wir brauchen.

Gauner, Clown und letztlich der Überlebende. Coyoten sind wie Waschbären und Schaben besonders anpassungsfähige Geschöpfe, die fast überall leben und fast alles fressen können. Aus diesem Grund können sie gut in der Nähe von Menschen (und all ihres Mülls) leben. Der Lebensraum der Coyoten hat sich in diesem Jahrhundert von dem freien Gelände und Weideland der südwestlichen USA und Mexikos auf Mittelamerika, weite Teile Kanadas sowie das nördliche Alaska erweitert – im Grunde auf jeden Bundes- und angrenzenden Staat außer Hawaii, und ich möchte wetten, daß sie dort auch bald auftauchen werden. Einem von ihnen wird zu Ohren kommen, wie unbeschwert die Hawaiianer sind, und er wird hinschwimmen.

Heute brauchen wir den Archetyp des Überlebenden. Wir brauchen ein Rollenmodell, das den schrecklichen Angriffen trotzen kann, die unsere nihilistische Gesellschaft auf die Seele verübt, so wie Wile E. Coyote, der Trickfilmheld, jeden Anschlag des Erdkuckucks Roadrunner und der neuesten Erzeugnisse der Acme Corporation überlebt. Was immer ihm auch zustößt, Wile E. Coyote schafft es, am Leben zu bleiben. Irgendwie muß er wohl auch etwas fressen, denn es ist nie davon die Rede, daß er verhungert – allerdings frißt er auf keinen Fall Erdkuckucke.

Wir brauchen den Überlebenden mit Sinn für Humor. Wir haben unsere Freude an einem Tier, das auf so extravagante Territoriums- und Ausbreitungsgewohnheiten verfällt in einer Zeit, in der die Lebensräume fast aller anderen Tiere erschreckend geschrumpft sind. Coyote ist einmalig. Er gehört zur Familie der Hundeartigen, benimmt sich aber völlig anders als jeder Hund. Coyote ist wie ich – nichts Reinblütiges, aber doch etwas Eigenes, vielleicht sogar etwas, mit dem man rechnen muß.

Im Januar 1991 wurde ich von den Mitgliedern der *Mystery School*, für die ich fünf Jahre zuvor eine Schwitzhütte geleitet hatte, noch einmal nach Wisconsin eingeladen. Ich freute mich darauf, diese Leute wiederzusehen, und ganz besonders darüber, daß jemand mitmachen wollte, der noch nie im Leben eine Schwitzhütte erlebt hatte – meine zum Teenager herangereifte Tochter.
Am Tag vor der Schwitzhütte fuhr ich mit ihr durch die Gegend. Ich nahm sie mit zur Universität von Wisconsin in Madison, wo sie aufs College zu gehen erwog. Außerdem besichtigten wir die Kirche, in deren Souterrain die Kindertagesstätte war, an die sie sich schwach erinnern konnte, und danach das Farmhaus, in dem wir gewohnt hatten. Zum Schluß stellten wir unseren Mietwagen auf den Parkplatz der Deerfield-Taverne und machten noch einmal unsere alte Fünf-Meilen-Runde. Es war zwanzig Grad unter Null, und so ließen wir uns danach eine Tasse heiße Schokolade im Deerfield schmecken.
Es tat mir gut, auf diese Weise den Kreis mit meiner Tochter zu schließen. Außer daß wir tatsächlich unsere alte Runde noch einmal drehten, wiederholten wir auch ein Ritual, das uns beiden vor Jahren viel bedeutet hatte. Sie war nun bereit, einmal ein neues Ritual auszuprobieren, von dem sie wußte, daß es mir sehr wichtig war, und ging am nächsten Tag mit mir im Sonnensinnkreis in die Schwitzhütte.
Während sich die Steine aufheizten, erzählte ich meiner Tochter alles von Morgaine. Sie wollte wissen, wie wir uns kennengelernt hatten, wann wir sicher waren, uns ineinander verliebt zu haben, und wo wir heiraten wollten. Während der vierten Tür, als ich das Vorrecht genoß, reden zu dürfen, sann ich darüber nach, welche Geschichte uns wohl jetzt inspirieren könnte. Mir fiel eine Geschichte ein, die Morgaine mir erzählt hatte.

Drei Wochen vor dem Tod ihrer Schwester suchte Morgaine Donna Lee auf, ein Medium, das sie seit vielen Jahren kannte. Donna las ihr die Karten. Die erste Karte war der Tod. Die zweite eine Karte des Unheils. Je mehr Karten Donna las, um so schlimmer wurde es. Donna war entsetzt. Sie erbot sich aufzuhören, aber Morgaine bestand darauf, daß sie weiterlas, und sagte: »Ich wußte, daß etwas im Gange ist. Jetzt weiß ich endlich, warum ich so unruhig war. Etwas, das größer ist als ich, irgend etwas in meinem Schicksal, hat die Kontrolle übernommen.«

Donna pflichtete ihr schnell bei. »Du bist in ein Netz verstrickt und kannst nicht entfliehen. Suchst du auf der einen Seite einen Ausweg, sitzt du fest, und suchst du auf der anderen, sitzt du auch fest. Du mußt einfach abwarten und hoffen, daß du damit fertig wirst ... aber, meine Liebe, ich fürchte, daß du es nicht schaffst. Ich wünschte, du würdest irgendeiner Religion anhängen ... ich wäre sogar froh, wenn du eine Wiedergeborene wärst.« Beide lachten über Donnas kleinen Scherz, denn sie hatten beide nicht viel für die frömmelnden Christen aus ihrer Bekanntschaft übrig, die sich »Wiedergeborene« nannten. Aber der Scherz half auch nicht über die Wahrheit hinweg.

Morgaines einzige Religion war die Arbeit gewesen. Als Hebamme fühlte sie sich spirituell gefordert und geleitet. Sie hatte Ehrfurcht vor dem, was sie bei einer Geburt von den Geistern der Neugeborenen und von ihren Schutzengeln lernte. Sie hatte einen uneingeschränkten Glauben, aber keine bestimmte religiöse Überzeugung – sie wußte, daß sie zu ihrer Arbeit berufen war. Aber jetzt stand sie vor etwas Mächtigerem, Furchteinflößendem. Trotz ihrer Angst fuhr sie nach der Sitzung erleichtert nach Hause, weil sie endlich wußte, was sie in letzter Zeit so bedrückte.

Das einzig Positive, was Donna ihr hatte sagen können, war, daß sie durch die Medizin einen Mann kennenlernen würde, falls sie diese Zeit durchstand. Er würde quer durchs Land angereist kommen, und sie würde ihm bei einem Kurs begegnen. Er würde mit ihr im Himmel über viele Meere reisen, und sie würden einen Sohn haben. Falls *Morgaine die vor ihr liegende Krise überwand,*

würde die Zukunft viele gute Karten für sie bereithalten – Karten, die von großen Erfolgen sprächen.
Vieles davon hat sich bereits bewahrheitet. Der Tod war der ihrer Schwester Cathy. Der Medizinmann bin ich, und unsere gemeinsamen Reisen haben gerade angefangen.

(Die Krönung der Voraussagebestätigung war, daß uns zwei Jahre später, im Januar 1993, ein Sohn geboren wurde. Wir haben ihn Takoda genannt, was aus der Lakota-Sprache übersetzt »Freund aller« heißt. Zur Zeit der Schwitzhütte hatte ich natürlich noch keine Ahnung, daß wir derart gesegnet sein würden.)
Viele, die nach mir sprachen, schilderten uns ihre Augenblicke größter Verzweiflung. Immer schienen die größten Tragödien auch die weitreichendsten Möglichkeiten zu eröffnen. Wie bei Morgaine der Tod Cathys schließlich zu unserem gemeinsamen Leben führte oder bei mir die Aufgabe meines Lebens in San Francisco zum verheißungsvollen Neubeginn in Vermont. Oder der Lebensweg meiner Tochter, der den meinen wieder berührte. Beim abschließenden Gebet schnürte es mir die Kehle zu, denn mir wurde bewußt, wie stark das Band zwischen ihr und mir war trotz allem, was wir durchgemacht hatten. Und jetzt wußte sie ein wenig von dem, was ich all die Jahre gemacht hatte. Ich hoffe, eines Tages eine Schwitzhütte mit ihrem Bruder abhalten zu können, um auch mit ihm diese Erfahrung zu teilen.
Die Schwitzhütte dauerte unglaubliche sieben Stunden. Wenn es jemandem zu heiß wurde, lehnte er sich einfach an die Decken, die die Hüttenwände bildeten. Wasserdampf und Schweiß froren auf den Decken fest. Die Schwitzhütte dauerte wahrscheinlich so lange, weil niemand in die eiskalte Nachtluft hinauswollte.

Nach unserer Hochzeit zogen Morgaine und ich im Herbst 1991 in die Innenstadt von Houston, Texas, wo ich meine Assistenzarztzeit abzuschließen gedachte. Wir wußten beide nicht, was auf uns zukam. Mein Einkommen betrug nach Abzug von Steuern, Krankenversicherung und Unterhaltszahlungen für die Kinder 100 Dollar im Monat. Davon mußte ich unseren Lebensunterhalt bestreiten. Morgaine hatte ihre Hebammenpraxis in Vermont aufgegeben, und es war keine leichte Aufgabe, sich in Houston eine neue aufzubauen. Und keiner von uns mochte das Stadtviertel, in dem wir nur deshalb wohnten, weil es das einzige war, das wir uns leisten konnten. Nach den langen Jahren in den Bergen von Vermont konnten sich Morgaine und ihre Kinder kaum an eine so elende, häßliche Stadt gewöhnen.

Meine Assistenzarztzeit war zugleich schwieriger und leichter, als ich gedacht hatte. Ich leistete, was von mir erwartet wurde. Ich war inzwischen älter und hochmotiviert. In Anbetracht meines Gehaltes hätte ich gern nach Feierabend als Notarzt in einer örtlichen Ambulanz gearbeitet. Aber ich bekam keine Zulassung dafür in Texas, weil ich auf dem betreffenden Formular die Frage: »Sind Sie je gerichtlich belangt worden?« mit Ja beantwortet hatte. Daraufhin hieß es, ich müsse die Unterlagen des Falles beibringen. Aber er war vor einem Bagatellgericht in Kalifornien behandelt worden, das aus Kostengründen kein Protokoll führte. Ein Brief des obersten Richters am Bezirksgericht San Francisco fruchtete bei der texanischen Gesundheitsbehörde ebensowenig wie meine eigenen Ausführungen.

Schließlich suchte und fand ich Arbeit als Notarzt in Neumexiko, wofür ich von meinem früheren Aufenthalt her schon eine Zulassung besaß. Eine Zeitlang während unseres Jahres in Houston hatte ich drei Wochentagsschichten von jeweils zehn Stunden und zwei von vierzehn Stunden, um danach nach Neumexiko zu fliegen, wo ich das ganze Wochenende hindurch in der Notfallklinik arbeitete. Kurze Nickerchen waren meine einzige Rettung. Die Kinder sahen mich so selten, daß sie sich laut wunderten, ob Morgaine und ich uns vielleicht hatten scheiden lassen.

Kurz vor Sommeranfang wurden Morgaine und die Kinder Zeuge

einer Autobombenexplosion direkt vor unserem Haus. Danach bestand kein Zweifel mehr, daß wir so schnell wie möglich aus diesem gewalttätigen, gefährlichen Stadtteil ausziehen mußten. Morgaine hatte gerade erfahren, daß sie mit Takoda schwanger war. Als sie für einen Monat in ihre frühere Heimat in Vermont reiste, bewarb ich mich bei der Universität von Vermont um eine offene Stelle. Ich wurde angenommen, und dort konnte ich endlich meinen längst überfälligen Facharzt in Psychiatrie und Ganzheitsmedizin machen.

Ich arbeitete weiterhin das ganze Wochenende lang als Notarzt in Vermont und darüber hinaus in Plattsburgh, New York, auf der anderen Seite des Sees. Die weit freundlichere Umgebung dort sagte mir sehr zu. Und obgleich die Medizin immer noch ihre Fehler hatte, hielt ich jetzt den Mund, wenn ich sie bemerkte. Die liebevolle Rückendeckung, die ich von Morgaine und der ganzen Familie erhielt, und die nie endende Toleranz, mit der meine arbeitsbedingte Abwesenheit ertragen wurde, gaben den Ausschlag dafür, daß ich die schweren Jahre durchstehen konnte.

Die Entdeckung, daß mexikanische Mischlinge *Coyoten* genannt werden, hat meine ohnehin schon starke Identifikation mit diesem Tier noch bekräftigt. Ich habe dem vorliegenden Buch den Titel *Coyote-Medizin* gegeben, weil die Medizin, die ich anzubieten habe, das Angebot eines Halbbluts ist; sie ist das Produkt zweier Kulturen, an denen ich teilhabe. Sie ist eine Art von praktischer Gesundheitsfürsorge, die weder ganz im Reservat noch in einer Klinik zu Hause ist.

Was bedeutet die Coyote-Medizin im Sinne der indianischen Geistermedizin, die sich auf die Heilkräfte beruft, die der Tiernatur innewohnen? Wenn die Fledermausmedizin die Macht beinhaltet, durch die Oberfläche hindurch die tieferliegende Wahrheit zu erkennen, die Eulenmedizin Kommunikationsmöglichkeiten zwischen unserer und der anderen Welt eröffnet und das Kennzeichen

der Wolfsmedizin Energie und Grimmigkeit sind, welche Besonderheiten weist dann die Coyote-Medizin auf?
Coyote als Clown erinnert uns daran, über uns und unsere Probleme zu lachen. Lachen kann nur, wer eine Perspektive hat – eine Sorge, die uns im Augenblick durchaus nicht lächerlich vorkommt, tut das vielleicht in ein paar Jahren, wenn wir aus ihrem Schatten herausgetreten sind. Wenn ich einen Patienten dazu bringen kann, über eine Krankheit oder auch die Schwächen, die damit verbunden sind, zu lachen, habe ich ihm den Weg geebnet zu der Art von Perspektive, die zu einer Heilung führen kann. Dabei fällt mir der Zwischenfall mit Sylvia Bowers während meiner Assistenzzeit in der Psychiatrie ein. Dort hat ein bißchen Kasperletheater eine gefährliche Patientin in eine ruhige, aber sehr lebendige Patientin verwandelt.
Coyote als listiger Gauner kann nützlich sein, wenn es darum geht, einen heilsamen Schock auszulösen, der den Patienten aus seinem gewohnten Kranksein herausreißt und in einen anderen, labileren Zustand versetzt, aus dem er dann in die Genesung »fallen« kann. Es verblüfft mich, wie gut Coyote hierbei Geschichten nutzen kann, um einen pessimistischen Patienten zu überlisten, daß er unterbewußt wieder daran glaubt, genesen zu können, auch wenn er eigentlich vom Gegenteil überzeugt ist.
Wie aber steht es mit Coyote, dem Überlebenskünstler? Der Coyote, der seinen Lebensraum auf den ganzen Kontinent ausgedehnt hat, ist ein anpassungsfähiges Tier. Wenn wir wahrhaft Heiler sein wollen, müssen wir willens sein, alles zu versuchen, das etwas bewirken könnte, unabhängig von unserem theoretischen Standpunkt. Denn wenn es hilft, ist es eine gute Medizin.
Sollen die Kräfte der Coyote-Medizin in der Schulmedizin an Popularität gewinnen, müssen ihre Ausübenden auch den stets Überlebenden, den Listigen und den Clown spielen können. Den Clown, um Widersacher aus dem Establishment zu entwaffnen und sie so zu bezaubern, daß sie andersartigen Therapien ernst-

haft Beachtung schenken. Den Listigen, um sich mit ihren gesunden fünf Sinnen in einer feindlichen Umgebung durchsetzen können. Und den Überlebenden, um durchzuhalten, wenn die Aussicht auf Erfolg gering ist und der Weg ins Unbekannte führt.

Der endgültige Abschluß meiner Ausbildung hat sich als sinnvoll erwiesen. Nachdem ich fertig war, wurde ich als außerordentlicher Professor für Ganzheitsmedizin an der medizinischen Fakultät der Universität von Hawaii auf der Insel Oahu angestellt. Die Berufsbezeichnung klingt viel konventioneller, als meine Aufgaben sind: Ich darf eine Klinik einrichten, in der traditionelle hawaiianische und asiatische Heilverfahren in die konventionelle medizinische Praxis integriert werden. Als Facharzt für Ganzheitsmedizin, Psychiatrie, Notfallmedizin, Geriatrie und klinische Psychologie bin ich jetzt berechtigt, Assistenzärzte und Medizinstudenten die Medizin so zu lehren, wie ich glaube, daß sie praktiziert werden müßte. Ich biete den Medizinstudenten das umfassendere Verständnis der amerikanischen Indianer (und der hawaiianischen Eingeborenen) vom Heilen und dazu spezielle Techniken wie Akupressur, Akupunktur und Handauflegen.

Meine neue Tätigkeit ist so etwas wie die Erweiterung der Heilungsintensivkurse, die ich in Arizona entwickelt hatte. In meinem neuen Rahmen werde ich exakte Forschungsprojekte darüber leiten, welche Ergebnisse eine Integration des Schamanismus in die moderne Medizin zeitigt. Wir werden die Grenzen und Voraussetzungen für das Heilen erforschen und die drei Fragen des guten alten Grampa Richards zu beantworten versuchen, allerdings mit Bezug auf den weiteren Bereich des kulturellen Heilens. Die Bevökerung der Insel besteht zu einem Großteil aus eingeborenen Hawaiianern und amerikanischen Asiaten, und beide Gruppen haben starke eigene Heiltraditionen. Ich hoffe, endlich einen Platz gefunden zu haben, an dem meine eigene Heilkunst, die Coyote-Medizin, wohlwollend aufgenommen wird.

Ich blicke der Zukunft und dem, was sie mir bringen mag, zuversichtlich entgegen, obwohl natürlich niemand genau weiß, was das Schicksal für ihn bereithält, ebensowenig wie ich je sicher sein konnte – außer rückblickend –, ob ich einem Menschen helfen konnte, der zu mir kam, um geheilt zu werden. Aus diesem Grund bete ich um die Kraft, mein Herz für alle die offenzuhalten, die mich um Hilfe bitten. Ein Coyote-Arzt sein – also bisweilen auch frevelhaft, ja schockierend handeln – kann man nur mit großer Wärme, Flexibilität und Anteilnahme für den Patienten.

Ein Medizinmann hat mir einmal gesagt, gerade jetzt schreie die Erde nach allen Seelen, die einmal als Indianer gelebt haben. Wir hätten die Pflicht, bei der Verwandlung der Menschen dieses Kontinents mitzuwirken und so letztlich das menschliche Leben auf diesem Planeten zu erhalten. Er sagte, es seien einfach nicht genügend Indianer da für diese Aufgabe. Mir als Halbblut gefällt diese Einstellung natürlich. Ich glaube, die indianische Spiritualität ist ein Geschenk der nordamerikanischen Erde an uns alle. Sie ist der natürliche geistige Weg für alle, die auf diesem Kontinent leben. Die indianischen Völker waren jahrhundertelang Hüter dieses spirituellen Weges. Aber er gehört ihnen nicht. Niemand kann einen spirituellen Weg besitzen. Die angemessene Reaktion auf das gegenwärtige Interesse an der indianischen Spiritualität ist die, den spirituellen Weg all denen richtig zu weisen, die ihn gehen wollen. Damit wäre sowohl seine Erhaltung als auch seine Genauigkeit und Authentizität garantiert.

Während ich zum Ende komme, denke ich darüber nach, welche Botschaft die Leute aus meinem Buch mitnehmen könnten. Wenn ich sie auf einen einzigen Nenner bringen sollte, würde ich sagen: Nicht aufgeben. Nie müde werden, noch einen Versuch zu machen. Hilfe steht immer zur Verfügung, ob innerhalb oder außerhalb der heiligen Hallen der Medizin. Probieren Sie alles, was es zu probieren gibt, und geben Sie nicht auf. Kosten Sie von der Coyote-Medizin, und lassen Sie es sich gutgehen!